Bildung und Selbsterkenntnis

im Kontext Philosophischer Beratung

Matthias Schmolke

Bildung und Selbsterkenntnis

im Kontext Philosophischer Beratung

Matthias Schmolke

Johann Wolfgang Goethe-Universität
Frankfurt am Main 2011

Frankfurter Beiträge zur Erziehungswissenschaft

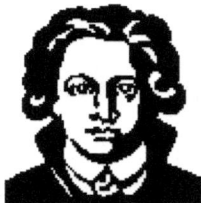

Reihe Monographien

im Auftrag des Dekanats
des Fachbereichs Erziehungswissenschaften
der Johann Wolfgang Goethe-Universität
herausgegeben von
Frank-Olaf Radtke

Hergestellt: Books on Demand GmbH

Bibliografische Information der Deutschen Bibliothek
Die Deutsche Bibliothek verzeichnet diese Publikation in der Deutschen
Nationalbibliografie; detaillierte bibliografische Daten sind im Internet
über http://dnb.ddb.de abrufbar.
ISBN: 978-3-9813388-3-6

Inhaltsverzeichnis

7

Danksagung

Größten Dank schulde ich zunächst einmal meinen Eltern Horst und Vera Schmolke. Diese haben durch ihre liebevolle Zuwendung, fürsorgliche Erziehung und den steten Glauben an meine Person den Grundstein für die vorliegende Dissertation gelegt. Hätte meine Mutter nach einem anstrengenden Arbeitstag nicht mit mir am späten Abend noch Lateinvokabeln gepaukt und hätte mein Vater nicht durch eigenen Verzicht mir die Möglichkeit eines langen Bildungsganges eröffnet, wäre diese Arbeit niemals zustande gekommen. Für diese persönlichen Entbehrungen ihrerseits, welche mir zugute gekommen sind, bin ich Ihnen zutiefst dankbar.

Für ihre reichhaltige Unterstützung möchte ich mich zudem bei meiner Lebensgefährtin Anna Schreiber bedanken. Sie war es nicht nur, welche durch ein Buchgeschenk den Anstoß zur Themenstellung der vorliegenden Arbeit gab; ein gewichtiger Anteil an dieser gebührt ihr auch insbesondere durch unseren intensiven gedanklichen Austausch in den letzten Jahren, welcher mir wichtige Anregungen brachte und mir half meine Gedanken zu ordnen und weiter zu entwickeln.

Nicht zuletzt gilt mein Dank natürlich all meinen akademischen Lehrern aus der Erziehungswissenschaft und Philosophie an der Universität Frankfurt und Heidelberg, sowie an der Fachhochschule für Sozialwesen in Mannheim. Besonders hervorzuheben ist dabei zum einen Prof. Dr. Brumlik. Von unschätzbarem Wert für den Gehalt der vorliegenden wissenschaftlichen Abhandlung war es, dass die eigenen theoretischen Anstrengungen durch „das skeptische Säurebad der Kritik" eines solchen Universalgelehrten und Intellektuellen unserer Zeit gehen durften. Zum anderen bedanke ich mich herzlich bei Prof. Dr. Nittel und Dr. Sutter, sie haben maßgeblich zur sozialwissenschaftlichen und professionstheoretischen Fundierung der folgenden Ausführungen beigetragen.

Heidelberg, der 28. 09. 2010   Matthias Schmolke

Vorwort

Dass ausgerechnet die Pädagogik, die gemeinhin als eine Disziplin gilt, die aus anderen Theorien importiert, ihrerseits die professionstheoretische Grundlegung einer anderen Disziplin liefert, ist ungewöhnlich. Und doch ist Matthias Schmolke nicht weniger gelungen als die erste Grundlegung einer neuartigen professionellen Tätigkeit. Dass erwachsene Menschen anders lernen als Kinder und Jugendliche und im Lauf ihres Lebens zunehmends nach dem Sinn ihrer Existenz fragen, bietet den Ausgangspunkt zu Überlegungen, die die systematische Begründung einer neuen therapeutischen Praxis liefern.

Die Frage nach dem guten Leben war eine der Ausgangsfragen der Philosophie – neben der Frage nach der Herkunft von Sein und Seiendem. Während die klassische Philosophie der Antike die Frage nach dem guten und gelungenen Leben noch offensiv abhandelte, wurde sie später – nicht zuletzt unter dem Einfluss der (christlichen) Theologie – erst in die Seelsorge, später dann – im Zeitalter der Wissenschaften, in der Moderne – zunächst in die Medizin, schließlich in den neuen Bereich auch verstehend vorgehender Therapien verdrängt. Erst mit der allmählichen Rehabilitation der praktischen Philosophie, die zuerst allerdings politischen Fragen galt, rückte auch die Frage nach Glück und gutem Leben Einzelner wieder ins Zentrum philosophischer Aufmerksamkeit. Das führte schließlich dazu, dass sich die Philosophie, ihrer eigenen Tradition selbst bewusst, erneut in Konkurrenz zu Theologie und Medizin begab und dem in den letzten Jahren im Aufblühen philosophischer Beratungspraxen eine institutionelle, quasi professionelle Form gab. Nach allgemeinem Erkenntnisstand hat diese Disziplin zwar noch keine professionstheoretische Reife erlangt, erfreut sich aber gleichwohl wachsender Beliebtheit. So sehr freilich die rein philosophische Basis der Frage nach dem guten Leben in der Theorie entfaltet ist, so unklar war doch, wie ein entsprechender Rat aussehen könnte, und über welche Fähigkeiten ein Berater verfügen muss. Kurz: der professionelle, der professionstheoretische Aspekt dieser Praxis und dieser Praxen, die immerhin mit Seelsorge und Medizin Schritt halten wollen, blieb bisher theoretisch unterbelichtet.

Diese – mögliche Theorie und ihre Grundlagen – kritisch zu klären, ist Ziel und Ergebnis der vorliegenden, in ihrer Art einmaligen und ersten Untersuchung. Dabei geht es um die theoretische Grundlegung des fachkundigen Begleitens von Prozessen menschlicher Bildung und Selbsterkenntnis, wie sie durch die genannten philosophischen Beratungsstellen angestrebt wird. Die strategische Grundentscheidung von Herrn Schmolke liegt nun darin, den noch unausgereiften Status dieser

Disziplin dadurch zu korrigieren, dass er ihre praktische Tätigkeit bildungstheoretisch und professionstheoretisch begründet. In seiner umfangreichen, bestens recherchierten, klar argumentierenden und logisch strukturierten Arbeit ist es Herrn Schmolke gelungen, eine ganz und gar eigenständige, aus erziehungswissenschaftlichen Überlegungen abgeleitete Begründung dieser neuen, semiprofessionellen Beratungsform zu leisten. Dazu entfaltet der Autor das „Wesen" philosophischer Beratung, um schließlich im zentralen dritten Kapitel die erziehungswissenschaftliche Grundlegung philosophischer Beratung zu entfalten. In weiteren, ebenso gründlich wie schlüssig aufgebauten Kapiteln durchmisst der Autor dann sozialwissenschaftliche, erkenntnistheoretische und teleologische Grundlegungen philosophischer Beratung. Weitere Erörterungen widmen sich endlich curricularen und didaktischen Grundlegungen sowie abschließenden metatheoretischen Überlegungen.

Hervorgehoben sei, dass der Autor seine Perspektive in überzeugender Weise auf den Überlegungen Wilhelm Diltheys begründet, einer Philosophie der Geisteswissenschaften, die hier eine überraschend neue Aktualität gewinnt. Dabei kann der Autor zeigen, dass Philosophie und Erziehungswissenschaft – sofern man sie über die Brückenfunktion der Bildung erwachsener Menschen miteinander verzahnt – nicht nur in der Vergangenheit eng zusammen gehört haben und der gleichen Wurzel entstammen, sondern auch in der Zukunft wieder systematisch aufeinander bezogen werden können.

Gleichwohl offenbart gerade diese Grundlegung eine Lücke, die auf der Basis dieser Pionierarbeit umso deutlicher wird. So sehr sich der Autor des Umstandes bewusst ist, dass das unübersichtliche Feld philosophischer Beratungspraxis auch therapeutische Angebote macht, so sehr ist doch der spezifisch therapeutische Aspekt dieser Tätigkeit weiter zu klären – jedenfalls dann, wenn philosophische Praxis tatsächlich über die Reflexion von Sinnfragen hinausgehen soll. Hier sind in Zukunft weitere Forschungen zur therapeutischen Grundlegung philosophischer Beratung zu erwarten. Doch hätte sich auch diese Frage ohne die vorliegenden, dem Bereich der Erwachsenenbildung entstammenden Überlegungen mit ihrem zwingenden sachlogisch überzeugenden Aufbau, ihrer souveränen Kenntnis der herangezogenen philosophischen Tradition erst gar nicht stellen können. Damit stellt die vorliegende Untersuchung zugleich die erste systematische Begründung eines neuen, semiprofessionellen Berufsfeldes dar.

Frankfurt, im März 2011   Micha Brumlik

Einleitung

Vor Beginn der eigentlichen Ausführungen wird an dieser Stelle der Gedankengang der Arbeit insgesamt skizziert, um dem Leser einen Überblick über die Abfolge und den Zusammenhang der einzelnen Kapitel zu geben:

Nach einem kurzen historischen Abriss werden im *ersten Kapitel* zunächst einmal Gesichtspunkte erörtert, die begründen, warum Philosophische Beratung in der Gegenwart als eine ernst zu nehmenden Alternative auf dem Beratungs- und Bildungssektor zu betrachten ist. Zu nennen wäre hier: Ihre quantitative Ausbreitung über den Globus, die Herausbildung von Organisationen und Dachverbänden, das Vorhandensein von nationalen und internationalen Fachzeitschriften, Tagungen und Kongressen, die Aufnahme des Begriffs „Philosophische Praxis" in das Historische Wörterbuch der Philosophie und in einschlägige Handbücher der Beratung. Im Anschluss widmen sich die Ausführungen den bislang zu dem Gegenstand Philosophische Beratung vorliegenden empirischen Untersuchungen. Diese kommen zu dem Ergebnis, dass der zunehmenden Ausweitung des Praxisfeldes auf der einen Seite eine mangelnde entsprechende wissenschaftliche Reflexion auf der anderen Seite gegenübersteht. Von einer ausgearbeiteten, systematischen theoretischen Grundlage Philosophischer Praxis kann daher noch nicht gesprochen werden, vielmehr ist ein ausgesprochenes Theoriendefizit zu diagnostizieren. Da jedoch die Zukunft der Philosophischen Beratung wesentlich davon abhängen wird, ob es gelingen wird, philosophisch und wissenschaftlich fundierte und zugleich praxisbezogene und praxisrelevante theoretische Konzeptionen zu entwickeln, erscheint das hier unternommene Vorhaben einer theoretischen Grundlegung Philosophischer Beratung mehr als gerechtfertigt (siehe I 1.).

Da Theorien in der vorliegenden Arbeit auf unterschiedlichen Ebenen eine wichtige Rolle spielen – zum einen soll nämlich selbst eine Theorie der Philosophischen Beratung erstellt werden; zum anderen sind die Selbst- und Weltsichten der Besucher Philosophischer Beratung, welchen ebenfalls in gewisser Weise Theoriecharakter zukommt, wesentlicher Gegenstand der hier zu entwerfenden Theorie – beinhaltet das erste Kapitel im Kern ein Innehalte vor dem eigentlichen Entwurf der Theorie, welches dazu genutzt wird, zunächst einmal metatheoretische Vorüberlegungen anzustellen. Dabei werden die Vor- und Nachteile eines theorielastigen menschlichen Selbst- und Weltbezugs in den Blick genommen.

Die Nachteile, die theorieangeleitete Praxis mit sich bringt, gilt es bei der theoretischen Fundierung Philosophischer Beratung als Gefahrenpotentiale mit zu reflektieren; die Vorteile theorieangeleiteter Praxis dienen dazu Theorie-Skeptiker in den Reihen Philosophischer Praktiker von der Notwendigkeit einer Theorie Philosophischer Beratung zu überzeugen.

Als nachteilige Strukturmomente von theorieangeleiteter professioneller Praxis werden folgende Aspekte behandelt: Theorien reduzieren immer Komplexität und führen dadurch zwangsläufig immer auch zu Einschränkungen, Ausgrenzungen; eine Theorie als Raster, wodurch wir auf die Wirklichkeit sehen, kann eine Verzerrung der Wahrnehmung der Wirklichkeit bewirken. Aufgrund dieser Eigenschaften unterliegen Theorien vor allem der Gefahr das Individuelle in seiner Einzigartigkeit zu verfehlen. Den hier benannten Nachteilen (wissenschaftlicher) Theorien versucht der hier vorliegende theoretische Entwurf durch einer starken Orientierung an einer hermeneutischen, rekonstruktiven Vorgehensweise zu begegnen (siehe I 2.).

Anschließend werden die Strukturmomente von Theorien thematisiert, die für eine professionelle Praxis von Vorteil sind: Theorien schärfen die Wahrnehmung für ein bestimmtes Phänomen. Durch eine theoretische Fokussierung werden uns bestimmte Phänomene, bestimmte Aspekte an Phänomenen bzw. Zusammenhänge zwischen Phänomenen überhaupt erst bewusst. Theoretisch angeleitete professionelle Praxis ist daher im konkreten Fall in der Lage anders wahrzunehmen und zu beschreiben, andere Variablen und Zusammenhänge zu beachten, als das Alltagswissen nahe legen würde. Da Theorien dem Professionellen überhaupt erst die Möglichkeit eröffnen, die Wirklichkeit anders als der Alltagsmensch zu betrachten und zu deuten, sind Theorien die Bedingung der Möglichkeit professionellen Handelns. Der Rückgriff auf Theorien ist somit ein wesentliches Charakteristikum professioneller Praxis. Auch die hier vorliegende Theorie Philosophischer Beratung soll dementsprechend den Blick des Beraters schärfen und seine Wahrnehmung auf ein bestimmtes Phänomen lenken – nämlich auf das Phänomen, dass unsere Sichtweisen auf uns selbst und die Welt einen wesentlichen Aspekt unseres Selbst- und Welterfassens und somit auch unseres Selbst- und Weltverhältnisses bilden (siehe I 3.).

Im nächsten Abschnitt wird das Theorieverständnis dargelegt, welches der hier vorliegenden Theorie zugrunde liegt: Es handelt sich hier nicht um eine „Theorie als Rekonstruktion des Ist-Zustandes", sondern um eine „Theorie als konzeptionell gestaltender Entwurf" (Rauschenbach, 2002, 156). Außer der oben angesprochenen grundsätzlichen Diagnostizierung eines Theoriendefizites ist es nämlich nicht Aufgabe der vorliegenden Theorie das tatsächliche Geschehen innerhalb der gegenwärtigen Philosophischen Praxen (empirisch) zu beschreiben, zu rekonstruieren und zu erklären. Zielsetzung des hier vorgenommenen theoretischen Entwurfes ist es vielmehr, einen Beitrag zur Verbesserung des als unbefriedigend einzuschätzenden Ist-Zustandes des Gegebenen zu leisten, indem versucht werden soll, philosophischen Praktikern Wissen bereitzustellen, welches ihnen ein gelingenderes, professionelleres Handeln ermöglicht. Durch die Zusammenstellung wesentlicher anthropologischer, erkenntnistheoretischer, erziehungswissenschaftlicher, sozialwissenschaftlicher, hermeneutischer und ethischer Grundannahmen, die zusammen einen konzeptionellen Rahmen bilden und der Darlegung von Aspekten einer Grundhaltung, welche jeder Praktiker verinnerlicht haben sollte, soll der Philosophischen Beratung ein theoretisches Fundament gelegt werden und ihr Selbstverständnis geklärt werden (siehe I 4.).

Durch die eben vorgenommene Auflistung unterschiedlichster disziplinärer Zugänge ist ein wichtiges Prinzip der vorliegenden Theorie angesprochen, welches im darauf folgenden Abschnitt erörtert wird – das Prinzip der Interdisziplinärität. Dieses dürfte ein entscheidender Vorteil sein; schließlich ist auch Jürgen Mittelstraß der Ansicht, dass die Disziplinen des Wissenschaftssystems generell gerade an ihren Rändern am produktivsten sind, während ein Bestehen auf alten disziplinären Grenzen eher Fortschritts hemmend ist (Mittelstraß, 1989, 26) (siehe I 5.).

Neben dem Prinzip der Interdisziplinärarität fungiert zudem das Postulat der Selbstanwendung als unhintergehbare Voraussetzung des hier vorliegenden theoretischen Entwurfes. In allen Disziplinen, bei denen der Mensch das „Erkenntnisobjekt" ist, müssen nämlich die getroffenen theoretischen Aussagen über das Menschsein auch auf das „Erkenntnissubjekt" anwendbar sein. Lässt sich die Person des Theoretikers mit dessen eigenen Theorien nicht angemessen beschreiben, liegt ein eklatanter Widerspruch vor. Dies besagt das sog. „tu-quoque-Argument" aus dem Kontext der Wissenschaftstheorie, welches den Widerspruch bei der Selbstanwendung des Bildes, das sich der Forscher vom Menschen macht, auf das Selbstbild des Forschers problematisiert und die Selbstreferenzialität wissenschaftlichen Denkens und Handelns einfordert (Groeben/Scheele, 1977) (siehe I 6.).

Kapitel II widmet sich der Frage, was genau unter Philosophischer Beratung zu verstehen ist. Zunächst erfolgt dies in Form einer negativen Bestimmung – genauer durch eine Abgrenzung der Philosophischen

Beratung gegenüber der Psychotherapie. Psychotherapie zeichnet sich durch bestimmte charakteristische Merkmale aus, welche für die Philosophische Beratung nicht gelten: Psychotherapie ist ein auf Heilung gerichtetes Verfahren, dessen Ausgangspunkt krankheitswertige psychische Phänomene sind, so dass für den Patienten ein hoher Leidensdruck besteht; Psychotherapeuten orientieren sich an wissenschaftlich anerkannten Krankheitsbildern und -lehren auf deren Grundlage sie Symptome deuten und Diagnosen erstellen. Psychotherapie weist zudem eine spezifische institutionelle, juristische und finanzielle Ausgestaltung auf. Insbesondere die Anerkennung der Psychotherapie als Behandlungsform pathologischer psychischer Prozesse sollte die Grundlage der Abgrenzung Philosophischer Beratung zur Psychotherapie sein. In der Psychotherapie geht es im Umgang mit pathologischen Prozessen darum, überhaupt die Möglichkeiten zur prinzipiellen Selbsterkenntnis wieder herzustellen, die dann im Kontext Philosophischer Beratung begleitet werden können. Psychotherapie setzt also da an, wo Philosophische Beratung nicht zureicht bzw. erst die Voraussetzungen für eine sinnvolle Philosophische Beratung zu schaffen sind. Im Gegensatz zur Psychotherapie setzt die Philosophische Beratung – wie jede Form der Beratung – ein gewisses Mindestmaß an Stabilität und Bewältigungskompetenz bei ihren Besuchern voraus (siehe II 1).

Jeglicher Versuch einer positiven Bestimmung Philosophischer Beratung steht vor der großen Schwierigkeit, dass die bisherigen Erfahrungen der Praktizierenden ergeben, dass die potentiellen Besucher Philosophischer Praxis ein breites Spektrum der mannigfaltigsten Interessen und Motive aufweisen, welche sie dazu bewegen eine Philosophische Beratung in Anspruch zu nehmen. Trotz dieser vielfältigen Pluralität von Beratungsanlässen gilt es einen gemeinsamen Kern Philosophischer Beratung in den Blick zu bekommen. Dieser Kern besteht nach dem hier vertretenen Verständnis Philosophischer Beratung in Folgendem:

Was diese besondere Lebensberatung auszeichnet, ist ihr Reflektieren auf die Bedingungen des Prozesses der Selbsterkenntnis. Gegenstand Philosophischer Beratung ist – so die hier vorgenommene Definition – die Selbsterkenntnis des Besuchers.

Nötig erscheint daher das hier zugrunde liegende Begriffsverständnis von „Selbsterkenntnis" zu explizieren, was im ersten Abschnitt des fünften Kapitels geschieht. Zu bestimmen, was Selbsterkenntnis von Menschen bedeutet, wird zunächst einmal dadurch erschwert, dass es in der Anthropologie äußerst strittig ist, was unter dem Begriff „Mensch" exakt zu verstehen ist (siehe II 2.1.). Obwohl der hier vorgenommene Versuch einer theoretischen Fundierung Philosophischer Beratung kritische Distanz bewahrt vor der essenzialistischen Versuchung eine unabänderliche Natur oder Wesenhaftigkeit des Menschseins zu bestimmen, werden innerhalb dieser Ausführungen strukturelle Bedingungen der menschlichen Selbsterkenntnis benannt:

Formal betrachtet beruht Selbsterkenntnis auf der menschlichen Fähigkeit in ein Verhältnis zu sich selbst zu treten, auf der menschlichen Fähigkeit zur Selbstreflexion (siehe II 2.2.). Inhaltlicher Gegenstand der Selbsterkenntnis – wie sie hier verstanden wird – ist die Erkenntnis der eigenen Selbst- und Weltsichten bzw. die Erkenntnis seiner selbst als Inhaber und Entwickler von Selbst- und Weltsichten (siehe II 2.3.).

Die Summe der jeweils einzelnen Selbst- und Weltsichten eines Menschen lässt sich auch als dessen Weltanschauung bezeichnen. Daher kommt der nächste Abschnitt zu der Bestimmung: Selbsterkenntnis im Kontext Philosophischer Praxis meint für den Besucher Erkenntnis seiner eigenen Weltanschauung durch die Unterstützung des Philosophischen Beraters. Die Weltanschauung eines Menschen bildet den konzeptionellen Rahmen von dessen Hintergrundannahmen im Sinne subjektiver Theorien, Überzeugungen, Meinungen. Die Weltanschauung eines Menschen äußert sich darin, wie er sich Selbst und die Welt betrachtet, wie er denkt, fühlt und handelt. Philosophie betreibt der Mensch, wenn er aktiv und bewusst seine eigene Weltanschauung ausbildet (siehe II 2.4.1.).

Obwohl auch der Mensch im Alltag grundsätzlich das Potential hat über seine eigene Weltanschauung bewusst zu philosophieren und dies in der Regel ausschnittsweise auch praktiziert, ist dennoch davon auszugehen, dass dem Alltagsmenschen seine eigene Weltanschauung zumeist weites gehend nicht bewusst ist – damit beschäftigt sich der darauf folgende Abschnitt. Der Mensch im Alltag lebt zwar seine Selbst- und Weltsicht ohne diese jedoch explizit sich selbst und anderen in einer begrifflich gefassten Form formulieren zu können; seine Selbst- und Weltsichten gehören in der Regel dem Bereich des impliziten Wissens an. Im Verlauf des Bildungs- und Beratungsprozesses im Kontext Philosophischer Praxis geht es deshalb darum implizite Aspekte der Weltanschauung des Besuchers diesem explizit zu machen. Die Aufdeckung von verborgenen unbewussten Annahmen über sich Selbst und die Welt ist ein wesentliches Moment der angestrebten Selbsterkenntnis des Besuchers (siehe II 2.4.2.).

Da sich aufgrund der gemeinsamen Zielsetzung – die Aufdeckung bestimmter Bereiche des Unbewussten – eine gemeinsame Schnittstelle zwischen Philosophischer Beratung und der Psychoanalyse ergibt, erscheint es für die Philosophische Beratung dringend geboten sich mit Freud als den Theoretiker des Unbewussten schlechthin zu beschäftigen – dies erfolgt im Rahmen eines kurzen Exkurses (siehe II 2.4.3.).

Wenn Unbewusstes sprachlich rekonstruiert wird, wird es damit auch fassbar, beeinflussbar und veränderbar gemacht. Dies gilt auch für den Prozess des Bewusstwerdens eigener Selbst- und Weltsichten: Erst das Wissen um die eigene Selbst- und Weltsicht erlaubt es, in einen Raum der Freiheit einzutreten und echte Wahlmöglichkeiten zu gewinnen. Freiheit in diesem Sinne ist – so die Ausführungen des Abschnitts im Anschluss – Freiheit von der Determination fremd auferlegter Selbst- und Weltsichten und Freiheit dazu, sich Selbst- und Weltsichten selbstbestimmt anzueignen. Selbsterkenntnis fungiert somit als Bedingung der Möglichkeit von Freiheit, Selbstbemächtigung, Selbstbestimmung, Selbstkontrolle, Selbstverantwortung, Autonomie und Mündigkeit (siehe II 2.4.4.).

Es wurde bereits erwähnt, dass für die theoretische Grundlegung Philosophischer Beratung ein interdisziplinäres Vorgehen dringend geboten erscheint. Der hier vorliegende theoretische Entwurf greift dabei insbesondere auf die Erziehungswissenschaft als eine entscheidende Bezugswissenschaft Philosophischer Beratung zurück. Diese Wahl ist in erster Linie darin begründet, dass die Philosophische Praxis eine enge Verbindung zu zwei wesentlichen Grundbegriffen der Erziehungswissenschaft aufweist – der „Bildung" und der „Beratung". Mit diesen Grundbegriffen und ihrem Bezug zur Philosophischen Praxis beschäftigt sich das *dritte Kapitel*.

Die Philosophische Beratung lässt sich innerhalb des heterogenen und unübersichtlichen Feldes der Erwachsenenbildung als eine mögliche Form von freiberuflich ausgeübter expliziter Erwachsenenbildung im Systemkontext des Kultur- und Freizeitbereichs verorten (siehe III 1.1.+1.2.).

In Abgrenzung zu der Gefahr der Reduktion von zweckfreier Bildung auf leicht instrumentalisierbares Lernen und funktionale Qualifikation für ökonomische Zwecke (siehe III 1.3.) werden dem hier vorliegenden theoretischen Entwurf folgende Auffassungen von Bildung zugrunde gelegt:

Im Sinne von Winfried Marotzki wird Bildung von Erwachsenen verstanden als die bewusste reflexive Veränderung des eigenen Selbst- und Weltverhältnisses, der eigenen Weltanschauung. Durch Bildung bildet das Individuum sein Selbst- und Weltbild und damit bildet es letztendlich einen wesentlichen Aspekt seiner selbst. Die Philosophische Beratung arbeitet in diesem bildungstheoretischen Referenzrahmen, da sie sich mit dem Aufbau, der Aufrechterhaltung und der Veränderung des Selbst- und Weltbezuges von Menschen beschäftigt (siehe III 1.4.).

Im Sinne von Theodor W. Adorno wird Bildung von Erwachsenen verstanden als die bewusste reflexive Einsicht in die Bedingtheit des vermeintlich Unabänderlichen, als Einsicht in die Prozesse der „Ontologisierung des Geschichtlich-Sozialen" (Forneck, 1987, 109) innerhalb des Alltagsbewusstseins. Dabei geht in erster Linie darum, dem Individuum unbegriffene Eigengesetzlichkeiten der eigenen biografischen und der gesamtgesellschaftlichen Entwicklung bewusst zu machen (siehe III 1.5.).

Im Sinne von Bernd Dewe wird Bildung von Erwachsenen verstanden als die bewusste reflexive Vorbereitung auf die Anforderungen der modernen Wissens- und Informationsgesellschaft. Aufgrund der zunehmenden Abhängigkeit vom Expertenwissen Fremder sind für das Individuum die Fragen, welche Reichweite und Geltungsanspruch dem von anderen übernommenem Wissen zukommt, woher das Wissen stammt, wie verlässlich es ist, ob man im Vertrauen auf die Seriosität der Quellen davon Gebrauch machen kann und wer eigentlich für die Richtigkeit einsteht, in einer solchen Gesellschaft zentral. Auch diesen Fragen widmet sich die Bildungsarbeit im Kontext Philosophischer Praxis (siehe III 1.6.).

Im Sinne von Micha Brumlik wird Bildung von Erwachsenen verstanden als die bewusste reflexive Aneignung von grundlegenden Haltungen. Im Zentrum Philosophischer Beratung steht die Förderung von prinzipiellen Einstellungen zu sich selbst, der Welt und dem Leben, die es dem Individuum ermöglichen die Kontingenzen des Lebens in der Moderne zu bewältigen (siehe III 1.7.).

Der zweite Abschnitt des dritten Kapitels behandelt den zweiten hier relevanten Grundbegriff der Erziehungswissenschaft und dessen Verbindung zur Philosophischen Praxis – den Begriff der „Beratung": Der hier vorliegende theoretische Entwurf versteht Philosophische Praxis als ein Angebot, welches auf die Zunahme an Komplexität in der Moderne – man denke an die Prozesse der Individualisierung und Pluralisierung – und den damit einhergehenden gesteigerten Bedarf nach Orten der Reflexion und der Beratung reagiert (siehe III 2.1.). Ähnlich wie bei anderen pädagogischen oder psychosozialen Beratungsangeboten impliziert auch die Philosophische Beratung Prozesse der Steigerung von Selbstaufmerksamkeit und Selbstreflexion, der Ordnung, Strukturierung, Öffnung und Erweiterung – dies allerdings jeweils bezogen auf die Selbst- und Weltsicht des Besuchers (siehe III 2.2.).

Im Anschluss an Klaus Mollenhauer wird auch hier davon ausgegangen, dass Beratung eine mögliche Form ist Bildung zu fördern (siehe III 3.). Beratung entfaltet jedoch nur dann ihr Bildungspotential, wenn sie die Autonomie und Mündigkeit des Individuums nicht untergräbt, sondern stattdessen steigert (siehe III 4.1.). Um dies zu gewährleisten, empfiehlt die hier vorliegende theoretische Konzeption den Philosophischen Beratern sich bei ihrer Tätigkeit an den Prinzipien des kommunikativen Handelns zu orientieren, wie sie von Jürgen Habermas entfaltet worden sind (siehe III 4.2.). Das dritte Kapitel schließt mit weiteren Aspekten kommunikativer Beratungs-Kompetenz neben der Fähigkeit zum kommunikativen Handeln (siehe III 4.3.).

Im *vierten Kapitel* wird die These vertreten, dass für die professionelle Ausgestaltung des Beratungsgeschehens im Kontext Philosophischer Praxis ein Rückgriff auf Wissensbestände und Methoden aus dem Bereich der qualitativen Sozialforschung im Allgemeinen und der erziehungswissenschaftlichen Biografieforschung im Besonderen empfehlenswert erscheint.

Der Bezug der Philosophischen Beratung zu der empirischen Sozialforschung ergibt sich aus der gemeinsamen Zielsetzung, die Sichtweisen von Menschen auf sich selbst und die Welt zu erschließen (siehe IV 1.1.). Dass für das Anliegen der Philosophischen Beratung vor allem die Erziehungswissenschaftliche Biografieforschung im Gegensatz zu anderen Verfahren der qualitativen Sozialforschung aber auch im Gegensatz zu anderen Formen der Biografieforschung von besonderer Bedeutung ist, ergibt sich aus deren Schwerpunktsetzung. Nach Marotzki konzentriert sich nämlich die Erziehungswissenschaftliche Biografieforschung darauf Phänomene von Bildung empirisch zu erfassen; sie widmet sich der Erschließung der Bildungsprozesse von Selbst- und Weltsichten der Individuen. Dies vermag sie auch, denn

„Transkribierte Stegreiferzählungen ... dürfen als Resultat von Bildungsprozessen insofern verstanden werden, als in ihnen die Selbst- und Weltsicht des Informanten in lebensgeschichtlichen Zusammenhängen zur Darstellung kommt" (Marotzki, 1991a, 185).

Die Erziehungswissenschaftliche Biografieforschung arbeitet daher – genauso wie die Philosophische Beratung – ebenfalls in dem oben skizzierten bildungstheoretischen Referenzrahmen, da sie sich empirisch für den Aufbau, die Aufrechterhaltung und die Veränderung des Selbst- und Weltbezuges von Menschen interessiert (siehe IV 1.2.).

Im zweiten Abschnitt des vierten Kapitels werden daher Wissensbestände der qualitativen empirischen Sozialforschung und insbesondere der Erziehungswissenschaftlichen Biografieforschung zusammengestellt, die für die Philosophische Beratung von besonderem Interesse sein könnten (siehe IV 2.).

Dabei wird zunächst einmal dargelegt, inwiefern autobiografische Erzählungen Prozesse der Selbstvergewisserung, Selbstreflexion und Selbsterkenntnis auf Seiten des Erzählers auslösen und einfordern. Da das autobiografische Erzählen häufig autoepistemische Effekte, „einen autoepistemischen Mehrwert" impliziert, fungiert es als Medium der Selbstverständigung, der Herstellung des Selbstverhältnisses des Erzählers zu sich selbst und der Selbst-Bildung; Offerten zum biografischen Erzählen bieten somit einen Möglichkeitsrahmen für Bildungsprozesse (Nittel, 1994a, 120f.). Aufgrund dieses engen Zusammenhanges von autobiografischem Erzählen und der im Kontext Philosophischer Beratung angestrebten Bildung und Selbsterkenntnis sollten auch dem Besucher einer Philosophischen Praxis möglichst viel Raum zum autobiografischen Erzählen von Seiten des Beraters eröffnet werden; die Bildung und Selbsterkenntnis des Besuchers wird somit bereits in gewisser Weise gefördert, bevor der eigentliche Beratungsprozess überhaupt erst begonnen hat (siehe IV 2.1.).

Damit erschöpft sich jedoch die Bedeutung des autobiografischen Erzählens für den Kontext Philosophischer Beratung keineswegs, vielmehr rückt in den folgenden Abschnitten die Frage in das Zentrum der Betrachtung, welcher Zusammenhang zwischen (autobiografischem) Erzählen und menschlicher Selbstoffenbarung besteht (siehe IV 2.2.) bzw. genauer, welcher Zusammenhang zwischen (autobiografischem) Erzählen und der Offenbarung der Selbst- und Weltsichten, der Weltanschauung des Sprechers besteht. Da weite Teile der Selbst- und Weltsichten einer Person dem Bereich des impliziten Wissens angehören und damit unterhalb des expliziten Selbstbeschreibungsniveaus liegen, reicht zur Rekonstruktion von Selbst- und Weltsichten ein direktes Abfragen dieser per Fragekatalog bei weitem nicht aus. Eine der zentralen erzähltheoretischen Grundannahmen der (Erziehungswissenschaftlichen) Biografieforschung besteht nun darin, dass das (autobiografische) Erzählen einen Zugang zu den impliziten Wissensbeständen, zur Selbst- und Weltsicht eines Individuums eröffnet, da viele Aspekte des (autobiografischen) Erzählens einen Bezug zur Selbst- und Weltsicht des Erzählers aufweisen. Die Selbst- und Weltsicht eines Menschen manifestiert sich also in gewisser Weise innerhalb seiner (autobiografischen) Erzählungen und wird somit auch für Andere zugänglich und sichtbar. Die (autobiografischen) Erzählungen des Besuchers bilden somit auch für den Philosophischen Berater eine wesentliche Möglichkeit einen Zugang zur Selbst- und Weltsicht seines Gegenüber zu gewinnen. Der Philosophische Berater kann dann im weiteren Verlauf des Beratungsprozesses seine durch die Analyse der Erzählungen gewonnenen Einsichten über die Selbst- und Weltsicht des Besuchers diesem vermitteln und damit zu dessen Selbsterkenntnis beitragen (siehe IV 2.3.).

Bezüglich der Fragen an welchen Stellen und aufgrund welcher sprachlicher Darstellungsformen sich in (autobiografischen) Erzählungen Inhalte der Selbst- und Weltsichten des Sprechers genau manifestieren, kann die (Erziehungswissenschaftliche) Biografieforschung aufgrund ihrer umfangreichen empirischen Forschungspraxis, einen dementsprechend reichen Erfahrungsschatz vorweisen. Ein wesentlicher Ertrag des vierten Kapitels besteht u. a. in einer Zusammenstellung dieser Wissensbestände für den Kontext Philosophische Beratung. Die Ausführungen verweisen auf Textpassagen innerhalb (autobiografischer) Erzählungen in denen sich Selbst- und Weltsichten des Sprechers manifestieren und die daher für die Rekonstruktion derselbigen von einschlägigem Interesse sind. Durch die Kenntnis dieser Textpassagen soll den Philosophischen Beratern ein Wissen über sprachlich-kommunikative Phänomene und Verfahren der Darstellung von Selbst- und Weltsichten vermittelt werden, um ihre Sensibilität und analytische Sorgfalt diesbezüglich zu schulen und sie auf potenziell Relevantes aufmerksam zu machen, das in der Alltagskommunikation leicht der Aufmerksamkeit entgehen kann. Die philosophischen Praktiker sollen dadurch sensibilisiert werden, die weltanschaulichen Implikationen der Erzählungen ihrer Besucher über deren Leben und Alltag ausloten zu können. Dabei werden insbesondere folgende Textpassagen und Textmerkmale behandelt, die in der Regel theoretische Annahmen des Erzählers über sich Selbst und die Welt explizit oder implizit zum Ausdruck bringen:

a) Argumentation,
b) Deskription + Kategorisierung + Prädikatszuschreibung,
c) Vergleich + Kontrastierung,
d) Identifikation bzw. Distanzierung + Sympathie bzw. Antipathie,
e) Projektionen + Negationen + Konjunktionen,
f) Rückgriff auf kulturelle Deutungsmuster und Wissensbestände,
g) Verhaltensempfehlungen + Belehrungen + Ratschläge + Lebensregeln + (Moralische) Botschaften,
h) Behauptungen + Vermutungen + Fragen + Zukunftsprognosen / -perspektiven,
i) Präsuppositionen,
j) Explizite Aussagen reflektierender, theoretischer Natur (siehe IV 2.4.1.).

Die Rekonstruktion der Selbst- und Weltsichten des Besuchers aus dessen (autobiografischen) Erzählungen sollte sich im Kontext Philosophischer Beratung nicht allein auf die Inhalte beschränken. Von besonderem Interesse für den weiteren Verlauf des Beratungsprozesses – insbesondere die kritische gemeinsame Prüfung der Selbst- und Weltsichten des Besuchers – ist nämlich auch die Rekonstruktion der ontologischen und der epistemischen Modalitäten in denen der Besucher seine Selbst-

und Weltsichten präsentiert. Im Zentrum stehen hier die Fragen, in welcher Seinsweise (Realität, Vorstellung, Phantasie, logische Möglichkeit, Ironie etc.), mit welcher Gewissheit (zweifellos wahr, wahrscheinlich, eine bloße Möglichkeit, unwahrscheinlich etc.) und mit welchem Erkenntnisanspruch der Erzähler das von ihm Dargestellte präsentiert. Dementsprechende Hinweise zu verschiedenen sprachlichen Verfahren durch die sich die ontologische und die epistemische Modalität von Selbst- und Weltsichten in (autobiografischen) Erzählungen manifestiert, die ebenfalls die Aufmerksamkeit des Philosophischen Beraters sensibilisieren sollen, werden im nächsten Abschnitt gegeben. Folgende Textmerkmale werden dabei u. a. thematisiert: Faktizitätsmarkierungen, Intensivierungen, Extremformulierungen, Abschwächungen, Subjektivierungen, die Verwendung von Pronomina und die implizit vorhandenen Erwartungshaltungen (siehe IV 2.4.2.).

Mit der Betonung der Bedeutung (autobiografischen) Erzählens für beraterische Prozesse folgt die Philosophische Beratung einem allgemeinen Trend innerhalb des gesamten Feldes der Beratung – der sog. „narrativen Wende", durch die Erzählungen gerade in letzter Zeit eine enorme Aufmerksamkeit im Kontext von Beratung erlangt haben; diesem Zusammenhang wird in IV 2.5. nachgegangen.

Der dritte Abschnitt des vierten Kapitels widmet sich der Fragestellung, wie konkret die Philosophische Beratung auch methodisch von der qualitativen empirischen Sozialforschung im Allgemeinen und der Erziehungswissenschaftlichen Biografieforschung im Besonderen profitieren kann (siehe IV 3.).

Diesbezüglich wird die These vertreten, dass die Erhebungsmethode des narrativen Interviews sich auch für den Kontext Philosophischer Praxis als äußerst interessant erweist. Durch die ausschnittsweise Nutzung des narrativen Interviews und dessen Auswertungsverfahren kann die Philosophische Beratung von sozial- und erziehungswissenschaftlicher Methodenkompetenz profitieren. Vorbild für die Philosophische Beratung hinsichtlich des Verstehen bzw. der Rekonstruktion von Selbst- und Weltsichten mit Hilfe sozial- und erziehungswissenschaftlicher Methodenkompetenz könnte hierbei die Sozialpädagogik sein – insbesondere die sog. „Rekonstruktive Sozialpädagogik" und die in diesem pädagogischen Handlungsfeld entwickelten sog. „Abkürzungsverfahren" (siehe IV 3.1.1.).

Ob und inwieweit die Methode des narrativen Interviews Eingang in die Praxis Philosophischer Beratung findet, entscheidet natürlich letztendlich die Praxis selbst. Doch selbst wenn sich das narrative Interview nicht flächendeckend durchzusetzen vermag, sind die in diesem Abschnitt vorgenommenen Ausführungen zur methodischen Vorgehensweise und Ausgestaltung der kommunikativen Situation im Rahmen eines narrativen Interviews für den Kontext Philosophischer Beratung von Bedeutung, da diese generelle methodische Kompetenzen und Prinzipien einer Gesprächsführung benennen, die für die Einleitung und Aufrechterhaltung möglichst umfassender (autobiografischer) Erzählungen grundlegend sind. Folgende konstitutive Charakteristika einer (autobiografischen) Erzählen fördernden professionellen, methodisch kontrollierten Gesprächsführung werden dabei thematisiert:

a) die thematisch offenen erzähl-generierenden Erzählaufforderungen,
b) die Eröffnung und Aufrechterhaltung eines Raumes für die autonome Gestaltung der Erzählung durch den Sprecher,
c) das aufmerksame und aktive Zuhören an Stelle verbaler Einmischung,
d) die Haltung absichtlicher Naivität,
e) das sensible, erzähl-generierende fallspezifische Nachfragen und
f) die Förderung der Verbalisierung heikler Themenbereiche bzw. die Vermeidung von Schonverhalten (siehe IV 3.1.2.+3.1.3.).

Die Auswertung (autobiografischer) Erzählungen im Allgemeinen und narrativer Interviews im Besonderen im Kontext Philosophischer Beratung sollte vor allem darin bestehen, dass der Praktiker mit Hilfe der in IV 2.4. gegebenen Hinweise bezüglich der Manifestation von Selbst- und Weltsichten innerhalb (autobiografischer) Erzählungen sich darum bemüht möglichst viele und bedeutende Selbst- und Weltsichten seines Besuchers aus dessen Erzählung zu rekonstruieren, um diese zum Ausgangspunkt des weiteren Beratungsprozesses zu machen. Mit dieser klaren Fokussierung der Auswertung im Vergleich zu bestehenden umfassenden Auswertungsverfahren im Kontext der qualitativen Sozialforschung ist die Praktikabilität dieser Vorgehensweise in der Praxis Philosophischer Beratung gewährleistet; die hier vorgeschlagene Fokussierung der Auswertung lässt sich als ein weiteres mögliches „Abkürzungsverfahren" verstehen, was dennoch alle für die Philosophische Beratung relevanten Aspekte in den Blick bekommt. Bezüglich dieser Auswertung wird noch auf folgende allgemeine Prinzipien der Vorgehensweise und der Interpretation eingegangen:

a) Die Erstellung einer Transkription,
b) Die methodische Grundregel der grundsätzlichen Kohärenz- und Sinnhaftigkeitunterstellung,
c) Die Bemühung um Synthese,
d) Der hypothetische Charakter der Rekonstruktionsbemühungen,
e) Die Nutzung von Interpretationsgruppen (siehe IV 3.1.4.).

Da die Erkenntnis der eigenen Selbst- und Weltsichten bzw. die Erkenntnis seiner selbst als Inhaber und Entwickler von Selbst- und Weltsichten den Gegenstand Philosophischer Beratung ausmacht, bedarf diese des weiteren einem fundiertem erkenntnistheoretischem Modell, welches beschreibt, wie sich die Selbst- und Weltsicht beim Menschen bildet und weiterentwickelt. Die vielfältigen, äußerst komplexen Abläufe des menschlichen Selbst- und Welterfassen sollen mit Hilfe dieses erkenntnistheoretischen Modells für den Philosophischen Berater transparent, strukturiert und überschaubar werden.

Entscheidende Anregungen hierfür liefern die philosophischen und pädagogischen Arbeiten Diltheys, der jeweils als Klassiker beider Disziplinen gilt – insbesondere seine Weltanschauungslehre.

Die von Dilthey entwickelte Basis wird im weiteren Verlauf immer wieder ergänzt und vertieft mit Hilfe theoretischer Annahmen weiterer Denker und empirischer Ergebnisse zeitgenössischer Forschung.

Die Überlegungen Diltheys erweisen sich für den Philosophischen Berater als enorm hilfreich die Weltanschauung des Besuchers zu rekonstruieren, zu verstehen und weiter zu entwickeln. Dilthey hat sich nämlich mit dem Aspekt der Vielfalt von Weltanschauungen auf eine systematische Weise auseinander gesetzt. Er beschäftigt sich innerhalb seiner Weltanschauungslehre mit den Faktoren der Genese, den Bildungsgesetzen und den Strukturen von Weltanschauungen. Bei dieser entwicklungsgeschichtlichen Betrachtung menschlicher Selbst- und Weltsichten aus dem Leben heraus ergänzen sich bei Dilthey – neben einer individuell-biografischen – eine anthropologisch-psychologische (siehe *fünftes Kapitel* 1.), und eine soziohistorische Sichtweise (siehe V 2.).

Zunächst zur anthropologisch-psychologischen Sichtweise, welche den Inhalt des ersten Abschnitts des fünften Kapitels ausmacht:

Die Selbst- und Weltsichten weisen ihrem Inhalt nach individuelle, regionale, historische, kulturelle usw. vielfache Differenzierungen auf – die formalen strukturellen psychischen Prinzipien, welche ihrer Bildung zugrunde liegen, sind allerdings nach Dilthey allgemein menschlich. Die Kenntnis dieser psychischen Strukturen menschlichen Selbst- und Welterfassens dient dem Philosophischen Berater als Orientierung beim Umgang mit den inhaltlich vielfältigen Sichtweisen und Perspektiven seiner Besucher. Die Genese von Selbst- und Weltsichten lässt sich nämlich nach Dilthey aus dem Zusammenwirken der psychischen Kräfte verständlich machen. Innerhalb des psychischen Strukturzusammenhangs gibt es nach Dilthey drei Grundprozesse, die bei allem Selbst- und Welterfassen beteiligt sind: Kognition + Gefühl + Wille. Der kognitive Bereich umfasst wiederum, die Aspekte Wahrnehmung und Erfahrungsbildung. Diese drei basalen Grundelemente der psychischen Struktur sind nicht isoliert, sondern in einem Zusammenhang verbunden (siehe V 1.1.). Dieser Zusammenhang der wechselseitigen Bezogenheit dieser psychischen Funktionen aufeinander rückt in den Fokus einer differenzierten Betrachtungsweise, da er das Strukturprinzip der Entstehung und Entwicklung von Selbst- und Weltsichten bildet. Aufgabe des Philosophischen Beraters ist es den Besucher bei dessen Reflexionsprozess mit Hilfe des psychischen Strukturmodells zu unterstützen, indem er die vielfältigen interdependenten multi-kausalen Funktionszusammenhänge der einzelnen Komponenten des psychischen Geschehens bei seinem Gegenüber zu erfassen versucht. Der Philosophische Berater und der Besucher erforschen also gemeinsam mit Hilfe des psychischen Strukturmodells die Verbindungen, die zwischen bestimmten Selbst- und Weltsichten und einzelnen Gedanken, Wahrnehmungen, Erfahrungen, Gefühlen und Willensinhalten des Besuchers vorhanden sind. Die Einsicht in die komplexen strukturellen Zusammenhänge des eigenen Selbst- und Welterfassens soll dem Besucher bewusst gemacht werden, indem diese Abläufe immer wieder an einzelnen konkreten Aspekten seines eigenen Selbst- und Welterfassens gemeinsam rekonstruiert werden. Das generelle Zusammenspiel der Grundelemente der psychischen Struktur hinsichtlich menschlicher Selbst- und Weltsichten wird im Rahmen der hier vorliegenden Arbeit dementsprechend einer ausführlichen Analyse unterzogen. Wesentlicher Ertrag ist dabei insbesondere die Zusammenstellung einer Reihe von umfassenden Fragekatalogen, welche den gemeinsamen Reflexionsprozess von Philosophischem Berater und Besucher anleitend unterstützen können. (siehe V 1.2.; 1.3. u. 1.4.)

Zur soziohistorischen Sichtweise, welche im Mittelpunkt des zweiten Abschnitts des fünften Kapitels steht:

Da Individuen keine isolierten, atomisierten Subjekte sind, sondern in soziohistorischen Einheiten wie Familien, Gruppen, Gesellschaft stehen und als sozialisatorisch vermittelt verstanden werden müssen, werden die individualpsychologischen Überlegungen zur Entstehung menschlicher Selbst- und Weltsichten durch sozialpsychologische und soziologische Gedankengänge ergänzt; die Analyse des psychischen Strukturzusammenhangs wird ausgedehnt auf eine Analyse soziohistorischer Prozesse (siehe V 2.1.). Der Mensch in seinen gesellschaftlich-geschichtlichen Strukturzusammenhängen wird an diesem Punkt der Gegenstand der im Anschluss an Diltheys Weltanschauungsanalyse vorgenommenen Untersuchungen; es gilt soziale, historische, kulturelle Hintergründe und deren Einflüsse auf die Herausbildung von Selbst- und Weltsichten zu erforschen; es gilt die soziohistorische Bedingtheit des eigenen Denkens, der eigenen Wahrnehmungsweise, Erfahrungsbildung, Gefühle und Willensbestrebungen durch kollektive kulturelle Muster in

32

den Blick zu nehmen (siehe V 2.2.). Der Entwicklung menschlicher Selbst- und Weltsichten liegt nämlich eine dauernde Interaktion zwischen dem Individuum und seinem sozialen, kulturellen und historischen Umfeld zugrunde. Die Rolle der Intersubjektivität bei der Herausbildung individueller Selbst- und Weltsichten gilt es daher zu betrachten. Selbst- und Weltsichten werden hier als Resultat interaktiver, sozialer, sprachlicher Konstituierungs- und Aushandlungsprozesse zwischen Individuum und sozialer Umwelt verstanden (siehe V 2.3.). Den für das Subjekt zumeist nicht selbst unmittelbar sichtbaren soziohistorischen Bezugsrahmen der Bildung seiner Selbst- und Weltsichten aufzudecken und zu reflektieren ist ein weiteres wesentliches Element der Förderung von Selbsterkenntnis im Kontext Philosophischer Beratung. Die Einflussnahme der Zugehörigkeiten zu einer Generation, einer sozialen Gruppe, einer Klasse, einer Schicht, einem Milieu, einer Nation, einer Religion, einem Geschlecht usw.. auf die eigenen Selbst- und Weltsichten sind dabei genauso zu berücksichtigen wie weitere soziale Quellen wie primäre Bezugspersonen, Schule und Ausbildungseinrichtungen, Vereine, Firmen, weltanschauliche Gruppierungen wie Kirchen und Parteien, Selbsthilfegruppen usw., zudem die ökonomischen und politischen Verhältnisse und die – insbesondere in einer modernen Wissens- und Informationsgesellschaft – wichtigen Instanzen: Wissenschaft, Technik und Medien. Auch in Bezug auf die im Anschluss an Dilthey vorgenommenen Überlegungen zur Einbettung individueller Selbst- und Weltsichten in soziohistorische Strukturen hat sich die hier vorliegende theoretische Fundierung darum bemüht, diese für die Philosophischer Beratung praktisch nutzbar zu machen. Durch den zusätzlichen Rückgriff auf weitere Denker – insbesondere aus dem Bereich der Soziologie und Sozialpsychologie –, die Dilthey in seinen Grundannahmen gefolgt sind und diese weiter ausgearbeitet haben, sind auch in diesem Zusammenhang mehrere umfangreiche Fragekataloge entwickelt worden, welche den Philosophischen Berater befähigen, die Selbsterkenntnis seiner Besucher gezielt zu fördern.

Ausgehend von der Einsicht in den engen Zusammenhang zwischen Sprache und Denken schließt die erkenntnistheoretische Grundlegung Philosophischer Beratung im dritten Abschnitt des fünften Kapitels mit sprachtheoretischen Reflexionen insbesondere im Anschluss an Wilhelm von Humboldt und Erkenntnissen aus der modernen kognitiven Linguistik. Wenn der Besucher im Rahmen der Philosophischen Beratung nämlich seine eigene Sprache besser versteht, versteht er auch sein eigenes Denken besser und damit letztendlich sich Selbst besser. Da sich in der Sprache menschliche Selbst- und Weltsichten manifestieren führt das Verstehen der eigenen Sprache zudem zu der Erkenntnis der eigenen

Selbst- und Weltsicht. Die eigene Sprache zu verstehen fungiert somit als wichtiges Mittel der eigenen Selbsterkenntnis und Bildung. Bezüglich der gemeinsamen Reflexion der Sprache des Besuchers im Kontext Philosophischer Beratung werden dabei insbesondere die Analyse bestimmter „Schlüsselbegriffe", seiner dabei angewandten Prinzipien der Bedeutungsverleihung und die ausschnittsweise Betrachtung des sie umgebenden Begriffs-Netzwerkes als wesentliche Aspekte von Selbsterkenntnis betrachtet. Insgesamt geht es allerdings nicht nur darum, dass der Besucher ein besseres Verständnis für seine eigene Sprache entwickelt, sondern auch um die Frage, inwiefern sich die sprachlichen, begrifflichen Ausdrucksmöglichkeiten des Besuchers weiterentwickeln und erweitern lassen, so dass er seinem Leben besser Ausdruck verleihen kann, seinen verstehenden Umgang mit den Mitmenschen verbessern kann und damit letztendlich auch den Zugang zu sich selbst und zur Welt vergrößern kann. Schließlich ist doch die Sprache nach Humboldt das Nadelöhr der Bildung (siehe V 3.1.).

Während im ersten Unterpunkt des dritten Abschnitts dem erst im Anschluss an das Schaffen von Dilthey erfolgtem *linguistic turn* in der ersten Hälfte des 20. Jahrhunderts Rechnung getragen und der Versuch unternommen werden soll, dessen möglichen Ertrag für die Philosophische Beratung anzudenken, geschieht im darauf folgenden zweiten Unterpunkt ähnliches in Bezug auf den sog. *Iconic turn* der jüngeren Vergangenheit innerhalb der Kulturwissenschaften. Dieser besteht insgesamt insbesondere darin nach der Sprache nun die Bedeutung von Bildern in das Zentrum mannigfaltiger Betrachtungen zu stellen. Für das Anliegen der vorliegenden Arbeit rückt dadurch die Bedeutung von Metaphern – im Sinne von Bildern in der Sprache – für das menschliche Selbst- und Welterfassen in den Fokus. Untersucht wird inwieweit Metaphern innerhalb des philosophischen Beratungsprozesses zum Gegenstand bewusster Reflexion und zum Ansatzpunkt für Veränderungen der Selbst- und Weltsichten des Besuchers gemacht werden können (siehe V 3.2.).

Die vorgenommenen Ausführungen zur Bedeutung der Sprache im Allgemeinen und der Metaphern im Besonderen für das menschliche Selbst- und Welterfassen münden wiederum ebenfalls in Fragekatalogen um die theoretischen Reflexionen für die Praxis Philosophischer Beratung fruchtbar zu machen.

Eine Theorie von Beratungs- und Bildungsprozessen sollte klar Ziele derselbigen benennen, dies erfolgt im Rahmen der teleologischen Grundlegung Philosophischer Beratung im *sechsten Kapitel.*

Neben der Rekonstruktion der Selbst- und Weltsichten des Besuchers fungiert die gemeinsame Kritik als wesentliches Element der Weiterentwicklung derselbigen (siehe VI 1.).

Nun setzt jedes kritische Umgehen mit Formen des Selbst- und Welterfassens die Konzeption eines angemessenen idealen oder optimalen Selbst- und Welterfassens voraus. Auch diese Konzeption ist darum ein wesentlicher Aspekt der theoretischen Fundierung Philosophischer Beratung. Dabei stößt man jedoch auf eine grundsätzliche Ausgangsproblematik – jede Konzeption einer angemessenen und optimalen Form menschlicher Selbst- und Weltsichten ist selbst Teil einer bestimmten Selbst- und Weltsicht. Diesem Dilemma widmet sich der erste Unterpunkt des zweiten Abschnitts (siehe VI 2.1.).

Die weltanschaulichen Grundannahmen, auf die die Zielvorstellungen Philosophischer Beratung aufbauen, werden im *sechsten Kapitel* weiter offen gelegt und benannt. Die dabei zu entfaltende Konzeption einer angemessenen und optimalen Form menschlicher Selbst- und Weltsichten baut auf Diltheys Theorie der formalen Bildung auf (siehe VI 2.2.). Ulrich Herrmann zufolge steht nämlich Diltheys Weltanschauungslehre – welche ja den Hintergrund für die erkenntnistheoretische Grundlegung gebildet hat – im Zusammenhang mit seiner Bildungstheorie, denn „die Analyse der Weltanschauungen in pädagogischer Absicht klärt die Bedingungen und Ziele für die pädagogische Einwirkung auf die sich formende und bildende Seele" (Herrmann, 1971, 228). Folgende Zielorientierungen eines angemessenen Selbst- und Welterfassens, welche als Voraussetzung der Ausbildung einer optimalen Selbst- und Weltsicht fungieren, werden dabei im Kontext der teleologischen Grundlegung ausformuliert:

- Das Bewusstsein der Eigentümerschaft der eigenen Selbst- und Weltsichten (siehe VI 2.2.1.)
- Die Stiftung von Zusammenhang, Stimmigkeit, Kohärenz und logischer Stringenz der eigenen Selbst- und Weltsichten – die Vermeidung von Widersprüchlichkeiten (siehe VI 2.2.2.)
- Das Bewusstsein des erkenntnistheoretischen Status und der stetigen Entwicklung der eigenen Selbst- und Weltsichten (siehe VI 2.2.3.)
- Die Haltung der Offenheit, Beweglichkeit und Flexibilität bezüglich den eigenen Selbst- und Weltsichten statt Rigidität und Starrheit (siehe VI 2.2.4.)
- Die Bemühung um zunehmende Differenzierung, Detaillierung, Präzisierung und Erweiterung der eigenen Selbst- und Weltsichten bei gleichzeitiger Integration der weiterentwickelten Elemente (siehe VI 2.2.5.)

Aus pädagogischer Sicht sind diese Zielvorstellungen insbesondere deshalb wünschenswert, weil sie eine grundlegende Einstellung und Haltung der Person bezwecken, die für diese die Fähigkeit des lebenslangen Lernens und Bildens ermöglicht und fördert.

Die theoretische Fundierung ist eine notwendige, jedoch keine hinreichende Bedingung der zunehmenden Professionalisierung und Etablierung Philosophischer Beratung; zusätzlich müssen entsprechende Ausbildungsgänge konzipiert und institutionalisiert werden, um die Qualität Philosophischer Beratung zu sichern (siehe VII 1.). Nach der Darlegung des diesbezüglich unbefriedigenden Stands der Gegenwart und dem Verweis auf die einmalige historische Chance infolge des Bologna-Prozesses die Ausbildung zum Philosophischen Berater in Form von Masterstudiengängen auch an Universitäten institutionell zu etablieren (siehe VII 2.), werden im *siebten Kapitel* in Form eines Ausblicks insbesondere grundständige konzeptionelle Vorschläge für die curriculare und didaktische Ausgestaltung eines solchen Ausbildungsganges „Philosophische Beratung" angedacht. Um zum einen das oben bereits erwähnte Postulat der Interdisziplinärität auch bei der Konzipierung eines Ausbildungsganges umzusetzen, werden dabei zahlreiche curriculare Bausteine der unterschiedlichen Bezugsdisziplinen der Philosophischen Beratung – wie z. B. Pädagogik, Psychologie, Sozialwissenschaften – zusammengestellt; um zum anderen das Postulat der Selbstanwendung zur Geltung zu bringen, werden dementsprechende Vorschläge zur didaktischen Ausgestaltung bestimmter Ausbildungseinheiten unterbreitet (siehe VII 3.).

Abschließend werden im *Kapitel acht*, wie zu Beginn der Arbeit auf einer metatheoretischen Ebene, Überlegungen zum allgemeinen Verhältnis zwischen Theorie und Praxis angeführt, denen auch für das Verhältnis des hier vorgelegten Theorieentwurfes zur Praxis Philosophischer Beratung Geltung zukommt.

Dabei wird zum einen im ersten Abschnitt auf das symmetrische Verhältnis von Theorie und Praxis verwiesen. Durch ihre Anwendung in der Beratungspraxis können Theorien auf der einen Seite durch wissenschaftliche Fundierung zu einer verbessernden Praxis beitragen; auf der anderen Seite kann die praktische Bewährung auch zu Korrekturen und Erweiterungen der Theorie anregen und somit auch ihrerseits die Theoriebildung verbessern (siehe VIII 1.).

Ausgehend von den Erkenntnissen der empirischen Verwendungsforschung, dass das Theorie-Praxis Verhältnis nicht auf ein bloßes technokratisches „Sender-Empfänger-Modell" bzw. „Regel-Anwendungs"-Schema verkürzt werden darf und ausgehend von der wissenssoziologischen Einsicht, dass sich wissenschaftliche Disziplin und be-

rufspraktische Profession in ihren Strukturprinzipien und Handlungslogiken voneinander unterscheiden, wird zum anderen im zweiten Abschnitt für die Wahrung der gegenseitigen Autonomie beider Sphären
plädiert (siehe VIII 2.). Diese wechselseitige Respektierung von Autonomie im Verhältnis von Wissenschaft und Praxis hat zwingend zur
Voraussetzung und zur Folge, „dass es die Wissenschaft der Praxis
vollständig selbst überlassen muss, welchen Gebrauch sie von den Forschungsergebnissen ... in ihren je konkreten Entscheidungen macht"
(Oevermann, 1996, 104), denn diejenigen, die die „Transformation" des
wissenschaftlichen Wissens in die Praxis leisten, sind nicht auf der Wissenschaftsseite, sondern auf der Seite der Praktiker zu suchen: „Ob und
wie theoretische Konstruktionen „praxisgerecht" sind bzw. werden, ist
nicht „innerwissenschaftlich entscheidbar", sondern allemal Ergebnis
außerwissenschaftlicher, genuin professioneller Praxis" (Dewe/Otto,
2001b, 1971). Diese Überlegungen zur Autonomie der Praxis bei der
Verwendung wissenschaftlicher Theorien gelten nun auch bezüglich des
hier vorliegenden Versuches einer theoretischen Fundierung Philosophischer Beratung. Ob und wenn ja auf welche Art und Weise die Philosophische Praxis Gebrauch von diesem macht, liegt nicht mehr in der
Hand des Theoretikers. Er hat lediglich die Plausibilität seiner Ausführungen zu verantworten, welche die Voraussetzung dafür ist, dass die
Praxis überhaupt Interesse an seinem Theorieentwurf bekundet. Diese
geforderte Plausibilität können die nun folgenden Kapitel im einzelnen
hoffentlich erreichen.

I Metatheoretische Vorüberlegungen als Voraussetzung der theoretischen Grundlegung Philosophischer Beratung

1. Ein kurzer historischer Überblick und der Stand der Entwicklung Philosophischer Beratung in der Gegenwart – Das bestehende Theoriedefizit und der Streit um die theoretische Grundlegung Philosophischer Beratung

Die Beratung hat innerhalb der Philosophiegeschichte eine lange Tradition.[1] Vor allem in der Antike war Beratung selbstverständliche, zentrale Aufgabe der Philosophie. Man denke nur an Seneca: „Willst du wissen, was die Philosophie dem Menschengeschlecht verspricht? Beratung!" (Seneca, 1931, Buch 5, Brief 48,7) oder an die berühmten Worte über die Notwendigkeit einer heilsamen praktischen Wirkung der Philosophie von Epikur:

„Leer ist jenes Philosophen Rede, durch die keine ungünstigen psychischen Prozesse (pathos) des Menschen geheilt werden. Denn wie die Heilkunde unnütz ist, wenn sie nicht die Krankheiten aus dem Körper vertreibt, so nützt auch die Philosophie nichts, wenn sie nicht die Leiden (pathos) der Seele vertreibt" (Epikur 1980: 143).

Anders Lindseth fragt dementsprechend rhetorisch: „Das Philosophieren in Gesprächen mit ratsuchenden Menschen – war das nicht seit eh und je das Grundanliegen der Philosophie?" (Lindseth, 2005, 179) und beantwortet diese Frage im Verlauf seiner weiteren Ausführungen eindeutig mit ja.

Viele Vertreter der Philosophischen Beratung der Gegenwart verweisen zudem auf die Nähe ihrer Arbeit zur Art des frühgriechischen dialogischen Philosophierens,[2] insbesondere des sokratischen. Am aus-

---

1   Peter Heintel und Thomas H. Macho geben einen Überblick über die Geschichte der Philosophischen Beratung von der Antike bis in unsere Tage (Heintel/Macho, 1991: 67-82).

2   Die Bewegung der Philosophischen Praxis sieht sich selbst als ein zeitgemäßes Wiederanknüpfen an die dialogische Tradition der antiken Philosophie und kann daher als ein wesentlicher Aspekt der „Wiedereinbeziehung des Mündlichen" verstanden werden, die Toulmin in seiner Analyse als ein Charakteristikum der zukünftigen Weiterentwicklung der Philosophie betrachtet (Toulmin 1990: 298ff.).

drücklichsten formulierte dies wohl Urs Thurnherr:

„Welchen Beruf würde Sokrates ergreifen, wenn er heute leben würde? Ich wage zu behaupten, Sokrates würde in unserer Zeit eine Philosophische Praxis eröffnen, er wäre Philosophischer Praktiker und damit Sokrates von Beruf" (Thurnherr, 1999, 208).

Da in vielen Publikationen Sokrates immer wieder als Stammvater der Philosophischen Praxis genannt wird erscheint es auch für einen kurzen historischen Abriss geboten, das Verhältnis von Sokrates zur Philosophischen Praxis näher zu beleuchten: Den Anfang der Bewegung der Philosophischen Beratung mit der Person Sokrates in Verbindung zu bringen und Sokrates als Stammvater der Philosophischen Praxis zu bezeichnen liegt auf der Hand. Zum einen gilt Sokrates als der Begründer der abendländischen Philosophie schlechthin, zum anderen ist das delphische „Erkenne Dich selbst!" das Leitmotiv der sokratischen Erziehung. Demgemäß stoßen wir in der Apologie, der Verteidigungsrede des Sokrates in der er selber über sein gesamtes Leben Rechenschaft ablegt, auf seinen berühmten Ausspruch: „Ein Leben ohne Selbsterforschung ist für einen Menschen nicht lebenswert!" (Platon, Apologie 38a). Sokrates vertrat die Ansicht, dass die Reflexion des einzelnen Menschen seine eigene lebenslange Aufgabe ist, schließlich ist sie ein wesentliches Moment der Sorge um sich Selbst. Wie kein anderer zwang Sokrates daher seine Mitmenschen Rechenschaft abzugeben über ihre vermeintlichen Überzeugungen. Wie wir im späteren Verlauf sehen werden ist auch der Besucher der Philosophischen Praxis in gewisser Weise gezwungen im sokratischen Sinne Rechenschaft über seine bisherigen Selbst- und Weltsichten abzugeben. Es ist die Erkenntnis von Sokrates schlechthin, dass es für den Menschen möglich ist seine Annahmen und Sichtweisen über sich selbst und die Welt argumentativ zu überprüfen, bevor er aufgrund falscher Annahmen zu sehr in Lebenskrisen gerät. Für dieses argumentative Überprüfen brauchen wir einen Meta-Weg, eine methodos, eine Methode also, die wir dialektisch im Gespräch vollziehen können. In den Dialogen Platons führt Sokrates immer wieder beispielhaft vor, wie diese dialektische Methode zur Überprüfung unserer Selbst- und Weltsichten verläuft. Wichtiges Element der sokratischen Überprüfung der Selbst- und Weltsichten seiner Gesprächspartner ist dabei auch die sokratische Kunst der Maieutik (Platon, Theaitetos 149-151d). Auch hier ergibt sich ein Bezug von Sokrates zu gegenwärtigen Formen Philosophischer Praxis, denn auch vom philosophische Berater lässt sich sagen, dass er die sokratische Kunst der Maieutik praktiziert bzw. praktizieren sollte. Der philosophische Berater soll ähnlich wie Sokrates im Dialog seinem Gesprächspartner dazu verhelfen, seine eigene Selbst- und Welt-

sicht ans Licht zu bringen, so wie die Hebamme der Gebärenden Hilfe-
stellung gibt, ihr Kind zur Welt zu bringen. Wer sich auf Sokrates als
einen „Stammvater" der Philosophischen Beratung beziehen will, sollte
sich jedoch auf die ganze „sokratische Beratungstheorie" stützen. Denn
beim platonischen Sokrates ist die Maieutik keinesfalls nur auf die Ge-
burtshilfe (=Rekonstruktion der Selbst- und Weltsicht) beschränkt – sie
umfasst auch das Umgehen mit nicht lebensfähigen Hervorbringungen
(=Kritik der Selbst- und Weltsicht). Der Maieut hat also auch die Fähigkeit, den Prozess zu begleiten oder herbeizuführen, sich von uner-
wünschten Hervorbringungen zu trennen. In dieser Phase des Dialogs
geht es also darum ungünstige Konzepte dem Gesprächspartner aufzuzeigen und zu beseitigen. Der Berater muss seinem Gegenüber argumentativ davon überzeugen, dass bestimmte seiner Annahmen über sich
Selbst und die Welt irrig (aporetisch) sind, so dass der Besucher diese
von sich aus aufgibt. An dieser Stelle erreicht der Besucher einen Moment des konstruktiven sokratischen Nichtwissens. In einem weiteren
Schritt werden dann gemeinsam neue, günstigere Konzepte entwickelt
und erprobt (vgl. auch Hanke, 1986).

Bei all diesen Verweisen auf Sokrates als Stammvater der Philosophischen Praxis sollte man sich jedoch auch darüber bewusst sein, dass
die Vorgehensweise des Sokrates in den platonischen Dialogen dem
maieutischen Ideal in den wenigsten Fällen zu entsprechen scheint. Das
sokratische Agieren gleicht zumeist nicht einem bloß fördernden Begleiten als vielmehr einem Ziehen und Beeinflussen. Zudem ist das Ergebnis
insbesondere der frühen und mittleren Dialoge zumeist nicht ein gesun-
des Kind, sondern vielmehr eine unbefriedigende Aporie. Der Sokrates
der platonischen Dialoge ist daher – außer den eben aufgezeigten Bezügen – insgesamt kein befriedigendes historisches Vorbild für einen philosophischen Berater unserer Zeit. Würde ein philosophischer Berater
mit seinen Besuchern heutzutage genauso umgehen, wie Sokrates mit
seinen Gesprächspartnern auf dem antiken Marktplatz, müsste er seinen
Besuchern vermutlich eher ein Schmerzensgeld zahlen, statt sich von
Ihnen bezahlen zu lassen:

„Umso wunderlicher, mit welcher Selbstverständlichkeit sich mancher Kollege auf
Sokrates beruft und erwartet, dass der spezifisch sokratische Dienst angemessen
honoriert werde. Zwar war auch der ironische Sokrates der Auffassung, dass ihm statt
des Schierlingsbechers eine Lebensrente von den Athenern zustehen würde. Aber
dieses Bewusstsein war nicht mehrheitsfähig – und ich vermute, dass dies heute auch
nicht anders wäre" (Gutknecht, 2006a, 26).

Da die Figur des Sokrates, wie wir sie bei Platon finden, die Idee des
sokratischen Gesprächs nur sehr unvollkommen verwirklicht, bietet eher

die Traditionslinie des sog. „sokratisches Gesprächs" stärkere Anregungen für die Philosophische Beratung als der historische Sokrates selbst (vgl. Heckmann, 1981).

Des weiteren möchten viele Vertreter die Bewegung der Philosophischen Praxis als Wiederaufnahme der antiken Tradition, wonach der Philosophie die Rolle einer Lebensform zu kam, verstanden wissen:

„Philosophie war ursprünglich eine Lebensweise, keine akademische Disziplin – ein Gegenstand, nicht nur zum Studium gedacht, sondern auch zur Anwendung" (Marinoff, 2002, 20).

Die antike Tradition der Philosophischen Beratung ist dann jedoch mit dem Eintritt der Philosophie in ihre christlich dominierende Phase abgerissen. Beratung war von nun an in erster Linie die Aufgabe theologischer Seelsorger, (ab dem 20. Jahrhundert dann vor allem Aufgabe von Psychotherapeuten, wobei nicht übersehen werden darf, dass auch vielen psychologischen Beratungsangeboten – insbesondere aus dem Bereich der Humanistischen Psychologie – ein philosophischer Hintergrund zukommt.). In der Neuzeit hat sich zwar die Philosophie von der Theologie wieder als eigenständige Disziplin emanzipiert, allerdings fand nur selten eine Wiederanknüpfung an die Praxisorientierung der antiken Philosophie statt.[3] Die Tradition der Philosophischen Beratung wurde nicht wieder aufgenommen. Grund hierfür könnte nach Hans Krämer ein grundsätzliches Misstrauen der neuzeitlichen Philosophie gegenüber dem Beratungsbegriff sein, der als autonimiefeindlich gänzlich verworfen worden ist.[4] Nach Einschätzung von Krämer war dies jedoch ein schwerwiegendes Versäumnis, das erst in der jüngsten Vergangenheit durch die Bewegung der Philosophischen Praxis als solches erkannt wurde:

„Die zunehmende Theoretisierung der neuzeitlichen Ethik ist aber systematisch als Verkürzung und Denaturierung des Begriffs einer Praktischen Philosophie aufzufassen und muss rückgängig gemacht werden" (Krämer, 1992, 330ff.).

Die Bewegung der Philosophischen Praxis als professionelles philosophisches Beratungsangebot besteht seit ungefähr drei Jahrzehnten. Seymon Hersh stellte als einer der Ersten 1980 in einem Aufsatz in der ame-

---

3   Eine skizzenhafte Darstellung der neuzeitlichen Versuche, Philosophie auf die alltägliche, individuelle Lebensführung zu beziehen, findet sich in Wilhelm Schmids „Philosophie der Lebenskunst" (Schmid, 1998, 27ff.).

4   Diese philosophische Skepsis gegenüber jeglicher Form von Beratung sollte die Bewegung der Philosophischen Praxis zum Anlass nehmen intensiv darüber nachzudenken, inwieweit sich Beratung mit der Autonomie und Mündigkeit der Besucher vereinbaren lässt (siehe III 4.1.+4.2.).

rikanischen Zeitschrift „The Humanist" seinen Ansatz als den eines „beratenden Philosophen" (counseling philosopher) vor. Gerd B. Achenbach eröffnete 1981 in Bergisch-Gladbach die weltweit erste „Philosophische Praxis" und prägte im Folgenden maßgeblich diesen Begriff. Eine Reihe von anderen Praxeneröffnungen folgten, zunächst in Deutschland, Holland, Norwegen und Österreich, später in vielen anderen Ländern, vor allem in der USA, Kanada, Israel, aber auch in Südamerika, Asien und Australien (Gutknecht, 2006c, 187). Die Philosophische Praxis weitet sich seitdem immer mehr aus zu einer ernst zu nehmenden Alternative auf dem Beratungs- und Bildungssektor. Als feste Einrichtung haben sich Philosophische Praxen in Deutschland und in anderen Ländern etabliert, besonders in Ballungsgebieten. In großen Städten wie Düsseldorf, Bonn, Essen oder München stehen inzwischen jeweils mehrere Angebote zur Verfügung. Philosophische Praktiker gibt es mittlerweile weltweit mit zunehmender Tendenz.[5]

In mehreren Ländern haben sich Praktiker zudem zusammengeschlossen und Organisationen bzw. Dachverbände gebildet, um die Entwicklung dieses neuen Praxisfeldes zu fördern.[6] Auf nationaler und internationaler Ebene werden mehrere Fachzeitschriften herausgegeben und seit Mitte der 90er Jahre finden regelmäßig Tagungen und Kongresse statt.[7]

Einen weiteren vorläufigen Höhepunkt bildete 1989 die Aufnahme des Begriffs „Philosophische Praxis" in das Historische Wörterbuch der Philosophie, wodurch die Philosophische Praxis im wahrsten Sinn des Wortes einen „Ritterschlag" erhielt. Odo Marquard, der Doktorvater Achenbachs, der dessen Projekt von Anfang an wohlwollend begleitet hat, verfasste den entsprechenden Artikel und kommt zu dem Fazit, dass die Philosophische Praxis „zu einer wichtigen – diskutierten, umstritte-

---

5   Ein jeweils aktualisierter Überblick über die im deutschsprachigen Raum tätigen Philosophischen Praktiker findet sich unter:
www.philosophischepraxis.de/praxenverzeichnis.html – siehe zudem die von Zdrenka erstellte Liste Philosophischer Praxen, geordnet nach der Zeit des Entstehens und nach Ländern (Zdrenka, 1997, S.179ff.).

6   Siehe u. a. die niederländische Vereinigung „Verening voor Filosofische Praktijk" (VFP), die britische „British Association for Philosophical Counseling, die kanadische „Apeiron – Society for the Practise of Philosophy" (ASPP), die französische „Les Amis du Cabinet de philosophie", die israelische „Israel Philosophical Practise and Counseling" (ISPPI).

7   Siehe hierzu vor allem die zahlreichen Veranstaltungen der Internationalen Gesellschaft für Philosophische Praxis (IGPP), deren Inhalte im Jahrbuch der IGPP zusammenfassend veröffentlicht werden. Gerd B. Achenbach war 1982 Gründer der Vorgängerorganisation (GPP), die 1997 in IGPP umbenannt worden ist, und war bis 2003 Vorsitzender der IGPP.

nen, fruchtbaren – Gegenwartsgestalt der Philosophie geworden ist" (Marquard, 1989, 1308). Diese Einschätzung spiegelt sich auch im öffentlichen Echo, welches die Philosophische Praxis erfuhr. Es gibt praktisch keine der großen Tageszeitungen oder Magazine, die nicht irgendwann einmal über die Philosophische Praxis berichtet hätten, ebenso wurden diesem Thema zahlreiche Rundfunk- und Fernsehsendungen gewidmet.8 Die Bedeutung, welche die Philosophische Praxis als eine Form von Beratung erlangt hat, lässt sich auch daran ablesen, dass sie in einschlägigen Handbüchern der Beratung mittlerweile häufig aufgenommen wird (Nestmann/Engel/Sickendiek, 2007; Brem-Gräser, 1993). Brem-Gräser kommt dabei bei ihren Ausführungen bezüglich der Philosophischen Beratung zu folgendem Fazit:

„Zweifellos eine noch nicht absehbare, ernstzunehmende und das Hilfe-Angebot nicht nur bereichernde, sondern entscheidend kritisch vertiefende und belebende Entwicklung" (ebd., 131).

Trotz ihres Erfolges und ihrer Etablierung ist die Philosophische Praxis bislang so wenig anerkannt, dass sie ihr Dasein insgesamt immer noch ständig rechtfertigen muss; dieses Problem teilt sie allerdings mit ihrer akademischen Schwester, die ja schließlich auf eine weit aus längere Tradition zurückblicken kann. An die Philosophische Praxis wird die Frage gerichtet, wozu sie eigentlich da ist, was ihre spezifischen Kompetenzen sind und ob es überhaupt sinnvoll ist, dass philosophische Berater dem vielfältigen Beratungsangebot eine weitere Variante hinzufügen.

Der Mangel an Akzeptanz mag viele Ursachen haben, ein wesentlicher davon scheint jedoch zu sein, dass der zunehmenden Ausweitung des Praxisfeldes auf der einen Seite eine mangelnde entsprechende wissenschaftliche Reflexion auf der anderen Seite gegenübersteht. Philosophische Praxis ist eine Bewegung, die nicht von der Universität aus initiiert und betrieben wurde; bis heute gibt es nur wenige Vertreter der akademischen Welt, die selber als Philosophische Berater tätig sind bzw. sich (ausführlich und differenziert) mit diesem Thema befassen oder befasst haben. Von daher ist es auch verständlich, dass noch keine umfangreiche wissenschaftliche Literatur zum Thema Philosophische Praxis vorliegt. Die ersten Publikationen – die beiden Magisterarbeiten von Melanie Berg (Berg, 1992) und Michael Zdrenka (Zdrenka, 1997), sowie die Dissertationen von Patrick Neubauer (Neubauer, 2000) und

---

8   Gerd B. Achenbach stellte eine „Kleine Chronik der Philosophischen Praxis" zusammen, in der die wichtigsten Stationen und Reaktionen der Öffentlichkeit dokumentiert sind (Achenbach, 1995).

Shlomit Schuster (Schuster, 1999) – liefern auf der Basis, der den Autoren zugänglichen Texte und Interviews eine Art empirische Bestandsaufnahme, eine erste Darstellung und Übersicht der Arbeitsweise philosophischer Praktiker. Melanie Berg kommt dabei zu folgender resümierender Einschätzung:

„Die Ausgangspunkte der jeweiligen persönlichen Philosophien sind so verschieden, dass davon ausgegangen werden kann, dass eine gemeinsame Wurzel im Sinne einer philosophischen Praxistradition nicht existiert" (Berg, 1992, 125).

Diese Einschätzung wird durch die bisherigen Publikationen der Philosophischen Berater bestätigt. Diese stellen meist persönliche Beschreibungen des eigenen Zugangs dar, sind jeweils stark von ihrer eigenen philosophischen Weltanschauung geprägt, und sind eher vage, unsystematisch, thesenartig aufgebaut, als dass sie den Versuch machten, eine umfassendere Konzeption bzw. übergreifende Perspektive Philosophischer Praxis zu entwickeln.

Von einer ausgearbeiteten, systematischen theoretischen Grundlage Philosophischer Praxis kann daher noch nicht gesprochen werden, vielmehr ist ein ausgesprochenes Theoriendefizit zu diagnostizieren:

„Es scheint also so zu sein, dass eine Theorie Philosophischer Praxis zwar von vielen Praktikern gefordert und für nützlich, ja für notwendig gehalten wird, dass es aber gleichzeitig noch niemandem gelungen ist, ein Beispiel für eine solche Theorie zu liefern"(Zdrenka, 1997, 123).

Diese schon etwas ältere Einschätzung bestätigt jüngst auch Thomas Gutknecht, der seit 1991 eine Philosophische Praxis in Reutlingen führt und momentaner Vorsitzender der IGPP ist:

„Auch nach 25 Jahren gibt es noch ein großes Theorie-Defizit ... Eine grundgelegte Konzeption und Theorie Philosophischer Praxis gibt es noch nicht" (Gutknecht, 2006c, 184f.).

Die Philosophischen Praktiker wären seines Erachtens schlecht beraten, „fänden sie im Stichwort Praxis ein Alibi für Theoriefeindschaft", vielmehr muss es darum gehen Philosophische Praxis im Sinne von theoriegeleiteter Praxis zu gestalten (ebd., 2006, 7); er möchte daher seinen 2005 erschienenen Aufsatz

„Das Philosophische Philosophischer Praxis" [als] „ein Plädoyer für die Theorie um der Praxis willen" [verstanden wissen. Seines Erachtens] „gibt es genug praktische Fragen, die dringend erfordern, deutlicher als bislang geschehen eine Theorie Philosophischer Praxis zu unternehmen" (ebd., 2005, 186).

Ida Jongsma beklagt zudem, dass zu wenig Konsens über die Methoden Philosophischer Beratung bestehe. Bei allem Respekt vor der Unterschiedlichkeit individueller Orientierung hält sie es doch für schwierig, bei einer methodischen Beliebigkeit dafür einzutreten, dass Philosophische Beratung einen professionellen Status erhält und von der philosophischen Welt und der Öffentlichkeit ernst genommen wird – dazu, so meint Jongsma, müssten die Grundannahmen und der theoretische Rahmen in Umrissen geklärt sein. Sie fordert deshalb die Praktiker auf, einen gemeinsamen methodologischen Rahmen zu entwickeln und benennt drei Fragenkomplexe, die ihrer Meinung nach bearbeitet werden müssen, wenn die Philosophische Beratung sich etablieren soll: 1. Die Frage der Methoden 2. Die Frage der Qualifikation und der Rolle des Beraters 3. die Frage der Theorie (Jongsma, 1995, 31ff.).

Auch Ran Lahav – einer der ersten, der – in Israel – an der Universität Haifa Philosophische Beratung unterrichtet – stellt fest, dass Philosophische Beratung heute noch eher weites gehend einem Versprechen gleicht und dass sie nur Erfolg haben kann, wenn sie eine neue, tiefe theoretische Konzeption der Philosophie und des Lebens und der Relevanz der Philosophie für das Leben entwickelt (Lahav, 1995a, 4).

Diesen Einschätzungen ist meines Erachtens nur zuzustimmen. Eine Theoriekonzeption erscheint unvermeidlich und dringend geboten, schließlich kommt den Philosophischen Praktikern eine große Verantwortlichkeit zu, steht doch durch ihr Auftreten in der Öffentlichkeit der Ruf der gesamten Philosophie auf dem Spiel. Die Zukunft der Philosophischen Praxis wird wesentlich davon abhängen, ob es gelingen wird, philosophisch und wissenschaftlich fundierte und zugleich praxisbezogene und praxisrelevante theoretische Konzeptionen zu entwickeln. In diesem Sinne formulierte Krämer: „Der Weg, einen philosophischen Beratungstyp dauerhaft zu etablieren, führt nicht an den Wissenschaften vorbei, sondern durch sie hindurch" (Krämer, 1992, 364).[9]

Aufgrund noch auszuführender gemeinsamer Schnittstellen zwischen Philosophischer Praxis und den Begriffen „Bildung" und „Beratung" bietet sich für diese wissenschaftliche theoretische Fundierung der Philosophischen Praxis vor allem die Erziehungswissenschaft an (siehe III).

Die Notwendigkeit zur theoretischen (wissenschaftlichen) Fundierung Philosophischer Praxis sehen jedoch längst nicht alle Philosophischen Praktiker gegeben. Einige der Praktiker lehnen sogar theoretische

---

9   Auch Kant hat aller Weisheitsliebe unterhalb des Niveaus der Wissenschaften eine unerbittliche Absage erteilt. Wenn die Wissenschaften auch nur als Organ der Weisheit wertvoll seien, dann sind sie dennoch unentbehrlich. Die Wissenschaft ist für Kant die „enge Pforte", die zur Weisheitslehre führt. Die Wissenschaft soll dazu dienen, „den Weg zur Weisheit, den jedermann gehen soll, gut und kenntlich zu bahnen" (Kant, 1788, KpV A 292).

Fundierungsversuche aufgrund der Gefahr von Fixierung und der damit angeblich einhergehenden Einengung des eigenen Blicks explizit ab. Exemplarisch für diese Position seien einige Aussagen von Achenbach angeführt: Theorien „petrifizieren zum Dogma" (Achenbach, 1993, 39a).

„Niemand, der die Philosophische Praxis aufsucht, gerät unter die Aufsicht einer federführenden Theorie!" (ebd., 1987, 34).

„Wer die Philosophische Praxis aufsucht, bekommt es nicht mit einem Theorie-Verwalter, sondern mit einem Menschen zu tun" (ebd., 10).

„Philosophische Lebensberatung steht im schärfsten Widerspruch zu jeder Form von Theorie-Positivismus, der ansonsten überall die Therapeuten und Berater-Szenerie beherrscht" (ebd., 59).

Da Achenbach als der Begründer der gesamten Bewegung Philosophischer Praxis schlechthin gilt und bis 2003 Vorsitzender der Internationalen Gesellschaft für Philosophische Praxis (IGPP) gewesen ist, hat er natürlich einen enormen Einfluss auf die Entwicklung der Debatten im Kontext Philosophischer Praxis. Seine ablehnende Haltung gegenüber jeglichem Versuch einer theoretischen Fundierung Philosophischer Praxis erklärt daher auch, warum bislang diesbezüglich so wenig erfolgt ist, obwohl ja die Philosophische Praxis nun schon mehr als dreißig Jahre besteht.

Nach Achenbach und seinen Anhängern gibt es keine Theorie, die in der Praxis bestimmt, wie zu verfahren ist und ihres Erachtens ist dies auch gut so. Der Philosophischen Praxis erscheint es somit möglich im Gegensatz zu anderen Beratungs- und Therapieangeboten, den Gefahren eines starren, rigiden, diagnostizierenden, den anderen Menschen festlegenden konzeptuellen Rahmens zu entgehen – gerade das zeichne die Philosophischen Praxen aus, ihr Theoriendefizit sei also nicht ihre Not, sondern ihre Tugend; zwischen Philosophischer Praxis und Theoriebildung besteht für sie ein nicht aufzuhebender grundsätzlicher Widerspruch, beides schließt sich ihres Erachtens wechselseitig aus:

„Falls es richtig ist, was diejenigen anführen, die generell behaupten, es sei ein Widerspruch, wenn ein philosophischer Berater einerseits auf Vorurteilslosigkeit bestehe, sich andererseits aber um eine Theorie seiner Bestrebungen bemühe, so kann es auch in Zukunft niemandem gelingen, ein solches Beispiel anzuführen" (Zdrenka, 1997, 123).

Der momentane Stand der Entwicklung Philosophischer Praxis zeigt also, dass die theoretische Fundierung Philosophischer Beratung alles andere als unumstritten ist. Dabei geht es nicht nur um die Frage wie eine Theorie Philosophischer Praxis zu gestalten sei, sondern vor allem um die Frage, ob überhaupt die Erstellung einer Theorie Philosophischer Praxis möglich und wünschenswert sei. Zu diesem Punkt muss daher zunächst einmal etwas ausgeführt und Stellung bezogen werden.

Die Grundsatzdebatte im Kontext Philosophischer Praxis über Sinn und Unsinn bzw. Vor- und Nachteile theoretischer Fundierung professioneller Beratungspraxis erweist sich zudem durchaus auch als fruchtbar. Die Theorie-Kritiker weisen nämlich zu recht auf Gefahrenpotentiale hin, die theorieangeleitete Praxis mit sich bringt; diese Gefahrenpotentiale gilt es bei jeglicher theoretischen Fundierung Philosophischer Beratung mit im Blick zu behalten.

Daher erscheint es angebracht vor dem eigentlichen Entwurf der Theorie zunächst noch einmal inne zu halten und metatheoretische Vorüberlegungen anzustellen. Hierbei ist vor allem zu bedenken, ob und inwieweit dem menschlichen Selbst- und Welterfassen immer ein Theoriecharakter zukommt – theoretische Annahmen also somit für den Menschen unvermeidlich sind; zum anderen gilt es die Vor- und Nachteile eines theorielastigen menschlichen Selbst- und Weltbezugs in den Blick zu bekommen. Durch die folgenden metatheoretischen Ausführungen werden somit wesentliche Strukturmomente von Theorien schlechthin thematisiert.

Diese metatheoretischen Vorüberlegungen erweisen sich zudem als äußerst sinnvoll, da Theorien in der vorliegenden Arbeit auf unterschiedlichen Ebenen eine wichtige Rolle spielen. Zum einen soll selbst eine Theorie der Philosophischen Beratung erstellt werden; zum anderen – so die später auszuführende These – sind die Selbst- und Weltsichten der Besucher, welchen ebenfalls in gewisser Weise Theoriecharakter zukommt, wesentlicher Gegenstand der Philosophischen Beratung und somit auch wesentlicher Inhalt der hier zu entwerfenden Theorie. Der Philosophischen Praxis soll hier also nicht nur eine Theorie zur Verfügung gestellt werden, sondern darüber hinaus ist der Inhalt dieser Theorie wiederum das Bedenken von Theorien im Sinne des Bedenkens theorieähnlicher menschlicher Selbst- und Weltsichten – ein metatheoretisches Reflektieren über Theorien überhaupt erscheint somit zunächst einmal dringend geboten.

2. Die Nachteile und Gefahren theoretischer Annahmen für das menschliche Selbst- und Welterfassen im Allgemeinen und für das professionelle Handeln im Besonderen

Achenbachs Kritik jeglichen Versuches einer theoretischen Fundierung richtet sich nicht nur gegen die Gefahr des daraus resultierenden hierarchischen Therapeuten-Patienten-Verhältnisses, sondern vor allem gegen eine spezifische Art der Kolonialisierung menschlichen Denkens durch vorgefertigte Theorien, die dem Menschen seine Singularität, seine Einmaligkeit nehmen (Achenbach, 1987, 29f.). Durch die Anwendung von Theorien in Beratungspraxis hat das Allgemeine Gewalt über das Konkrete, das Individuelle wird durch die Einführung eines Allgemeinen verwischt, wenn nicht zerstört. Eine Theorie ist nämlich niemals feingliedrig genug, um die individuelle Eigenart des Besuchers zu erfassen (ebd., 1988, 7). Durch den Gebrauch einer Theorie verlassen wir also das Konkrete, das uns nur im Vernehmen des einzelnen Individuellen begegnet, zugunsten einer von uns eingerichteten, abstrakten Allgemeinheit, einer generellen Bestimmung, einer Klasse, einer Kategorie. „So bekommen wir die vernommene Welt in Griff. Das Verhängnisvolle dabei ist ... das Unbedachte eines Vergessens des Anwesens des Individuellen" (Lindseth, 2005, 161f.), z. B. des individuellen Besuchers einer Philosophischen Praxis. Auch Ad Hoogendijk ist ein Philosophischer Praktiker der neben Achenbach und Lindseth eindrucksvoll auf diese Gefahr jeglicher Theoriebildung verwiesen hat. Die Verallgemeinerung durch Theoriebildung birgt die Gefahr in sich, dass sie das konkrete Einzelne nicht als Einzelnes wahrnimmt, sondern dass nur noch die Gemeinsamkeiten der Vielen gesehen werden:

„Das Allgemeine stellt während des Philosophierens einen ständig anwesenden Fallstrick dar. So wie wir die Neigung haben zum Erklären, so haben wir sie auch zum Verallgemeinern. Denn indem wir verallgemeinern, glauben wir, Klarheit über den Menschen zu bekommen. So gehen Menschen oft gebückt unter dem Terror der Allgemeinheit oder sie geraten dadurch in eine Entfremdung von sich selbst. Es ist auch verlockend, eher in allgemeinen Ausdrücken zu denken, weil das Rücksichtnehmen auf das Besondere und Einzigartige die Sache sehr bald komplexer macht" (Hoogendijk, 1988, 39).

Goethe bezeichnete dementsprechend in seinen „Maximen und Reflexionen" Theorien als „Übereilungen eines ungeduldigen Verstandes, der die Phänomene gern los sein möchte und an ihrer Stelle deswegen ... Begriffe, ja oft nur Worte einschiebt" (Goethe, 1833, Nr. 428).

Die Anwendung von Theorien in Beratungspraxis unterliegt immer der Gefahr, dass der Praktiker in der Interaktion mit dem Klienten nur solche Aspekte wahrnimmt, die zu der angewandten Theorie passen, das Übrige wird vernachlässigt. Abraham Maslow formulierte dies pointiert: Wenn das einzige Werkzeug im Werkzeugkasten ein Hammer ist, fangen viele Dinge an wie Nägel auszusehen (Marinoff, 2002, 39).

Die Nachteile bzw. Gefahren jeglichen Theoriebildens sind somit offen gelegt. Theorien reduzieren immer Komplexität und führen dadurch zwangsläufig immer auch zu Einschränkungen, Ausgrenzungen und „eine Theorie ... als Raster, wodurch wir auf die Wirklichkeit sehen, bewirkt immer eine Verzerrung der Wirklichkeit" (Hoogendijk, 1988, 38). Aufgrund dieser Eigenschaften von Theorien verfehlen Theorien vor allem das Individuelle in seiner Einzigartigkeit.

Diesem Nachteil (wissenschaftlicher) Theorien versucht der hier vorliegende theoretische Entwurf durch einer starken Orientierung an einer hermeneutisch-rekonstruktiven Vorgehensweise zu begegnen.

Die eben ausgeführten Nachteile und Gefahrenpotentiale, die Theorien mit sich führen, werden auch innerhalb des Professionalisierungsdiskurses aufgegriffen, so z. B. in der Professionstheorie von Ulrich Oevermann, der die Professionen gerade zwischen der Anwendung allgemeiner wissenschaftlicher Wissensbestände auf der einen Seite und hermeneutischem Fallverstehen auf der anderen Seite positioniert hat (Oevermann, 1996). Zu denken wäre darüber hinaus insbesondere an die Professionstheorie von Fritz Schütze, der in der Anwendung allgemeiner theoretischer Wissensbestände auf konkrete individuelle Einzelfälle eine der entscheidenden Paradoxien professionellen Handelns sieht.[10] Professionelle greifen bei ihrer Arbeit auf Theorien, auf höhersymbolische Sinnquellen wissenschaftlicher Disziplinen zurück. Das theoretische Wissen, das in den höhersymbolischen Sinnbezirken der Profession gespeichert ist, ist ein Wissen von allgemeiner Natur – von allgemeinen Typen, Kategorien, Prozessen, Mechanismen, Erscheinungen. Der Pro-

---

10 Professionelles Handeln zeichnet sich nach Schütze durch sog. „Paradoxien" aus – d.h. durch Schwierigkeiten und Dilemmata im Arbeitsablauf, die nicht aufhebbar und nicht umgehbar sind, in die sich also der Professionelle mit Notwendigkeit verstrickt (Schütze, 1992, 137; 2000, 66). Die professionellen Akteure müssen sich daher mit ihnen befassen und eine eigene Haltung – teils situationsspezifisch, teils grundsätzlich – zu ihnen entwickeln (ebd., 2000, 60) und umsichtig mit den Paradoxien umgehen. Sofern diese Paradoxien nicht bewusst ausgehalten werden, sondern durch Verabsolutierung einer der beteiligten Widerstreitsseiten unsachgemäß erledigt oder durch Vermeidung der sachlich anstehenden Arbeitsaktivität umgangen werden, entstehen systematische Fehlertendenzen, welche die Arbeitsabläufe behindern, die Vertrauens- und moralische Grundlage der Interaktion mit dem Klienten zerstören und die berufliche Identität der Professionellen massiv untergraben (ebd., 2000, 51+67).

fessionelle ist nun gezwungen diese Wissensbestände allgemeiner Natur auf konkrete, individuelle, situierte, empirisch vorkommende Fälle anzuwenden. Hierbei gibt es fortlaufend Erkennungs- und Entscheidungsschwierigkeiten, schließlich ist ja mit zwingender Notwendigkeit nie ohne weiteres klar, welche allgemeinen Merkmale der vorliegende Einzelfall aufweist. Für den Professionellen stellen sich somit immer folgende Fragen: Unter welche Kategorien des höhersymbolischen Wissensvorrats sind die Einzelerscheinungen des empirisch vorliegenden Falls zu subsumieren? Wo sind zweifelsfreie konkrete Indikatoren für allgemeine Merkmale? Wie sind diese Indikatoren erkennbar?

Die hier vorliegende Paradoxie – der Suche des Allgemeinen im Besonderen – führt zu dem potentiellen Kunstfehler, dass der Professionelle versucht eine der beiden Paradoxseiten zu verabsolutieren. So kann er z. B. dazu neigen das Allgemeine – also die Theorien zu verabsolutieren. Dies führt dazu, dass er die Lebenssituation des Klienten vereinfacht, indem er den Einzelfall mit Hilfe der allgemeinen Theorien grob typisiert und damit meistens eng verbunden auch etikettiert und stigmatisiert. Er interpretiert den Fall dadurch oberflächlich und gerade nicht – wie angestrebt – tiefgründig.[11] Die andere Paradoxseite – das Besondere des Einzelfalls – zu verabsolutieren ist allerdings ebenfalls ein professioneller Kunstfehler, da ein Verzicht auf den Rückgriff auf allgemeine Theorien ein wesentliches Kernelement professionellen Handelns zerstören würde (Schütze, 1992, 147-149; 2000, 72), womit wir bei den Vorteilen theoretischen Welterfassens angelangt wären.

---

11 Im Berufsalltag ist es jedoch sehr schwierig, diesen Kunstfehler zu vermeiden und auf die schematische Anwendung der vereinfachenden Typenkategorien zu verzichten, weil durch einen solchen Verzicht die Analyse- und Diagnoseschritte sehr viel aufwendiger werden und die zur Verfügung stehenden zumeist ebenfalls schematischen Bearbeitungsstrategien nicht problemlos anschließbar sind.

3. Die Vorteile und vor allem die Unvermeidlichkeit theoretischer Annahmen für das menschliche Selbst- und Welterfassen im Allgemeinen und für das professionelles Handeln im Besonderen

Im Folgenden soll nun die These vertreten werden, dass den Nachteilen theoretischer Annahmen für das menschliche Selbst- und Welterfassen auch gewisse Vorteile gegenüberstehen, so dass durch Theorienbildung ein Janusköpfiger Prozess in Gang gesetzt wird. Diesen Janusköpfigen Prozess versucht u. a. Roland Merten für sein Anliegen – die Bedeutsamkeit von Theorien für professionelle Praxis aufzuzeigen – herauszuarbeiten. Einerseits kommt es seines Erachtens durch Theoriebildung zu einer extremen Komplexitätsreduktion, weil Theorien die Komplexität der Wirklichkeit nicht eins zu eins abbilden können, sondern die Komplexität der Wirklichkeit immer nur ausschnittsweise in den Blick bekommen können. Andererseits wird durch die Engführung eines bestimmten theoretischen Blickwinkels eine außerordentliche Komplexitätssteigerung vorangetrieben, denn dadurch, dass ausschließlich ein bestimmter Ausschnitt der Wirklichkeit in den Fokus genommen wird, kann dieser exakter erforscht werden. Mit Theorien sind also zwangsläufig auf der einen Seite des Januskopfes Fokussierungen auf der anderen Seite immer auch Selektionen verbunden, „denn mit Theorien lassen sich immer nur bestimmte Sachverhalte erhellen, während andere nicht erkannt werden (können) und insofern latent bleiben" (Merten, 2002, 30).

Möchte man das Ganze mit metaphorischen Worten ausdrücken so lässt sich festhalten, dass die Verengung des Blicks durch eine bestimmte Theorie notwendig ist, um in die Tiefe blicken zu können; dadurch entsteht jedoch die Begleiterscheinung, dass die Breite des Sichtfeldes zum Teil ausgeblendet werden muss.[12]

Ein Vorteil von Theorien – so die These Mertens – besteht also darin, dass sie den Blick, die Wahrnehmung für ein bestimmtes Phänomen schärfen. Durch eine theoretische Fokussierung werden uns bestimmte Phänomene, bestimmte Aspekte an Phänomenen bzw. Zusammenhänge zwischen Phänomenen überhaupt erst bewusst.

Merten geht nun aber noch einen Schritt weiter, die Anwendung von Theorien bringt nämlich für das menschliche Selbst- und Welterfassen nicht nur bestimmte Vorteile mit sich, es ist darüber hinaus auch für das

---

12 Vgl. hierzu auch das sog. „Scheinwerfermodell" von Karl Popper (Popper, 1984, 369-390).

menschlichen Selbst- und Welterfassen unvermeidlich. Zur Begründung dieser These greift Merten auf die Erkenntnistheorie von Kant zurück – genauer auf die Kantische Einsicht, dass unsere Anschauungen durch Begriffe und Kategorien mitbestimmt sind. Die Wirklichkeit ist uns nach Kant nicht einfach gegeben, sondern sie konstituiert sich erst über Akte der Erkenntnis. Denn die Realität ist zunächst nur das Material unserer Anschauung bzw. Wahrnehmung; die Form aber, in der wir dieses Material wahrnehmen und verarbeiten ist begrifflich-kategorial. Dieser Gedanke mündet in Kants berühmtem Zitat: „Gedanken ohne Inhalt sind leer, Anschauungen ohne Begriffe sind blind" (Kant, 1781, KrV, A 51). Noch etwas deutlicher formuliert er in der Kritik der Urteilskraft: „Nur so viel sieht man vollständig ein, als man nach Begriffen selbst machen und zu Stande bringen kann" (ebd., 1790, KdU, A 306).[13] Kant weist mit diesem Zitat u. a. auf den für unseren Zusammenhang wesentlichen Gesichtspunkt hin, dass es zur Wahrnehmung der Wirklichkeit der Begriffe bzw. Theorien bedarf:

„Wer über solche Begriffe nicht verfügt, der nimmt in der Wirklichkeit auch nichts wahr ... Begriffe bzw. Theorien sind die notwendige Bedingung der Möglichkeit, Realität in der Wahrnehmung herzustellen. Erst Theorien eröffnen konstitutiv einen Blick auf die Wirklichkeit" (Merten, 2002, 64).

Merten veranschaulicht dies am Begriff der Familie. Wer keinen Begriff von Familie hat, sieht lediglich eine Ansammlung von Menschen; wer über den Begriff der Familie verfügt, erblickt hingegen eine ganz bestimmte Konstellation und Beziehung zwischen den Menschen statt einer bloßen Ansammlung. Unabhängig von unserer Wahrnehmung und unseren Begriffen bzw. Theorien existiert also die Welt (im eben genannten Beispiel: die Menschen), aber als was wir die Welt wahrnehmen, in welcher Form wir die Inhalte der Welt wahrnehmen (im Beispiel: die Menschen als Familie wahrnehmen), darüber entscheiden einzig und allein unsere begrifflichen bzw. theoretischen Möglichkeiten. Begriffe bzw. Theorien ermöglichen uns also überhaupt erst, das in der Realität vorfindliche Material als etwas (theoretisch-begrifflich) Bestimmtes wahrzunehmen, zu erkennen (Eco, 2000, 93ff.; Popper, 1982, 31).

Ein Wahrnehmen bzw. Beobachten, dass keinerlei Unterschiede tref-

---

13 Hierzu noch ein passendes Zitat von Gernot Böhme: „Kant hat gezeigt, dass die Formen, in denen wir über die Gegenstände urteilen, zugleich Bestimmungen davon sind, in welcher Weise für uns etwas überhaupt Gegenstand sein kann. Die Behauptung ist auf der Ebene der Sprache zu wiederholen: die Art und Weise, wie wir über Gegenstände sprechen, bedingt, was diese Gegenstände für uns überhaupt sein können" (Böhme, 1978, 101; vgl. hierzu auch Kant, KrV, A 158).

fen kann, da es sich nicht der ordnenden, Einheiten bildenden Kraft von Begriffen bzw. Theorien bedient, ist undenkbar: „Nur deshalb ist alles, was für einen Beobachter Realität ist, Realität dank der Einheit der Unterscheidung, die er verwendet, also Konstruktion" (Luhmann, 1992, 519). Theorien sind also genauso wie Begriffe die notwendige Bedingung der Möglichkeit menschlicher Wahrnehmung; Theorien erschließen uns durch ihre Ordnung der Wahrnehmung überhaupt erst Wirklichkeit.[14]

Ein Blick des Menschen auf die Realität ohne theoretische Annahmen erscheint somit nicht möglich zu sein. Dieser Sachverhalt wurde im Verlauf der Philosophiegeschichte immer wieder in den unterschiedlichsten Zusammenhängen betont. Goethes Diktum: „Das Höchste wäre, zu begreifen, dass alles Faktische schon Theorie ist" (Goethe, 1821, 304 (Nr. 136)) arbeitet z. B. später Ernst Cassirer aus, dessen „Philosophie der symbolischen Formen" zu erweisen sucht, dass es keine „Faktizität an sich, als ein absolutes, ein für allemal feststehendes und unveränderliches Datum" gibt, und dass das,

„was wir ein Faktum nennen, ... immer schon in irgendeiner Weise theoretisch orientiert, ... im Hinblick auf ein gewisses Begriffssystem gesehen und durch dasselbe implizit bestimmt sein" [muss] (Cassirer, 1929, 477).

Die sog. vermeintlichen Tatsachen der Realität sind bei unserem Selbst- und Welterfassen allerdings so eng mit unseren theoretischen Vorstellungen verwoben, dass uns häufig nicht bewusst ist, dass wir die Realität durch unsere theoretischen Vorstellungen sehen.

Die unvermeidbare Abhängigkeit unserer Wahrnehmung von unserer theoretischen Vorstellungen erklärt auch warum der Versuch einer klaren Unterscheidung einer reinen theoriefreien Beobachtersprache, deren Sätze allein durch die Sinneserfahrung prüfbar sind, und einer Theoriesprache im Rahmen des Logischen Empirismus, der maßgeblich von den Arbeiten Rudolf Carnaps beeinflusst war, als gescheitert betrachtet werden muss. Die Vertreter der „New Philosophy of Science" (zu dieser Gruppe zählen u. a. Toulmin, Hanson, Polanyi, Feyerabend und Kuhn) und neuere analytische Auffassungen, wie die von Quine,

---

14 Eine ordnende Funktion kommt dabei den Theorien für das menschliche Selbst- und Welterfassen nicht nur hinsichtlich der Wahrnehmung, sondern auch hinsichtlich der Verarbeitung der Erfahrungen aus der Vergangenheit zu. Eine Theorie ist für Gadamer dementsprechend ein Konstruktionsmittel, „durch das man Erfahrungen einheitlich zusammenfasst und ihre Beherrschung ermöglicht" (Gadamer, 1990, 430). Ganz ähnlich äußert sich bereits Georg Christoph Lichtenberg: „Man muss Hypothesen und Theorien haben um seine Kenntnisse zu organisieren, sonst bleibt alles bloßer Schutt" (Lichtenberg, 1994, (J342)704).

lehnen die Unterscheidung von Theorie- und Beobachtersprache ab und gehen von einer Theorie-Abhängigkeit der Bedeutung aller Ausdrücke einer Wissenschaftssprache aus. Eine präzise angebbare Unterscheidung von Beobachter- und Theoriesprache erscheint ihnen nicht möglich zu sein, vielmehr betonen sie die „Theorie-Geladenheit" („theory-ladeness") von Beobachtung; auch Beobachtungssätze sind daher „mit Theorien befrachtet" (Quine, 1995, 9f.). Beobachtungen wirken sich zwar auf die Theorieentwicklung aus, die Theorie geht der Beobachtung allerdings grundsätzlich immer voraus, nicht umgekehrt:

„A theory is not pieced together from observed phenomena; it is rather what makes it possible to observe phenomena as being of a certain sort, and as related to other phenomena" (Hanson, 1965, 90).

Zu dieser Einschätzung gelangte auch bereits Popper in seiner Auseinandersetzung mit dem Logischen Empirismus: „Beobachtung ist stets Beobachtung im Licht von Theorien" (Popper, 1982, 31).

Auch Brumlik weist unter Bezugnahme Poppers daraufhin,

„dass gerade die neuere Wissenschaftstheorie gegen den naiven Empirismus und Positivismus gezeigt hat, dass es theoriefreie empirische Daten ohnehin nicht geben kann, dass mithin alle empirischen Fakten immer nur Fakten im Rahmen einer Theorie sind" (Brumlik, 2006, 57).

„Die Erfassung von Sachverhalten ist also stets theoriebestimmt; keineswegs werden, wie man glauben könnte, die Sachen selbst beobachtet. Hierin sind sich, bei sonst völliger Divergenz, die Vertreter neuerer Wissenschaftstheorien einig" (ebd., 2004a, 14f.).[15]

Was bedeutet diese erkenntnistheoretische bzw. wissenschaftstheoretische Einsicht nun im Hinblick auf unseren Sachverhalt – die Entwicklung einer Theorie Philosophischer Beratung?

Zunächst einmal zeigt sich, dass das von einigen Philosophischen Praktikern bevorzugte „Konzept der Konzeptlosigkeit"[16] illusorischen Charakter besitzt. Philosophen sind zwar gewissermaßen „Experten für

---

15 Erwähnt sei in diesem Kontext auch die Kritik von Justus von Liebig an dem Wissenschaftsverständnis von Bacon; von Liebig kommt dabei zu dem pointierten Resümee: „Ein Experiment, dem nicht eine Theorie, d.h. eine Idee, vorhergeht, verhält sich zur Naturforschung wie das Rasseln mit einer Kinderklapper zur Musik" (Liebig, 1863, 49). Auch Thomas S. Kuhn kommt zu der Einschätzung, dass „kein Experiment ohne jegliche Theorie erdacht werden kann" (Kuhn, 1976, 100).

16 „Mein Konzept ist das Konzept der Konzeptlosigkeit" (Anonymus, 1982, 114). Achenbach selbst beteuert, diesen Satz nie geäußert zu haben; dennoch trifft er den grundsätzlichen Kern von Achenbachs Position. In seinem Aufsatz „Philosophie als Beruf" sagt Achenbach in Bezug auf sein Verständnis von Philosophischer Praxis selbst: „Ein Konzept liegt ihr nicht zugrunde" (Achenbach, 1987, 34).

Theorien", da sie sich auf den Gebieten der Erkenntnistheorie bzw. Wissenschaftstheorie ein Wissen über das Wissen bzw. Theorien über Theorien angeeignet haben – also es ausdrücklich gewohnt sind über Theorien auf einer Art Meta-Ebene zu reflektieren. Das scheint jedoch einige der philosophischen Praktiker nicht vor der Gefahr zu schützen, die Theoriegeleitetheit ihrer eigenen Perspektive zu übersehen und dadurch entweder vehement für die „Wahrheit" ihrer Sichtweise zu streiten, oder zu meinen, sie seien in besonderer Weise geschützt gegen die einengende Wirkung von Theorien. Diese angenommene eigene Theorie-Freiheit erweist sich schnell als Pseudofreiheit:

„So wichtig es ist, das Wissen in seine Schranken zu verweisen (wegen prinzipieller Beschränkung als Kehrseite einer Eigenart einer Disziplin), umso nötiger ist es, vermeintliche Freiheit als Pseudofreiheit zu entlarven, die sich gerade dann aufdrängt, wenn man sich von Bindungen suspendiert wähnt" (Gutknecht, 2005, 201).

Da ein Mensch seine Umwelt nicht frei von seinen theoretischen Annahmen wahrnehmen kann, ist es auch unwahrscheinlich, dass ein Mensch in irgendeinem Sektor losgelöst von seinen theoretischen Überzeugungen handeln kann. Auch ein Agieren innerhalb der Philosophischen Praxis ohne ein gewisses theoretisches Vorverständnis und ein Reflektieren über seine eigene Arbeit ohne irgendwelche theoretischen Annahmen erweist sich somit als unmöglich. Daher verwundert es auch nicht, dass die Publikationen von Achenbach und Co. bei genauerem Hinsehen zahlreiche nicht weiter hinterfragte theoretische Grundannahmen und weltanschauliche Positionen implizieren.[17] Gerade Achenbachs klares Votum für Flexibilität des Denkens im Gegensatz zu Rigidität des Denkens[18] oder seine kritischen Aussagen zum Charakter von Theorien haben selbst auch Theorie- bzw. Metatheoretischen-Charakter. Gerhard Staab, ein Praktiker, der ebenfalls von der Notwendigkeit der Entwicklung einer Theorie Philosophischer Praxis ausgeht, postuliert dementsprechend die unumgängliche Befangenheit in theoretischen Betrachtungen, gerade auch dann, wenn man eigentlich bestrebt ist Position gegenüber bestimmten theoretischen Annahmen einzunehmen: „Jedes Denken gegen eine bestehende Theorie ist auch eine Theorie, die ihrer-

---

17 Vgl. hierzu u. a. Zdrenka (1997, 34-39 + 110-117).
18 Dass sich gerade diese Ansicht durchaus auch konzeptionell-theoretisch erfassen lässt, zeigt das Beispiel des personenzentrierten Ansatzes von Carl Rogers. Die von ihm entwickelte Prozessskala beschreibt die menschlichen Entwicklungsmöglichkeiten als ausgespannt zwischen den Extrempolen von Rigidität und Flexibilität. So bewegt sich menschliche Reifung in einem „Kontinuum zwischen Festgefügtem und Änderung: von starrer Struktur zum Fluss, von Bewegungslosigkeit zum Prozess" (Rogers, 1961, 135).

seits theoretisch negiert oder fundiert werden kann" (Staab, 1989, 18).
Auch wenn viele Philosophische Praktiker betonen, dass sie einer übergreifenden Theorie der Philosophischen Beratung eher ablehnend gegenüberstehen, gilt somit auch für sie, dass sie ein persönliches Verständnis von Philosophie haben und über eine handlungsleitende Orientierung mit Theoriecharakter bezüglich ihrer Beratungstätigkeit verfügen, auch wenn diese ihrem Agieren nur implizit zugrunde liegt. Dies bleibt ein unhintergehbarer Tatbestand. Denn in jeder Form hilfreicher Interaktion (Beratung, Psychotherapie, Erziehung, Bildung) wird das Gegenüber aus einer bestimmten Perspektive betrachtet und es wird ein dementsprechender spezifischer Umgang mit dem Gegenüber gepflegt. Die Anwendungsverfahren eines Beraters, Therapeuten oder Erziehers sind dabei weitgehend bestimmt durch die jeweils explizit oder implizit vorliegende Theorie von Beratung, Psychotherapie, Erziehung oder Bildung.

Rudolph Wagner findet dementsprechend bei seiner Untersuchung unterschiedlichster Beratungsansätze trotz aller Differenzen eine Gemeinsamkeit:

„Suchen wir nach dem Gemeinsamen, so können wir feststellen, dass Beratung explizit oder implizit immer an bestimmten Theorien oder Theorierichtungen orientiert ist bzw. orientiert sein muss. Da Beratung immer mit Menschen zu tun hat, enthalten die der Beratung zugrunde liegenden Theorien stets auch ein bestimmtes Menschenbild, welches wiederum Auswirkungen auf den Beratungsprozess hat" (Wagner, 2007, 663).

Beratungsansätzen liegt also grundsätzlich eine Theorie zugrunde und dieser Theorie wiederum ein bestimmtes Menschenbild bzw. eine bestimmte Weltanschauung: „Auch Theorien der Beratung und der Psychotherapie repräsentieren somit unterschiedliche Weltbilder" (Eckensberger/Plath, 2006, 80).

Gerade nicht reflektierte theoretische Annahmen prägen daher die Wahrnehmung und das Handeln im Umgang mit Klienten bzw. Besuchern. Raabe bezeichnet dies treffend als „Beyond-Method"-Methode (Raabe, 2001).

Sofern die Theorie einer spezifischen beraterischen Tätigkeit nicht explizit vorgelegt wird, ist sie in ihrer dann impliziten Form nicht reflektiert, daher oft wenig differenziert und von vielen unhinterfragten Vorannahmen ausgehend. Zudem ist sie schwer kritisierbar, da sie nicht öffentlich gemacht wird. Hat man über seine eigene Theorie nicht reflektiert, hat man auch ihre Schwachpunkte und Mängel nicht wahrgenommen, diese beeinflussen dann unbemerkt den Beratungsprozess. Hat man seine Theorie nicht veröffentlicht, schützt man sich dadurch vor Kritik – entzieht sich jedoch auch dem fachlichen Diskurs, der zu einer fruchtbaren Weiterentwicklung der eigenen Theorie führen kann.

Nicht ohne Grund wurde die Konzeptlosigkeit mancher philosophischer Berater daher gleich zu Beginn der Bewegung in den öffentlichen Medien lächerlich gemacht (vgl. u. a. Fuß, 1989). Das „Konzept der Konzeptlosigkeit" bürgt nämlich die Gefahr der Unprofessionalität, der Willkür und damit auch des Missbrauchs in sich, welche dem Ansehen der Philosophischen Praxis insgesamt erheblich schaden würde. Denn „wenn nicht angebbar ist, wie ein Philosophischer Praktiker vorgeht, so ist genauso wenig festlegbar, wie er eben nicht vorgehen darf" (Zdrenka, 1997, 136).

Dass dies ein unhaltbarer Zustand ist, wird noch deutlicher, wenn man sich vor Augen führt, dass das Ansehen der Philosophie insgesamt mittlerweile faktisch aufgrund der Präsenz der Philosophischen Praxis in der Öffentlichkeit mit dem Ansehen der Philosophischen Praxis eng verknüpft ist. Die Philosophische Praxis trägt daher nicht nur Verantwortung für sich selbst, sondern für das Ansehen der Philosophie überhaupt:

„In der Philosophischen Praxis wird Philosophie zu einer öffentlichen Angelegenheit; dann steht nicht nur die persönliche Lebenspraxis auf dem Spiel, sondern mit einer als philosophisch konstituierten Institution, wenigstens wenn dies im öffentlichen Bewusstsein angenommen wird, tatsächlich auch die Reputation von Philosophie überhaupt" (Gutknecht, 2006b, 132).

Mit der Philosophischen Praxis gelingt oder scheitert der Versuch Philosophie für die Gegenwartsfragen der Alltagswelt nutzbar zu machen.

Auch Thomas Gutknecht nimmt daher diese negative Begleiterscheinung des „Konzepts der Konzeptlosigkeit" in den Blick:

„Praktiker, die meinen, sich nicht besinnen und wissen zu brauchen, was es mit dem Theoretischen allen Philosophierens auf sich hat, verfallen leicht auf falsche ‚Theorien'" (Gutknecht, 2005, 186).

„Die Selbstbeschränkung bei der Bestimmung dessen, was Philosophische Praxis ist, hatte ihre größtmögliche Offenheit eintragen sollen. ... Doch dieses Spiel geht schließlich verloren. Schlussendlich ist beharrlich unverbindliche Offenheit bodenlos in der Weise des schlecht Unendlichen" (ebd., 196).

Gerade solange die Begriffe des „Philosophischen Beraters" bzw. der „Philosophischen Praxis" keine juristisch geschützten Begriffe sind – also jeder jederzeit ohne spezifische Voraussetzungen eine Philosophische Praxis eröffnen kann –, muss es im Interesse der Bewegung sein, Kriterien benennen zu können, die Philosophische Praxis charakteristischer weise auszeichnen. Die Ausarbeitung theoretischer Grundlagen gehört hierzu genauso wie die Konzipierung von Ausbildungsgängen:

„Es ist ein billiges Interesse, die legitime Beanspruchung von Löhnen und Titeln von der illegitimen scheiden zu wollen. Solche Erkundigung abzuwehren, bedeutet bloß, die Philosophische Praxis als eine Sache verdächtig zu machen, die Gründe hat, sich nicht auf den Grund gehen zu lassen" (Lindseth, 2005, 29).

Die erkenntnistheoretische Einsicht in die Theoriegeladenheit menschlichen Welterfassens hat jedoch noch weitere Konsequenzen für unseren Gegenstand Philosophische Beratung.

Wenn unsere Wahrnehmung der Welt wesentlich von den uns jeweils zur Verfügung stehenden Begriffen bzw. entfalteten Theorien – unseren kognitiven Interpretationsmustern und -strukturen – abhängig ist, so variiert nämlich auch die Wahrnehmung der Wirklichkeit zwischen Menschen, wenn diese jeweils über unterschiedliche Begriffe bzw. Theorien verfügen. Dies lässt sich nun auch auf Berater und Ratsuchenden übertragen: Durch seine wissenschaftlich fundierte Ausbildung verfügt der Berater über bestimmte Begriffe bzw. entfaltete Theorien, die es ihm ermöglichen „im konkreten Fall anders wahrzunehmen und zu beschreiben, andere Variablen und Zusammenhänge zu beachten, als das Alltagswissen nahelegen würde" (Pieper, 1988). Durch seinen anders strukturierten begrifflichen und theoretischen Hintergrund ist der professionelle Berater zum Teil in der Lage den Befangenheiten des Alltags und den lebensweltlichen Verflechtungen zu entgehen und kann andere Perspektiven einnehmen, dadurch neue Deutungen hervorbringen und zu einem neuen Verständnis gelangen (Willke, 1994, 12f., 24). Dementsprechend bildet die sog. „stellvertretende Deutung" der Lebenslage des Klienten durch den Professionellen für Oevermann eine zentrale Kernaktivität professionellen Handelns (Oevermann, 1996).

Für den professionellen Berater bilden wissenschaftliche Theorien folglich „einen konzeptionellen Raster, der es ermöglicht, Wirklichkeit (kognitiv) neu und anders zu strukturieren" (Merten, 2002, 65). Theorien liefern daher Erklärungsmöglichkeiten und damit eng verbunden Handlungsmöglichkeiten für die professionelle Praxis. Der Rückgriff auf wissenschaftliche Theoriebestände eröffnet somit den Professionellen Optionsräume, die dem Alltagswissen so nicht zugänglich sind. Merten kommt daher zu der Schlussfolgerung, dass gerade Theorien eine notwendige Voraussetzung professionellen Handelns sind; Theorien sind die Bedingung der Möglichkeit professionellen Handelns, da Theorien dem Professionellen überhaupt erst die Möglichkeit eröffnen, die Wirklichkeit anders als der Alltagsmensch zu betrachten und zu deuten.[19] Der

---

19 Martinus J. Langeveld hat den Sachverhalt der Unabdingbarkeit von Theorie zur Konstitution und Ausgestaltung einer professionellen Praxis mit den Worten J.H. Gunnings pointiert: „Theorie ohne Praxis ist für Genies, Praxis ohne Theorie für Ver-

Rückgriff auf Theorien ist somit ein wesentliches Charakteristikum professioneller Praxis (ebd., 63ff.).[20] Wer die theoretische Fundierung Philosophischer Beratung obligatorisch ausschließt ist sich dessen vermutlich nicht bewusst.

Damit dürfte der erste Punkt von Zdrenka´s Anfrage geklärt sein; auf den zweiten Punkt soll später eingegangen werden (siehe II 1.):

„Ferner ist von den Befürwortern einer Theorie zu klären, welchen Wert eine Theorie hat ... [und] worin sich dann Philosophische Praxis noch maßgeblich von beispielsweise der Psychotherapie unterscheidet" (Zdrenka, 1997, 124).

Die metatheoretischen Vorüberlegungen haben zudem ergeben, dass Theorien den Blick auf die Wirklichkeit fokussieren. Jede (wissenschaftliche) Theoriebildung komplexer Sachverhalte eröffnet dadurch bestimmte Perspektiven und verschließt zugleich andere, macht bestimmte Erfahrungen und Einsichten möglich und blendet zugleich andere aus, sensibilisiert für bestimmte Phänomene und macht für weitere zugleich blind. Auch die hier im Folgenden auszuarbeitende Theorie Philosophischer Beratung soll dementsprechend den Blick des Beraters schärfen und seine Wahrnehmung auf ein bestimmtes Phänomen lenken – nämlich auf das Phänomen, dass unsere Sichtweisen auf uns selbst und die Welt einen wesentlichen Aspekt unseres Selbst- und Welterfassens und somit auch unseres Selbst- und Weltverhältnisses bilden. Weil jedoch mit dieser theoretischen Schärfung des Blickes zwangsläufig eine gewisse Ausblendung anderer Aspekte des Menschseins verbunden ist, ist es dringend geboten, die hier zu entfaltende Theorie Philosophischer Beratung nicht als ausschließlichen theoretischen Hintergrund der Philosophischen Praxis zu betrachten, sondern vielmehr die theoretische Fundierung Philosophischer Beratung durch andere Theorieansätze, die dann wiederum andere Aspekte des Menschseins in den Fokus nehmen, zu ergänzen. Gerade aufgrund der Gefahr der theoretischen Verengung des Blicks ist eine Pluralität von sich ergänzenden – aber auch miteinander konkurrierenden – Theorien erstrebens- und wünschenswert und ein positives Anzeichen für eine sich entwickelnde theoretische Fundierung

---

rückte und Schurken!" (Langeveld, 1978, 16).

20   Auch bei dieser Einschätzung kann sich Merten auf Kant stützen, denn was dieser über die Wissenschaft gesagt hat, lässt sich auch auf jede Profession übertragen: Niemand kann sich „für praktisch bewandert in einer Wissenschaft (bzw. Profession, M.S.) ausgeben und doch die Theorie verachten, ohne sich bloß zu geben, dass er in seinem Fache ein Ignorant sei, indem er glaubt, durch Herumtappen in Versuchen und Erfahrungen, ohne sich gewisse Prinzipien (die eigentlich das ausmachen, was man Theorie nennt) zu sammeln und ohne sich ein Ganzes (welches, wenn dabei methodisch verfahren wird, System heißt) über sein Geschäft gedacht zu haben, weiter kommen zu können, als ihn die Theorie zu bringen vermag" (Kant, 1793, 275).

Philosophischer Praxis. Vor dem Hintergrund des Entwicklungsstandes der modernen Wissenschaft ist diese Pluralität von Theorien ohnehin unabdingbar: „Theorie aber gibt es, jedenfalls in der Moderne, nur im Plural" (Mollenhauer/Uhlendorff, 1995, 30).

4. Die Explikation des Theorieverständnisses der hier vorliegenden theoretischen Grundlegung Philosophischer Beratung

Im Rahmen dieser meta-theoretischen Vorüberlegungen ist es nötig auf das eigene Theorieverständnis einzugehen, welches bei der hier entwickelten theoretischen Grundlegung[21] im Hintergrund steht, da der „Theorien"-Begriff im Verlauf seiner Geschichte nicht einheitlich, sondern vielfältig (in unterschiedlichsten Kontexten) verwendet worden ist.

Als entscheidender Einschnitt gilt dabei insbesondere das Infrage stellen des kontemplativen Wissensideals der Antike und des Mittelalter durch die Theoretiker der Neuzeit und deren Begründung des modernen Verständnisses des Begriffs „Theorie": „Die Theoriebildung ist also eine schöpferische Tätigkeit, keine passive Schau, bei der ‚Gegebenes' gespiegelt wird" (Albert, 1991, 31).

Anknüpfend an dieses neuzeitliche Theorie-Verständnis wird hier ganz allgemein zunächst einmal in Anlehnung an Dewe und Otto unter einer Theorie

„ein System von intersubjektiv überprüfbaren ... in einem konsistenten Zusammenhang formulierten Aussagen über einen definierten Sachbereich" [verstanden] (Dewe/Otto, 2001b).

Theorien ermöglichen demnach eine Ordnung und Systematisierung von Wissen. Sie beinhalten mit Hilfe eines Begriffsschemas vorgenommene generalisierende, widerspruchsfreie Beschreibungen bzw. Erklärungen von Zusammenhängen, die sich auf einen definierten Gegenstand beziehen – Gegenstand der hier vorgestellten Theorie ist die beratende Begleitung von Prozessen menschlicher Bildung und Selbsterkenntnis im Kontext Philosophischer Praxis.

---

21 Der gewählte Begriff der „Grundlegung" deutet an, dass hier grundlagentheoretische Vorarbeiten geleistet werden sollen, die es allerdings erforderlich machen an vielen Stellen eingehender ausgearbeitet und erörtert zu werden; es sollen verschiedene Wege und Möglichkeiten aufgezeigt werden, welchen dann eventuell im Rahmen separater Arbeiten nachzugehen ist.

Des weiteren handelt es sich bezüglich der Philosophischen Praxis bei der hier vorliegenden Theorie nicht um eine „Theorie als Rekonstruktion des Ist-Zustandes", sondern um eine „Theorie als konzeptionell-gestaltender Entwurf" (Rauschenbach, 2002, 156). Außer der oben vorgenommenen grundsätzlichen Diagnostizierung eines Theoriendefizites ist es nämlich nicht Aufgabe der vorliegenden Theorie das tatsächliche Geschehen innerhalb der gegenwärtigen Philosophischen Praxen (empirisch)[22] zu beschreiben, zu rekonstruieren und zu erklären. Zielsetzung des hier vorgenommenen theoretischen Entwurfes ist es vielmehr, einen Beitrag zur Verbesserung des als unbefriedigend einzuschätzenden Ist-Zustandes des Gegebenen zu leisten, indem versucht werden soll, philosophischen Praktikern Wissen bereitzustellen, welches ihnen ein gelingenderes, professionelleres Handeln ermöglicht. Durch die Zusammenstellung wesentlicher anthropologischer, erkenntnistheoretischer, erziehungswissenschaftlicher, sozialwissenschaftlicher, hermeneutischer und ethischer Grundannahmen, die zusammen einen konzeptionellen Rahmen bilden und der Darlegung von Aspekten einer Grundhaltung, welche jeder Praktiker verinnerlicht haben sollte, soll der Philosophischen Praxis ein theoretisches Fundament gelegt werden und ihr Selbstverständnis geklärt werden. Neben der gesteigerten Reflexion über das Selbstverständnis beabsichtigen die hier unternommenen theoretischen Ausführungen zudem der Diskussion um die (methodischen) Arbeitsformen Philosophischer Praxis dienlich zu sein. Ziel ist es zudem immer wieder aufzuzeigen, inwieweit die hier zu entfaltende Theorie eingebettet ist in andere wissenschaftliche Diskurse; Anschlussstellen derlei Art sollen immer wieder markiert werden, ganz im Sinne von Hans Thiersch:

„Natürlich können Theoriekonzepte in unserer Zeit nicht zusammenfassende große Theorien entwerfen; es erweist sich aber zunehmend als dringlich, dass sie Anschlussstellen zu Teildiskussionen markieren und Korrespondenzen in den partielleren Diskussionen deutlich machen müssen, die ganz offensichtlich parallele Grundintentionen verfolgen" (Thiersch, 2005, 969).

---

22 Der hier vorgenommene theoretische Entwurf ist – obwohl nicht selbst empirische Forschung betrieben worden ist – dennoch auf empirische Forschung bezogen, fließen doch vielerlei unterschiedliche empirische Forschungsergebnisse der unterschiedlichsten wissenschaftlichen Disziplinen in die Theoriebildung mit ein.

5. Interdisziplinarität als Voraussetzung einer theoretischen Grundlegung Philosophischer Beratung

Gerade in der Anfangszeit der Bewegung Philosophischer Beratung kam aus den Reihen ihrer Vertreter zum Teil heftige Kritik an den Wissenschaften, die sich traditioneller Weise mit der Beratung von Menschen beschäftigen, insbesondere an der Psychologie. Zudem wurde aus einer eher sozialphilosophischen Perspektive das institutionelle Hilfesystem einer kritischen Bestandsaufnahme unterzogen (vgl. u. a. Lindseth, 2005, 188f.): Es handelt sich nach Achenbach bei der Philosophischen Praxis um eine Auflehnung gegen erstarrte und festgefahrene Vorstellungen davon, wie dem Anderen zu helfen ist, wer hilfsbedürftig ist, was unter Gesundheit zu verstehen sei und wie der gesunde Mensch zu sein hat, um einen Widerspruch gegen die Ansicht, dass der Helfer bestimmt, wer oder was der Hilfe bedarf (Achenbach, 1987, 5) (Gutknecht, 2006c, 190).

Ran Lahav ist zuzustimmen, wenn er das Bild, dass manche Philosophische Berater von den bestehenden Beratungsangeboten entwerfen als „verzerrte Karikatur" bezeichnet. Lahav versucht, die Motivation dieser Art der Kritik zu erhellen und sieht diese vor allem begründet in dem Bedürfnis der Philosophen, angesichts der Macht der etablierten bestehenden Beratungsformen einen Platz zu finden. Eine in zuweilen polemischer Sprache vorgetragene Kritik ist wahrscheinlich nötig, um sich von traditionellen Denkweisen absetzen und neue Praxisverfahren einführen zu können. Diese Kritik geschieht jedoch vielfach auf eine überhebliche und ungerechtfertigte Art und Weise (Lahav, 1994, 32). Auch Ruschmann ist der Ansicht, dass die Kritik dem gegenwärtigen Stand der Diagnostik und Psychotherapie nicht entspricht und weist zudem darauf hin, dass sie in gewisser Weise auch gefährlich ist, da durch sie die bestehenden Vorurteile gegenüber der Psychotherapie bekräftigt werden, die Menschen davon abhalten könnten psychotherapeutische Unterstützung in Anspruch zu nehmen, obwohl sie dieser dringend bedürfen (Ruschmann, 1999, 30).

Gerade in Bezug auf die Psychologie erscheinen viele Angriffspunkte veraltet, da diese längst u. a. von der Humanistischen Psychologie gegen die traditionelle Psychoanalyse und Verhaltenstherapie vorgebracht wurden und zu erheblichen Veränderungen innerhalb der gesamten Psychotherapieszene geführt haben. So hat z. B. sowohl die Psychoanalyse als auch die Verhaltenstherapie die therapeutischen Basishaltungen wie sie insbesondere im klientenzentrierten Kontext nach Carl Rogers herausgearbeitet wurden zumindest ansatzweise akzeptiert und aufgenommen.[23] Zudem geht die Entwicklung der Psychotherapie und Beratung insgesamt deutlich in die Richtung integrativer Ansätze, bei denen vielfältige methodische Ansätze zum Einsatz kommen. Die Grenzen zwischen den Therapieschulen sind durchlässiger geworden (Brem-Gräser, 1993, Bd. 1, 125). Brem-Gräser kommt daher zu dem Fazit, dass die Kritik die Achenbach und andere philosophische Praktiker der Psychotherapie entgegenhalten zwar größtenteils durchaus berechtigt ist, jedoch in vielen Aspekten wiederholt, was – schon damals philosophisch inspirierte – Kritik durch Therapeuten und Berater, z. B. am Krankheitsmodell, diagnostizierenden Kategorisierungen, unhinterfragten anthropologischen Vorannahmen, am mechanistischen Menschenbild, am Fehlen vertieften, empathischen Verstehens, an der Ausrichtung an festgefügten Konzepten und starren theoretischen Orientierungen, usw. geleistet hat (ebd., 125). Auch in Bezug auf die vermeintliche Ausklammerung des Individuums, die Achenbach an der Psychotherapie bemängelt, übt Bram-Gräser deutlich Kritik:

„Diese lapidare Behauptung ist m. E. grob verallgemeinernd und wird der Realität, d.h. dem Bemühen der meisten Psychologen, Psychotherapeuten und Ärzte um das Individuum, daher in keiner Weise gerecht" (ebd., 122).

Die Vorwürfe der Philosophischen Praktiker sind somit größtenteils sicherlich unberechtigt und eher als die Begleiterscheinung der Abgrenzungs- und Positionierungsbestrebungen einer neuen Profession zu verstehen, die versucht sich im gegebenen Beratungsnetzwerk neu zu etablieren.[24][25]

Statt Angriff und Abgrenzung erscheint zur Erstellung einer Theorie Philosophischer Beratung vielmehr ein interdisziplinärer Zugang ein entscheidender Vorteil zu sein; schließlich ist auch Jürgen Mittelstraß der Ansicht, dass die Disziplinen des Wissenschaftssystems generell gerade an ihren Rändern am produktivsten sind, während ein Bestehen auf alten disziplinären Grenzen eher Fortschritts hemmend ist (Mittel-

---

23 Vgl. beispielhaft für die Psychoanalyse Loch (1986, 158), für die Verhaltenstherapie Hahlweg (1982, 82).

24 Die traditionellen Fundierungswissenschaften von Beratungsprozessen sollten es sich an dieser Stelle jedoch nicht zu leicht machen. Trotz der sicherlich zum Teil erforderlichen Relativierung zahlreicher Vorwürfe, ist es angebracht sich selbst kritisch mit den vorgetragenen Kritikpunkten auseinander zusetzen und grundsätzlich für positive Veränderung offen zu sein.

25 Das Gleiche gilt bezüglich der Kritik vieler Philosophischer Berater an der theologischen Seelsorge. Die Argumente der meisten philosophischen Praktiker richten sich auch hier gegen weit verbreitete Vorurteile und nicht gegen die tatsächlichen, innerhalb der Theologie diskutierten, Konzeptionen (vgl. Berg, 1992, 151-162).

straß, 1989, 26). Daher ist jede Disziplin immer gut beraten, die Ergebnisse der anderen Disziplinen mit zu berücksichtigen.[26]

Dieser Umstand gilt, um so mehr, wenn sich die Wissenschaft der Praxis zuwendet, da diese sich nicht einfach den Grenzziehungen unterschiedlicher wissenschaftlicher Disziplinen fügt. Da insbesondere auch die Professionen mit der Komplexität der Praxis konfrontiert sind, die sich nicht einfach den Grenzziehungen unterschiedlicher wissenschaftlicher Disziplinen fügt, betont Fritz Schütze die Bedeutung eines interdisziplinären Vorgehens für professionelles Handeln in der Moderne:

„Das professionelle Handeln generell stößt immer öfter an die Paradigmagrenzen der es jeweils fundierenden Wissenschaftsdisziplinen, da die Problemlagen der Betroffenen in den modernen fragil-komplexen Leistungsgesellschaften immer vorraussetzungsreicher und umfassender werden ... und auch das Bewusstsein von ihrer umgreifenden Eigenart immer mehr steigt. ... Immer mehr Professionelle sind gezwungen, die angestammten Paradigmagrenzen innerhalb der bisher relativ abgegrenzten höhersymbolischen Sinnbezirke ihrer Profession zu transzendieren ... Es ist abzusehen, dass der interdisziplinäre Diskurs zu einer wesentlichen Bedingung erfolgreichen professionellen Handeln wird. Dieser Diskurs wird der Basis in einer interdisziplinären sozialwissenschaftlichen Grundlagentheorie mit grundsätzlicher Fallorientierung nicht entraten können" (Schütze, 1992, 165f.).

Dies gilt auch und insbesondere in Bezug auf das Praxisfeld „Beratung". Hier sind die Grenzen zwischen den verschiedenen wissenschaftlichen Disziplinen fließend und vielfach eher künstlich: „Keine wissenschaftliche Disziplin hat den exklusiven Zugriff auf Beratung" (Nittel, 2009b, 16); Beratung stellt vielmehr einen interdisziplinären Gegenstandsbereich dar.

„Über Beratungsprozesse wird gleichermaßen in den Fundierungsdisziplinen der Pädagogik, Psychologie, Linguistik und Soziologie gearbeitet, und immer stärker werden die Betrachtungsweisen und Ergebnisse in der jeweils anderen Disziplin für die eigene Vorgehensweise mitberücksichtigt" (Schütze, 1994, 261).

Mit der alltäglichen Welt von Menschen in Beratungskontexten umzugehen erfordert eine Vielfalt unterschiedlicher disziplinärer Wissensbestände; eine „interdisziplinäre Wissenschaft und Praxis". Sowohl Beratung in der Praxis durchzuführen als auch über Beratung in der Theorie zu reflektieren ist daher grundsätzlich ein interdisziplinäres Geschehen (Nestmann, 1997; Nestmann u. a., 2007). Dementsprechend ruft auch

---

26   Auch nach Dilthey, dessen Schriften im Rahmen der vorliegenden Arbeit von besonderem Interesse sind, kann keine einzelne Wissenschaft für sich der Komplexität inneren Erlebens und kultureller Sinngebilde gerecht werden. Seiner vielgliedrigen Konzeption der Geisteswissenschaften ist daher der Plural wesentlich und auch sie ist von vornherein auf Interdisziplinarität angelegt (Dilthey, I, 87).

das Forum der Beratung in der DGVT (Deutsche Gesellschaft für Verhaltenstherapie) in seiner Frankfurter Erklärung zu interdisziplinären Perspektiven und Diskursen auf:

„Die Zukunft der Beratung muss sich auch in Deutschland auf Brückenschlägen zwischen den innovativen Perspektiven unterschiedlicher Leitwissenschaften aufbauen, um ein neues der Zeit angemessenes Beratungsverständnis zu schaffen ... Die Chance im Wandel wäre schnell vertan, wenn sie nicht mit Blick auf eine inhaltlich gehaltvolle Debatte zwischen den Disziplinen, zwischen den Verbänden und zwischen den Konzepten genutzt würde ... Ein neuer Diskurs muss somit die bestehenden Debatten vernetzen und dazu beitragen, für Beratung eine reflektierte, planvolle und kontrollierte Interdisziplinarität zu entwickeln, in die spezifische Zugänge der einzelnen Wissenschaften integrativ und gleichberechtigt einfließen können" (Forum Beratung in der DGVT, 2007, 1272f.).

Auch Hans Krämer weist bezüglich der Philosophischen Beratung auf die große Bedeutung interdisziplinärer Kooperation hin:

„Von besonderer Bedeutung ... ist die der zentrifugalen Spezialisierung entgegenwirkende Kombination verschiedener Kompetenzen, sei es in Verhältnissen interdisziplinärer Kooperation oder gar Kollegialität, sei es in der Form von Mehrfachkompetenzen, die bei einem einzelnen Berater in Personalunion verbunden sind" (Krämer, 1992, 359).

Das Vorhandensein einer interdisziplinären Mehrfachkompetenz ist daher auch für jeden Philosophischen Berater wünschenswert:

„Vorzugswürdig ist (...) die kombinierte Kompetenz des philosophischen Beraters selber, die auf einem Mehrfachstudium der Philosophie und beispielsweise der Angewandten Psychologie und/oder der Sozialpädagogik beruht" (ebd., 360).

Ein interdisziplinäres Vorgehen bei der Erstellung einer Theorie Philosophischer Beratung erscheint zudem auch gerade deshalb geboten, da die Philosophie immer schon auf Interdisziplinarität angelegt ist:

„Es entspricht guter philosophischer Tradition, sich in einen ständigen offenen Austausch mit den thematisch jeweils relevanten empirischen Wissenschaften zu begeben" (Ruschmann, 1999, 91).

Nur so wird der Philosoph im Allgemeinen und der Philosophische Berater im Besonderen wirklich zu einem umfassenden „Menschenwissenschaftler".[27]

Aufgrund der engen Beziehung der Philosophischen Praxis zum Bildungs- und Beratungsbegriff (siehe III 1.-3.) ist für den interdisziplinären Zugang bei der theoretischen Grundlegung Philosophischer Praxis vor allem in erster Linie an die Erziehungswissenschaft zu den-

---

27   So der Titel eines Interviews mit Gerd B. Achenbach (Achenbach, 1997).

ken. Diese beschäftigt sich schließlich seit ihrem Bestehen mit dem professionellen Begleiten und Beraten von Bildungsprozessen bei Individuen. Darüber hinaus werden auch Vertreter der Psychologie, Soziologie, Linguistik und vor allem der Biografieforschung in den Rahmen dieser theoretischen Grundlegung miteinbezogen.

Mit dieser interdisziplinären Ausrichtung ist zudem die Hoffnung verbunden, dass diese Arbeit nicht nur eine Basis für die Diskussion innerhalb der Philosophischen Praxis liefert, sondern vielmehr insgesamt als Bereicherung der interdisziplinären Beratungsforschung fungieren kann.

Dementsprechend stellt sich auch in Bezug auf die Erziehungswissenschaft nicht nur die Frage was die Philosophie in Form ihrer neuen Institutionalisierung als Philosophische Praxis von der Erziehungswissenschaft lernen kann, sondern auch inwiefern die Erziehungswissenschaft ihrerseits wiederum von Überlegungen aus dem Bereich der Philosophischen Praxis profitieren kann.

6. Das Postulat der Selbstanwendung als Voraussetzung einer theoretischen Grundlegung Philosophischer Beratung

Eine Konzeption Philosophischer Beratung macht in vielfacher Hinsicht Aussagen über „den Menschen", sie beinhaltet anthropologische Grundannahmen und Vorstellungen über misslingendes bzw. gelingendes Selbst- und Welterfassen. Diese Vorstellungen und Theorien über den Menschen sind in erster Linie auf die Person des Ratsuchenden hin entworfen und sollen die handlungsleitenden Prinzipien des Beraters in möglichst reflektierter Weise bereitstellen, transparent und anwendbar machen.

In allen Disziplinen, bei denen der Mensch das „Erkenntnisobjekt" ist, müssen die getroffenen theoretischen Aussagen über das Menschsein jedoch auch auf das „Erkenntnissubjekt" anwendbar sein, schließlich sind auch Wissenschaftler (bzw. Philosophen) Menschen: „Ich bin auch im Denken, auch als Philosoph Mensch" (Feuerbach, 1846, §61). Lässt sich die Person des Theoretikers mit dessen eigenen Theorien nicht angemessen beschreiben, liegt ein eklatanter Widerspruch vor. Dies besagt das sog. „tu-quoque-Argument" aus dem Kontext der Wissenschaftstheorie, welches den Widerspruch bei der Selbstanwendung des Bildes, das sich der Forscher vom Menschen macht, auf das Selbstbild des Forschers problematisiert und die Selbstreferenzialität wissenschaftlichen Denkens und Handelns einfordert (Groeben/Scheele, 1977).[28]

Diese widersprüchliche asymmetrische Relation zwischen Erkenntnis-Subjekt und Erkenntnis-Objekt bzw. für unseren Kontext zwischen Berater und Besucher gilt es im Sinne des Postulates der Selbstanwendung zu vermeiden. Erkenntnis-Subjekt und Erkenntnis-Objekt, Berater und Besucher müssen sich durch eine strukturelle Parallelität auszeichnen; grundsätzlich müssen beide über die gleichen Fähigkeiten und Möglichkeiten verfügen. Das Bild des Besuchers sollte bei der Theoriekonzeption so erstellt werden, dass es keine grundsätzlichen strukturellen Unterschiede zum Bild aufweist, das der Berater von sich selbst hat, weswegen der hier vorliegende Theorieentwurf Philosophischer Beratung auch von einer grundsätzlichen Parallelität im Sinne einer Strukturähnlichkeit zwischen Erkenntnissubjekt – also Wissenschaftler / Philosoph und Erkenntnisobjekt – also Beratungsklient ausgeht. Das Prinzip der Selbstanwendung zwingt quasi dazu, alle vorgenommenen Annahmen auch aus der 1.Person-Perspektive zu prüfen und auf ihre Relevanz für die eigene Person zu befragen.

Das gilt nun auch für die Erstellung einer Theorie Philosophischer Beratung. Auch bei dieser ist das methodologische Prinzip der Selbstreflexivität im Sinne prinzipieller Selbstanwendbarkeit dringend zu beachten.[29] Gerade für das beraterische Umgehen mit anderen Menschen muss nämlich das Prinzip der Reflexivität bzw. das Postulat der Selbstanwendung als wesentliche Grundvoraussetzung angesehen werden – sonst müssen sich die Philosophischen Berater den Vorwurf gefallen lassen, wie ihn Achenbach erhob, dass sie nämlich „für die andern denken, sich zugleich jedoch die Anwendung des Ausgedachten auf sich selber zu ersparen wissen"(Achenbach, 1987, 19). Die theoretischen Annahmen über die Ratsuchenden müssen potentiell auch auf die Person des Philosophischen Beraters bezogen werden können: „Jede Annahme, Konzeption, Modellierung oder Theorie über den Klienten gilt in gleicher Weise für den Berater selbst" (Ruschmann, 1999, 338). Das Postu-

---

28 Die Aufdeckung dieser Diskrepanz im Behaviorismus trug wesentlich zu dessen Ablösung bei (Groeben/Scheele, 1977). Nach der Ablösung des behavioristischen Paradigmas hat die Psychologie in diesem Punkt eine Sensibilität erreicht, die in der Philosophie noch eher die Ausnahme ist – hier werden (z. B. in der Philosophy of mind) noch vielfach Theorien hervorgebracht, die auf die anderen angewendet werden, deren reflexive Anwendung auf die Person des philosophischen Theoretikers jedoch teilweise erhebliche Widersprüche aufdecken würden.

29 Das gilt in gleicher Weise für die Methoden, die auch in der Selbstanwendung erprobt und erfahren sein sollten (z. B. im Rahmen einer Ausbildung zum Philosophischen Berater).

lat der Selbstanwendung fordert also, dass sich der Berater nur Qualitäten zuschreiben darf, die auch die Besucher bzw. andere Theoretiker zumindest als Potential besitzen. Der Philosophische Berater hat zwar aufgrund seiner Ausbildung bestimmte Fähigkeiten und Qualifikationen besonders ausgeprägt, die Martens etwa als vertiefte Einsicht in und größere Erfahrung mit dem Prozess der Selbsterkenntnis beschreibt (Martens, 1987). Dies sind allerdings alles Fähigkeiten, die grundsätzlich jeder Mensch entwickeln kann – somit auch jeder Besucher. Der Philosophische Berater nutzt also seine Wissensbestände für den Beratungsprozess, wobei sie grundsätzlich auch für den Besucher erreichbar sind und ihm daher im Verlauf der Beratung vermittelt werden können.

Das Prinzip der Selbstanwendung impliziert auch, dass die Zielvorstellungen Philosophischer Beratung – im Sinne eines angemessenen Selbst- und Welterfassens – in einer strukturellen, nicht inhaltlich festgelegten Weise für Berater und zu Beratenden gleich sein sollten (siehe VI 2.): Die strukturellen Ziele eines möglichst optimalen Selbst- und Welterfassens

„unterliegen in besonderem Maße dem Postulat der Selbstanwendung, im Unterschied zu inhaltlichen Zielen, die sehr spezifische und individuelle Formen annehmen können" (Ruschmann, 1999, 355).[30]

Aus dem Postulat der Selbstanwendung ergibt sich des weiteren, dass die hier vorgestellte Theorie über die Entstehung und Entwicklung von Selbst- und Weltsichten beim Menschen nun wiederum ihrerseits anwendbar sein muss auf ihre eigene Entstehung und Entwicklung.[31]

Das Postulat der Selbstanwendung hat zudem zur Folge, dass sich jeder Wissenschaftler bzw. Philosoph bewusst sein muss, dass er seine Theorie einer Philosophischen Beratung vor dem Hintergrund seiner eigenen Selbst- und Weltsicht konzipiert, sowie sich jeder Philosophische Berater stets darüber im klaren sein muss, dass seine Rekonstruktion der Selbst- und Weltsicht des Besuchers immer vor dem Hintergrund seiner eigenen Selbst- und Weltsicht geschieht.

Die eben beschriebene und geforderte methodologische Grundhaltung der Selbstanwendung mit all ihren Konsequenzen wird in vielen

---

30 So ist z. B. insbesondere die Zielvorstellung der Offenheit für Erfahrung – in Bezug auf die eigene wie die anderer Menschen – und die die eigene Bildung fördernde Grundhaltung für Berater und Ratsuchende von gleicher Bedeutung.

31 In seinem Aufsatz „Der verführte Ödipus, Psychoanalyse und Philosophische Praxis" bemüht sich Achenbach darum dieses in Bezug auf die Psychoanalyse durchzuführen, um somit das Prinzip der Selbstanwendung auf die Psychoanalyse anzuwenden; er ergreift das Werkzeug der Psychoanalyse und bezieht dies auf die Theorie der Psychoanalyse selbst, um den Prozess der psychoanalytischen Theorie-Gewinnung nochmals psychoanalytisch zu interpretieren (Achenbach, 1985a).

vorliegenden Ansätzen zur Philosophischen Beratung bislang noch wenig berücksichtigt. Philosophische Praktiker schreiben sich zum Teil Qualitäten zu, die weder ihre Besucher noch andere Theoretiker haben. Auf diesen Aspekt hat u. a. Hans Krämer hingewiesen:

„Es gibt bei den philosophischen Praktikern einige Tendenzen sich theoriefrei und autark zu setzen" (Krämer, 1992, 334)

„Die Philosophische Praxis pflegt sich ihrer neu errungenen Ungebundenheit zu rühmen" (ebd., 339).

Andere Menschen sind also im Gegensatz zu ihnen selbst an Theorien gebunden; die Besucher an ihre unreflektierten, nicht hinterfragten Theorien ihrer Weltsicht, die Vertreter anderer Beratungsschulen an ihre starren, diagnostizierenden, die Klienten festlegenden schematischen Theoriegebäude.

Eine selbstreflexive Konzeption Philosophischer Beratung geht aufgrund der Berücksichtigung des Prinzips der Selbstanwendung im Gegensatz dazu von der Grundannahme aus, dass jedes menschliche Selbst- und Welterfassen – einschließlich des eigenen – grundsätzlich durch die jeweiligen Theorien, Konzepte, Modelle „gefärbt" ist. Der Unterschied zwischen einem (philosophischen) Berater und einem Ratsuchenden würde dann nicht so gefasst werden, dass der professionelle Berater ohne Theorien auskommt, sondern dass er eine größere Bewusstheit über seine Theorien hat und ein Wissen darüber, dass ein Erfassen der „Wirklichkeit" (einschließlich des Verstehens anderer Menschen) immer geleitet wird von den eigenen persönlichen subjektiven Theorien. Der professionelle (philosophische) Berater weiß nämlich um die Verschiedenheit der jeweiligen Inhalte menschlichen Selbst- und Welterfassens und zugleich um die strukturelle Ähnlichkeit menschlichen Selbst- und Welterfassens. Der (philosophische) Berater ist also Spezialist oder Experte hinsichtlich der Strukturen menschlichen Selbst- und Welterfassens, während der Klient die notwendige Information über die Inhalte seines Selbst- und Welterfassens aufgrund seiner Erzählungen in den Beratungsprozess einbringt.

II Theoretische Grundbestimmungen Philosophischer Beratung – Was ist Philosophische Beratung?

Die Ausgangslage

Ein Blick in die bislang zum Thema erschienene Literatur verrät recht schnell, dass es bedeutend leichter ist zu sagen, was Philosophische Beratung nicht ist, als umgekehrt zu bestimmen, was sie ist. Vor allem die Abgrenzung und Kritik der Philosophischen Praxis gegenüber der Akademischen Philosophie der Psychotherapie, der theologischen Seelsorge und anderen Beratungsangeboten hat in der bisherigen Diskussion relativ viel Raum eingenommen. Durch diese Abgrenzung gelangen die Autoren zu zahlreichen negativen Bestimmungen, positive Definitionsversuche sind deutlich in der Minderheit; eine positive Bestimmung des Wesens Philosophischer Beratung steht eigentlich noch weitest gehend aus.

Dieses Phänomen scheint u. a. durch folgende Aspekte bedingt zu sein: Zum einen hängt die positive Bestimmung Philosophischer Beratung eng zusammen mit der allgemeinen Definition von Philosophie überhaupt. Philosophie zu definieren ist allerdings selbst schon ein philosophisches Problem und alles andere als selbstverständlich; wer sich die Frage nach dem Wesen der Philosophie stellt, philosophiert bereits (Zijlstra, 1994, 4). Zum anderen ist die Bewegung der Philosophischen Praxis im Fluss und ständigen Wandlungen unterworfen; sie bildet somit keinen festen, konstanten Forschungsgegenstand, was die Definition desselbigen erschwert. Der Hauptgrund für die Problematik der Definition von Philosophischer Beratung liegt jedoch vermutlich an der Heterogenität ihrer Betreiber und der oben bereits angedeuteten „Theoriefeindlichkeit" einiger ihrer wesentlichen Vertreter. Diese wollen eine positive Bestimmung des Begriffs der Philosophischen Praxis vermeiden, um diese möglichst weit zufassen und um in keiner bestimmten „Schublade" zu landen. So lehnen z. B. Gerd B. Achenbach und seine Anhänger die Beantwortung der Frage „Was ist Philosophische Praxis?" ab, mit der Begründung, es handele sich um eine Frage nach dem Wesen der Philosophischen Praxis als etwas Regelmäßigem und Allgemeinem, Identischem und immer Gleichem und so müsse jede Antwort im Sinne jener Frage notwendig verfehlen, was die Philosophische Praxis ausmacht (Achenbach, 1996, 2f.). Folge dieser Haltung sind dann Definitionen „Philosophischer Praxis", die dem Leser nicht wirklich weiterhelfen. Als Beispiel sei hier die Definition von Odo Marquard im Historischen Wörterbuch der Philosophie genannt:

„Unter Philosophischer Praxis versteht man die professionell betriebene philosophische Lebensberatung, die in der Praxis eines Philosophen geschieht" (Marquard, 1989, 1307).

Diese Ausgangslage lässt sich durchaus als sehr unbefriedigend bezeichnen und macht es daher im Folgenden zunächst einmal notwendig genauer als bislang in den Blick zu bekommen, was genau unter Philosophischer Beratung zu verstehen ist. Hierbei gilt es u. a. auf folgende Fragestellungen einzugehen:

- Was unterscheidet die Philosophische Beratung von anderen Formen der allgemeinen Lebensberatung, insbesondere der psychologischen Beratung bzw. Therapie?[1] (siehe II 1.)
- Wie lässt sich der Gegenstand Philosophischer Beratung genauer bestimmen? (siehe II 2.)

1. Die negative Bestimmung Philosophischer Beratung – Die Abgrenzung der Philosophischen Beratung gegenüber der Psychotherapie

Psychotherapie zeichnet sich durch bestimmte charakteristische Merkmale aus, welche für die Philosophische Beratung nicht gelten. Psychotherapie ist deshalb von Philosophischer Beratung grundsätzlich zu unterscheiden und abzugrenzen.

Psychotherapie ist ein auf Heilung gerichtetes Verfahren, dessen Ausgangspunkt krankheitswertige psychische Phänomene sind, die die Befindlichkeit des Patienten erheblich beeinträchtigen, so dass für diesen ein hoher Leidensdruck besteht (Gildemeister/Robert, 2001). Psychotherapeuten orientieren sich an wissenschaftlich anerkannten Krankheitsbildern und -lehren auf deren Grundlage sie Symptome deuten und Diagnosen erstellen. All diese Gesichtspunkte treffen auf die Philosophische Praxis nicht zu; sie verzichtet auf klinisch-medizinische Kategorien

---

1   Siehe hierzu auch: Fenner, Dagmar (2005): Philosophie contra Psychologie – zur Verhältnisbestimmung von philosophischer Praxis und Psychotherapie. Tübingen. Francke.

und Vorgehensweisen. Philosophische Praxis unterscheidet sich zudem von der Psychotherapie bezüglich ihrer institutionellen und finanziellen Ausgestaltung:

„Im Bereich der Psychotherapie ist mit dem Psychotherapiegesetz von 1998 eine der medizinischen Profession in weitem Sinne analoge Form der Institutionalisierung verbunden. Voraussetzung der Berufsausübung ist die Approbation .... Finanziert wird die anerkannte Psychotherapie über die öffentlichen Sicherungssysteme (Kranken- und Rentenversicherung)" (ebd., 1905).

Rechtlich betrachtet ist somit die Psychotherapie eine Krankenbehandlung, deren Kosten von der Krankenkasse beim Vorliegen bestimmter Voraussetzungen vergütet werden – auch dies trifft für die Philosophische Praxis nicht zu. Im Gegensatz zur (philosophischen) Beratung ist die Psychotherapie zudem ein juristisch geschützter Begriff und zeichnet sich durch institutionalisierte Ausbildungswege aus.

Es wäre gut, wenn hinsichtlich dieser ausgeführten Abgrenzung zur Psychotherapie ein Konsens unter den Philosophischen Praktikern erzielt werden könnte, da ansonsten die Glaubwürdigkeit ihres beraterischen Ansatzes gefährdet ist. Philosophische Berater wären bei dem Umgang mit psychisch erkrankten Besuchern mit den dabei auftretenden Interaktionsproblemen völlig überfordert. Dementsprechend mahnt Dieter Henrich in einem Interview durch die Redaktion der Zeitschrift für Philosophische Praxis:

„Es sollte aber niemand denken, diese Praxis könne mit der Praxis im engeren Sinne psycho-therapeutischer Verfahren konkurrieren. Es gibt nämlich Störungen im Lebensprozess, die aus Ursachen kommen, welche der Philosoph mit keiner seiner Aufklärungen wegarbeiten kann. Als Philosoph hat er auch nicht eine besondere Kompetenz, sie zu verstehen" (Henrich, 1995, 9).

Ablösungsphantasien mancher Philosophischer Praktiker – „Die Tage der psychologischen Bevormundung gehen zu Ende" verkündete z. B. Gerd B. Achenbach (Achenbach, 1987, 5) –, die nach dem 20. Jahrhundert als das Jahrhundert der Psychotherapie, das 21. Jahrhundert gerne als das Jahrhundert der Philosophischen Praxis betiteln möchten, muss somit eine klare Absage erteilt werden.

Die Grenzen der eigenen Kompetenzen und Zuständigkeiten zu erkennen, nicht zu überschreiten und gegebenenfalls Besucher an andere Institutionen weiter zu vermitteln ist ein wesentliches Kriterium professionellen beraterischen Handelns und somit auch professioneller Philosophischer Beratung:

„Jeder Berater muss im konkreten Fall entscheiden, ob die Eigenheiten oder Eigenarten eines Klienten, der ihn zur Beratung aufsucht, den Rahmen seiner Beratungskompetenz übersteigen, so dass eine psychotherapeutische Behandlung empfohlen werden muss" (Ruschmann, 1999, 32).

Dadurch wird auch deutlich, dass die Durchführung Philosophischer Beratung ohne grundlegende Kenntnisse klinisch-psychologischer Diagnostik und ein Wissen um spezifische therapeutische Angebote unprofessionell wäre.[2]

Insbesondere die Anerkennung der Psychotherapie als Behandlungsform pathologischer psychischer Prozesse sollte also die Grundlage der Abgrenzung Philosophischer Beratung zur Psychotherapie sein. So formuliert etwa Hans Krämer, dass es in der Psychotherapie im Umgang mit pathologischen Prozessen darum geht, überhaupt die Möglichkeiten zur prinzipiellen Selbsterkenntnis wieder herzustellen, die dann im Kontext Philosophischer Beratung begleitet werden können (Krämer, 1992, 211). Psychotherapie setzt also da an, wo Philosophische Beratung nicht zureicht bzw. erst die Voraussetzungen für eine sinnvolle Philosophische Beratung zu schaffen sind. Im Gegensatz zur Psychotherapie setzt die Philosophische Beratung – wie jede Form der Beratung – ein gewisses Mindestmaß an Stabilität und Bewältigungskompetenz bei ihren Besuchern voraus:

„Der Ratsuchende ist ... prinzipiell in der Lage seine Lebenspraxis autonom zu gestalten und handlungs- und zurechnungsfähig, womit das zentrale Differenzkriterium zur Therapie angedeutet wäre" (Nittel, 2009b, 11).

Philosophische Beratung kann deshalb Psychotherapie nicht ersetzen, sondern nur bestenfalls ergänzen. Krämer spricht diesbezüglich von einem „arbeitsteiligen Komplementärverhältnis" zwischen Psychotherapie und Philosophischen bzw. anderen Beratungsangeboten (Krämer, 1992, 210).[3] Auch Macho hebt hervor, dass das Anliegen Philosophischer Praxis nicht ist, Psychotherapie abzulehnen und zu ersetzen, sondern die Ansätze der Therapie sollen durch das Philosophische Beratungsangebot erweitert werden (Macho, 1985, 189).

---

2   Umgekehrt ist allerdings auch Achenbach zuzustimmen, wenn er mit Verweis auf C.G. Jung die Notwendigkeit von philosophischem Wissen für jeden psychotherapeutisch Tätigen betont (Achenbach, 1987, 95).

3   Ruschmann weist zudem darauf hin, dass sich Philosophen zugleich aktiv an der weiteren Diskussion philosophischer Grundlagen der Psychotherapie – etwas im Sinne anthropologischer Grundannahmen – beteiligen können (Ruschmann, 1999, 28).

Darüber hinaus ist ein intensiver Austausch und eine enge Zusammenarbeit zwischen Psychotherapeuten und Philosophischen Beratern sicherlich für alle Beteiligten äußerst fruchtbar und Kompetenz steigernd ganz im Sinne von Marinoff: „Viele gute Psychologen sind sehr philosophisch.[4] Und die besten Philosophen sind auch psychologisch" (Marinoff, 2002, 48). Dies entspricht auch der generellen Forderung nach Interdisziplinärität im Kontext von psychosozialer Beratung.[5]

Trotz der hier vorgenommenen klaren Abgrenzung der Psychotherapie von der Philosophischen Beratung, welche aus dem charakteristischen Gegenstand der Psychotherapie – nämlich die Heilung psychischer Erkrankungen und den damit verbundenen Klientenkreis – nämlich Patienten mit psychischen Leiden – folgt, ist allerdings noch anzumerken, dass es keine dichotome Abgrenzung von psychisch „gesund" und „krank", „normal" und „gestört" gibt, sondern allenfalls fließende Übergänge (Sachse, 1997, 14). Somit ergeben sich gemeinsame Schnittstellen und Berührungspunkte zwischen Philosophischer Praxis und Psychotherapie – Personen im Grenzbereich zwischen „gesund" und „krank", „normal" und „gestört" können eventuell von beiden unterschiedlichen Hilfsangeboten profitieren und lassen sich nicht eindeutig einem der Angebote zuordnen. Um diesen Personenkreis könnte die Philosophische Praxis mit anderen Beratungs- und Therapieangeboten in eine für alle Beteiligten fruchtbare Konkurrenzsituation treten und insofern gilt: „Heute ist das Verhältnis der Philosophischen Praxis zur Psychotherapie kooperativ und konkurrierend" (Brem-Gräser, 1993, 130). Dabei könnte es für die Philosophische Praxis von Vorteil sein, dass das Aufsuchen eines Therapeuten und der damit verbundenen Zuschreibung von Krankheit für viele Menschen eine erhebliche Hemmschwelle darstellt und stigmatisierend wirkt:

„Viele Menschen, die sich der Psychotherapie nicht einmal auf Sichtweise nähern würden, finden die Vorstellung, mit jemandem über Ideen und Weltsichten zu sprechen, sowohl anziehend als auch akzeptabel" (Marinoff, 2002, 23).

Philosophische Praxis agiert zudem in gewisser Weise präventiv und verhindert durch ihr Beratungsangebot gegebenenfalls die spätere Not-

---

4   Philosophische Momente der Selbsterkenntnis treten in Psychotherapiekontexten insbesondere immer dann auf, wenn es dem Therapeuten gelingt seinem Patienten leitende, grundlegende Annahmen und Perspektiven bewusst zu machen. Dieses Anliegen verbindet die Psychotherapie und die Philosophische Beratung miteinander.

5   Diese enge Zusammenarbeit zwischen Philosophischer Beratung und Psychotherapie wird auch bereits mancherorts praktisch umgesetzt, so betreibt Günther Aschenbach eine „Philosophisch-Psychologische Praxis, Moshe Kohen und Walter Zitterbarth betreiben jeweils gemeinsam mit einem psychologischen Kollegen eine „psychotherapeutisch-philosophische Praxis" (Zdrenka, 1997, 73).

wendigkeit einer Psychotherapie:

> „Man könnte die Arbeit des Praktikers demnach so bezeichnen, dass dem problembeladenen Gesunden in einer Weise geholfen werden soll, dass er nicht durch seine – später festgefahrenen – Probleme zum Kranken wird" (Zdrenka, 1997, 59).

Durch die eben vorgenommene klare Abgrenzung gegenüber der Psychotherapie haben wir deutlich herausgearbeitet was Philosophische Beratung nicht ist. Diese Abgrenzung ist zwar notwendig und sinnvoll gewesen, genau so wichtig oder sogar vielleicht „wichtiger ist die positive Bestimmung Philosophischer Beratung – was sie leisten kann, auf welche Grundlagen und Prinzipien sie beruht" (Ruschmann, 1999, 24). Diese positive Bestimmung Philosophischer Beratung soll nun im Folgenden mit der Bestimmung ihres Gegenstandes erfolgen.

2. Die positive Bestimmung Philosophischer Beratung – Selbsterkenntnis als Gegenstand Philosophischer Beratung

Wenn Philosophische Praxis eine wichtige, notwendige Ergänzung der Vielfalt bereits bestehender professioneller Beratungsangebote bilden soll, ist es unabdingbar, dass sie sich durch einen speziellen charakteristischen Beratungsgegenstand auszeichnet, der sie von anderen Beratungssettings unterscheidet und sie als „Philosophische" Beratung auszeichnet:

> „Zwingend ist, zu entfalten, was das Philosophische Philosophischer Praxis ist, weil sonst der Willkür und unkorrigierbaren Subjektivität und der Scharlatanerie Tür und Tor geöffnet wären" (Gutknecht, 2005, 188).

Jeglicher Versuch einer theoretischen Fundierung Philosophischer Beratung steht dabei vor der großen Schwierigkeit, dass die bisherigen Erfahrungen der Praktizierenden ergeben, dass die potentiellen Besucher Philosophischer Praxis ein breites Spektrum der mannigfaltigsten Interessen und Motive aufweisen, welche sie dazu bewegen eine Philosophische Beratung in Anspruch zu nehmen (Berg, 1992; Zdrenka, 1997).[6] Trotz

---

6   Da die Besucher nicht ausschließlich mit streng philosophischen Fragestellung und Problemen kommen, verweist Lindseth darauf, dass es alleinige Aufgabe der Praktikers ist aus dem Beratungsgeschehen ein philosophisches Beratungsgeschehen zu machen: „Die Fragen, die in meiner Praxis gestellt werden, sind nicht in philosophische und nicht-philosophische Fragen geteilt. Die Probleme, die zur Sprache kom-

dieser vielfältigen Pluralität von Beratungsanlässen gilt es einen gemeinsamen philosophischen Kern Philosophischer Beratung in den Blick zu bekommen. Dieser Kern besteht nach dem hier vertretenen Verständnis Philosophischer Beratung in Folgendem: Was diese besondere Lebensberatung philosophisch macht, ist ihr Reflektieren auf die Bedingungen des Prozesses der Selbsterkenntnis. Gegenstand Philosophischer Praxis ist – so die hier vorgenommene Definition – die Selbsterkenntnis des Besuchers.

Die Ansicht, dass Selbsterkenntnis einen der wesentlichen Gegenstände philosophischer Bemühungen bildet, wenn nicht sogar den wesentlichsten, wurde bereits in der Antike geäußert und findet sich seitdem im Verlauf der Philosophiegeschichte immer wieder: So weist z. B. schon Cicero daraufhin, dass die Philosophie als Mutter aller Künste und Wissenschaften uns auch die Erfüllung der schwierigsten Aufgabe – der Selbsterkenntnis beibringt (Cicero, 1966, De legibus I, 22) und Plutarch betont, dass die Selbsterkenntnis wichtiger und schwieriger sei als alle anderen Erkenntnisse, und dass niemand Erkenntnis von anderem gewinnen könne, wenn er nicht über Selbsterkenntnis verfüge (Plutarch, 1926, Adv. Colot., 20f.). Die Erziehung des Menschen zur Selbsterkenntnis ist des weiteren ein zentrales Anliegen der französischen Moralisten von De La Rochefoucauld bis De Vauvenargues. Die Spannung von Selbstliebe und Selbsterkenntnis, wie auch die Befähigung gerade einer aufgeklärten Selbstliebe zur Selbsterkenntnis wird von diesen Autoren eindringlich diskutiert (Levi, 1964,). Nach Ludwig Wittgenstein ist Philosophie in erster Linie „Arbeit an Einem selbst" (Wittgenstein, 1984, 472) und der Phänomenologe Arnold Metzger nennt die Philosophie (und die kritischen Sozialwissenschaften) – u. a. auch unter Berufung auf Adorno und Marcuse – die Wissenschaft(en) der Selbstreflexion (Metzger, 1968, 216f.). Selbstreflexion und Selbsterkenntnis als genuin philosophische Aufgabe deckt sich auch mit dem Philosophie Verständnis von Mittelstraß, der „Klarheit in allen Bereichen unserer Selbst- und Situationsverständnisse" als letztendliches Ziel der Philosophie formuliert (Carrier/Mittelstraß, 1989, 280) und Gerhardt, der betont, „dass der Kern der philosophischen Einsicht in der Selbsterkenntnis besteht" (Gerhardt, 2005, 155).

---

men, sind nicht philosophisch relevant oder philosophisch nicht relevant. Die Fragen und Probleme sind nicht von vorne herein philosophisch oder nicht philosophisch, sondern ich habe mich eben dadurch als Philosoph zu erweisen, dass ich sie philosophisch aufgreife" (Lindseth, 2005, 177). Ein philosophischer Praktiker greift das Anliegen seines Besuchers dann philosophisch auf, wenn er dieses in den Kontext der Selbst- und Weltsicht seines Besuchers stellt und deren Reflexion anregt.

Diese Bestimmung von Selbsterkenntnis als zentralen Beratungsgegenstand deckt sich zudem mit der Einschätzung vieler Philosophischer Praktiker der Gegenwart: Auch nach Peter Nickl ist es: „die Erkenntnis seiner selbst, die ja wohl auch im Mittelpunkt der Philosophischen Praxis steht" (Nickl, 2006, 64). Otto Teischel bestimmt das Ziel Philosophischer Beratung folgendermaßen: Es „geht nicht um bestimmbare Inhalte, sondern um das Verhältnis des einzelnen zu sich und zur Welt" (Teischel, 1991, 112). Und Marinoff führt aus:

„Anders als Ärzte und Anwälte, deren Beistand Sie suchen, weil sie über ein spezialisiertes Wissen verfügen, das Sie nicht haben, bauen philosophische Berater ... auf ihre allgemeine Fähigkeit, eine Selbsterforschung zu lenken. Wir geben Ihnen keine Antworten, aber wir helfen Ihnen, die nützlichen Fragen zu stellen" (Marinoff, 2002, 72).

Durch die Bestimmung der Selbsterkenntnis als Gegenstand Philosophischer Beratung ist ein Beratungsziel benannt, dass nicht primär an der Überwindung konkreter Probleme orientiert ist, sondern vielmehr die langfristige, lebenslange Entwicklung und Bildung der Persönlichkeit des Besuchers im Fokus hat. In der Philosophischen Beratung liegt daher der Schwerpunkt weniger auf konkreten Problemlösungen und der Frage, was nun zu tun sei, sondern im Zentrum steht vielmehr das umfassendere, tiefgreifendere Thema der Selbsterkenntnis, also vor allem die Frage „Wer bin ich?" Wenn konkrete Probleme im Kontext Philosophischer Beratung gelöst werden, ist dies sicherlich wünschenswert; es geht grundsätzlich jedoch eher um einen umfassenden Bildungsprozess, bei dem die eventuell momentan bestehenden Schwierigkeiten für den Besucher eher als Anlass zu einer umfassenden Reflexion über sich selbst und die Welt betrachtet werden und nicht als primäre, die Beratung zentral beherrschende Themen. Philosophische Beratung möchte dem Besucher nahe bringen, dass es grundsätzlich hilfreich ist, beständig sein Verhältnis zu sich selbst und zur Welt zu überprüfen und gegebenenfalls neu zu bestimmen. Wo dies auch in anderen Beratungskontexten geschieht ist auch dort in gewisser Weise Philosophie bzw. Bildung am Werke.

Die hier vertretende Position, wonach eine Theorie Philosophischer Beratung im Gegensatz zu den meisten anderen Angeboten psychosozialer Beratung nicht grundsätzlich von einem Problem beladenen Besucher ausgehen und dessen Problemstellung zum Ausgangspunkt des Beratungsgeschehens machen sollte, ist begründet in der Erfahrung bisheriger philosophischer Praktiker mit den Anliegen ihrer Besucher. So kommt z. B. Gerhard Stamer nach 12 Jahren Erfahrung im Umgang mit den Besuchern seiner Philosophischen Praxis in Hannover zu folgender

Einschätzung:

„Das ist das größte professionelle Missverständnis, dass praktische Philosophie immer in der Konstellation stattfindet: ein Ratsuchender auf der anderen Seite" (Stamer, 2006, 32).

Es wäre verfehlt davon auszugehen,

„dass die Leute grundsätzlich und immer Ratsuchende sind. Beim Philosophieren geht es nicht immer um Ratsuchen und Ratgeben. Oft geht es um Wissensinteressen, um die Auseinandersetzung mit philosophischen Positionen, um Begründungen kritischer Auffassungen, um individuelle Vervollkommnung ohne Not" (ebd., 33).

Nach Stamer hat es Philosophische Praxis also nicht nur mit Menschen zu tun, die in Lebenskrisen stecken, in unbewältigten individuellen Problemkonstellationen, in Sinnkrisen. Eine Krisensituation auf Seiten des Besuchers darf daher nicht – im Gegensatz z. B. zu psychologischer Beratung – als selbstverständliche Ausgangssituation der Philosophischen Beratung betrachtet werden. Bei dem hier zu entwickelnden theoretischen Ansatz und der Bestimmung des Beratungsgegenstandes muss dies berücksichtigt werden. Damit ist natürlich gleichzeitig nicht gesagt, dass der hier vorgenommene theoretische Entwurf nicht auch die Frage thematisiert, inwieweit die im Kontext Philosophischer Praxis stattfindenden Beratungs- und Bildungsprozesse gerade auch für Menschen in Krisensituationen hilfreich sein können. Befindet sich allerdings ein Besucher in einer zu heftigen Lebenskrise dürften Philosophische Berater damit, sofern sie nicht auch über eine entsprechende psychologische Ausbildung verfügen, überfordert sein; der Besucher ist dann dementsprechend eher an psychotherapeutische Beratungsangebote weiter zu verweisen.

Mit der Bestimmung der Selbsterkenntnis als Gegenstand Philosophischer Beratung ist nicht gleichzeitig gesagt, dass es im Rahmen Philosophischer Praxis ausschließlich nur um Selbsterkenntnis geht. Sinnfragen, Fragen der Lebenskunst und des Lebensglücks,[7] existentielle Probleme, moralische Entscheidungen können ebenfalls Inhalt Philosophischer Beratung sein. Diese Aspekte stehen jedoch auch in gewisser Weise immer in einem Bezug zur Selbsterkenntnis des Besuchers, so

---

7   Die Zunahme an Glück für den Besucher als Zielbestimmung Philosophischer Praxis wäre z. B. ein möglicher alternativer Gegenstand der Philosophischen Beratung. Diesem Anspruch könnte sie allerdings meines Erachtens nicht gerecht werden; die Philosophische Beratung kann nicht einfach ihren Besuchern das Glück versprechen. Im Gegensatz dazu wird hier die Auffassung vertreten, dass sie dem Anspruch ihren Besuchern eine gewisse Form und ein gewisses Maß an Selbsterkenntnis verschaffen zu können, gerecht werden kann, wenn die Besucher grundsätzlich Bereitschaft zeigen an diesem Prozess mitzuwirken – dies gilt es in den folgenden Kapiteln aufzuzeigen.

dass die hier vorzunehmenden Ausführungen sicherlich auch von Bedeutung für jene genannten Gegenstände Philosophischer Beratung sein können.[8] Es sei jedoch ausdrücklich betont, dass diese Inhalte nicht im Zentrum der folgenden Ausführungen stehen und eher spezifischer theoretischer Entwürfe bedürfen.[9] Die hier erstellte Theorie Philosophischer Beratung hat dementsprechend nicht den Anspruch ihren Gegenstand abschließend und vollkommen zu erschöpfen.

2.1. Die Bestimmung von Selbsterkenntnis und die Krise der Anthropologie

Im Rahmen der Philosophischen Praxis soll die Selbsterkenntnis des Besuchers im Vordergrund stehen. Damit stellt sich jedoch die Frage, was wir unter dem Begriff „Selbsterkenntnis" überhaupt verstehen. Daher erscheint es zunächst einmal sinnvoll den Begriff der Selbsterkenntnis einer genauen Betrachtung zu unterziehen und das hier zugrunde liegende Begriffsverständnis zu explizieren.

Die Vielgestaltigkeit der Interpretationen, die die Selbsterkenntnis im Verlauf der Geschichte erfahren hat, lässt sich nicht ohne Gewalt in ein Schema zwängen bzw. auf einen gemeinsamen Nenner zurückführen. Weder impliziert der Begriff Selbsterkenntnis eine gemeinsame Vorstellung davon, wer das Subjekt solcher Erkenntnis ist, was hier „Erkenntnis" heißt bzw. auf welche Weise sie sich vollzieht, noch was mit dem Kürzel „Selbst" gemeint sein soll.[10] Das Problem, wie das zu erkennende Selbst zu verstehen sei, führt vielfach zur Frage nach dem „wahren" oder „eigentlichen" Selbst. Was Selbsterkenntnis bezwecken soll – ob sie beispielsweise Gott als den Grund und Ursprung des eige-

---

8 So ist es z. B. Aufgabe des Beraters bei ethischen Entscheidungsfragen nach Marinoff, die Entscheidungslähmung des Besuchers zu beheben durch Überprüfung der Wahlmöglichkeiten auf Inkonsistenzen am gesamten Überzeugungssystem des Ratsuchenden (Marinoff, 1995, 176f.). Hier wird der enge Bezug zwischen dem vorliegenden theoretischen Entwurf einer beratenden Begleitung von Selbsterkenntnisprozessen und der Bearbeitung ethischer Entscheidungen im Rahmen Philosophischer Praxis offensichtlich. Im Rahmen ethischer Beratung steht schließlich vor allem die Rekonstruktion des Wertesystems des Besuchers im Vordergrund, dessen Weiterentwicklung und dessen Anwendung auf konkrete Entscheidungssituationen.

9 Erste Ansätze für eine Konzeption zum Umgang mit moralischen Entscheidungssituationen im Rahmen Philosophischer Praxis entwickelte Thurnherr (Thurnherr, 1999).

10 Zu einer umfassenden Geschichte des „Selbst" siehe u. a. Taylor, Charles (1994): Quellen des Selbst – Die Entstehung der neuzeitlichen Identität. Frankfurt a. M. Suhrkamp

nen Seins erfahren lassen, die Erkenntnis absichern oder begründen, die Weltstellung des Menschen deuten oder zur praktisch-sittlichen Handlungsoriertierung dienen soll – differiert genauso wie das Erkenntnisinteresse, das sie motiviert. Weiter verkompliziert wird das Ganze noch dadurch, dass man unterschiedliche Formen der Selbsterkenntnis von einander unterscheiden kann. Theodor Litt z. B. differenziert zwischen der Selbsterkenntnis des besonderen Individuums und der Selbsterkenntnis des Menschen als Gattungswesen (Litt, 1938, 6f.).

Der enge Bezug zwischen Anthropologie und Selbsterkenntnis versteht sich vermutlich von selbst, denn die Erkenntnis des Menschen durch den Menschen bedeutet immer auch Selbsterkenntnis (Groeben, 1986, 81). Zu bestimmen, was Selbsterkenntnis von Menschen bedeutet, wird dadurch jedoch zusätzlich erschwert, dass es in der Anthropologie äußerst strittig ist, was unter dem Begriff „Mensch" exakt zu verstehen ist. Die moderne Anthropologie besitzt, wie Max Scheler 1927 formuliert, keine

„einheitliche Idee vom Menschen; so kann man sagen, dass zu keiner Zeit der Geschichte der Mensch sich so problematisch geworden ist wie in der Gegenwart" (Scheler, 1927, 11).

Ernst Cassirer hat daher mit Rekurs auf die Ergebnisse der zeitgenössischen Anthropologie von einer „Krise der Selbsterkenntnis" gesprochen (Cassirer, 1944). Auch Brumlik verweist auf die „Krise der Anthropologie": „Anthropologie ist seit geraumer Zeit wissenschaftlich, humanwissenschaftlich in Verruf geraten. Gegen anthropologische Überlegungen, sobald sie den engsten Umkreis rein naturwissenschaftlich-physiologischer oder paläontologischer Befunde überschreiten, wird in aller Regel eingewandt, dass sie genau das, worum es ihnen vorgeblich geht, systematisch verfehlen müssen. Denn wenn das „Wesen des Menschen" darin besteht, ein lernendes, ein kulturschaffendes und – verarbeitendes Wesen zu sein, dann muss jeder Versuch, ihm so etwas wie überzeitliche, transhistorische Gattungsmerkmale, die die rein organische Ausstattung überschreiten, zuzuschreiben, fehlschlagen. Was „der Mensch" wirklich ist, lässt sich demnach gar nicht positiv aussagen, allenfalls lässt sich sagen, als was und wie Menschen sich einer je spezifischen historisch-kulturellen Epoche verstanden haben" (Brumlik, 2006, 18f.). Diese Einschätzung von Scheler, Cassirer und Brumlik hat bis heute ihre Gültigkeit nicht verloren – ganz im Gegenteil:

„Was ist der Mensch? – Antwort: Vor jeder möglichen Frage sich selber fraglich ist er; ein Fragezeichen ist er" (Gutknecht, 2006a, 17).

Wilhelm Schmid nimmt die positive Seite dieser Ausgangslage und dieser Entwicklung der Anthropologie in den Blick:

„Die Geschichte der Anthropologie als philosophischer Disziplin kann als neuzeitliche Geschichte der Befreiung des Menschen von Vorgaben, was er zu sein habe, geschrieben werden. Ihre Entstehung als Anthropologie im expliziten Sinne verdankt sich dem Anliegen, frei zu werden von der theonomen Bestimmung des Menschen" (Schmid, 1998, 80).

Mit dieser Aussage knüpft Schmid an die Überlegungen Michel Foucaults an. Nach Schmid darf eine moderne Anthropologie hinter die von Foucault in seinem Werk „Die Ordnung der Dinge" in Form einer „Archäologie der Humanwissenschaften" geübten Kritik an den Wissenschaften vom Menschen nicht mehr zurückfallen:

„Wenn noch von Anthropologie die Rede sein kann, dann nur von einer, die den dort postulierten ‚Tod des Menschen' durchlebt hat ... Der Mensch in seiner Wesenhaftigkeit ist im 20. Jahrhundert ‚gestorben'" (ebd., 81).

Foucault ist nämlich der Ansicht, dass die neuen wissenschaftlichen Forschungen der Humanwissenschaften die Nicht-Bestimmtheit des Menschen (und der menschlichen Gesellschaft) herausstreichen und dadurch Freiheitswege eröffnen und den Menschen sozusagen zwingen, immer wieder von neuem selbst zu entscheiden, was und wer er ist (Foucault, 1974). Foucault radikalisiert die generelle Kritik an der Anthropologie dahingehend, dass für ihn „nicht nur wissenschaftliche, sondern auch emanzipatorisch-normative Gründe gegen eine überzeitlich angelegte Anthropologie" sprechen. Um des einzelnen Menschen willen muss der allgemeine Begriff vom „Menschen" als Ideologie destruiert werden (Brumlik, 2006, 19f.).

Auch der hier vorgenommene Versuch einer theoretischen Fundierung Philosophischer Beratung bewahrt dementsprechend kritische Distanz zur Annahme einer unabänderlichen Natur oder Wesenhaftigkeit des Menschseins selbst, bewahrt kritische Distanz gegenüber jeglichen essenzialistischen Versuchungen – entpuppten sich doch im Verlauf der Geistesgeschichte Annahmen über das „wahre Selbst" und das „innerste Wesen" des Individuums immer wieder als sozio-historisch bedingte Konstruktionen und Produktionen – der vorliegende theoretische Entwurf vertritt insofern eine eher „skeptische Anthropologie". Die „skeptische Anthropologie" geht davon aus, dass der Mensch nicht so sehr Natur, sondern immer schon Kultur ist, sie beharrt auf der grundsätzlichen Offenheit des Menschen und versucht immer wieder neue Möglichkeiten des Menschseins zu erschließen. Das Wesentliche am Menschen ist für eine skeptische Anthropologie nicht das, was gegeben ist, sondern die Idee und der Akt, etwas aus sich zu machen. Letztlich entscheidet sich das Wesen des Menschen nicht in der Bildung einer Theorie über das Menschsein, sondern in dessen praktischem Vollzug. Diese Ansicht weist eine lange Tradition auf, so privilegierte z. B. bereits Kant in seiner „Anthropologie in pragmatischer Hinsicht" eine autonome Bestimmung des Menschen, für die es nicht darauf ankommt, „was die Natur aus dem Menschen, sondern was dieser aus sich selbst macht" bzw. „aus sich selbst zu machen bereit ist" (Kant, 1800, 285 u. 292).

Dieses grundsätzliche Plädoyer für die Öffnung des Menschen hin zu den Möglichkeiten seiner Selbstbestimmung bedeutet jedoch nicht gleichzeitig, dass in der vorliegenden Grundlegung Philosophischer Beratung darauf verzichtet wird strukturelle Bedingungen des Menschseins bzw. genauer strukturelle Bedingungen der menschlichen Selbsterkenntnis zu benennen. Eine Theorie der Beratung bzw. Bildung – wie hier vorgelegt werden soll – kommt nämlich offensichtlich ebenso wie eine Theorie der Erziehung oder der Moral ohne minimale Annahmen über das Mensch-Sein ohnehin nicht aus (Brumlik, 2006, 36). Dabei steht jedoch jede Theorie der Beratung und Bildung vor der grundsätzlichen Problematik, dass es bislang keine der Humanwissenschaften vermochte ein einheitliches, unstrittiges, allgemein anerkanntes Theoriegebäude bezüglich des Menschen zu errichten, welches als Grundlage von Beratungs- und Bildungsprozessen dienen könnte. In dem hier vorliegenden Theorieentwurf erfolgen daher zwar keine Festlegungen dessen, was der Mensch eigentlich ist bzw. zu was er eigentlich bestimmt ist, jedoch sollen an zahlreichen Stellen in den folgenden Ausführungen Bedingungen menschlicher Selbsterkenntnis erörtert werden, deren Aufklärung und Reflexion für eine gelingende Selbsterkenntnis, wie sie im Kontext Philosophischer Beratung angestrebt wird, dringend geboten erscheint. Diese Bedingungen menschlicher Selbsterkenntnis lassen sich eventuell als anthropologische Konstanten bezeichnen; ihnen kommt allerdings, wie allen menschlichen Wissensansprüchen, ein erkenntnistheoretisch grundsätzlich unsicherer und revidierbarer Status zu, denn

„Aussagen über die menschliche Natur – die uns ja nicht anders zugänglich ist als durch den Filter unserer Kultur in ihren wissenschaftlichen, moralischen und religiösen Brechungen – sind ... von hoher Irrtumsanfälligkeit. Bezüglich der menschlichen Natur haben wir – wie in aller Wissenschaft – nicht mehr als bestenfalls fehlbare, bisher noch nicht widerlegte, mehr oder minder gut mit dem empirischen Material übereinstimmende Hypothesen" (Brumlik, 2002, 282f.).

Für die hier getroffenen theoretischen Aussagen gilt somit wie für alle Theorien, dass ihre Gültigkeit immer nur vorläufig ist, weil stets die Möglichkeit der Falsifikation besteht; Theoriebildung und Falsifikation können dann aber – auch im Kontext Philosophischer Beratung – „in einem dialektischen Prozess" zu weiterem Suchen und Fragen führen (Hoogendijk, 1988, 39).

2.2 Die formale Bestimmung von Selbsterkenntnis – Selbsterkenntnis als Selbstreflexion

Die klassische Frage der Selbsterkenntnis lautet: „Wer bin ich?" So einfach diese Frage klingen mag, sie eröffnet komplexe Thematiken der inneren Strukturbildung der Person und kann auf vielerlei Art beantwortet werden. Unstrittig dürfte jedoch sein, dass diese Frage erst durch die spezifische Fähigkeit des Menschen zur Selbstreflexivität, seiner Möglichkeit, sich selbst zugleich Subjekt und Objekt zu sein und in ein Verhältnis zu sich selbst treten zu können möglich wird (vgl. u. a. Plessner, 1970).[11] Daher

„lassen sich die verschiedenen Lesarten darüber, was den Menschen kennzeichnet, auf die Formel bringen, dass er sich zu sich selbst verhalten kann und soll" (Tietgens, 1999, 132).

Kierkegaard begreift das menschliche Selbst dementsprechend als ein Verhältnis, das sich zu sich selbst verhält (Kierkegaard, 1849, 77ff.). Ganz ähnlich ist das Verständnis des Selbst von Dieter Thomä: Er möchte das Selbst

„als praktische Beziehung im Sinne einer internen Interaktion auffassen. Damit ist gewährleistet, dass das, was Selbst heißt, nicht nur ein faktischer oder fiktiver Gegenstand ist" (Thomä, 2007, 174).

Der Mensch kann bei seiner Selbsterkenntnis sein Selbst nicht als reinen Gegenstand vor sich hinstellen, denn das Selbst, das erkannt werden soll, ist das Selbst, das erkennt. Das zu erkennende und das erkennende Selbst bewegen sich somit in einem Zirkel, allerdings in einem tätigen, produktiven Zirkel, denn das Selbst betrachtet sich nicht einfach nur bei seiner Selbstreflexion, sondern das Selbst bringt sich selbst hervor in der Reflexion. Das Selbst lässt sich somit nicht als Tatsache, als Ding oder

---

11 Helmut Plessners Entwurf einer philosophischen Anthropologie ist durch Diltheys Deutung des Lebensprozesses stark beeinflusst. Plessner knüpft vor allem an Diltheys erfahrungswissenschaftliche Wendung der Philosophie und seine Konzeption strukturaler Regelmäßigkeiten des Lebens an. Im Vorwort seines Hauptwerkes „Die Stufen des Organischen und der Mensch" schreibt Plessner: „Von den großen Denkern der jüngsten Vergangenheit" ist es „Wilhelm Dilthey, dessen Philosophie und Geschichtsschreibung methodisch und material eine wesentliche Quelle der neuen Problemstellung der philosophischen Anthropologie bedeutet" (Plessner, 1975, V) (zum Verhältnis von Plessner zu Dilthey siehe zudem Giammusso, 1990-1991).

fester Gegenstand verstehen, sondern dem Selbst kommt stattdessen ein dynamischer, prozesshafter Charakter zu, es befindet sich aufgrund seiner Selbstreflexion in einer stetigen Bewegung und Veränderung. Wenn dieses Selbst den Kern des Menschen ausmacht, von dem Kierkegaard zunächst nicht mehr sagt, als dass es in jenem formalen Selbst-Verhältnis besteht und Thomä, dass es in jener internen Beziehung, Interaktion besteht, so verliert jemand, der sich dieses zu sich selbst in ein reflexives Verhältnis zu setzen, zu sich selbst in eine interne Interaktion zu treten, nicht offen hält, sich selbst. Oder auf den Punkt gebracht: Ohne das sich der Mensch zu sich selbst verhält, also ohne Selbstreflexion kein Selbst.

Ganz ähnliche Auffassungen finden sich bereits in der Antike: Für Aristoteles beispielsweise ist es „der denkende Teil, der ja das eigentliche Selbst des Menschen ist" (Aristoteles, 1991/NE, 1166a, 17-18); das Denken ist dasjenige, das jeden Menschen gerade und ganz besonders ausmacht; als Denkender ist man am meisten Mensch: „Jeder Mensch scheint das zu sein, was in ihm denkt, oder doch dieses am meisten" (ebd., 22f.). Der Mensch muss sich daher nach Aristoteles als ein Denkender verhalten, wenn er seiner Natur gemäß leben will. Die reflexive Fähigkeit zur Erkenntnis vom Gebrauch der eigenen Vorstellungen ist auch für Epiktet das entscheidende Unterscheidungsmerkmal zwischen dem Menschen und den übrigen Lebewesen (Epiktet, 1992a, 98).

Das Menschsein zeichnet sich also gerade dadurch aus, dass der Mensch fähig ist, reflexive Distanz zu den Dingen in der Welt und insbesondere zu sich selbst gewinnen zu können, um über sie und sich selbst nachdenken und auf sie und sich selbst auf überlegte Weise einwirken zu können.[12] Der Mensch ist somit ein weltkonstituierendes Wesen, denn Menschen sind „Wesen, die in der Lage sind, sich Begriffe von ihrer eigenen Lebensform zu machen" (Brumlik, 2006, 21). Der Mensch ist daher nicht einfach nur (wie wir uns das für das Tier vorstellen) wahrnehmend, reagierend und sich verhaltend in die Welt hineingestellt, sondern er steht ihr insbesondere aufgrund seines Sprachvermögens erkennend und (potentiell) reflektierend gegenüber. Diese Reflexivität ermöglicht ihm einerseits, den „Boden" des In-der-Welt-seins (im Sinne seiner Weltsicht) überhaupt erst zu schaffen, stellt aber anderer-

---

12 Das Reflektieren über sich selbst bedarf einer gewissen Distanz zu sich selbst. Reflexion erfolgt daher häufig am besten an einem Ort und zu einer Zeit außerhalb des eigenen gewohnten alltäglichen Lebens. Diesen Ort und diese Zeit kann die Philosophische Praxis eröffnen. Durch das außer alltägliche Gespräch mit einem Philosophischen Berater zu bestimmten vereinbarten Zeiten in dessen Räumlichkeiten kann somit der Besucher die notwendige Distanz zu sich selbst erlangen, um auf sich selbst und sein Leben reflexiv zu blicken.

seits aufgrund der reflexiven und damit strukturell unendlichen Natur des denkerischen Prozesses zugleich das Instrument bereit, sich diesen Boden immer wieder selbst fortzuziehen, so dass sein Weg dann als ein „Gehen ohne Grund"[13] erscheint.

2.3. Die inhaltliche Bestimmung von Selbsterkenntnis – Selbsterkenntnis als Erkenntnis der eigenen Selbst- und Weltsichten

Nachdem wir immerhin festgestellt haben, dass Selbsterkenntnis etwas mit Selbstreflexion zu tun hat, stellt sich nun natürlich die Frage, was inhaltlicher Gegenstand dieser Selbstreflexion sein könnte. Inhaltlicher Gegenstand der Selbsterkenntnis – wie sie hier verstanden wird – ist die Erkenntnis der eigenen Selbst- und Weltsichten bzw. die Erkenntnis seiner selbst als Inhaber und Entwickler von Selbst- und Weltsichten.

Wie ist nun das Verhältnis zwischen eigenem Selbst und den eigenen Selbst- und Weltsichten genauer zu verstehen? Wenn jemand über etwas reflektiert, dann befindet er sich in Differenz zu diesem; die Selbst- und Weltsichten eines Individuums sind von dessen eigenem Selbst deshalb zu unterscheiden. Das Bewusstsein von der Differenz zwischen dem Selbst eines Subjekts und seinen Selbst- und Weltsichten muss daher aufrecht erhalten werden. Ziel der Bemühungen im Kontext Philosophischer Beratung ist es gerade, dass der Besucher durch Selbstreflexion Distanz zu seiner eigenen Selbst- und Weltsicht erlangt, damit er dieser nicht einfach blind unterliegt.

Wenn überhaupt lässt sich eventuell behaupten, dass die Selbst- und Weltsichten eines Individuums einen wesentlichen Bestandteil seines Selbst ausmachen; sie sind jedoch keinesfalls mit diesem gleichzusetzen. Das Selbst eines Menschen besteht nicht ausschließlich aus seinen Selbst- und Weltsichten. Aus dieser Einschränkung folgt, dass Selbsterkenntnis verstanden als Erkenntnis der eigenen Selbst- und Weltsichten immer nur Teilaspekte des Selbst beinhalten kann. Diese Form der Selbsterkenntnis ist nicht mit der Erkenntnis des Selbst einer Person schlechthin gleichzusetzen. Die Philosophische Beratung erhebt daher auch keineswegs einen Anspruch auf die ganzheitliche Erfassung des

---

13 Der Soziologe Gerhard Schulze überschreibt seine „Skizze zur Kulturgeschichte des Denkens" mit dieser Formel als „Gehen ohne Grund"; er spricht von der „fundamentalen Ungewissheit" als einer „konstanten und universellen Bedingung menschlicher Existenz. Nicht unsere Haltlosigkeit verändert sich, sondern die Art und Weise, wie wir damit umgehen" (Schulze, 1994, 80).

Selbst ihrer Besucher; der gläserne Mensch ohne Geheimnisse und Rätsel ist wohl ohnehin nicht erreichbar und vermutlich auch nicht wünschenswert.

Bilden die Selbst- und Weltsichten aber einen gewissen Bestandteil des Selbst, so lässt sich sagen, dass sich das Individuum mit der Aneignung seiner Selbst- und Weltsichten einen wichtigen Bestandteil seiner Selbst aneignet und dass mit der Veränderung unserer Selbst- und Weltsichten immer auch in gewisser Weise eine Veränderung unserer Selbst einhergeht; Selbsterkenntnis kann insofern auch das Selbst verändern. Es sei jedoch ausdrücklich festgehalten, dass das Selbst mehr als lediglich die Summe seiner Selbst- und Weltsichten ist, schließlich kann das Selbst wiederum auf einer Metaebene über seine eigenen Selbst- und Weltsichten und sich selbst als Begründer dieser Selbst- und Weltsichten reflektieren.[14] Aber auch auf dieser Metaebene entwickelt das Selbst wiederum Sichtweisen über sich selbst als Selbst- und Weltsichten produzierendes Subjekt.

Betont werden muss an dieser Stelle zudem auch, dass sowohl der Besucher im Kontext Philosophischer Beratung als auch der Mensch ganz allgemein natürlich immer nur bestimmte Ausschnitte seiner Selbst- und Weltsichten, wie mit einem Scheinwerfer beleuchten kann, während gleichzeitig weite andere Teile dabei immer im Dunkeln bleiben. Das Subjekt der Selbsterkenntnis kann seinen Scheinwerfer der Selbstreflexion drehen und wenden – dann beleuchtet es andere Ausschnitte seiner Selbst- und Weltsicht, nun bleiben dafür andere Teile seiner Selbst- und Weltsicht im Dunkeln. Dem Menschen ist jedoch niemals möglich seine gesamte Selbst- und Weltsicht auf einmal aus zu leuchten. Dies ist ihm schon allein deshalb nicht möglich, da ein gewisser Anteil nicht zur Disposition stehender Annahmen über sich selbst und die Welt in gewisser Weise immer auch Bedingung der Möglichkeit ist überhaupt irgendwelche Anteile der eigenen Selbst- und Weltsicht mit einem Scheinwerfer aus zu leuchten und damit zu erkennen bzw. zu verstehen.[15]

---

14 „Das Selbst kann nicht, was sich plastisch gerade den differenzierten Weisen der Selbstbeziehung entnehmen lässt, durch einfache Grundbestimmungen oder Kategorien hinreichend begriffen werden. So ist es weder nur als Ganzes seiner Erlebnisse zu denken noch auch lediglich als beharrliche Substanz und Grundlage seines Erlebnisstroms" (Düsing, 1997, 265).

15 Matthias Jung formuliert diese Einsicht für jegliche Verstehensbemühung: „Wenn Verstehensprozesse immer das große Ganze in Betracht ziehen müssten, kämen sie gar nicht erst in Gang. Der Kontext muss immer pragmatisch beschnitten werden" (Jung, 2002, 66).

Aufgrund dieses Gesichtspunktes, aber auch aufgrund ihrer grundsätzlichen zeitlichen Begrenzung und ihres Charakters einer sozialen Interaktion kann somit im Rahmen Philosophischer Praxis natürlich immer nur ein bestimmter Ausschnitt des Selbst- und Weltbildes des Besuchers exemplarisch thematisiert und reflektiert werden. Weil jedoch nur ein bestimmter Teilausschnitt der Selbst- und Weltsicht zum Gegenstand der Untersuchung im Kontext Philosophischer Beratung gemacht werden kann, sind die Ergebnisse immer nur von vorläufiger, stets zu erweiternder Art.

Welche Selbst- und Weltsichten des Besuchers im Kontext der Philosophischen Beratung im Fokus des Interesses stehen ist natürlich maßgeblich vom jeweiligen Einzelfall abhängig; allgemein lässt sich lediglich sagen, dass vermutlich vor allem folgende Selbst- und Weltsichten der Besucher häufig für den Beratungsprozess von Bedeutung sein dürften:

- seine Ansichten über Beratung
- seine Ansichten über Philosophie
- seine Ansichten über seine bisherige Lebensgeschichte
- seine Ansichten, die seine Interaktion, seine Beziehungen mit seinen Mitmenschen betreffen
- all diejenigen Selbst- und Weltsichten, die seine gegenwärtige Lebenssituation entscheidend mit bedingen
- all diejenigen Selbst- und Weltsichten, die einen Bezug zu seinen eventuell vorhandenen momentanen Schwierigkeiten in der Lebensbewältigung aufweisen
- all diejenigen Selbst- und Weltsichten über die Entstehung seiner eventuell vorhandenen momentanen Schwierigkeiten in der Lebensbewältigung

2.4. Das Erschließen und Reflektieren der eigenen Weltanschauung im Kontext Philosophischer Beratung – Selbsterkenntnis als Erkenntnis der eigenen Weltanschauung

Als Gegenstand Philosophischer Beratung haben wir die Selbsterkenntnis des Besuchers bestimmt, verstanden als dessen Einsicht in seine eigenen Selbst- und Weltsichten. Die Summe der jeweils einzelnen Selbst- und Weltsichten eines Menschen lässt sich auch als dessen Weltanschauung bezeichnen. Die Weltanschauung eines Menschen bildet den konzeptionellen Rahmen von dessen Hintergrundannahmen im Sinne subjektiver Theorien, Überzeugungen, Meinungen. Die Weltanschauung eines Menschen äußert sich darin, wie er sich Selbst und die Welt betrachtet, wie er denkt, fühlt und handelt (Hersh, 1980, 32). Wesentliche Bestandteile alltäglicher Weltanschauungen sind metaphysische, naturphilosophische, erkenntnistheoretische, anthropologische und ethische Grundannahmen über die Welt und das Menschsein.

Selbsterkenntnis im Kontext Philosophischer Praxis meint für den Besucher Erkenntnis seiner eigenen Weltanschauung durch die Unterstützung des Philosophischen Beraters.

2.4.1. Der Mensch als ein Weltanschauung ausbildendes und philosophierendes Wesen

In seinem Aufsatz „Was ist Philosophische Praxis?" begibt sich Lindseth in Anlehnung an Marquard[16] auf die Suche nach der Frage, auf die die Philosophische Praxis die Antwort ist. Die Frage, auf die die Philosophische Praxis die Antwort ist und die die Philosophische Praxis vonnöten macht, liegt seines Erachtens in den Bedingungen des menschlichen Lebens. Die Lebenslage des Menschen bzw. die anthropologischen Grundbedingungen des Menschseins machen Philosophische Beratung erforderlich (Lindseth, 2005, 26). Die Lebenslage des Menschen bzw. die anthropologischen Grundbedingungen des Menschseins führen nämlich dazu, dass der Mensch gezwungen ist, eine Weltanschauung auszubilden und über diese zu philosophieren. Im Anschluss an Watzlawicks berühmtes Axiom: „Man kann nicht nicht kommunizieren" (Watzlawick u. a., 2000, 53) lässt sich somit formulieren: Aufgrund seiner Lebenslage und seinen anthropologischen Grundbedingungen kann der Mensch nicht nicht philosophieren!

Eine angemessene Ausgangsbasis Philosophischer Beratung ist es daher, den Besucher als einen ebenfalls philosophierenden Menschen zu betrachten, der als „Laienphilosoph" eine eigene „Weltanschauung" entwickelt hat, die aus verschiedensten Quellen gespeist ist, u. a. aus seinen bisherigen Erziehungs-, Lern- und Sozialisationserfahrungen. Im Kontext Philosophischer Praxis philosophiert jemand, der Philosophie an der Universität studiert hat (=Berater), mit einem Laienphilosophen (=Besucher), der in der Regel kein Philosophie-Studium absolviert hat. Dementsprechend bezeichnet auch Ekkehard Martens Ratgeber und Ratsuchenden in gleicher Weise als praktizierende Philosophen, die miteinander philosophieren, wobei im günstigsten Fall das Ergebnis sein mag: „die gemeinsam Beratenden haben sich geändert" (Martens, 1987, 143).

---

16 Vgl. hierzu Marquard, 1981: Frage nach der Frage, auf die die Hermeneutik die Antwort ist.

Der Philosophischen Praxis liegt somit ein weites Begriffsverständnis von „Philosophie" bzw. „Philosoph" zugrunde. Dieser weite Begriff von Philosophie bürgt auch der Gefahr vor, die Philosophie zu überschätzen bzw. die eigenen Fähigkeiten zu philosophieren zu unterschätzen. Philosophische Beratung sollte sich nämlich auch zum Ziel setzen der weit verbreiteten Scheu von Alltagsmenschen gegenüber der Philosophie entgegen zu wirken. Die Anerkennung des Alltagsmenschen als ebenfalls philosophierenden Menschen ist hierzu ein wesentlicher Schritt.

Philosophie betreibt man, wenn man aktiv und bewusst seine eigene Weltanschauung ausbildet; das Philosophieren ist ein „ausdrückliches Ausbilden von Weltanschauung" (Heidegger, 1996, 354f.). Der Mensch ist konstitutiv ein philosophierendes Wesen und er philosophiert vor allem dann, wenn er sich quasi auf einer Metaebene mit seinen Selbst- und Weltsichten auseinander setzt. Jeder Mensch, der zu seinem Denken oder seinen Gedanken Stellung nimmt, philosophiert.[17] Da dies auch Alltagsmenschen in bestimmten Situationen durchaus praktizieren sind alle Menschen Philosophen. Dies wurde im Verlauf der Philosophiegeschichte auch des öfteren von philosophischen Größen betont, so z. B. von Hans Georg Gadamer: „Es werden Fragen an die Philosophie gestellt, als gebe es eine besondere Art von Leuten auf der Welt, die Philosophie betreiben. Das ist nicht wahr. Alle Leute treiben Philosophie" (Gadamer, 1993, 6).

Thomas Polednitschek, der seit 1984 sowohl als frei praktizierender Psychotherapeut als auch als Philosophischer Praktiker tätig ist, bringt die dementsprechende Haltung, mit der ein philosophischer Praktiker seinen Besuchern begegnen sollte, sehr schön auf den Punkt:

„Ein Philosophischer Praktiker hat es mit der Selbstinterpretations- oder Selbstdeutungskompetenz zu tun, die den Besuchern einer Philosophischen Praxis immer schon unterstellt wird. Denn für Philosophische Praxis ist der Mensch wie für den kanadischen Philosophen Charles Taylor ein ‚selfinterpreting animal', das sich auf der Basis von für sich selbst bedeutsamen Bildern, Lebensvorstellungen, Lebensmodellen und Ideen immer schon einen Begriff von ‚Gott und der Welt' macht" (Polednitschek, 2006, 94).[18]

---

17 Achenbach nennt dies das „zweite Denken" (Achenbach, 1987, 7). Beim Bemühen zu seinem eigenem Denken Stellung zu beziehen geraten die Menschen jedoch oft in Verwicklungen, treten auf der Stelle, kommen nicht viel weiter. Philosophische Beratung soll daher das Reflektieren auf der Metaebene, die Prozesse des „zweiten Denkens" anleitend unterstützen.

18 Vgl. Taylor, Charles (1994): Quellen des Selbst – Die Entstehung der neuzeitlichen Identität. Frankfurt a. M.. Suhrkamp

Dementsprechend lässt sich die Stärkung der immer schon vorhandenen und vorausgesetzten Selbstinterpretations- und Selbstdeutungskompetenz des Besuchers als wesentliches Ziel Philosophischer Beratung definieren.

Somit ist der enge Zusammenhang zwischen Philosophie und alltäglichem Bewusstsein angedeutet. Die Philosophische Praxis geht davon aus, dass auch Alltagsmenschen eigene Weltanschauungen ausbilden und jedem Menschen wird prinzipiell das Potential zugesprochen fähig zu sein über seine eigene Weltanschauung zu philosophieren. Die beratende Unterstützung des Besuchers bei dessen bewusster Bildung seiner eigenen Weltanschauung durch gemeinsames Philosophieren ist Gegenstand Philosophischer Praxis. Damit haben wir auch eine Basis gewonnen, die wohl den meisten Ansätzen Philosophischer Beratung zugrunde liegt, auch wenn es häufig nicht explizit konzeptualisiert wurde.[19]

Jeder Besucher einer Philosophischen Praxis bringt also seinen eigenen weltanschaulichen Ansatz bereits mit. Der Philosophische Berater verkauft dem Besucher nicht eine bestimmte Weltanschauung, sondern unterstützt diesen vielmehr darin seine schon vorhandene Weltanschauung klarer zu erkennen, auszudrücken, auf den Begriff zu bringen, seine eigene Selbst- und Weltsicht zu klären, zu erhellen und gegebenenfalls neue Sichtweisen in sein Selbst- und Weltbild zu integrieren bzw. bestehende, nicht förderliche Überzeugungen fallen zu lassen.

„Jeder hat eine Lebensphilosophie, aber nur wenige von uns haben das Privileg oder die Muße, herumzusitzen und die Feinheiten auszutüfteln"; dies ist nach Lou Marinoff, Präsident der American Philosophical Practitioners Association und Philosophieprofessor am City College New York, zu bedauern, da das Verstehen und Weiterentwickeln unsere je eigenen Weltanschauung zur Vorbeugung, Lösung und Handhabe vieler Probleme beitragen kann (Marinoff, 2002, 17f.).

---

19 Diese dargelegten Ansichten über die Besucher und den Gegenstand Philosophischer Praxis teilen nämlich auch viele Praktiker, sie entsprechen ihrem Selbstverständnis: „Im Grunde ist die Lebenseinstellung jedes Menschen seine ureigenste praktische Philosophie, und indem er sich diese Lebenseinstellung erschließt, philosophiert er" (Dill, Werbeprospekt, 2). „Dr. phil. Steffen Graefe bietet persönlich beratende Gespräche zur Entwicklung einer eigenständigen Lebensphilosophie" (Graefe, Werbeprospekt). In der Philosophischen Beratung geht es nach Wilhelm Schmid für den Besucher darum, „das jeweils eigene Denken zu formulieren und sich im Gespräch mit dem Anderen darüber klarer zu werden, alte Anschauungen zu überprüfen und neue Anregungen aufzunehmen" (Schmid, 2005, 165).

2.4.2. Der implizite, unbewusste Charakter der eigenen Weltanschauung – Selbsterkenntnis als Aufklärung des eigenen Unbewussten, des eigenen impliziten Wissens

Obwohl auch der Mensch im Alltag grundsätzlich das Potential hat über seine eigene Weltanschauung bewusst zu philosophieren und dies in der Regel ausschnittsweise auch praktiziert, ist dennoch davon auszugehen, dass dem Alltagsmenschen seine eigene Weltanschauung zumeist weites gehend nicht bewusst ist. Er lebt zwar seine Selbst- und Weltsicht ohne diese jedoch explizit sich selbst und anderen in einer begrifflich gefassten Form formulieren zu können; seine Selbst- und Weltsichten gehören in der Regel dem Bereich des impliziten Wissens an (Polanyi, 1958 u. 1985).[20] Zahlreiche eigene Selbst- und Weltsichten, viele Schemata und Muster seines Selbst- und Welterfassens sind somit auch vom Besucher einer Philosophischen Praxis so habitualisiert, dass sie kaum sprachlich symbolisiert, artikuliert oder gar reflektiert worden sind; bestimmen jedoch als implizite Hintergrundannahmen maßgeblich sein Denken und Handeln (Ruschmann, 2007, 149).

Die Selbst- und Weltsicht des Besuchers ist also nicht nur dem Philosophischen Berater zunächst prinzipiell fremd, sondern auch die Besucher selbst durchschauen wesentliche Aspekte ihrer Selbst- und Weltsicht kaum oder gar nicht. Im Verlauf des Bildungs- und Beratungsprozesses im Kontext Philosophischer Praxis geht es deshalb darum implizite Aspekte der Weltanschauung des Besuchers diesem explizit zu machen. Die Aufdeckung von verborgenen Annahmen über sich Selbst und die Welt ist ein wesentliches Moment der angestrebten Selbsterkenntnis des Besuchers (Lahav, 1993, 244). Die Aufgabe des Philosophischen Beraters als eines Experten für Selbst- und Weltsicht-Interpretationen besteht darin, die zu Beratenden dabei zu unterstützen, die verschiedenen Aspekte ihrer Selbst- und Weltsicht herauszuarbeiten, die sich in ihrer Art zu leben und in ihrer Art über ihr Leben zu erzählen ausdrücken, und kritisch solche problematischen Aspekte zu prüfen, die eventuell gegebene aktuelle Schwierigkeiten mit bedingen; schließlich ist dem Besucher zumeist der Zusammenhang zwischen einzelnen theoreti-

---

20 Polanyis Formulierungen von 1958 klingen wie eine Beschreibung des Vorgehens Philosophischer Beratung: „Ich glaube, dass die Aufgabe philosophischer Reflexion darin besteht, die Überzeugungen ans Licht zu bringen und als meine eigenen zu bekräftigen, welche den Gedanken und Handlungsgewohnheiten implizit zugrunde liegen, die ich für gültig halte. Ich muss mich darauf ausrichten, zu entdecken, an was ich wirklich glaube und die Überzeugungen zu formulieren, die ich bei mir selbst vorfinde. Ich muss meine Selbstzweifel überwinden, um an diesem Programm der Selbstidentifikation festzuhalten" (Polanyi, 1958, 267).

schen Annahmen seiner selbst und seinen aktuellen Schwierigkeiten in der Lebensbewältigung kaum bewusst (ebd., 1995, 10). Die Frage, wieso jemand mit gewissen Aspekten seines Lebens nicht zurechtkommt bzw. sich durch Beratung mehr Klarheit wünscht, lässt sich in vielen Fällen formal darauf zurückführen, dass seine gegenwärtigen Selbst- und Weltsichten auf irgendeine Weise nicht mehr geeignet sind, um seine vergangenen oder gegenwärtigen Erfahrungen angemessen zu verarbeiten und zu repräsentieren. Probleme treten für Menschen nämlich vor allem dann auf, „wenn Erlebtes nicht problemlos unter Bekanntes und als normal Vorausgesetztes subsumiert werden kann" (Lucius-Hoene/Deppermann, 2002, 70). Ein zentraler Aspekt der beratenden Begleitung von Selbsterkenntnisprozessen im Rahmen Philosophischer Praxis ist daher sicherlich die gemeinsame Rekonstruktion und Weiterentwicklung der Selbst- und Weltsichten des Besuchers. Lahav spricht von „worldview interpretations" – Philosophische Beratung beinhaltet also Weltsicht-Interpretation (Lahav, 1995). Dabei steht vor allem die Bewusstmachung und Weiterentwicklung von Aspekten der Selbst- und Weltsicht des Besuchers im Vordergrund, die in einem Zusammenhang zu aktuellen Problemen stehen. Es gilt für den Philosophischen Berater seinem Besucher den Zusammenhang zwischen seinen Theorien, Konzepten, Vorstellungen, d.h. seiner Weltanschauung und seinen gegenwärtigen thematisierten Problemen und Schwierigkeiten bewusst zu machen und gemeinsam mit dem Besucher nach alternativen Selbst- und Weltsichten Ausschau zu halten, deren Aneignung durch den Besucher eventuell zu einer Verbesserung seiner Lebenssituation beitragen kann.[21]

Für jeden Menschen ist es zudem schwer, langfristige biografische Hintergrundzusammenhänge differenziert zu erfassen. Inwieweit die gegenwärtige Selbst- und Weltsicht komplexe biografische Voraussetzungen in der Vergangenheit hat wird meistens nicht reflektiert und ist somit ebenfalls unbewusst. Darüber hinaus sind die Prozesse der eigenen Selbst- und Weltsichtbildung unserem Bewusstsein ebenfalls zu großen Anteilen verborgen.

All diese Aspekte seiner eigenen Selbst- und Weltsicht sind dem Besucher also in der Regel unbewusst; ihr Bewusstwerden im Kontext Phi-

---

21 Seymon Hersh schlägt für den Kontext Philosophischer Praxis hierzu einen vierphasigen Prozess vor, der innerhalb des Beratungsgeschehens immer wieder durchlaufen werden kann (Hersh, 1980, 33):
(1) Sich der Art der eigenen gegenwärtigen Weltanschauung bewusst werden
(2) Die eigene Weltanschauung auf die gegenwärtige Lebenssituation beziehen
(3) Sich alternative Sichtweisen aneignen
(4) Alternative Sichtweisen, die sich bewährt haben, in die eigene Weltanschauung integrieren

losophischer Praxis ist ein wichtiger Aspekt der Selbsterkenntnis und darüber hinaus wichtige Voraussetzung dafür, um an der eigenen Selbst- und Weltsicht arbeiten zu können und diese weiter zu entwickeln. Insofern geht es auch bei der Selbsterkenntnis im Rahmen der Philosophischen Beratung ähnlich wie bei der Psychoanalyse in gewisser Weise um die Aufklärung des Unbewussten; schließlich bedeutet Denken bzw. Philosophieren häufig auch, sich etwas „bewusst" zu machen.

Innerhalb der Psychologie ist das Bild von Bewusstseinsstufen geläufig, mit dem die Möglichkeit beschrieben wird, immer „höhere Stufen" des Bewusstseins bzw. des Gewahrwerdens bzw. des reflexivem Selbstbezugs zu erreichen. Ernst Oldemeyer hat z. B. eine solche Konzeption vorgestellt (Oldemeyer, 1979). Dabei werden niederstufige Bewusstseinsakte ihrerseits wieder zum Gegenstand übergeordneter Bewusstseinsakte, es beinhaltet Reflexionsakte zweiten Grades, dadurch entsteht ein Wissen des Wissens. In der Philosophischen Beratung geht es u.a. darum genau diese Reflexionsakte zweiten Grades zusammen mit dem Besucher zu vollziehen.

2.4.3. Exkurs: Philosophische Beratung und Psychoanalyse (Freud)

Aufgrund der gemeinsamen Zielsetzung der Aufdeckung bestimmter Bereiche des Unbewussten erscheint es für die Philosophische Beratung dringend geboten sich mit Freud als den Theoretiker des Unbewussten schlechthin eingehend zu beschäftigen[22]:

„Das ‚Unbewusste' ... korrigiert eine der Grundvoraussetzungen nicht nur des abendländischen Denkens: dass sich menschliche Existenz zuerst und vor allem in einer bewussten, einer sich selbst wissenden Stellungnahme zum eigenen Leben auslegt ... Diese Annahme über die Existenz und die bestimmende Funktion des Unbewussten macht den Kern, das Zentrum der Psychoanalyse aus" (Brumlik, 2006, 21f.).

---

22 Diese Einschätzung und positive Wertschätzung der Psychoanalyse teilen auch viele bedeutende Philosophische Praktiker: „Die Philosophische Praxis ist nicht nur Erbin einer reichen philosophischen Tradition, sondern verdankt ebenso den psychoanalytischen Theorien wertvolle Einsichten und Impulse" (Achenbach, 1985a, 86). „Philosophische Praxis ... kann und darf nicht hinter den Erkenntnisstand der Psychoanalyse zurückfallen" (Macho, 1985, 189).
Wie für jegliche Form psychosozialer Beratung erweist sich z. B. auch für die Philosophische Beratung das Reflektieren über Phänomene der „Übertragung", wie sie die psychoanalytische Tradition beschreibt als dringend geboten. Mit dem Begriff „Übertragung" sind unbewusste Besetzungen von Objekten mit subjektiven Empfindungen gemeint; die Trennung von Übertragungselementen und den besetzten Objekten erfordert gezielte Reflexionsarbeit.

Eine der wesentlichen Botschaften bezüglich des Unbewussten von Freud ist dabei:

„Auch wenn es uns verwehrt ist, das Dunkel des Unbewussten ganz aufzuhellen, sollten wir wenigstens so weit an es herankommen, dass wir ihm nicht ganz unkritisch unterliegen" (Lindseth, 2005, 195).

Die Grundüberlegungen der hier vorliegenden theoretischen Fundierung Philosophischer Beratung folgen dementsprechend der Auslegung von Peter Bieri des berühmten Diktums Freuds „Wo Es war, soll Ich werden":

„Ich lege mir in eigenen Worten seinen Grundgedanken zurecht, dass wir unsere innere Freiheit vergrößern können, indem wir das Verständnis der Innenwelt erweitern, sowohl was ihre innere Logik als auch was ihre Entstehung betrifft" (Bieri, 2003, 445).

Freud hat durch seine Reflexion über das Unbewusste, wie wohl kaum ein Zweiter im 20. Jahrhundert, die Sicht des Menschen auf sich selbst geprägt und sein Schaffen ebenso wie die Philosophische Praxis in der Tradition und im Dienste der Aufklärung des Menschen über sich selbst verstanden (Brumlik, 2006). Die Psychoanalyse ist eine Form der Aufklärung, der Selbstaufklärung – der Selbsterkenntnis und damit letztendlich auch eine Art von Philosophie. Freud selbst, der mit der Psychoanalyse auch ein neues Verständnis menschlicher Selbsterkenntnis begründet hat – Selbsterkenntnis als Aufklärung des eigenen Unbewussten – fasst als ein entscheidendes Ziel der psychoanalytischen Praxis den Gewinn an Selbsterkenntnis (Freud, 1939, 17 u. 103).

Die Philosophische Praxis nimmt zudem ein altes philosophisches Ideal wieder auf, welches sie mit der Psychoanalyse verbindet. Sowohl in der Psychoanalyse als auch in der Philosophischen Praxis wird nämlich von der grundsätzlich heilenden Wirkung der Selbsterkenntnis ausgegangen – im Gegensatz zu Nietzsche und konstruktivistischen Ansätzen, die die Annahme vertreten, dass Gesundheit und wahre Selbsterkenntnis einander geradezu ausschließen (Brumlik, 2006, 17).

Trotz dieser angedeuteten Verwandtschaft von Psychoanalyse und Philosophischer Praxis dürfen wesentliche Unterschiede zwischen psychoanalytischer Therapie und Philosophischer Beratung natürlich nicht aus dem Blick geraten, sondern müssen vielmehr benannt werden (siehe II 1.).

2.4.4. Die Aufklärung des eigenen Unbewussten, des eigenen impliziten Wissens als Voraussetzung für Veränderung und Selbstbestimmung – Selbsterkenntnis als Bedingung der Möglichkeit von Freiheit

Wenn Unbewusstes sprachlich rekonstruiert wird, wird es damit fassbar, beeinflussbar und veränderbar gemacht. Wenn Unbewusstes bewusst wird, dann kann sich die betroffene Person nun in ein Verhältnis zu dem entsprechenden Inhalt setzen; dies geht einher mit einem Zugewinn an Freiheit. Dies gilt auch für den Prozess des Bewusstwerdens eigener Selbst- und Weltsichten: „Erst das Wissen um die eigene Weltsicht erlaubt es, in einen Raum der Freiheit einzutreten und echte Wahlmöglichkeiten zu gewinnen" (Ruschmann, 2007, 149).

Ähnliches nimmt auch Peter Bieri in seinem „Handwerk der Freiheit" in den Blick:

„Freiheit, das ist die Fähigkeit, gegenüber den eigenen Gedanken (= Selbst- und Weltsichten) einen Abstand aufzubauen und sich von ihnen nicht – wie der Getriebene – distanzlos antreiben zu lassen" (Bieri, 2003, 189).

Einen Abstand aufzubauen, inne zuhalten insbesondere im Sinne von Überlegen und Nachdenken ist für Bieri notwendige Voraussetzung für (Willens-) Freiheit: „Die Gewissheit des freien Willens rührt von der Gewissheit des Überlegens her: Ich überlege, also bin ich frei" (ebd., 182) und umgekehrt meint Bieri, „dass es das Übergehen des Nachdenkens ist, was die Unfreiheit stiftet" (ebd., 91).

Durch das Bewusstmachen, Vergegenwärtigen und Reflektieren über seine Selbst- und Weltsichten gewinnt der Mensch ein distanziertes Verhältnis zu diesen:

„Dann können wir uns – besonnener und kritischer als vorher – mit den Wegen beschäftigen, die unser Denken zu nehmen pflegt. Indem wir die Identifikation mit Gedankengängen lösen, bringen wir sie vor uns, statt uns nur von ihnen treiben zu lassen" (ebd., 29).[23]

Nach Bieri können wir uns Selbst- und Weltsichten, die sich quasi hinter unserem Rücken gebildet haben, durch Bewusstmachen und Reflektieren nachträglich zu eigen machen. Es ist nämlich ein wesentlicher Unterschied, ob man Subjekt nur in dem Sinne ist, dass einem Selbst- und Weltsichten zustoßen und in einem hinein sickern, um dann unbemerkt

---

23 Der Gedankengang lässt sich zum einen auf die Gedanken eines Subjekts im Sinne seiner Selbst- und Weltsichten beziehen, zum anderen aber auch auf seine Willensbestrebungen: „Der kritische, distanzierte Umgang mit den eigenen Gedanken ... ist eine Facette unserer Freiheit. Eine andere Facette ist der kritische Abstand, den wir zu unseren Wünschen einnehmen können" (Bieri, 2003, 72).

und unkontrolliert, weil unbewusst, die Regie u. a. über unser Handeln zu übernehmen, oder ob man Subjekt in dem gewichtigeren Sinne der kritischen Distanz und der bewussten Kontrolle über die eigene Selbst- und Weltsicht ist. Dieser Unterschied ist ein wesentlicher Unterschied im Grad der eigenen Freiheit. Somit ergibt sich ein direkter Bezug von Selbsterkenntnis im Sinne der Aufklärung des eigenen Unbewussten und der (Willens-) Freiheit des Subjekts:

„Die Freiheit des Willens ... liegt in der Größe der Selbsterkenntnis" (ebd., 70). „Wachsende Erkenntnis bedeutet wachsende Freiheit. So gesehen ist Selbsterkenntnis ein Maß für Willensfreiheit" (ebd., 397).

Wenn Selbsterkenntnis im Sinne des bewussten Erkennens der eigenen Selbst- und Weltsicht das Maß unsere Freiheit erhöht, dann hat dies al- lerdings auch zur Folge, dass Freiheit im Sinne einer bewussten Ausges- taltung der eigenen Selbst- und Weltsichten nicht einfach etwas Gegebe- nes ist, sondern etwas, dass man sich selbst erst erarbeiten muss – näm- lich durch die Anstrengung der eigenen Selbsterkenntnis.

Demgemäß geht auch Bieri „davon aus, dass die Freiheit des Wil- lens etwas ist, das man sich erarbeiten muss. Man kann dabei mehr oder weniger erfolgreich sein, und es kann Rückschläge geben. Was man an Freiheit erreicht hat, kann wieder verloren gehen. Willensfreiheit ist ein zerbrechliches Gut, um das man sich stets von neuem bemühen muss. Und es ist dieser Idee zufolge eine offene Frage, ob man sie jemals in vollem Umfang erreicht. Vielleicht ist sie eher wie ein Ideal, an dem man sich orientiert, wenn man sich um seinen Willen kümmert" (ebd., 383).

Durch den eben aufgezeigten Zusammenhang von Selbsterkenntnis und Freiheit wird auch ersichtlich, dass Selbsterkenntnis immer zugleich als Mittel der Selbstbemächtigung fungiert. Schmid benennt diesen Zu- sammenhang von Selbsterkenntnis und Selbstbemächtigung, indem er darauf verweist, dass die berühmte Sentenz Francis Bacons, wonach Wissen Macht ist, auch auf die Selbsterkenntnis bezogen werden kann,

„denn auch hier darf das Wissen von Zusammenhängen als Voraussetzung dafür gelten, Macht über sie ausüben zu können ... Keinesfalls also sollte das Subjekt der Lebenskunst der Arbeit des Wissens gleichgültig gegenüberstehen. Es formt sich in dieser Arbeit und wird durch das Wissen geformt; vor allem aber eignet es sich mit der Aneignung von Wissen selbst Macht an und gewinnt Selbstmächtigkeit" (Schmid, 1998, 303).

An anderer Stelle formuliert er:

„Wenn die Arbeit des Wissens auch mit dem Schmerz verbunden ist, die gewohnten, vertrauten Verhältnisse hinter sich zu lassen und die glückliche Naivität zu verlieren, so vermittelt sie doch auf der anderen Seite die Lust, die Welt neu zu erfahren und mit dem theoretischen Blick auf die Dinge und sich selbst Macht über sie und sich zu gewinnen" (ebd., 311).

Auch in Bezug auf die Selbsterkenntnis gilt damit in gewisser Weise der Grundsatz Nietzsches und Foucaults, wonach der Wille zum Wissen ein Wille zur Macht ist.

Nur durch die Realisierung von Reflexivität – im Sinne der Aneignung von Wissen über die eigenen handlungsleitenden Selbst- und Weltsichten – ist ein bewusstes und selbstbestimmtes Handeln möglich, wird Selbstkontrolle und Selbstorientierung ermöglicht:

„Reflexion ist das Transformationsmedium von Verhalten zu Handeln im engeren Sinne, das heißt: von einem automatisierten Agieren, das durch Abruf angelegter oder eingefahrener Programme sich der Situation anpasst, zu einem von seinem Subjekt willenskontrollierten, selbstbestimmten und einseitig ausgerichteten (finalisierten) Tun" (Oldemeyer, 1979, 751).

Eng verbunden mit den Begriffen der Freiheit, Selbstbemächtigung, Selbstbestimmung und Selbstkontrolle ist auch der Begriff der Selbstverantwortung. Weil Menschen bis zu einem gewissen Grad ihre Selbst- und Weltsichten frei selbst bestimmen können, sind sie auch für diese selbst verantwortlich. Odo Marquard bedient sich eines zivilrechtlichen Vergleichs um die Art der Verantwortung bezüglich der eigenen Identität genauer zu fassen:

„Menschen sind nicht urheberverantwortlich, sondern treuhänderverantwortlich für ihre Identität: Die Identität ... ist einem ... zugelaufen oder zugefallen ... um sie muss man sich – ob es einem passt oder nicht – kümmern" (Marquard, 1979, 698).

Was Marquard über die eigene Verantwortung bezüglich der eigenen Identität sagt, lässt sich auch auf die Verantwortung bezüglich den eigenen Selbst- und Weltsichten beziehen. Zu kritisieren ist die Idee der vollständigen autonomen Verfügung über die eigene Selbst- und Weltsicht, da – wie eben ausgeführt – dem Individuum zunächst einmal zahlreiche seiner Selbst und Weltsichten nicht bewusst zugänglich sind. Zudem steht auch der Einfluss der sozialen Umwelt auf die Genese von individuellen Selbst- und Weltsichten einer vollständigen autonomen Urheberschaft des Subjekts über diese im Wege. Das Subjekt ist allerdings bis zu einem gewissen Ausmaß in der Lage sich seine Selbst- und Weltsichten bewusst zu machen bzw. über die biografische und soziohistorische Determiniertheit seiner Selbst- und Weltsichten zu reflektieren. Diese Möglichkeiten zu ergreifen und nicht ungenutzt zu verpassen, dafür kann dem Subjekt Verantwortung zugeschrieben werden. Dem Subjekt kommt somit bezüglich seiner Selbst- und Weltsichten in gewisser Weise der Status eines Treuhänders zu, dem die Verantwortung für etwas übertragen wird, auf dessen Pflege er verpflichtet ist. Das Subjekt ist also nicht verantwortlich für die Urheberschaft seiner Selbst- und Weltsichten, allerdings für die Pflege derselben – diese Pflege ist ein wichtiger Aspekt der Selbst-Sorge.[24]

In Bezug auf die hier zu beschreibenden Prozesse der Selbsterkenntnis im Kontext Philosophischer Beratung lässt sich somit festhalten, dass der Besucher Freiheit, Selbstbemächtigung und Selbstverantwortung über seine eigene Selbst- und Weltsicht in dem Maße erlangt, als er deren Bedeutung und Einfluss auf sein eigenes Denken, Fühlen und Handeln bewusst reflexiv erfasst (Dilthey, V, 334). Somit fördert im Rahmen Philosophischer Praxis Bildung – verstanden als zunehmende Einsicht in bislang unbewusste, undurchschaubare Zusammenhänge – die Selbstbestimmung, Autonomie und Mündigkeit der Besucher. Indem sich der Besucher im Kontext Philosophischer Beratung um seine Selbst- und Weltsichten kümmert, macht er deshalb dabei nicht nur etwas mit sich, sondern auch vor allem für sich.

---

24 Eine Form von Verantwortung im Sinne gesellschaftlicher Verantwortung trägt das Individuum zudem, wenn man sich vergegenwärtigt, dass die individuelle Ausgestaltung der eigenen Selbst- und Weltsicht zum Bestandteil der allgemeinen gesellschaftlichen Meinungsbildung des Menschen über sich und die Welt wird. Das Individuum trägt mit seiner Sorge, Pflege und Wahl seiner Selbst- und Weltsichten zur Fundamentalsorge, -pflege und -wahl der Weltanschauung auf allgemein gesellschaftlicher Ebene bei und trägt dafür die Verantwortung.

III Die erziehungswissenschaftliche Grundlegung Philosophischer Beratung

In I 5. haben wir bereits ausgeführt, dass für die theoretische Grundlegung Philosophischer Beratung ein interdisziplinäres Vorgehen dringend geboten erscheint. Der hier vorliegende theoretische Entwurf möchte dabei insbesondere auf die Erziehungswissenschaft als eine entscheidende Bezugswissenschaft Philosophischer Praxis zurückgreifen.

Frank Engel betont ganz allgemein den engen Bezug der Erziehungswissenschaft zur Philosophie[1] und deren grundsätzliche interdisziplinäre Ausrichtung:

„Pädagogik und Erziehungswissenschaft sind grundlegend diskursive Disziplinen ... die mit großer Selbstverständlichkeit auf philosophische Traditionen − und das hiermit verbundene erkenntnistheoretische Reflexionsniveau − ebenso zurückgreifen können wie auf empirische Befunde einer sich reflexiv verstehenden Erziehungswissenschaft, die qualitative Methoden als Selbstverständlichkeit kennt" (Engel, 2007, 110).

Die Wahl der Erziehungswissenschaft als entscheidender Bezugswissenschaft zur theoretischen Fundierung Philosophischer Beratung ist in erster Linie darin begründet, dass die Philosophische Praxis eine enge Verbindung zu zwei wesentlichen Grundbegriffen der Erziehungswissenschaft aufweist − der „Bildung" und der „Beratung". Dies gilt es im Folgenden zu erläutern.

Vorab sei noch betont, dass es aufgrund dieser engen Verbindung zur Erziehungswissenschaft von der Bewegung der Philosophischen Praxis auf jeden Fall mehr als fahrlässig wäre, wenn sie auf die umfassenden Wissensbestände der Erziehungswissenschaft nicht zurückgreifen würde. Die beiden Disziplinen Philosophie und Erziehungswissenschaft sollen daher im Rahmen dieser vorliegenden Arbeit in einen beide Seiten bereichernden Dialog treten und jeweils daraufhin befragt wer-

---

1   Bereits Dilthey, auf den sich die späteren Ausführungen immer wieder maßgeblich beziehen werden, sieht ein enges Verhältnis zwischen Philosophie und Pädagogik gegeben: Pädagogik ist für ihn „das höchste praktische Ziel, zu welchem uns das philosophische Nachdenken Schlüssel geben kann" (IX, 191).
Auch Klaus Mollenhauer betont den engen Zusammenhang zwischen Erziehungswissenschaft und Philosophie. Aus seiner Sicht ist die Erziehungswissenschaft eine „teils empirische, teils der praktischen Philosophie sich anschließende Disziplin" (Mollenhauer, 1996, 181).

den, welchen Beitrag sie für die Prozesse der Förderung von Bildung und Selbsterkenntnis des Menschen durch Beratung zu leisten im Stande sind.

1. Die bildungstheoretische Grundlegung Philosophischer Beratung – Die Philosophische Beratung als eine mögliche Form von Erwachsenenbildung

1.1. Heterogenität, Pluralität, Vielfalt, Uneinheitlichkeit und Unübersichtlichkeit als charakteristische Merkmale der gegenwärtigen Erwachsenenbildung

Anders als der schulische bzw. universitäre Bildungsbereich, der institutionell auch weiterhin seinen „Ort" im Bildungssystem hat, entwickelt sich die Erwachsenenbildung uneinheitlich:

„Bei dieser pädagogischen Berufsgruppe handelt es sich keineswegs um eine homogene soziale Einheit oder um einen mit einer klar definierten beruflichen Ausbildung versehenen Berufsstand ... Im Gegensatz zur Berufsgruppe der Lehrer, bei der das institutionelle Zentrum der Schule und geregelte Ausbildungswege für eine gewisse Homogenität sorgen, ist die Berufskultur der Erwachsenenbildung durch Vielfalt, Unübersichtlichkeit und geringe juristische Regelungsdichte gekennzeichnet" (Nittel, 2009b, 1227).

Bildungsanlässe werden zunehmend weniger in konventionellen Erwachsenenbildungsinstitutionen wie den Volkshochschulen gestiftet; vielmehr besteht eine Anzahl weiterer Institutionen in sehr unterschiedlichen gesellschaftlichen Bereichen; aber auch jenseits institutioneller Kontexte entwickelt sich eine bunte Vielfalt von neuen Interaktions- und Organisationskontexten, in denen Bildungsprozesse realisiert werden (Bergs-Winkels, 1998). Der Bereich der Erwachsenenbildung ist derart uferlos geworden, dass ein „Prozess des Ausfransens und Ausuferns des Erwachsenenbildungssektors" (Axmacher, 1986) bzw. eine „Zersplitterung des Berufsfeldes" (Nittel, 2009b, 1235) konstatiert werden kann.

„Dieser Pluralität der Bildungseinrichtungen und ihrer Träger entspricht die reiche Vielfalt verschiedener konzeptioneller, organisatorischer und didaktischer Ansätze und Umsetzungsformen" (Dewe, 2001a, 422),

wobei folgender gemeinsamer Nenner benannt werden kann:

102

„Erwachsenenbildung stellt einen Prozess dar, bei dem ein bereits handlungsfähiges Individuum das Repertoire seiner Denk- und Verhaltensweisen ändert oder erweitert" (Dewe, 1999, 92).

Praktiker der Erwachsenenbildung

„planen, initiieren und gestalten in extra dafür geschaffenen didaktischen Arrangements und Settings die Neujustierung des Verhältnisses zwischen dem Subjekt und seiner Welt. Damit ermöglichen sie etwas, was wir emphatisch ‚Bildung' nennen" (Nittel, 2009b, 1241).

1.2. Die Philosophische Beratung als eine mögliche Form von freiberuflich ausgeübter expliziter Erwachsenenbildung im Systemkontext des Kultur- und Freizeitbereichs

Die Bewegung der Philosophischen Beratung ist – so die hier vertretende These – ein weiteres Element der eben geschilderten bunten Vielfalt erwachsenenpädagogischen Handelns und daher auch Gegenstand erziehungswissenschaftlicher Betrachtung. Wie lässt sich diese These begründen und wo genau lässt sich die Philosophische Praxis innerhalb des Feldes der Erwachsenenbildung verorten?

Um etwas Ordnung und Systematik in das unübersichtliche Feld der Erwachsenenbildung zu bringen, unterscheidet Nittel den Bereich der expliziten und den der impliziten Erwachsenenbildung. Während der explizite Bereich Einrichtungen umfasst,

„die in ihrer institutionellen Selbstbeschreibung als alleinigen Organisationszweck die Bildung bzw. die Weiterbildung des Erwachsenen auf ihre Fahnen geschrieben haben", [lassen sich dem impliziten Bereich Einrichtungen zuordnen,] „deren Organsiationszweck zwar gar nicht vorrangig im Bereich der Bildung angesiedelt ist, die aber dennoch faktisch die Bildung des Erwachsenen in systematischer Form und unter Maßgabe pädagogischer Ziele betreiben" (Nittel, 2009b, 1227 und Nittel/Völzke, 2002, 17).

Ausgehend von dieser zentralen Differenzierung lässt sich die Philosophische Praxis dem Bereich der expliziten Erwachsenenbildung zuordnen, da ihrem Selbstverständnis nach ausdrücklich die Bildung ihrer Besucher das zentrale Ziel darstellt. Als Beleg seien hierfür eine Auswahl an Zitaten einflussreicher philosophischer Praktiker angeführt, die den Bildungsauftrag der Philosophischen Praxis in den Blick nehmen:

„Mein Leben ist noch nicht fertig geformt, noch nicht abschließend gebildet, sondern ich befinde mich auf dem Wege dieser Bildung. Bei jeder philosophischen Beratung ist also die Bildungsfrage die zentrale, die grundlegende Frage" (Lindseth, 2005, 212).

„Ziel dieser Philosophischen Praxis ist ein dynamischer Bildungsprozess, der einem hilft, den personalen Lebensentwurf möglichst selbstbewusst und selbstbestimmt zu gestalten, ohne dabei die Grenzen der eigenen Möglichkeiten zu unter- oder überschätzen" (Witzany, 1987, 77).

Auch der Begründer Achenbach erklärt Bildung zum Ziel Philosophischer Praxis und versteht mit Bezugnahme auf Adorno unter Bildung die „Frucht" von

„Aufgeschlossenheit, der Fähigkeit, überhaupt etwas Geistiges an sich herankommen zu lassen und es produktiv ins eigene Bewusstsein aufzunehmen" (Achenbach, 1987, 31; vgl. Adorno, 1963, 42).

Diese Aufgeschlossenheit gelte es gerade auch im Kontext Philosophischer Beratung zu fördern, da dem heutigen Menschen häufig der Geist der Bildung fehle,

„der zugleich aus einem öden und erlebnisarmen Einerlei des Lebenstrotts befreit, Überraschungen bereitet, wach macht, aufmerksam gespannt, lange antrainierte Neugier neu entfacht, Ausgeschlossenes erschließt, andere und neue Perspektiven und bisher versperrte Aussichten eröffnet und auf diesem Wege Übersehenes ins Licht stellt, Starres und Ermattetes bewegt, Festgesetztes aus der Stelle rückt – alles dies Signifikanz von Bildung, die im philosophischen Gespräch entschieden eher eine Chance hat als in jeder Form von Unterrichtung" (ebd.).

Um das Feld der Erwachsenenbildung genauer bestimmen zu können, unterscheidet Nittel zudem zentrale Berufsrollen und Systemkontexte in denen Erwachsenenbildner agieren. Diese Differenzierungen verhelfen dazu die Philosophische Praxis im Feld der Erwachsenenbildung zu verorten. Ausgehend vom gegenwärtigen Stand lassen sich Philosophische Praktiker nämlich demnach der Gruppe der freiberuflich Tätigen zuordnen, die sich auf dem freien Markt behaupten müssen, und sich im Systemkontext des Kultur- und Freizeitbereichs bewegen (Nittel, 2009, 1228 u. 1234). Nittel unterscheidet des weiteren „vier Tätigkeitsschwerpunkte in der Erwachsenenbildung – Leiten, Organisieren, Lehren und Beraten" (ebd., 2002a, 255) – auf die Philosophische Praxis trifft in erster Linie der letztgenannte Tätigkeitsschwerpunkt zu.

Die Philosophische Praxis lässt sich also im Feld der Erwachsenenbildung genauer verorten und ist ihrem Selbstverständnis nach aufs engste mit dem disziplinären Kern der Erziehungswissenschaft verknüpft, schließlich steht auch im Rahmen der Philosophischen Beratung eine der zentralen Leitkategorien der Erziehungswissenschaft im Zentrum – die Bildung.

Nach Wolfgang Klafki ist der Bildungsbegriff sogar eine übergeordnete Orientierungs- und Beurteilungskategorie für alle pädagogischen Einzelmaßnahmen (Klafki, 1975). Diese Position, nach der Bildung die zentrale erziehungswissenschaftliche Leitkategorie sei, von der aus alle anderen sich begründen würden, ist auch heute noch weit verbreitet (Marotzki u. a., 2006, 167) und mündet u. a. auch in der Bestrebung die „Erziehungswissenschaft" in „Bildungswissenschaft" umzubenennen. Abgesehen davon, wie man sich zu diesem Anliegen positioniert, dürfte unbestritten sein, dass die Ermöglichung von Bildung und die Bearbeitung von Einschränkungen im menschlichen Bildungsprozess traditionell als pädagogische Kernaktivitäten gelten (ebd., 164).[2]

Da Beides auch innerhalb der Philosophischen Beratung eine wesentliche Rolle spielt, beinhaltet die Philosophische Praxis immer auch pädagogisches Handeln.

1.3. Die Gefahr der Reduktion von zweckfreier Bildung auf funktionale Qualifikation innerhalb der gegenwärtigen Erwachsenenbildung

Der Bildungsbegriff weist eine große Variationsbreite von Bedeutungen auf, welche hier nicht im Einzelnen nach gezeichnet werden kann; es erscheint jedoch aufgrund dieser Variationsbreite erforderlich zu sein, das eigene Verständnis von Bildung, welches dem hier folgenden theoretischen Entwurf zugrunde gelegt wird und welches mit dem Anliegen Philosophischer Praxis übereinstimmt, näher zu skizzieren – dies soll im Folgenden geschehen.

Der Bildungsbegriff erhielt als anthropologische, philosophische und pädagogische Leitkategorie seine modernen Konturen ca. im letzten Drittel des 18. und ersten Drittel des 19. Jahrhunderts. Seit dem steht Bildung für eine offene, allgemeinbildende, zweckfreie Persönlichkeitsgestaltung durch Aufklärung, Wissensvermittlung und Kompetenzentfaltung (vgl. Fröbel, 1837). Bildung unterliegt keinen fremden Zwecken, sondern hat ihren Zweck in dem sich bildenden Menschen selbst:

„Der Maßstab und das Ziel aller Bildung war damit keine äußere Instanz mehr (Polis, Gott, Natur), sondern jeder einzelne Mensch in seiner individuellen, nach eigenem Bilde zu gestaltenden Persönlichkeit selbst" (Frischmann, 2005, 17).

---

2   Auch Dilthey sieht eine enge Verbindung der beiden pädagogischen Grundbegriffe „Bildung" und „Erziehung" indem er Erziehung als eine Tätigkeit begreift, die „zu bilden sucht". Bildung ist damit als Ziel notwendiger Bestandteil von Erziehung: „Unter Erziehung verstehen wir die planmäßige Tätigkeit, durch welche die Erwachsenen das Seelenleben von Heranwachsenden zu bilden suchen" (Dilthey, IX, 190). Das hier im Verlauf der Ausführungen zu entfaltende Verständnis von Bildung unter Rückgriff auf Dilthey (und Marotzki) kann somit auch als ein mögliches Ziel der Erziehung – neben anderen – verstanden werden.

Diese Vorstellung von Bildung erlebt zurzeit eine Renaissance (Dewe, 2001a, 411). Der Grund hierfür ist in der zunehmenden Gefahr der Instrumentalisierung und Funktionalisierung des Begriffs Bildung für wirtschaftliche und gesellschaftliche Zwecke zu sehen; in der Gefahr der „Kolonialisierung der Weiterbildung für systemspezifische Zwecke jenseits von Erziehung und Bildung" (Nittel, 2007, 122). Mit dieser Entwicklung einhergehend wird der Bildungsbegriff zunehmend vom Qualifikationsbegriff abgelöst bzw. wenn von „Bildung" im öffentlichen Diskurs, aber auch teilweise im erziehungswissenschaftlichen Fachdiskurs die Rede ist, wird darunter vielmehr in der Regel „Qualifikation" verstanden:

„Mit dem Einzug des Qualifikationsbegriffs in die Erwachsenenbildung/Weiterbildung während der 70er und 80er Jahren waren unvermeidliche Konsequenzen verbunden. Bildung verdünnt sich endgültig zu anwendungsbezogenem Wissen, das während des institutionalisierten Lernens akkumuliert, der Lösung künftig zu bewältigender beruflicher Handlungsprobleme dienen soll" (Dewe, 2001a, 423).

Neben dem Begriff der „Qualifikation" wird Bildung zudem auf den Begriff des „Lernens" reduziert:

„Die mit der realistischen Wende der Erziehungswissenschaft einsetzende Einführung von verhaltenstheoretisch orientierten Lerntheorien zur Bestimmung des Interaktionsprozesses in der (Erwachsenen-)Bildung ersetzt den Bildungsbegriff mit seinen normativen Implikationen durch den Begriff des Lernens, der Bildung (ebenfalls) auf die Dimension instrumentellen Handelns reduziert" (Dewe, 2001, 134).

Dementsprechend beklagt auch Ballauf: „Lernen ohne Bildung wird richtungs- und „sinnlos", es artet zu bloßer Aktivität und zur Leistung aus" (Ballauf, 1981, 17).

Dieser angesprochenen Reduzierung der Bildung auf Qualifikation und Lernen entsprechend zielt auch die gegenwärtig öffentlich geführte Bildungsdebatte eher darauf, Bildung auf das Erlernen derjenigen Kenntnisse und Fertigkeiten, derjenigen „Kompetenzen" zu reduzieren, die als „Mittel der Wahrnehmung von Vorteilen inmitten des ungeschlichteten bellum omnium contra omnes" (Adorno, 2006, 15) auf globaler Ebene im Augenblick gebraucht werden. Bildung wird somit missbraucht als Mittel der Durchsetzung in der Konkurrenz statt als Ideal zu fungieren, dem es gerade darum geht diese menschliche Konkurrenzsituation selbst zu überwinden. Adorno bezeichnet dies als nicht zu akzeptierende „Herabwürdigung" der Bildung, denn

„fraglos ist in der Idee der Bildung notwendig die eines Zustands der Menschheit ohne Status und Übervorteilung postuliert, und sobald sie davon etwas sich abmarkten lässt und sich in die Praxis der als gesellschaftlich nützliche Arbeit honorierten partikularen Zwecke verstrickt, frevelt sie an sich selbst" (ebd., 16).

Bildung wird nach Adorno ihrem Anspruch nicht gerecht, wenn sie sich auf die Interessen des ökonomischen Erfolgs einlässt und in deren Dienst tritt. Als Mittel kapitalistischer Geschäftsinteressen und der Durchsetzung in der Konkurrenz widerspricht sie ihrem Anspruch einer humanen Gestaltung gesellschaftlicher Verhältnisse. Für den klassischen Bildungsbegriff gilt nämlich, dass er in Opposition zu einer Vorstellung konzipiert wurde, die den Menschen ausschließlich zum brauchbaren und nützlichen Glied der Gesellschaft bzw. der Volkswirtschaft erziehen wollte. An diese Bildungsvorstellung der neuhumanistischen Bildungstheorie knüpft Adorno an:

„Diese wandte sich in ihren Hauptrepräsentanten Schiller und Humboldt gegen die Vorstellung, dass eine gezielte Vorbereitung der Heranwachsenden auf gesellschaftliche Aufgabenstellungen mit deren persönlichem Glück und individueller Selbstbestimmung identisch sei"

Persönliches Glück und individuelle Selbstbestimmung seinen durch Bildung vielmehr nur dann hervorzubringen, „wenn den Heranwachsenden ein Raum zur Verfügung gestellt wird, in dem sie vor (direkten) gesellschaftlichen Anforderungen geschützt sind" (Schäfer, 2004, 36).
Eine Philosophische Praxis bietet diesen geschützten Raum – allerdings eher für Erwachsene als für Heranwachsende.

1.4. Bildung von Erwachsenen verstanden als die bewusste reflexive Veränderung des eigenen Selbst- und Weltverhältnisses, der eigenen Weltanschauung

Der eben skizzierte funktionale oder utilitaristische (Aus)Bildungsbegriff bildet den eigentlichen Gegenpol zum klassischen Bildungsbegriff (Marotzki, 1999, 58). Im Gegensatz zu Funktionalität setzt Bildung im klassischen Sinne konsequent auf Reflexivität:

„Bildungstheorie beschäftigt sich mit der zentralen reflexiven Verortung des Menschen in der Welt, und zwar in einem zweifachen Sinne: zum einen hinsichtlich der Bezüge, die er zu sich selbst entwickelt (Selbstreferenz) und zum anderen hinsichtlich der Bezüge, die er auf die Welt entwickelt (Weltreferenz). Bildung ist aus dieser Perspektive der Name für den reflexiven Modus des menschlichen In-der-Welt-Seins"(ebd., 59).

Bildungsprozesse können daher nach Marotzki solche Lernprozesse genannt werden, „in denen es um die Änderung des elementaren Selbst- und Weltverhältnisses geht"; in Bildungsprozessen bildet sich ein neues Selbst- und Weltverhältnis aus (Marotzki, 1990, 41; 1991b, 123).

Im späteren Verlauf dieser vorliegenden theoretischen Grundlegung Philosophischer Beratung steht die Weltanschauungslehre von Dilthey im Zentrum der Ausführungen. Marotzki zieht selber die Verbindungslinie von seinem Bildungsbegriff zu Diltheys Weltanschauungslehre:

„Was hier Änderung des Weltverhältnisses genannt wird, könnte der Sache nach auch als Änderung der Weltanschauung verstanden werden, wie sie etwa Dilthey versteht. Eine Weltanschauung bildet nämlich für ihn einen Orientierungsrahmen, der die Erfahrungen des Subjekts organisiert" (Marotzki., 1991b, 130).

Unter einem Bildungsprozess wäre also dementsprechend die Änderung der eigenen Weltanschauung bzw. des eigenen Orientierungsrahmens der Erfahrungsverarbeitung zu verstehen. So verstandene Bildung erstreckt sich über die gesamte menschliche Lebensspanne und vollzieht sich in zahlreichen Kontexten. So ermöglichen z. B. Eltern, Erzieher, Lehrer und Therapeuten zum Teil solche Prozesse der Bildung (ebd., 1990, 42). Verallgemeinernd kann man also mit Marotzki sagen, dass zumindest eine wesentliche Dimension des Bildungsbegriffs die Haltung des Menschen zu sich, zu anderen und zur Welt bezeichnet. Bildung kommt ein Doppelcharakter zu – sie schließt sowohl Selbst- als auch Weltbezug ein. Durch Bildung versucht sich der Mensch in Bezug auf sich Selbst und auf die Welt zu orientieren (Marotzki, 1999, 61); er versucht sich selbst und die Welt immer besser zu interpretieren, sich selbst und die Welt immer besser anzueignen (ebd., 1991a, 195). Durch Bildung bildet das Individuum sein Selbst- und Weltbild und damit bildet es letztendlich einen wesentlichen Aspekt seiner selbst.

An dieser Stelle wird der Bezug der Philosophischen Beratung zum Bildungsbegriff offensichtlich. Die Philosophische Praxis arbeitet in einem bildungstheoretischen Referenzrahmen, da sie sich mit dem Aufbau, der Aufrechterhaltung und der Veränderung des Selbst- und Weltbezuges von Menschen beschäftigt. Die gemeinsame Rekonstruktion und Weiterentwicklung des Selbst- und Weltbezugs des Besuchers der Philosophischen Praxis macht einen wesentlichen Anteil der Selbsterkenntnis desselbigen aus und steht daher im Zentrum der hier vorliegenden Ausführungen. Diese Bildungsarbeit setzt im Sinne der Selbstaufklärung an den subjektiven Selbst- und Weltdeutungen der Adressaten an. Die Deutungsmuster werden als Urteile über sich Selbst und die Welt ernst genommen und in ihren inhaltlichen Aussagen zum konkreten Ansatzpunkt von Bildungsprozessen im Rahmen Philosophischer Praxis.

Selbst und Welt sind für ein Individuum nicht ein Gegebenes, sondern werden aufgrund unserer perspektiven- und deutungsgebundenen Wahrnehmung zu etwas, was erst hergestellt und über soziale Interaktionen aufrecht erhalten oder verändert wird. Die dabei entstehenden theoretischen Deutungsmuster sind für das Individuum unverzichtbar, sie bedürfen jedoch der Überprüfung ihrer Geltungsansprüche und Erkenntniszugänge. Dies soll im Rahmen Philosophischer Beratung geschehen, wobei die Befähigung zur „stellvertretenden Deutung" auf Seiten des Beraters die Basis der unterstützenden Funktion erwachsenenpädagogischen Handelns im Rahmen Philosophischer Praxis bildet.

1.5. Bildung von Erwachsenen verstanden als die bewusste reflexive Einsicht in die Bedingtheit des vermeintlich Unabänderlichen innerhalb des Alltagsbewusstseins

Wie wir eben herausgearbeitet haben fasst der Begriff der Bildung – so wie er im Kontext dieser Arbeit verstanden wird – den Prozess der bewussten reflexiven Entwicklung des eigenen Selbst- und Weltverhältnisses. Dementsprechend gehen Theorien der Erwachsenenbildung prinzipiell der Frage nach, wie Erwachsene sich allgemein mittels Bildungsprozesse sich ihr „Selbst" und die „Welt" aneignen (Dewe, 2001). Dies setzt voraus, die Prozesse der Selbst- und Weltaneignung des Menschen im Alltag auf eine nicht-reduktionistische Weise zu rekonstruieren. Walter Bender weist dementsprechend daraufhin, dass für die Ausgestaltung von Bildungsangeboten im Kontext der Erwachsenenbildung Kenntnisse über das „Alltagsbewusstsein" dringend geboten erscheinen (Bender, 1991, 33). Er benennt und erläutert folgende prinzipielle Wesenszüge des Alltagsbewusstseins: die instrumentelle Alltagsvernunft des Funktionswissens, der Partikularismus des Deutungswissens und die Halbbildung des Alltagsverstandes (ebd., 35ff.). Diese Charakteristika des Alltags gewährleisten auf der einen Seite die Alltagsbewältigung, sind daher zwingend notwendig und dürfen nicht einfach einseitig abgewertet werden. Auf der anderen Seite sind es aber auch gerade diese Charakteristika, die zu einer Beschränkung und Befangenheit des Alltagsbewusstseins führen und dessen Empfänglichkeit für Bildungsprozesses maßgeblich behindern.

Die Einsicht in diesen Doppelcharakter des Alltagsbewusstseins sollte auch das Verhältnis der Philosophischen Beratung zum Alltagsbewusstsein anleiten. Die Wesenszüge desselbigen sind grundsätzlich anzuerkennen, da sie für die Alltagsbewältigung zwingend notwendig erscheinen; zugleich eröffnet die Philosophische Praxis jedoch für die

Besucher einen Raum aus den Beschränkungen und Befangenheiten ihres Alltages ausschnittsweise heraus zu treten, ihr Alltagswissen einer kritischen Überprüfung zu unterziehen und dieses zu erweitern.[3]

Die Philosophische Praxis trifft auf Adressaten, die in vorgefundene familiäre und soziale Zusammenhänge eingebunden sind und unter dem unmittelbaren Handlungsdruck des Alltagslebens stehen. Eine distanzierte reflexive Durchdringung der eigenen Lebensverhältnisse ist dem Alltagsmenschen daher zumeist verwehrt. Die Folge davon ist, dass die unbegriffenen Eigengesetzlichkeiten der eigenen biografischen und der gesamtgesellschaftlichen Entwicklung dem Individuum kaum zu Bewusstsein kommen. Sie stellen sich dem Individuum aufgrund ihrer realen Macht und ihres umfassenden Einflusses als fraglose Ausgangspunkte des gegenwärtigen Denkens und Handelns dar. Mittels der „Ontologisierung des Geschichtlich-Sozialen" (Forneck, 1987, 109) verwandelt das Alltagsbewusstsein die gesellschaftlich erzeugten Verhältnisse einer bestimmten geschichtlichen Entwicklungsstufe in endgültig erscheinende und zweifelsfrei geltende, natürliche Bedingungen seiner Existenz. Dadurch werden diese durch menschliches Handeln hergestellten und damit auch prinzipiell veränderbaren Sachverhalte unbegriffen zu nicht gestaltungsfähigen, vorgegebenen Strukturen der Alltagswelt: „Das sich so konstituierende Bewusstsein fasst seine Gegenstände als fraglos seiende" (ebd., 111). Dieser „reale Schein", der die biografischen und gesellschaftlichen Einflussfaktoren ihres Gewordenseins verschleiert, bestimmt das Alltagsbewusstsein der Individuen. An dieser Stelle ist Raum für Reflexion mehr als nötig; diesen Raum kann die Philosophische Praxis liefern. Sie ermöglicht eine mehr oder weniger intensive Unterbrechung des Handlungs- und Entscheidungsflusses im Alltag der Individuen als gesellschaftliche Akteure.

Den Bildungsprozessen im Rahmen Philosophischer Praxis kommt hier die traditionelle Aufgabe der Aufklärung zu, wobei Adorno den Angriffspunkt für diese Form der Bildung ins Auge fasste: „Der neue Aberglaube, mit dem sie es zu tun hat, ist der an die Unbedingtheit und Unabänderlichkeit dessen, was der Fall ist" (Adorno, 1975, 15). Bildung soll hier dazu dienen, „die vermeintlichen Gewissheiten einer Zeit ihres illusionären Charakters zu überführen" und zu verhindern, dass der

---

3 Diese Einsicht in den janusköpfigen Doppelcharakter des Alltagsbewusstseins bewahrt die Philosophische Beratung auch vor einer einseitigen reduktionistischen Polarisierung für oder gegen den Alltag; auf diese Gefahr verwies u. a. Norbert Elias: „Der modische Begriff des Alltags wird in der Regel mit einer Spitze gegen etwas oder auch mit einer Parteinahme für etwas gebraucht, was nicht Alltag ist". Dieser Nicht-Alltag wird als Gegenbild entweder „abgewertet oder höher bewertet, bekämpft oder gepriesen" (Elias, 1978, 25).

Glaube an die Unausweichlichkeiten einer Zeit dazu führt, dass dadurch „das (vermeintlich) Unausweichliche erst wirklich unausweichlich wird" (Liessmann, 2009, 175). In diesem Sinn möchte die Philosophische Beratung einen Beitrag zur „Selbsterhellung" der alltäglichen Praxis leisten.

Indem sie dieses Angebot unterbreitet, tritt sie aber trotz aller grundsätzlichen Anerkennung des Alltagsbewusstseins immer auch in Gegensatz zu jenen Facetten des Alltagsbewusstseins, die Bender vor allem mit Bezugnahme auf Adornos „Theorie der Halbbildung" (Adorno, 2006) zum „Todfeind aller Bildung" erklärt (Bender, 1991, 47). Hier ist insbesondere die Haltung des Bescheidwissens zu nennen. Denn „das Halbverstandene und Halberfahrene ist nicht die Vorstufe der Bildung, sondern ihr Todfeind" (Adorno, 2006, 42), insbesondere dann, wenn das Halbverstandene für das Vollverstandene gehalten wird. Wir haben es dann mit einer gewissen Form von Hochmut und Trägheit zu tun, denn die Annahme vermeintlich etwas verstanden zu haben verhindert das Bemühen dieses etwas noch besser zu verstehen. Der Halbgebildete meidet somit die stetige Anstrengung eine Sache immer tiefer verstehen zu wollen, da er glaubt die Sache bereits verstanden zu haben. Diese Haltung des vorschnellen Bescheidwissens und die damit verbundene Unansprechbarkeit und Unfähigkeit, Erfahrungen zu machen, sind – neben dem Glauben an eine objektive Faktizität – charakteristische Merkmale der Halbbildung und darum Todfeinde der wahren Bildung.

Um den Besucher einer Philosophischen Praxis für die „wahre" Bildung und „Selbsterhellung" empfänglich zu machen, ist es darum gegebenenfalls von Nöten im sokratischen Sinne „zunächst einmal die Selbstzufriedenheit des Alltagsbewusstsein zu zerstören, die Arroganz der Halbbildung zu blamieren" (Bender, 1991, 42), um die Bedingungen der Möglichkeit von Bildung – nämlich ein fragendes Suchen, ein WissenWollen – erst herzustellen. Insofern kann das Erreichen des sokratischen Nichtwissens auch eine gewisse Rolle im Rahmen Philosophischer Praxis im Besonderen und im Rahmen der Erwachsenenbildung im Allgemeinen spielen.

1.6. Bildung von Erwachsenen verstanden als die bewusste reflexive Vorbereitung auf die Anforderungen der modernen Wissens- und Informationsgesellschaft

Ein weiterer Zusammenhang zwischen Erwachsenenbildung und Philosophischer Beratung ergibt sich aus einer gegenwärtigen gesellschaftlichen Rahmenbedingung für die individuelle Bildungsarbeit – der Entwicklungstendenz zur sog. „Wissens- bzw. Informationsgesellschaft".[4] Diese Wissensgesellschaft erfordert auf gesellschaftlicher wie individueller Ebene, dass das relevante Wissen kontinuierlich revidiert, als permanent verbesserungsfähig angesehen wird und untrennbar mit Nichtwissen gekoppelt ist (Dewe, 2001a, 416). Es

„war für die breite Masse der Bevölkerung noch nie zuvor die lebenspraktische Bedeutung des Wissens so unmittelbar spürbar wie heute ... ‚Wissensmanagement' und ‚Umgang mit dem Nichtwissen' sind für viele Menschen keine abstrakten Schlagwörter mehr, sondern längst vertraute Realität" (Nittel/Völzke, 2002, 9).

Odo Marquard bezeichnet in diesem Zusammenhang die gegenwärtige Situation der Gesellschaft als „tachogene Weltfremdheit", unter der vor allem die beschleunigte Schnelligkeit des modernen Wirklichkeitswandels zu verstehen ist. Zentrale Charakteristika der „tachogenen Weltfremdheit" sind u. a. die beschleunigte Wissens- und Erfahrungsveraltung und die „Karriere des Hörensagens" (Marquard, 1987, 82).

Die enorme Expansion der Wissensbestände und die allgemeine Tendenz der Verwissenschaftlichung[5] von lebenspraktischen Kontexten

---

4   Konrad Paul Liessmann differenziert zwischen Wissens- und Informationsgesellschaft, denn „Wissen ist mehr als Information" (Liessmann, 2009, 29). Darüber hinaus setzt er der beliebten These, dass die gegenwärtige Gesellschaft angemessen als Informationsgesellschaft zu bezeichnen ist, seine provokative Ansicht entgegen, „dass wir in einer „Desinformationsgesellschaft" leben" (ebd., 27ff.). Zudem wird seiner Einschätzung nach „schnell klar, dass gegenwärtig nicht die Wissensgesellschaft die Industriegesellschaft ablöst, sondern umgekehrt das Wissen in einem rasanten Tempo industrialisiert wird" (ebd., 39).

5   Aufgrund der herausgehobenen Rolle der Wissenschaften ist insbesondere ein reflektiertes Verhältnis zu wissenschaftlich erzeugtem Wissen für Individuen innerhalb einer modernen Wissensgesellschaft von großer Bedeutsamkeit. Wilhelm Schmid nimmt in seiner „Philosophie der Lebenskunst" in den Blick, wie dieses aus zu gestalten ist, um sowohl eine irrationale Wissenschaftsfurcht auf der einen Seite als auch einen blinden Wissenschaftsglauben auf der anderen Seite zu vermeiden: „Es versteht sich von selbst, dass das Lebenswissen, das in der Moderne nicht mit einem Verzicht auf die Errungenschaften der Wissenschaften einhergehen kann, sich um eine größere Vertrautheit mit wissenschaftlichem Wissen bemühen muss, um einerseits eine irrationale Wissenschaftsfurcht zu überwinden, andererseits einen kritischen Gebrauch des Wissens zu ermöglichen, der seinerseits wiederum einer unkritischen Wissenschafts-

hat zudem zur Folge, „dass die Reichweite des individuellen Wissens zunehmend abnimmt und die Abhängigkeit von spezialisiertem Wissen anderer wächst" (Dewe, 1999, 80). Die Gesamtheit des Allgemeinwissens ist für den Einzelnen kaum noch überschaubar. Es verschieben sich die Proportionen des Allgemeinwissens und des Sonderwissens zugunsten des Letzteren. Dies hat zur Folge, dass das „Expertentum" immer mehr an Bedeutung gewinnt und dass der Abstand zwischen Experte und Laie sowie die Abhängigkeit des Laien vom Experten wächst. Allerdings ist nahezu jeder Mensch zugleich Laie auf den meisten und Experte auf wenigen Gebieten des Sonderwissens (Luckmann/Sprondel, 1972, 16):

„Ich bin ein ‚Experte' in einem kleinen Bereich und ein ‚Laie' in vielen anderen, und das gleiche gilt von dir. Der verfügbare Wissensvorrat jedes einzelnen ist zu jedem Zeitpunkt seines Lebens in Zonen verschiedenen Grades der Klarheit, Unterscheidbarkeit und Genauigkeit strukturiert. Diese Struktur geht aus dem vorherrschenden Relevanzsystem hervor und ist damit biografisch bestimmt" (Schütze, 1971a, 16).

Aufgrund der zunehmenden Abhängigkeit vom Expertenwissen Fremder sind für das Individuum die Fragen, welche Reichweite und Geltungsanspruch dem von anderen übernommenem Wissen zukommt, woher das Wissen stammt, wie verlässlich es ist, ob man im Vertrauen auf die Seriosität der Quellen davon Gebrauch machen kann und wer eigentlich für die Richtigkeit einsteht, in einer solchen Gesellschaft zentral (Dewe, 1999, 81; Marotzki, 1999, 60).

Den Erwachsenenbildern als „Jongleuren der Wissensgesellschaft" (Nittel/Völzke, 2002, 24) und der Erziehungswissenschaft insgesamt kommt innerhalb der modernen Wissensgesellschaft eine herausgehobene bedeutsame Schlüsselstellung zu:

„Erziehungswissenschaft als Disziplin und Pädagogik als Profession offenbaren auf der Basis des Bildungsbegriffes ihre Bedeutung für die Wissensgesellschaft. Denn Bildung hat, so wie sie in der Erziehungswissenschaft und Pädagogik gesehen wird, als Aufbau von Selbst- und Welthaltungen jene orientierende Funktion, die in der Wissensgesellschaft immer stärker gefordert wird" (Marotzki u.a., 2006, 169).

Auch an dieser Stelle ergibt sich ein klarer Bezug zwischen der Erwachsenenbildung, die heute als „zentrales Medium" einer Lern- und Wissensgesellschaft der Zukunft erscheint (Dewe, 1999a), und der Philosophischen Beratung, schließlich ist das Reflektieren über „Wissen" auch eine genuin philosophische Aufgabenstellung und damit auch ein wesentliches Moment Philosophischer Praxis. So lautet z. B. die erste der vier berühmten Fragen, die für Kant das Gebiet der Philosophie sondieren: Was kann ich wissen? (Kant, 1800a) und sehr früh, nämlich bereits

---

gläubigkeit den Boden entzieht" (Schmid, 1998, 308).

1874, hat Nietzsche auf die Gefahren der modernen Wissensgesellschaft für das Individuum hingewiesen:

„Der moderne Mensch schleppt zuletzt eine ungeheure Menge von unverdaulichen Wissenssteinen mit sich herum, die dann bei Gelegenheit auch ordentlich im Leibe rumpeln, wie es im Märchen heißt" (Nietzsche, 1874, 272).

Die Reflexion über Wissen und die Bildungsprozesse im Rahmen der Philosophischen Praxis lassen sich insofern auch als Vorbereitung des Individuums auf die Anforderungen der modernen Wissens- und Informationsgesellschaft verstehen. Die Philosophische Praxis stellt ein Angebot der Erwachsenenbildung dar, welches die in einer Wissensgesellschaft geforderte generalisierte Lernbereitschaft fördert, jedoch insbesondere auch besonders attraktiv erscheint für Personen, die das Prinzip des lebenslangen Lernens bereits verinnerlicht haben.[6]

„In dem gleichen Maße, wie sich bei den Subjekten die Lern- und Veränderungsdispositionen verstärken, nimmt der Personenkreis derer zu, die auf diese psychische Gelegenheits- mit einer beruflichen Angebotsstruktur reagieren" (Nittel, 2007, 120)

Philosophische Praktiker zählen zu diesem Personenkreis, der Lern-Willigen und Wissens-Hungrigen innerhalb der Wissens- und Informationsgesellschaft eine interessante Anlaufstelle bietet.

Unstrittig dürfte die zentrale Annahme sein, „dass die Wissensgesellschaft auf eine bestimmte Menge an ‚knowledge-workern' (Berater, Pädagogen, Vermittlungsexperten, usw.) angewiesen ist" (Nittel/Völzke, 2002, 12), – auch Philosophische Berater üben diese dringend benötigte Tätigkeit des „knowledge-worker" aus. Dabei gehen sie allerdings im Gegensatz zum Mainstream innerhalb der Wissensgesellschaft von völlig anderen Zielvorstellungen und einem völlig anderen Verständnis von Bildung aus, welches Bildung in einem engem Zusammenhang mit Selbsterkenntnis und Weisheit sieht. Dass dies innerhalb der gegenwärtigen Wissensgesellschaft eine eher ungewöhnliche Perspektive darstellt, unterstreicht die Analyse der aktuellen Zustände von Konrad Paul

---

6   Empirische Studien weisen eindrücklich nach, dass das Prinzip des lebenslangen Lernens heutzutage nicht nur einem Postulat gleicht, sondern vielmehr bereits von einer großen Menge der Menschen in komplexen, modernen Gesellschaften praktiziert wird (Kade/Seitter, 1996).
Nicht zu vernachlässigen ist in diesem Kontext auch eine kulturkritische Perspektive, die u. a. mit dem Begriff des „lebenslänglichen Lernens" die Zumutungen, den Anpassungsdruck/-zwang an sich schnell wandelnde Marktverhältnisse und technologische Innovationen und weitere negative Aspekte dieser gesellschaftlichen Entwicklung in den Blick nimmt (Nittel/Völzke, 2002, 11). So unterzieht z. B. Liessmann die „Ideologie des lebenslangen Lernens" einer kritischen Analyse und bemüht sich einige damit eng verbundene Mythen zu entlarven (Liessmann, 2009, 33ff.).

Liessmann. In Fortführung des kritischen Programms der „Theorie der Halbbildung" von Adorno kritisiert Liessmann in seiner viel beachteten Streitschrift „Theorie der Unbildung" scharf das Bildungsverständnis der sog. Wissensgesellschaft der Gegenwart:

„Während Halbbildung noch kritisch auf die Idee von Bildung bezogen werden konnte, verliert diese nun jede Legitimität ... Nicht Halbbildung ist das Problem unserer Epoche, sondern die Abwesenheit jeder normativen Idee von Bildung, an der sich so etwas wie Halbbildung noch ablesen ließe. Die Idee von Bildung, wie sie als Programm der Selbstformung des Menschen vom Neuhumanismus formuliert wurde, hat aufgehört, Ziel und Maßstab für die zentralen Momente der Wissensproduktion, der Wissensvermittlung und der Wissensaneignung zu sein" (Liessmann, 2009, 10)

„Jeder Blick auf die rezente Gesellschaft zeigt, dass das Wissen dieser Gesellschaft nichts mit dem zu tun hat, was in der europäischen Tradition seit der Antike mit den Tugenden der Einsicht, lebenspraktischen Klugheit, letztlich mit Weisheit assoziiert wurde ... Das Ziel der Wissensgesellschaft ist nicht Weisheit, auch nicht Selbsterkenntnis im Sinne des griechischen Gnóthi seauton" (ebd., 26).

Diesem gesellschaftlichen Trend der Wissensgesellschaft möchte Philosophische Beratung entgegentreten; ihre zentrale Zielvorstellung ist gerade die Förderung der Bildung, Selbsterkenntnis und Weisheit ihrer Besucher. Die Aneignung von Wissen steht im Dienste dieser Zielvorstellungen und nur insofern lassen sich Philosophische Praktiker als „knowledge-worker" innerhalb der Wissensgesellschaft bezeichnen.

1.7. Bildung von Erwachsenen verstanden als die bewusste reflexive Aneignung von grundlegenden Haltungen

Aufgrund der benannten wesentlichen inhaltlichen Überschneidungen von Philosophischer Beratung und Erwachsenenbildung, ist es gerechtfertigt Philosophische Praxis als eine Erscheinungsform von Erwachsenenbildung zu bezeichnen. Bildung ist ein lebenslanger Prozess und braucht vielfältige Möglichkeiten zur Entfaltung. Bildung ist vielschichtig und erfordert die Unterstützung durch ebenso vielfältige Arten von Bildungseinrichtungen. Die Philosophischen Praxen bilden hier einen Mosaikstein.

Dewe warnt vor der Gefahr, dass

„die Erwachsenenbildung mit der einseitigen theoretischen Hervorhebung von Ausbildung im Sinne von Berufsqualifikationen, ihren Bildungsanspruch droht, nicht mehr gerecht zu werden" (Dewe, 1999, 179)

und sieht es daher als zwingend notwendig an,

„in der Erwachsenenbildung Bildungsangebote unabhängig von den Erfordernissen des Arbeitsmarktes zu konzipieren" (ebd., 182).

Die Philosophische Praxis lässt sich als ein solches von Dewe geforderte Bildungsangebot begreifen. Die Ausführungen zum Bildungsbegriff dürften nämlich deutlich gemacht haben, dass der Anspruch Philosophischer Beratung darin besteht, entgegen der gesellschaftspolitisch vorherrschenden Reduzierung des Individuums auf seine Funktionalität im gesellschaftlichen Produktions- und Reproduktionsprozess – und der daraus für die Erwachsenenbildung gefolgerten qualifizierenden und kompensatorischen Aufgaben – eine Form von Erwachsenenbildung im Sinne von zunehmender Selbstaufklärung und Selbsterkenntnis in den Fokus der Betrachtung zu nehmen. Unter Bildung wird hier ein Prozess der stetigen „Selbstvergewisserung", der Überprüfung der individuellen Zielsetzungen und der je eigenen Handlungsmöglichkeiten verstanden. Bildung im Rahmen der Philosophischen Praxis steht im Dienste der Aufklärung und Differenzierung von Deutungsmustern, der Erweiterung subjektiver Denk- und Handlungskompetenzen und somit letztendlich der Ermöglichung der persönlichen Entfaltung. Die persönlichen Fähigkeiten sich Selbst und die Welt umfassender zu erfahren und zu erleben sollen gefördert werden.

Eine so verstandene Bildung lässt sich allerdings weniger im Sinne des Erwerbs von Fakten, Informationen und stets neuem expliziten Wissen beschreiben, als vielmehr im Sinne eines Aneignungsprozesses von grundlegenden Haltungen. Die Arbeit an grundsätzlichen Haltungen, an prinzipiellen Einstellungen zu sich selbst, der Welt und dem Leben in Bildungs- und Beratungskontexten ist in der Regel auch nachhaltiger als die Arbeit an konkreten, aktuellen Problemen, erweisen diese sich doch häufig als nur oberflächliche Symptome tiefer liegender grundsätzlicher Schwierigkeiten der Lebensbewältigung. Damit wären wir nochmals bei einer Parallele zwischen Philosophischer Beratung und Erwachsenenbildung, denn der Kern der neueren Theorien der Erwachsenenbildung

„zielt auf eine Theorie des Lebenslaufs, die jene Haltungen analysiert, die es Menschen ermöglichen, den Kontingenzen des Lebens in der Moderne zu entsprechen, also auf jene Kompetenzen und Performanzen, die zu einer angemessenen ‚Realitäts- und Identitätsarbeit' führen können. Sie sind der formale ... Rahmen, innerhalb dessen ein gelungenes Leben angestrebt werden kann" (Brumlik, 2002, 42f.).

Aufgabe der nachfolgenden Kapitel soll es sein, aufzuzeigen, inwieweit im Rahmen Philosophischer Beratung diese Haltungen ausgebildet und die oben genannten Bildungsprozesse ermöglicht und umgesetzt werden können.

2. Die beratungstheoretische Grundlegung Philosophischer Beratung – Die Philosophische Beratung als eine mögliche Form von pädagogischer bzw. psychosozialer Beratung

Mollenhauer hat 1965 in einem heute als klassisch anzusehenden Beitrag auf das seinerzeit neue *„pädagogische Phänomen"* Beratung aufmerksam gemacht und darauf hingewiesen, dass im *„schwierigen Geschäft"* der Erziehung und Bildung in modernen Gesellschaften die tradierte Erziehungs- und Bildungspraxis nicht mehr ausreicht und das Beraten als „charakteristischer Bestandteil der Tätigkeit des Pädagogen" verstanden werden sollte (Mollenhauer, 1965, 25ff. u. 58). Während Mollenhauer Mitte der 60er Jahren den damals noch riskanten Versuch unternahm, Beratung als ein „pädagogisches Phänomen" zu begründen, kann es heutzutage als Selbstverständlichkeit konstatiert werden, dass „Beratung" zu den Grundbegriffen der Erziehungswissenschaft gehört (Engel, 2007, 103). Dementsprechend sind erziehungswissenschaftliche Diskurse höchst relevant für die Entwicklung von Beratungstheorien:

„Pädagogik und Erziehungswissenschaft können wichtiges Wissen über die Gestaltung beratender Interaktionen ebenso liefern wie Wissen über die Besonderheiten von Professionen die sich mit den – potentiell möglichen – Veränderungen von Menschen befassen und die nicht über Handlungstechnologien verfügen, die methodisch jederorts und in jeder Situation einzusetzen sind und zu vorhersagbaren Ergebnissen führen" (ebd., 104).

Die Bewegung der Philosophischen Praxis – so die zweite in diesem Kapitel vertretende Hauptthese – weist neben dem Begriff der Bildung auch eine enge Verbindung zu dem Begriff der Beratung als weiterem Grundbegriff der Erziehungswissenschaft auf. Philosophische Beratung lässt sich als eine mögliche Form von pädagogischer bzw. psychosozialer Beratung verstehen.

Die grundlegende Reflexionsfolie professionellen Beratungshandelns, welche die Erziehungswissenschaft liefert, ist daher auch für die Philosophische Praxis von großer Bedeutung; von großem Interesse ist die Erziehungswissenschaft für die Philosophische Beratung dabei nicht zuletzt auch aufgrund ihrer Nähe zu psychologischen und soziologischen Diskursen, in die die Erziehungswissenschaft grundlegend eingebunden ist.

2.1. Beratung von Erwachsenen verstanden als die bewusste reflexive Vorbereitung auf die Anforderungen der Individualisierung und Pluralisierung

Ebenso wie in der Erziehungswissenschaft steht auch innerhalb der Philosophischen Praxis die Frage im Zentrum, wie es Menschen gelingt, sich in hochkomplexen Gesellschaften zu orientieren:

„Die pädagogische Dimension besteht darin, zu fragen, wie angesichts anomischer Zustände Orientierung für den einzelnen möglich sei. Das ist für mich auch heute nach wie vor die entscheidende Frage, um die sich erziehungswissenschaftliche Theoriebildung, empirische Analyse und pädagogisches Handeln dreht" (Marotzki, 1999, 59).

Ein wesentliches Element zur Erbringung dieser geforderten Orientierungsleistung ist die menschliche Fähigkeit zur Reflexion. Reflexion dient der Selbstvergewisserung und der Orientierung in gesellschaftlichen Verhältnissen. Dabei wurde in den Modernitäts- und Postmodernitätsdebatten der letzten Jahrzehnte immer wieder im Zusammenhang mit den Stichworten „Wissens- und Informationsgesellschaft", „Individualisierung", „Pluralisierung", „Flexibilisierung", „Mobilisierung", „Risiko- oder Multioptions-Gesellschaft" die These vertreten, dass mit der Entwicklung der Moderne eine Zunahme an Komplexität verbunden ist. Die zunehmende Komplexität der Gesellschaft erzeugt einen ständigen Zuwachs an Informationen und Wissen, an Wahlmöglichkeiten, an vielfältigen Angeboten hinsichtlich der Gestaltung der eigenen Selbst- und Weltsichten. In diesem Prozess sind aber auch bis dahin verlässliche Stützen der Ausbildung menschlicher Selbst- und Weltsichten Erosionsprozessen unterworfen. Die Gültigkeit und Zuverlässigkeit traditioneller Deutungsmuster gerät ins Wanken. Der Modernisierungsschub, der inzwischen nahezu alle Mitglieder der Gesellschaft und alle Lebensbereiche erfasst hat, trägt daher Probleme und Risiken, aber auch Chancen und neue bisher ungedachte und ungelebte Möglichkeiten in sich.[7] Die gesellschaftlichen Entwicklungsprozesse eröffnen dem Individuum einerseits vielfältige Freiheiten und Entscheidungsmöglichkeiten, dies führt jedoch andererseits vielfach zu Verunsicherung und Desorientierung. Das gegenwärtige Theorie-Angebot der Verstehensmöglichkeiten, das uns gerade bei Lebensfragen bereitgestellt wird, ist zwar einerseits

---

7   Dabei darf natürlich auch nicht übersehen werden, dass es einen Zugewinn an Möglichkeiten und Spielräumen des Entscheidens, Auswählens und Handelns nicht in gleichem Maße für alle Gesellschaftsmitglieder gibt. Die Zugangschancen zu Entfaltungsspielräumen sind vor allem an ökonomische Ressourcen und damit eng verbunden an Bildungschancen geknüpft.

ziemlich bunt, andererseits gerade dadurch aber auch verwirrend. Der Spielraum für eigene Entscheidungen bezüglich der eigenen Selbst- und Weltsicht wird größer, dadurch steigen jedoch auch der Grad der Eigenverantwortung und die Anforderungen an das Individuum. Das Individuum wird bei der Bildung seiner Selbst- und Weltsichten auf sich selbst zurück geworfen. Es muss seine selbst gewählten Selbst- und Weltsichten vor sich selbst und anderen begründen können. Die Flexibilisierung und Verbreiterung von Optionen, die Entstabilisierung sozialer Strukturen und eines weltanschaulich-kulturellen Habitus erfordern neue Strukturierungs- und Orientierungsleistungen von den Individuen, die ihnen vormodern nicht zugemutet wurden und nicht zukamen (Beck, 1986; Beck/Beck-Gernsheim, 1994; Gross, 1994; Beck/Giddens/Lash, 1995).[8]

Wie immer diese gesellschaftlichen Veränderungsprozesse und die damit verbundenen Anforderungen an das Individuum bewertet werden mögen, sie können nicht ignoriert werden und stellen für die Menschen Herausforderungen dar, mit denen sie sich auseinander setzen müssen. Das „Ende der großen Entwürfe"[9] ist zugleich der Anfang der Notwendigkeit, die eigene Selbst- und Weltsicht individuell zu entwerfen, auch wenn das zum Teil eher implizit und wenig bewusst geschieht.

Aus dieser soziologischen Gegenwartsdeutung ergibt sich der für unseren Zusammenhang besonders wichtige Schluss, dass

„diese aktuellen gesellschaftlichen Veränderungsdynamiken ... eine hohe und dauerhafte Reflexivität und Orte, an denen diese Reflexivität entwickelt werden kann" [erfordern.][10] Hier ist der Ort für Beratung ... Eine weitestgehende Vielfalt von Beratungsangeboten ... muss etabliert, gefördert und gesichert werden. Hierzu bedarf es klarer Kriterien, die die professionelle Qualität von Beratung als eine ‚plurale' Qualität erhalten und einengenden wie ausgrenzenden professionellen Zuständigkeitsansprüchen eine ebenso deutliche Absage erteilen wie einer marktfähigen Beliebigkeit, mit der alles und jedes als ‚Beratung' bezeichnet wird" (Forum Beratung in der DGVT, 2007, 1272f.).

Dass der angedeutete gesellschaftliche Modernisierungsprozess nicht nur den Bedarf und die Forderung nach mehr Beratungsangeboten laut werden lässt, sondern tatsächlich innerhalb der letzten Jahrzehnte mit

---

8   Zu beachten ist, dass die viel diskutierte Individualisierungsthese von Ulrich Beck gepaart ist mit einer Standardisierungsthese (Beck, 1986). Die dialektische Verstrickung der Individualisierung mit Tendenzen der Standardisierung verbietet eine naive Rezeption der Individualisierungsthese.

9   So der Titel eines interdisziplinären Kongresses, der 1991 in Heidelberg stattfand (Fischer, 1992).

10 Ganz ähnlich formuliert Thiersch: „Individualisierung, so als Erosion tradierter Deutungs- und Lebensordnungen und als Zumutung neuer Gestaltungsaufgaben verstanden, schafft Aufgaben der Selbstbehauptung, Wahl und Gestaltungskraft, die nur reflexiv bewältigt werden können" (Thiersch, 1995, 227).

einer erheblichen Zunahme unterschiedlichsten Beratungsangebote einhergeht, zeigt die Expansion beraterischer Dienstleistungen. Nando Belardi belegt dies mit Zahlenmaterial; er verweist zudem als Begründung dafür neben den bereits benannten gesellschaftlichen Veränderungsprozessen noch auf den Anstieg des Anspruchs an die eigene Lebensqualität auf Seiten der Subjekte:

„Zusammenfassend kann gesagt werden, dass die Aufgaben zur Lebensbewältigung komplexer geworden sind; ebenso die Ansprüche an ein gelingendes Leben" (Belardi u. a., 1996, 29).

Bei der Expansion beraterischer Dienstleistungen zeichnet sich zugleich der Trend ab,

„dass Beratung als ausschließliche Krisenintervention in Notlagen ergänzt wird durch ein facettenreiches Angebot der Unterstützung von alltäglicher Lebensführung und -planung" (Marotzki u. a., 2006, 164).

Der Begriff der „Beratung" ist also nicht mehr aufs engste mit dem Begriff der „Krise" verknüpft; pädagogische bzw. psychosoziale Beratungsangebote kommen nicht nur in Notsituationen zum Einsatz, sondern fungieren immer mehr als alltägliche Unterstützungsleistungen. Das Aufsuchen von Beratungsangeboten erscheint somit auch nicht mehr ausschließlich als Ausdruck individuellen Scheiterns, sondern vielmehr als ein Ausdruck von selbstbestimmter Kompetenz, welche sich im Angesicht zunehmender Komplexität Unterstützung verschafft. Die Bewegung der Philosophischen Praxis lässt sich als eine mögliche Form dieser nachgefragten Unterstützung und damit auch als eine mögliche Antwort auf die Erfordernisse, welche sich aus den gesellschaftlichen Veränderungsprozesses ergeben, verstehen.

Damit dieses Unterstützungsangebot zur Bewältigung der Anforderungen, die sich aus Individualisierung und Pluralisierung ergeben, möglichst allen Gesellschaftsschichten offen steht, ist es allerdings erforderlich, dass es möglichst viele Philosophische Praktiker gibt, die durch öffentliche Gelder finanziert werden und sich somit ihr möglicher potentieller Adressatenkreis nicht auf einkommensstarke soziale Schichten beschränkt. Dies ist bislang nur sehr vereinzelt der Fall. So betreibt etwa Alexander Dill eine Philosophische Praxis am Ku-Damm, die nicht kommerziell ausgerichtet ist. Gefördert wurde Dill ab 1985 von der Stiftung für Sozialmedizin; seit 1988 wird er vom Berliner Senat finanziell unterstützt (Berg, 1992, 76). Zu erwähnen ist auch der von Gerhard Stamer 1994 gegründete gemeinnützige philosophische Verein „REFLEX", der bis heute besteht (Stamer, 2006, 41). Solche Initiativen und alternativen Möglichkeiten der Finanzierung sind sicherlich zu begrüßen, um die Gefahr zu vermeiden, dass die Angebotspalette von Beratung noch einmal jene ohnehin schon bestehenden Ungleichheiten in der Gesellschaft reproduziert (Thiersch, 2007, 120).

Im Bezug auf die Erwachsenenbildung verweist Krais auf das gleiche Gefahrenpotential. Soziale Ungleichheit und die Zugangschancen zu Entfaltungsspielräumen werden in Zeiten der Weiterbildungsgesellschaft nämlich nicht mehr ausschließlich vermittels der Bildungspatente der Schule festgeschrieben, sondern Bildungskapital wird in zunehmendem Maße auch durch die Partizipation an Erwachsenenbildung produziert (Krais, 1994). Die Bewegung der Philosophischen Praxis muss daher sehr wachsam sein, dass sie zum

„eigentlichen Skandalon des deutschen Bildungssystems" [nicht ihrerseits einen unbeabsichtigten Beitrag leistet] „nämlich dass die vorschulischen, schulischen und nachschulischen Bildungs- und Erziehungseinrichtungen in Deutschland nach wie vor die vorherrschenden Differenzen in der sozialen Schichtung und die damit korrespondierenden ungleichen Lebens- und Einkommenschancen verstärken, statt sie, wie in anderen Ländern, zu nivellieren" (Nittel, 2007, 124).

2.2 Beratung von Erwachsenen verstanden als ein Prozess der Steigerung von Selbstaufmerksamkeit und Selbstreflexion, der Ordnung, Strukturierung, Öffnung und Erweiterung

Was kann pädagogische bzw. psychosoziale Beratung im Allgemeinen und Philosophische Beratung im Besonderen den Menschen an Unterstützung anbieten?

Zunächst einmal ist mit Mollenhauer darauf zu verweisen, dass „eine Beratung nicht nur eine Auskunft" ist, sondern weitaus mehr: „Beratung geschieht nicht als unmittelbare Antwort auf eine Frage", denn „die Frage ist nur der Ausgangspunkt für einen Vorgang, in dem der Berater von vornherein versucht, einen größeren als den zunächst in der Frage formulierten Zusammenhang von Sachverhalten in den Beratungsprozess hineinzuziehen" (Mollenhauer, 1965, 30).[11] Der von Mollenhauer angesprochene größere Zusammenhang, den es gilt in den Beratungsprozess mit einzubeziehen, besteht vor allem in den wesentlichen allgemeinen Zielvorgaben pädagogischer bzw. psychosozialer Beratung: den Zugang zu sich selbst für den Ratsuchenden zu verbessern, seine Selbst-

---

11   An anderer Stelle heißt es: „Eine Beratung ist nicht nur eine Auskunft ..." vielmehr „liegt der pädagogische Sinn der Beratungssituation gerade darin, dass sie die Selbsttätigkeit, die Produktivität, die Rationalität und Phantasie des Ratsuchenden anspricht und erregt" (Mollenhauer, 1965, 31).

aufmerksamkeit zu schulen, dem Klienten das Spektrum seiner selbst aufzuzeigen, „die Selbstreflexion, also die Fähigkeit, sich selber kritisch zu sehen" zu steigern (Belardi u. a., 1996, 62) und „ein rationales Verhalten zu sich selbst und zu den Bedingungen der eigenen Existenz" zu ermöglichen (Mollenhauer, 1965, 32).

Befangenheiten der Selbsterfahrung und Selbstbegrenzungen sollen durch Beratung aufgelöst werden, wo dies im Sinne einer positiven Selbstbildung des Klienten erforderlich erscheint. Bei Beratung handelt es sich

„um eine ausdifferenzierte, sequentiell geordnete und durch selbstreflexive Abschnitte flankierte Handlungsform der Erkenntnisgenerierung ... Immer geht es um die absichtsvolle Veränderung des kognitiven und emotionalen Verhältnisses einer Person ... zu einem Ausschnitt der sozialen und/oder objektiven Wirklichkeit" (Nittel, 2009b, 10).

Ein zentrales Element zur Erreichung dieser Zielvorgaben und damit ein wichtiges Charakteristika jeglichen Beratungsgeschehens ist Ordnung und Strukturierung:

„Beraterinnen und Berater haben die Aufgabe, dem Ratsuchenden zu helfen, seine vielen Äußerungen, Gedanken, Bilder, Gefühle besser zu sortieren, konkreter zu beschreiben und in der jeweiligen Bedeutung zu ordnen" (Belardi, u. a. 1996, 48).

In Bezug auf den Kontext Philosophischer Praxis bedeutet dies, dass dem Philosophischen Berater vor allem die Aufgabe zukommt seinen Besucher bei der Ordnung und Strukturierung der Komplexität seiner eigenen Selbst- und Weltsicht bzw. der darin verwobenen Fragen und Schwierigkeiten zu unterstützen. Wichtiges Element dieser Ordnungs- und Strukturierungsleistung ist es zudem Zusammenhänge und Vernetzungen herzustellen, insbesondere zwischen einzelnen Bereichen der Selbst- und Weltsicht des Besuchers oder zwischen bestimmten Ausschnitten seiner Selbst- und Weltsicht mit anderen Aspekten seines Personseins.

Ordnung und Strukturierung alleine sind jedoch in der Regel innerhalb einer professionellen Beratung nicht ausreichend; als Ergänzung unabdingbar ist zumeist auch noch die Öffnung möglicherweise starrer Selbst- und Weltsichten und deren Erweiterung. Diese Veränderung und Erweiterung kognitiver Strukturen im Sinne von Selbst- und Weltsichten bezweckt zudem häufig damit einhergehend eine Veränderung der Wahrnehmung, Gefühle bzw. Verhaltensmuster des Klienten und bildet insofern einen weiteren wesentlichen Gegenstand von pädagogischer bzw. psychosozialer Beratung. Für die Möglichkeit der Veränderung und Erweiterung der eigenen Selbst- und Weltsicht ist es notwendig, dass der philosophische Praktiker – gegebenenfalls unter Rückgriff auf die Geschichte der Philosophie – für den Besucher neue Angebote möglicher menschlicher Selbst- und Weltsichten in den Beratungsprozess mit ein- fließen lässt; nur mit Hilfe dieser kann der Besucher seine eigene Selbst- und Weltsicht verändern bzw. erweitern und zu einer Selbst- und Welt- sicht gelangen, die seinen eigenen Erfahrungen angemessen erscheint und für ihn selbst überzeugend ist; ein wesentlicher Gegenstand von pädagogischen bzw. psychosozialen Beratungsgesprächen ist nämlich „die Einübung und Aufrechterhaltung von Realitäts- und Identitätskon- struktionen, die für einen selbst überzeugend sind" (Riemann, 2000, 209).

3. Das Verhältnis von Bildung und Beratung zueinander – Beratung als Förderung von Bildung

Nachdem nun herausgearbeitet worden ist, dass die erziehungswissen- schaftlichen Grundbegriffe der „Bildung" und der „Beratung" auch im Kontext Philosophischer Praxis eine wesentliche Bedeutung zukommt, soll auf das Verhältnis von Bildung und Beratung zueinander eingegan- gen werden. Bildung und Beratung sind zwar idealtypisch begrifflich klar unterscheidbar, es zeigen sich jedoch auch Überlappungen, Ge- meinsamkeiten und Verbindungen; dies veranschaulicht insbesondere auch die (pädagogische) Praxis. Dementsprechend stehen Bildung und Beratung auch für Mollenhauer in keinem Spannungsverhältnis[12] – ganz im Gegenteil: Nach Mollenhauer

„darf man vermuten, dass die Beratung ein pädagogischer Vorgang ist, in dem Bil- dungsmöglichkeiten in exponierter Weise sich realisieren lassen". [Beratung hat das Potential ein] „fruchtbarer Moment ... im Hinblick auf die .. Bildung des einzelnen, seine Selbsterkenntnis" [zu sein] (Mollenhauer, 1965, 35);

Beratung kann Bildung fördern, sie enthält nach Mollenhauer einen „Bildungssinn" (ebd., 34) und in sich das Potential Bildungsmöglichkei- ten in besonders herausragender Weise zu ermöglichen. Er begründet diese These damit, dass gerade die das Feld der Beratung charakterisie- renden Momente wie Information und Aufklärung oder die Fähigkeit,

---

12   Ein vermeintliches Spannungsverhältnis zwischen Bildung und Beratung entsteht dann, wenn man Bildung in erster Linie als Selbstbildung des Individuums ohne Be- teiligung einer anderen Person – also auch ohne Beteiligung eines Beraters – versteht bzw. wenn man die durch Bildung bezweckte Hervorbringung einer autonomen, mündigen Persönlichkeit durch jegliche Form von Beratung gefährdet sieht.

subjektive Fragen und Problemlagen zu formulieren, zentrale Elemente von Bildung sind:

„Da der Bildungsgehalt von Beratungsvorgängen nichts anderes ist als das unmittelbar dargestellte Problem der eigenen Lebensführung ... ist die Beratung der exponierteste Teil einer modernen Bildung, dadurch nämlich, dass sie Aufklärung ist im fast eigenen Fall" (ebd., 41).

Mollenhauer betont also die in der Beratungsinteraktion liegenden emanzipativen Bildungsaspekte.[13]

Beratung entfaltet jedoch nur dann ihr Bildungspotential, wenn sie die Autonomie und Selbsttätigkeit des Individuums anspricht; sie unterstützt, fördert und begleitet dann die Selbstbildung des Individuums (ebd. 38f.).

Neben Mollenhauer betonen auch andere Autoren den engen Zusammenhang von Beratung und Bildung. Nach Marotzki „kann man sagen, dass es im Beratungsprozess um die Anbahnung von Bildungsprozessen geht" (Marotzki u. a., 2006, 164); ebenfalls streicht Engel die bildende Funktion, die Beratung hat oder haben kann, heraus: „Insbesondere der Begriff der Bildung kann eine auch zukünftig relevante Stellung in der Konzipierung von Beratung einnehmen" (Engel, 2007, 111). Bildung wird seines Erachtens in Beratungskontexten vor allem verwirklicht durch das Eröffnen von Räumen, in denen „das Ausprobieren möglicher Kategorien der Erfahrungsverarbeitung" gefördert wird (ebd.).

Fragt man nach dem bildenden bzw. pädagogischen Moment an Beratung so ist mit Belardi zudem darauf zu verweisen, „dass wir es bei der Beratung auch mit einem seltenen „Lehr-Lern-Prozess" zu tun haben: In pädagogischer Hinsicht ist die Beratung ein komplizierter und wohl einmaliger Vorgang. Denken, Fühlen und Handeln werden verlangt. Diese drei Ebenen gehören zusammen ... Wenn die Ratsuchenden ihre Verhaltensmuster, Wahrnehmungen, Gefühle, Gedanken, Einstellungen verändern, haben sie etwas gelernt. Deswegen ist aus erziehungswissenschaftlicher Sicht der grundlegende Beratungsprozess ein Lernprozess; wer berät, der lehrt (Belardi u. a., 1996, 39f.).[14]

---

13 Bildung und Emanzipation sind traditionell eng miteinander verknüpft; im Sinne des klassischen Bildungsbegriffes ist Bildung Emanzipation, Befreiung des Menschen aus Abhängigkeiten und Gewinnung von Autonomie: „Bildung, bezogen auf soziale Verhältnisse, bedeutet die Überwindung von Fremdbestimmung durch vorgegebene Autoritäten oder durch illegitime Herrschaftsstrukturen. Bildung zielt in dieser Dimension auf möglichst weitreichende Selbstbestimmung des Individuums" (Dörpinghaus, 2006, 107).

14 Belardi betont zudem: „Aber dieser Prozess ist auch umkehrbar ... Erfahrene Berater werden bestätigen, dass sie in professioneller Hinsicht das meiste von den Ratsu-

Was Belardi hier in erster Linie mit Bezug auf die sozialpädagogische Beratung ausführt gilt ebenso auch für die Philosophische Beratung, wenn nicht sogar für diese noch in einem verstärktem Maße, geht es doch gerade im Kontext Philosophischer Praxis darum, dass der Besucher über sein Denken, Fühlen, Handeln, Wahrnehmen und seine Einstellungen zu sich selbst und der Welt reflektiert und diese gegebenenfalls verändert. Gerade auch im Rahmen Philosophischer Praxis soll daher durch die beratende Tätigkeit des philosophischen Praktikers die Bildung des Besuchers gefördert werden – wie dies möglich ist werden die Ausführungen der folgenden Kapitel hoffentlich verdeutlichen.

Zunächst einmal sollen jedoch im folgenden Abschnitt aufgrund der entscheidenden Bedeutsamkeit dieser Thematik noch ein paar Überlegungen dazu erfolgen, inwieweit sich Beratung mit dem Ziel der Erhaltung und Erhöhung der Autonomie und Mündigkeit des Ratsuchenden vereinbaren lässt.[15] Diese Vereinbarkeit ist von großer Bedeutung gewährleistet sie doch auch die Vereinbarkeit von Beratung und Bildung, schließlich ist die Hervorbringung einer autonomen, mündigen Persönlichkeit eine zentrale Zielvorstellung von Bildung und schließlich gilt für die Philosophische Praxis als eine Form von Erwachsenenbildung das gleiche, was Pöggeler für die Erwachsenenbildung insgesamt festhält:

„Indem man an der Erwachsenenbildung teilnimmt, wird man in seinem ganzen Erwachsenensein angefordert, in seiner Mündigkeit, Selbstverantwortung und Freiheit" (Pöggeler, 1961, 52).

Die Vereinbarkeit von Beratung und Mündigkeit ist also die Voraussetzung dafür, dass die Bildung der Ratsuchenden im Kontext von Beratungsprozessen gefördert werden kann.

---

chenden und nicht aus Weiterbildungsveranstaltungen und Büchern gelernt haben" (Belardi u. a., 1996, 40). Beratung ist daher ein Bildungsprozess für Berater wie Klient (Forum Beratung in der DGVT, 2007, 1273) - auch dieser umgekehrte Lehr- bzw. Lernprozess lässt sich auf den Kontext Philosophischer Beratung beziehen.

15 Auch Belardi nennt Autonomie als wichtiges Ziel von Beratung, seines Erachtens hat Beratung die Aufgabe, „den Grad eigener Autonomie und Mündigkeit zu erhöhen" (Belardi u. a., 1996, 52).

4. Die kommunikationstheoretische Grundlegung Philosophischer Beratung – Die Philosophische Beratung als eine mögliche Form von kommunikativem Handeln

4.1 Die Frage nach der Vereinbarkeit von Beratung und Autonomie/Mündigkeit

Berater sind immer wieder mit dem zentralen Thema konfrontiert, ob es Möglichkeiten gibt, in einer nicht-manipulativen Weise zu konstruktiver Veränderung beizutragen und die eigene Wahrnehmung von Schwächen und ungünstigen Aspekten oder falschen Vorstellungen ihrem Gegenüber als hilfreiche Anregung zur Verfügung zu stellen, ohne diesen dabei in seiner Eigenständigkeit und Freiheit zu beeinträchtigen. Oder mit anderen Worten auf den Punkt gebracht: Berater – und damit auch jeglicher Versuch einer Theoriebildung von Beratung – sind mit der Frage nach der Vereinbarkeit von Beratung und Autonomie bzw. Mündigkeit konfrontiert.[16]

Dass sich diese Vereinbarkeit nicht von selbst ergibt, wird u. a. dadurch veranschaulicht, dass im umgangssprachlichen Kontext der Begriff der „Beratung" oft mit „Ratschlag bekommen" im Sinne einer Bevormundung oder autoritären Beeinflussung verbunden wird und gerade die Angst vor einem nicht gewünschten Eingriff in die eigene Autonomie eine wesentliche Zugangsbarriere für das Aufsuchen professioneller Beratung darstellt (Belardi u. a., 1996, 58f.).

Im Feld der professionellen Beratungsdisziplinen hat man diese mitschwingende Bedeutungsnuance inzwischen klar ausgegrenzt. Dementsprechend gilt heute in den Fundierungsdisziplinen von Beratung weitgehend eine Ablehnung autoritären und manipulativen Vorgehens z. B. im Sinne von „Ratschlägen":

„Beratung kann und darf also kein schlichter Ratschlag sein, sondern muss, um dem Ratsuchenden das Beurteilen und Entscheiden überhaupt erst zu ermöglichen, stets auf Einsichtfördern und Begründen, soweit dies die Gesamtsituation zulässt, basieren. Gerade hierin sollte sich heutiges Beraten grundlegend von dem Ratgeben einer

---

16 Leonard Nelson hat diese paradoxe Anforderung bezüglich der Erziehung zur Mündigkeit, auf den Punkt gebracht: „Ist das Ziel der Erziehung vernünftige Selbstbestimmung, d.h. ein Zustand, in dem der Mensch sich nicht durch äußere Einwirkung bestimmen lässt, vielmehr aus eigener Einsicht urteilt und handelt, so entsteht die Frage, wie es möglich ist, durch äußere Einwirkung einen Menschen zu bestimmen, sich nicht durch äußere Einwirkung bestimmen zu lassen" (Nelson, 1987, 20f.).

Autorität, dem der Ratsuchende häufig kritiklos und ohne Bedenken folgt, ganz offensichtlich unterscheiden" (Brem-Gräser, 1993, Bd. 1, 16).

Auch viele Philosophische Praktiker sehen die Gefahr der erwähnten mitschwingenden Bedeutungsnuancen des Begriffs Beratung, welche ihre Vereinbarkeit mit der Mündigkeit des Ratsuchenden in Frage stellt[17] und betonen dementsprechend, dass es im Kontext Philosophischer Praxis nicht darum geht, dass der eine Rat weiß und der andere Rat holt. Die meisten Vertreter der Philosophischen Praxis verstehen „Beratung" daher eher im Sinne von „sich (miteinander) beraten", weniger im Sinne von „jemanden beraten". Diese Gewichtung des gemeinsamen Miteinander findet z. B. ihre Entsprechung in Achenbachs Ausspruch, er behandle seine Besucher nicht, sondern er verhandele mit ihnen (Achenbach, 1987, 29).

Achenbach geht zudem noch einen Schritt weiter, wenn er fordert, dass das Bedürfnis Rat zu suchen im Kontext Philosophischer Praxis selbst einer Reflexion unterworfen werden müsste, um es gegebenenfalls als Flucht aus der eigenen Verantwortung zu entlarven. Achenbach bemerkt jedoch auch, dass das Bedürfnis eine Beratung aufzusuchen nicht ausschließlich als negatives Anzeichen des Mangels eigener Verantwortungsbereitschaft, Mündigkeit und eigener Fähigkeiten zu interpretieren ist, sondern vielmehr auch als positives Anzeichen der berechtigten Sorge um sich selbst (Achenbach/Winkler-Calaminus, 1992, 98). Zustimmung diesbezüglich erhält Achenbach auch von Ruschmann. Beratung muss seines Erachtens keinesfalls immer zwangsläufig mit Entmündigung und Abgabe von Verantwortung einhergehen – ganz im Gegenteil. Ruschmann stellt die These auf, dass gerade der zunehmende Beratungsbedarf und die entsprechend vermehrten Beratungsangebote auch als positives Zeichen dafür gedeutet werden können, dass die Orientierung an autoritären Wertvorgaben immer mehr im Schwinden ist, so dass der Wunsch nach einer konsiliarischen Unterstützung im Prozess der eigenständigen Lebensentscheidungen eher ein Zeichen zunehmender Autonomie als von Abhängigkeit darstellt (Ruschmann, 1999, 20).

Trotz dieser optimistischen Einschätzung von Seiten Ruschmanns bleibt es jedoch für jedes Beratungsangebot eine ernst zunehmende Daueraufgabe sowohl bei der theoretischen Konzipierung als auch bei

---

17 Diese Vorbehalte gegenüber dem „Beratungs"-Begriff sind vermutlich auch ein Grund dafür, warum die meisten Praktiker im deutschsprachigen Raum ihr Angebot als „Philosophische Praxis" und nicht als „Philosophische Beratungsstelle" betiteln. Auffällig ist allerdings, dass im anglo-amerikanischen Raum der Begriff „philosophical counseling/counselor" weites gehend verwendet wird und anscheinend frei von vergleichbaren negativen Assoziationen ist (Lahav, 1995; Raabe, 2001).

der konkreten methodischen Umsetzung darauf zu achten die Autonomie des Ratsuchenden nicht zu gefährden. Dass dies nämlich für angehende Philosophische Praktiker keine Selbstverständlichkeit ist, belegt u. a. die Berichterstattung von Ida Jongsma aus einer studentischen Arbeitsgruppe in Holland:

„Videoaufnahmen der Beratungssitzungen zeigten, dass fast unausweichlich Philosophen dazu neigen, ihre eigenen Ansichten über das Beratungsthema dem anderen aufzuerlegen, ohne dass sie das mitbekommen. Sie tun dies entweder explizit, oder implizit, z. B. durch die Art der Fragen, die sie stellen. Entsprechend fühlten wir uns – wenn wir die Rolle der zu Beratenden spielten – oft bedrängt und manipuliert. ... Manche Philosophen erkannten an, dass sie die Diskussion beeinflusst hatten, aber sie gaben auch zu, dass sie keinen Weg wussten, das zu vermeiden" (Jongsma, 1995, 32).

Mit diesen selbstreflexiven Beobachtungen von Jongsma sind sehr schwierige methodologische Fragen aufgeworfen. Als Berater ist es wichtig dem Gegenüber nicht die eigene Sicht aufzudrängen; es ist jedoch äußerst schwierig, dies zu vermeiden. Die Sichtweisen des Philosophischen Beraters sollen nicht im Vordergrund stehen, andererseits ist es auch wichtig, dass er seine eigenen Gedanken äußert, da diese ja maßgeblich die Denk-Entwicklung des Besuchers in Gang bringen sollen. Der philosophische Praktiker sollte seinen Besucher zur Erweiterung und Veränderung seiner Selbst- und Weltsicht anregen; die Verantwortung für die Veränderungen der eigenen Selbst- und Weltsicht (und für Entscheidungen gegenüber lebenspraktischen Problemen) muss jedoch immer beim Besucher selbst verbleiben.

4.2. Kommunikatives Handeln als die Bedingung der Möglichkeit der Gewährleistung von Autonomie und Mündigkeit in Beratungssettings

Aufgrund der eben skizzierten Problemstellungen muss sich auch die Philosophische Beratung bei ihre Konzipierung fragen, wie es ihr gelingt die Autonomie und Mündigkeit ihrer Besucher zu schützen und zu fördern, denn „die Verantwortung des Beraters ist die Verantwortung vor der gewollten Freiheit des Klienten" (Mollenhauer, 1965, 35).

Im weitesten Sinne ist nämlich Philosophische Beratung – so wie sie hier verstanden wird – auch eine politische Tätigkeit. Schließlich geht es darum, dass klassische Aufklärungsideal zu verwirklichen und Menschen zum kritischen Selbstdenken zu ermuntern und dadurch ihre Autonomie zu stärken. Selbstreflexion ist nämlich die Voraussetzung für Selbstbestimmung (siehe II 2.4.4.).

Ziel Philosophischer Beratung sollte es daher sein den Besucher zum eigenen Denken und Reflektieren anzuregen (siehe II 2.4.4.), zu provozieren, ja förmlich „sanft zu zwingen". Dies kann z. B. dadurch erreicht werden, dass der Berater den Besucher ständig aufruft vom Berater gemachte Überlegungen kritisch zu hinterfragen, dass er ständig dem Besucher durch sein Gesprächsverhalten das Angebot eröffnet seinen eigenen Einschätzungen zu widersprechen, denn

„eine Beratung, die das Nein des Ratsuchenden nicht duldet oder ihm diese Möglichkeit nicht beständig ernsthaft zugesteht, verfehlt damit ihren Bildungssinn" (Mollenhauer, 1965, 31).

Dies allein reicht jedoch sicherlich nicht aus; notwendig ist vielmehr eine grundsätzliche kommunikative Grundausrichtung des Philosophischen Beraters. Hierfür hilfreich erweisen sich eventuell die Arbeiten Jürgen Habermas zum sog. Kommunikativen bzw. verständigungsorientierten Handeln.[18]

Ohne dies selbst in erster Linie zu bezwecken benennt Habermas nämlich mit seiner Konzeption des verständigungsorientierten Handelns die Bedingungen der Möglichkeit Autonomie und Mündigkeit bzw. Bildung gewährleistender Kommunikation in Beratungssettings. Die Ausführungen von Habermas zum verständigungsorientierten Handeln beschreiben somit indirekt auch wie die Kommunikation mit dem Besucher von Seiten des Philosophischen Beraters im Kontext Philosophischer Praxis aus zu gestalten ist. Die Theorie des kommunikativen Handelns von Habermas kann somit einen Beitrag leisten zur hier vorzunehmenden grundlegenden Fundierung Philosophischer Beratung.

Dies gilt es im Folgenden näher auszuführen:

Soziales Handeln ist nach Habermas grundsätzlich in zwei Varianten möglich (Habermas, 1984b, 596) – zum einen als strategisches Handeln, zum anderen als kommunikatives Handeln. Im Gegensatz zum ausschließlich erfolgsorientierten strategischen Handeln zielt das kommunikative Handeln auf Verständigung im Sinne eines kooperativen Deu-

---

18 Ein wichtiger Bezug zwischen dem Begriff des „kommunikativen Handelns" und dem Denken Diltheys besteht darin, dass Habermas bei seiner Unterteilung unterschiedlicher Wissenschaftstypen mit jeweils damit verbundenen unterschiedlichen Erkenntnisinteressen auf Diltheys wissenschaftstheoretische Überlegungen zum Status der Geisteswissenschaften zurückgreift und den historisch-hermeneutischen Wissenschaften – um dessen theoretischer Grundlegung es ja Dilthey in seinem Werk immer wieder ging – im Gegensatz zu den empirisch-analytischen Wissenschaften dem Bereich des kommunikativen Handelns zuordnet: „Die strikten Erfahrungswissenschaften stehen unter den transzendentalen Bedingungen instrumentalen Handelns, während die hermeneutischen Wissenschaften auf der Ebene kommunikativen Handelns prozedieren" (Habermas, 1979, 236).

tungsprozesses und impliziert dadurch immer auch eine hermeneutische Dimension (Habermas, 1981, Bd. I, 150).

Aufgrund dieses charakteristischen Unterschiedes schließen sich nach der Ansicht von Habermas das strategische und kommunikative Handeln aus der Perspektive der Beteiligten einander gegenseitig aus:

„Kommunikatives und strategisches Handeln betrachte ich als zwei Typen sozialen Handelns, die aus der Perspektive des Handelnden selbst eine Alternative darstellen" (Habermas, 1984b, 602);

die Beziehungsherstellung durch einen Sprechakt (= illioktionärer Aspekt des Sprechakts) kann zum einen strategisch/erfolgsorientiert, zum anderen verständigungsorientiert erfolgen:

„Die Interaktionsteilnehmer müssen, wie intuitiv auch immer, zwischen verständigungs- und erfolgsorientierter Einstellung wählen" (ebd.).

Beide Handlungsformen gleichzeitig können nicht ausgeführt werden (ebd., 574). Dies macht auch deutlich, dass die vorgenommene Unterscheidung von Habermas seines Erachtens keinesfalls nur als eine analytische, sondern vielmehr als eine empirische zu verstehen ist.

Wie unterscheiden sich nun strategisches und kommunikatives Handeln voneinander?

Die Unterscheidung von strategischem und kommunikativem Handeln ist für Habermas gesamtes Theorienkomplex von entscheidender Bedeutung. Die beiden Handlungstypen unterscheiden sich nach Habermas darin, ob sie Einverständnis oder lediglich Einflussnahme postulieren (ebd., 573ff.). Das verständigungsorientierte Handeln setzt auf Einverständnis. Notwendige Voraussetzung dafür, dass ein Sprecher (z. B. Philosophischer Berater) ein Einverständnis auf Seiten seines Interaktionspartners (z. B. Besucher) erreicht, ist es dass dieser zu einer innere Einsicht, in die Wahrheit, Richtigkeit oder Wahrhaftigkeit des vom Sprecher Ausgesagten gelangt.[19] Was diesen Prozess der inneren Prüfung mit Hilfe der eigenen Vernunft nicht durchlaufen hat und was ersichtlich nur durch äußere Einwirkung zustande kommt, kann nicht als wirkliches Einverständnis zählen. Dass für das Einverständnis charakteristische Merkmal von gemeinsam geteilten Überzeugungen, ist also nicht gegeben, sobald einer der Beteiligten erkennt, dass ausschließlich eine externe Einflussnahme des Anderen auf ihn vorliegt, ohne dass er selbst dabei nach eigener Prüfung zu einer inneren Einsicht gelangt ist (ebd., 575).

---

19 Ein Sprecher beansprucht „Wahrheit" für Aussagen über Tatsachen der objektiven Welt, „Richtigkeit" für Aussagen über Normen der soziale Welt und „Wahrhaftigkeit" für Aussagen über Erlebnisse seiner subjektiven Welt (Habermas, 1984b, 589).

All diese Charakteristika des verständigungsorientierten Handelns – also Einverständnis, gemeinsam geteilte Überzeugungen, innere Prüfung und Einsicht aller Beteiligter – gelten nicht für das strategische Handeln. Der Akteur strebt beim strategischen Handeln die bloße Beeinflussung seines Gegenüber an.

Verständigung mit dem Ziel des Einverständnisses meint nach Habermas zudem „einen Prozess der gegenseitigen Überzeugung, der die Handlungen mehrerer Teilnehmer auf der Grundlage einer Motivation durch Gründe koordiniert" (ebd., 1981, Bd. I, 525).

Beim verständigungsorientierten Handeln sind den Interaktionspartnern daher im Gegensatz zum strategischen Handeln enge Grenzen gesetzt, was die Wahl der Mittel anbelangt. Um Einverständnis mit ihrem Gegenüber zu erlangen, bleibt ihnen ausschließlich das Vorbringen von guten Gründen für ihre Aussagen. Hierzu Habermas in der Theorie des kommunikativen Handelns: „Für kommunikative Handlungen sind nur solche Sprechhandlungen konstitutiv, mit denen der Sprecher kritisierbare Geltungsansprüche verbindet" (ebd., 410).

Das bedeutet auch, dass verständigungsorientiertes Handeln anders als das strategische Handeln auf eine inhaltliche Auseinandersetzung über das sprachlich geäußerte zwingend angewiesen ist. Nur so lässt sich Einverständnis erzielen. Im Gegensatz dazu stehen beim strategischen Handeln nicht die geäußerten Inhalte, sondern die Wirkungen der Äußerungen auf den Hörer im Vordergrund (Habermas, 1984b, 580). Verständigungsorientiertes Handeln verlangt stattdessen von den Akteuren die Bereitschaft zu argumentieren. Es impliziert Diskurse, in welchen Verständigung erfolgt; was in diesen zählt ist ausschließlich „die Autorität des besseren Arguments" (ebd., Bd. II, 218) bzw. „der zwanglose Zwang des besseren Arguments" (Habermas, 1996, 53 u. 341).

Im Gegensatz zum verständigungsorientierten Handeln hat beim strategischen Handeln das Argumentieren, also das Anführen von guten Gründen bzw. der Diskurs keinen privilegierten Stellenwert. Nicht die Art der Mittel zählt, sondern allein der Erfolg der Einflussnahme (ders., 1984b, 574).

Halten wir also fest: Das auf Einverständnis und innere Einsicht zielende verständigungs-orientierte Handeln respektiert den Gegenüber als eigenständiges, gleichberechtigtes Subjekt und betrachtet ihn nicht nur als zu beeinflussendes Mittel für das Erreichen irgendeines vorher selbst festgelegten Erfolges. Die Grundhaltung des kommunikativen Handelns gefährdet daher im Gegensatz zum strategischen Handeln nicht die Autonomie und Mündigkeit des Anderen, sondern respektiert diese vielmehr bzw. bestärkt diese sogar. Folgt daher ein Beratungsprozess dem Ideal des kommunikativen Handelns so ist dadurch eine Vereinbarkeit von Beratung und Autonomie bzw. Mündigkeit des Ratsuchenden weites gehend gewährleistet.

Zudem ist die Orientierung am kommunikativen Handeln von Seiten des Beraters wesentlich für die Weiterentwicklung des Besuchers, denn nur durch innere Einsicht können sich Menschen wirklich langfristig positiv verändern und nur den eigenen Einsichten wird der Besucher letztlich, wenn überhaupt, auch folgen. Somit erweist sich das Praktizieren eines verständigungsorientierten Handelns als Kommunikationsstil im Kontext Philosophischer Beratung nicht nur als normativ geboten, sondern auch als methodisch begründbar.

4.3. Weitere Aspekte kommunikativer Kompetenz im Kontext Philosophischer Beratung

Neben der Fähigkeit zum kommunikativen Handeln sollte sich die kommunikative Kompetenz des Philosophischen Beraters natürlich noch durch weitere Aspekte auszeichnen. Der Philosophische Berater muss nämlich auch sprachlich im Sinne des maieutischen Ideals den Besucher dort abholen, wo dieser steht. Dafür erforderlich ist „das Talent der Mehrsprachigkeit innerhalb der eigenen Sprache" (Thurnherr, 1999, 219). Der Philosophische Berater muss „ein Gespür entwickeln für das jeweilige Rezeptions- und Sprachniveau" (ebd.) seiner Besucher. Da es bei den Besuchern einer Philosophischen Praxis in der Regel eher um philosophische Laien handelt, muss der Berater generell komplexes philosophisches Gedankengut sprachlich angemessen vermitteln, übersetzen können – dies um so mehr, wenn eventuell auf Seiten des Besucher zunächst einmal Berührungsängste mit der Philosophie abzubauen sind. „Das Ausgangsmedium des philosophischen Beratungsgesprächs ist daher die Alltagssprache, wie Sokrates dies einst vordemonstriert hat" (ebd.). Für den Berater gilt zudem, dass er sich um eine verständliche Sprache bemüht, Begriffe erklärt, jede Art von Fachjargon vermeidet und keinerlei überflüssige Fremdwörter verwendet. „Er braucht des weiteren viel Phantasie, um bestimmte Gedanken durch Bilder, Beispiele und Geschichten illustrierend zu vermitteln" (ebd.). Hierzu bietet sich eventuell auch gegebenenfalls das Zurückgreifen auf Kunst und Literatur an.

Auch nach Hans Krämer

„muss der praktizierende Praktische Philosoph zwar theoretisch reflektieren können und vielfach bereits reflektiert haben, aber andererseits jederzeit in der Lage sein, auf Alltagsniveau zu beraten" (Krämer, 1992, 357).

IV Die sozialwissenschaftliche Grundlegung Philosophischer Beratung

1. Der Bezug der Philosophischen Beratung zu den Sozialwissenschaften

1.1. Der Bezug der Philosophischen Beratung zu den Zielsetzungen qualitativer empirischer Sozialforschung im Allgemeinen

Der Vorschlag, der im Rahmen der theoretischen und methodischen Grundlegung philosophischer Beratung in diesem Kapitel unterbreitet werden soll, lautet, dass für die professionelle Ausgestaltung des Beratungsgeschehens im Kontext Philosophischer Praxis ein Rückgriff auf Wissensbestände (siehe IV 2.) und Methoden (siehe IV 3.) aus dem Bereich der qualitativen empirischen Sozialforschung empfehlenswert erscheint. Dies mag zunächst einmal erstaunen, daher gilt es den Bezug der qualitativen empirischen Sozialforschung zur Philosophischen Beratung herzustellen. Dies soll durch das Aufzeigen der allgemeinen Zielsetzungen qualitativer empirischer Sozialforschung erfolgen, welche mit den Zielsetzungen Philosophischer Beratung eine gemeinsame Schnittstelle aufweisen.

Uwe Flick nennt als erstes hauptsächliches Ziel qualitativer empirischer Sozialforschung – neben zwei weiteren[1] – die Erfassung subjektiver Sichtweisen (Flick, 1996, 28ff). Nach Gabriele Rosenthal kann die qualitative Sozialforschung insbesondere die Rekonstruktion der Komplexität von Deutungsstrukturen am Einzelfall leisten (Rosenthal, 2005, 18ff.), denn es geht bei den Verfahren der qualitativen Sozialforschung vor allem darum, die Welt aus der Perspektive der Beforschten zu erfassen; die Selbstwahrnehmung des Beforschten und deren Genese steht im Mittelpunkt des Interesses (ebd., 17). Rosenthal betont, dass es dabei nicht nur um die Perspektiven und die Wissensbestände geht, die den Beforschten bewusst zugänglich sind, sondern auch um die Analyse des impliziten Wissens der Beforschten (ebd., 15). Qualitative Sozialfor-

---

[1] Als zweites Ziel führt Flick die Erforschung der interaktiven Herstellung sozialer Wirklichkeiten, als drittes Ziel die Identifikation der kulturellen Rahmungen sozialer Wirklichkeiten an (Flick, 1996, 28ff.).

schung ermöglicht also zum einen den Nachvollzug des subjektiv ge-
meinten Sinns, zum anderen die Rekonstruktion des latenten Sinns.
Qualitative Forschungsansätze versuchen einen Zugang zu erlangen zum
gegenwärtigen Erleben, Wissen und Handeln der Akteure und insbesondere im Rahmen der Biografieforschung auch zu der Entstehungsgeschichte des Erlebens, Wissens und Handelns der Akteure (ebd., 16f.).
Aus diesen genannten Zielbestimmungen qualitativer empirischer
Sozialforschung ergibt sich direkt der enge Bezug dieser zur Philosophischen Beratung, denn wie bereits ausgeführt ist es ja auch das Anliegen
Philosophischer Beratung die Sichtweisen des Besuchers auf sich selbst
und die Welt zu erschließen (siehe II 2.3.; 2.4. u. III 1.4.).[2]

1.2. Der Bezug der Philosophischen Beratung zu den Zielsetzungen Erziehungswissenschaftlicher Biografieforschung im Besonderen

Innerhalb der qualitativen Sozialforschung hat sich nun wiederum insbesondere eine Forschungstradition herauskristallisiert, die verspricht, die
eben genannten auch für die Philosophische Beratung höchst relevanten
Zielbestimmungen, in besonderem Maß zu erfüllen – die Erziehungswissenschaftliche Biografieforschung. Viele Wissenschaftler betrachten
die Biografieforschung als „Königsweg" des Fremdverstehens (Baa-
cke/Schulze, 1979).[3]
Dass für das Anliegen der Philosophischen Beratung vor allem die
Erziehungswissenschaftliche Biografieforschung im Gegensatz zu anderen Verfahren der qualitativen Sozialforschung aber auch im Gegensatz

---

2 Außer den genannten Zielbestimmungen teilt die Philosophische Beratung mit der
   qualitativen Sozialforschung auch das sog. „Prinzip der Rekonstruktion". Unter dem
   Prinzip der Rekonstruktion versteht man, dass an die zu interpretierenden Texte (in
   unserem Fall Transkriptionen von Erzählungen der Besucher Philosophischer Praxis)
   nicht mit einem bestehenden Set von Annahmen herangegangen wird und diese am
   Textmaterial überprüft werden (Rosenthal, 2005, 56), sondern das im Gegensatz dazu
   – bezogen auf den Kontext Philosophischer Beratung – die Selbst- und Weltsichten
   des Besuchers erst aus dessen Erzählungen rekonstruiert werden.
3 Erst seit Ende der 70er Jahre kann man von einer beginnenden biografischen Orientierung in der deutschsprachigen Erziehungswissenschaft sprechen. Der eigentliche
   Anstoß für die Entwicklung der Erziehungswissenschaftlichen Biografieforschung
   ging dabei vor allem von Jürgen Henningsen aus, der in seinem wegweisenden Aufsatz „Autobiografie und Erziehungswissenschaft" bereits 1962 Autobiografien als
   idealen Gegenstand der Erziehungswissenschaft bezeichnete und nachdrücklich auf
   den engen Zusammenhang von Autobiografie und Bildung aufmerksam machte
   (Henningsen, 1981, 11ff.).

zu anderen Formen der Biografieforschung[4] – z. B. der Soziologischen – von besonderer Bedeutung ist, ergibt sich aus deren Schwerpunktsetzung: Nach Marotzki konzentriert sich nämlich die Erziehungswissenschaftliche Biografieforschung im Gegensatz zu anderen qualitativen bzw. biografischen Forschungsansätzen darauf Phänomene von Bildung empirisch zu erfassen.

Dies vermag sie auch, denn

„Transkribierte Stegreiferzählungen ... dürfen als Resultat von Bildungsprozessen insofern verstanden werden, als in ihnen die Selbst- und Weltsicht des Informanten in lebensgeschichtlichen Zusammenhängen zur Darstellung kommt" (Marotzki, 1991a, 185).

Die Erziehungswissenschaftliche Biografieforschung arbeitet daher in dem oben skizzierten bildungstheoretischen Referenzrahmen (siehe III 1.4.), da sie sich empirisch für den Aufbau, die Aufrechterhaltung und die Veränderung des Selbst- und Weltbezuges von Menschen interessiert (Marotzki, 1999, 58).

„Die Analyse der in Form von narrativen Interviews dokumentierten Biographisierungsprozesse dient der Absicht, die in diesen Gestalten zum Ausdruck kommenden Selbst- und Welthaltungen auszulegen. Resultat solcher Analysen sind ... eine Art von Genealogie von Bildungsprozessen" (ders., 1991b, 129).

Eine erziehungswissenschaftliche Sichtweise auf Lebensgeschichten nimmt diese also vor allem als individuelle Lern- und Bildungsgeschichten wahr, wobei es insbesondere darum geht die Verarbeitung der Erfahrungen von Seiten des Individuums in den Blick zu bekommen: „Der Schwerpunkt ihrer Betrachtung verlagert sich darauf, individuelle Formen der Verarbeitung gesellschaftlicher und individueller Erfahrung zu studieren" (ebd., 1991a, 186). Am Ende der erziehungswissenschaftlichen Auswertung autobiografischer Erzählungen steht dann zumeist eine Systematisierung der für den Einzelfall dominanten eigentheoretischen Deutungs- und Verarbeitungsmuster, der zentralen Strukturmuster des Handelns und Erlebens und der grundsätzlichen Haltung zur eigenen Biografie.

Diese ausgeführte Schwerpunktsetzung Erziehungswissenschaftlicher Biografieforschung veranschaulicht und unterstreicht deren Bezug zum Anliegen Philosophischer Beratung.

Nachdem der Zusammenhang zwischen Philosophischer Beratung

---

4   Die breite Aufmerksamkeit, die der Biografieforschung seit den 70er Jahren innerhalb der Sozialwissenschaften insgesamt zuteil wurde, verdankt sie u. a. auch der Rehabilitierung sinnverstehender Verfahren in der Philosophie und den Sozialwissenschaften durch Hans-Georg Gadamer, Jürgen Habermas, u. a. (Nittel, 1994, 153).

und der qualitativen empirischen Sozialforschung im Allgemeinen und der Erziehungswissenschaftlichen Biografieforschung im Besonderen hergestellt worden ist, geht es nun im Folgenden darum auszuführen, welche Wissensbestände für die Philosophische Beratung von Interesse sein könnten und wie konkret die Philosophische Beratung auch methodisch von der qualitativen empirischen Sozialforschung bzw. der Erziehungswissenschaftlichen Biografieforschung profitieren kann.

2. Die erzähltheoretische Grundlegung Philosophischer Beratung

Der Ausgangspunkt einer Philosophischen Beratung ist in aller Regel eine kürzere oder längere (autobiografische) Erzählung des Besuchers. Eine der zentralen Grundannahmen der (Erziehungswissenschaftlichen) Biografieforschung besteht darin, dass das (autobiografische) Erzählen dem Forscher einen Zugang zur Selbst- und Weltsicht des Informanten eröffnet, da viele Aspekte des (autobiografischen) Erzählens einen Bezug zur Selbst- und Weltsicht des Erzählers aufweisen. Die Selbst- und Weltsicht eines Menschen manifestiert sich also in gewisser Weise innerhalb seiner (autobiografischen) Erzählungen und wird somit auch für Andere zugänglich und sichtbar. Die (autobiografischen) Erzählungen des Besuchers bilden somit auch für den Philosophischen Berater eine wesentliche Möglichkeit einen Zugang zur Selbst- und Weltsicht seines Gegenüber zu gewinnen. Daher soll in diesem Abschnitt auf allgemeine erzähltheoretische Grundannahmen – vor allem der Biografieforschung – eingegangen werden.

Folgenden Fragestellungen gilt es sich hier zuzuwenden:

- Inwiefern stehen (autobiografisches) Erzählen und Selbsterkenntnis in einem Zusammenhang? Inwiefern lösen (autobiografische) Erzählungen Prozesse der Selbsterkenntnis aus bzw. fordern sie ein? Inwiefern manifestieren sich autoepistemische Prozesse innerhalb des (autobiografischen) Erzählens? (siehe IV 2.1.)
- Inwiefern stehen (autobiografisches) Erzählen und Selbstoffenbarung in einem Zusammenhang? Inwiefern lösen (autobiografische) Erzählungen Prozesse der Selbstoffenbarung aus bzw. fordern sie ein? (siehe IV 2.2.)
- Welcher Zusammenhang besteht zwischen Selbst-/Weltsicht und (autobiografischen) Erzählen? (siehe IV 2.3.)

- Inwiefern manifestieren sich Selbst- und Weltsichten (Weltanschauungen) innerhalb (autobiografischer) Erzählungen? (siehe IV 2.4.)

2.1. (Autobiografisches) Erzählen als Medium der Selbsterkenntnis

(Autobiografisches) Erzählen scheint die im Kontext Philosophischer Beratung angestrebte Selbsterkenntnis des Subjekts direkt zu fördern. Die Vertreter der Biografieforschung betonen nämlich, dass Erzählungen, insbesondere autobiografische Gesamterzählungen, für das Subjekt ein Medium der Selbsterkenntnis darstellen:

„Wir gehen davon aus, dass bereits die Rekonstruktion eigenerlebter Erfahrung auf der narrativen Handlungsebene den Erzählenden zu neuen Einsichten über sich selbst und seine Lebenswelt führt" (Nittel/Völzke, 1993, 132).

Autobiografisches Erzählen eröffnet „die Chance zur selbstständigen Deutung des eigenen Lebens" (ebd.). Die Verbalisierung des eigenen Selbst in Form der eigenen Lebensgeschichte oder wesentlicher Auszüge von dieser fungiert als (erster) Schritt zur Selbstaufklärung. Die Möglichkeit die eigene Lebenssituation in relativer Offenheit aus der eigenen Perspektive zu entwickeln und vorzustellen fördert nämlich beim Erzähler zumeist die Reflexion hinsichtlich der eigenen Lebenssituation, Nachdenklichkeit gegenüber dem eigenen Gewordensein und stellt für diesen „Kontakt" zu den eigenen Lebenserfahrungen her (Hanses, 2000, 374). Die intensive Beschäftigung und Auseinandersetzung mit der eigenen Person, Vergangenheit und Erlebniswelt, die gedankliche wie emotionale Durchdringung der Erinnerungen und die Bemühung um einen umfassenden und kohärenten biografischen Entwurf in Anwesenheit eines aufmerksamen und unterstützenden Zuhörers kann daher nach Ansicht der Biografieforscher auf Seiten des Erzählers zu eher positiv zu bewertenden Prozessen der Selbstvergewisserung[5], Selbstreflexion und Selbsterkenntnis führen:

„Selbstvergewisserung und Selbstreflexion einer Person intensivieren sich besonders in längeren Stegreiferzählungen ... Durch die sprachliche Strukturierung stellt es

---

[5] „Die Geschichten unserer Erfahrungen, die wir erzählen, machen einen wichtigen Teil unseres Selbsterlebens aus und bilden ein Repertoire, mit dem wir uns unserer Lebensgeschichte wie unserer eigenen Person versichern" (Lucius-Hoene/ Deppermann, 2002, 31). Durch autobiografisches Erzählen vergewissern wir uns daher unser selbst; wir erlangen dadurch ein zunehmendes Bewusstsein unser selbst: „Das Erzählen von Selbsterlebtem ist eine alltägliche, vertraute und ständig praktizierte Handlung mit der wir uns ... unserer selbst vergewissern" (ebd., 20).

(=das autobiografische Erzählen) sein Selbstverständnis auf den Prüfstand und führt durch die Dynamik des Erzählprozesses häufig zu neuen Erkenntnissen über Art und Bedeutung des Erlebten und hinsichtlich seiner eigenen Person. Im Akt des Erzählens selbst kann Erfahrungsverarbeitung stattfinden, vor allem dann, wenn Erlebtes nicht problemlos unter Bekanntes und als normal Vorausgesetztes subsumiert werden kann" (Lucius-Hoene/Deppermann, 2002, 70f.).

Durch autobiografische Prozesse können konflikthafte Erfahrungen und biografische Inkonsistenzen bearbeitet und geklärt werden, Verstehen und Akzeptanz des Gewesenen und eigenen Gewordenseins angestoßen werden, die Interpretation von eigenen Erfahrungen gefördert werden, eigene Erfahrungen und Erinnerungen differenziert und miteinander verglichen werden, Rechtfertigungs- und Begründungsbedürfnisse oder - notwendigkeiten entwickelt und befriedigt werden, eigene biografischer Sinnfragen geklärt werden (ebd., 80ff.). Der Erzählfluss kann bewirken, dass sich der Sprecher erst im Vollzug des Erzählens ein Urteil über eine Frage bildet bzw. zu einer Schlussfolgerung gelangt – das autobiografische Erzählen impliziert daher häufig autoepistemische Effekte, „einen autoepistemischen ‚Mehrwert'" (ebd., 70f. u. 168).

Durch die Aufforderung zum autobiografischen Erzählen wird der Sprecher darüber hinaus zu einer intensiven Erinnerungsarbeit veranlasst:

„Die Erinnerungsarbeit bringt eine eigene Dynamik zunehmender Bewusstwerdung, Auffrischung und Wiedergewinnung von Details und Assoziationen mit sich. Die Auseinandersetzung mit erinnerten Aspekten der eigenen Lebensgeschichte kann Fragen, Lücken und Inkohärenzen auftauchen lassen, die die aktive Suche nach Erinnerungen fördern ... Diese Erinnerungsarbeit wird gestützt durch das Erfahren des Interesses und der Vermittlung von Wertschätzung durch den Hörer" (ebd., 71).

Der Sprecher frischt also durch das autobiografische Erzählen seine eigenen Erinnerungen auf und erweitert diese oft; das autobiografische Erzählen fungiert somit auch als Mittel vergangene Erinnerungen vor dem Vergessen zu bewahren.[6] Darüber hinaus muss sich das Individuum eventuell um Erklärungen für das Vergessen vergangener Ereignisse oder Erlebnisse bemühen (Fuchs-Heinritz, 2000).[7]

Autobiografisches Erzählen regt allerdings nicht nur eine intensive Auseinandersetzung mit der eigenen Vergangenheit an, vielmehr kommt

---

6 Am Rande sei erwähnt, dass die Versprachlichungen unserer Erinnerungen in Anpassung an den jeweiligen Erzählkontext sich wiederum darauf auswirken, wie sie in Zukunft in unserem Gedächtnis bewahrt werden.

7 Hermanns weist in diesem Zusammenhang zudem darauf hin, dass der Autobiograf durch die narrative Ebene einen weit besseren Zugang zu seinem autobiografischen Wissen erlangt als durch die theoretische Ebene der stillschweigenden eigenen Reflexion (Hermanns, 2000).

es zudem immer wieder auch dazu,

„dass bei einer biographisch-narrativen Vorgehensweise der Betroffene selbst aus seinem Erzählen heraus für sich Zukunftsperspektiven entwickeln kann ... Viele Fragen, die sich für den einzelnen bei der Lebensbewältigung stellen, können in Kommunikation mit anderen, denen man einfach von sich erzählt, selbst beantwortet werden ... Im günstigen Fall entdeckt der Erzähler den „roten Faden", der sein Leben bestimmt, und kann daraus Konsequenzen für zukünftiges Handeln ziehen" (Nittel/Völzke, 1993, 131).

Für das Anliegen Philosophischer Beratung von besonderem Interesse ist zudem der Gesichtspunkt, dass das erzählerische in-Worte-Fassen, wenn nicht notwendig, so auf alle Fälle sehr förderlich ist zur Vergegenwärtigung der eigenen Selbst- und Weltsichten. Insbesondere durch ihr Erzählen kann sich darüber hinaus eine Person der Unstimmigkeiten und Ungereimtheiten bestimmter eigener Selbst- und Weltsichten bewusst werden. Des Weiteren gelangt das Subjekt durch das autobiografische Erzählen zu neuen Darstellungsfähigkeiten seiner Biografie und kann somit seine eigene Identität und seine Selbst- und Weltsicht in Zukunft in noch stärkerem Maße untermauern.

Diese aufgelisteten Gesichtspunkte können auf verschiedenen Ebenen des Erzählprozesses stattfinden, manifestieren sich im Erzählen und können daher textanalytisch zugänglich werden.

Betrachtet man all diese konstruktiven autoepistemischen Möglichkeiten, die das autobiografische Erzählen bietet, so wird evident, dass im Erzählen auch Bewältigung geleistet, biografische Kompetenz und identitätskonstituierende Ressourcen gefördert werden können, ja das autobiografisches Sprechen in gewisser Weise ein „Selbstheilungspotential" beinhaltet.

Das autobiografische Erzählen fungiert somit als Medium der Selbstverständigung, der Herstellung des Selbstverhältnisses des Erzählers zu sich selbst und der Selbst-Bildung; Offerten zum biografischen Erzählen bieten somit einen Möglichkeitsrahmen für Bildungsprozesse, dem biografischen Erzählen kommt eine Bildungsfunktion zu (Nittel, 1994a, 120f.).

Neben Vertretern der sozial- und erziehungswissenschaftlichen Biografieforschung rückt die Reflexion über die Bedeutung des autobiografischen Erzählens für das menschliche Selbst und für die Selbstfindung des Menschen auch bei einigen Philosophen in das Zentrum ihrer Betrachtungen. Bei kaum einem anderen Vertreter der neueren (Sozial- und Moral-) Philosophie hat die Erzählung dabei eine derartige systematische Prominenz wie bei Alasdair MacIntyre und seiner Theorie der narrativen Selbstfindung, die er insbesondere in seinem Werk „Der Verlust der Tugend" entfaltet.[8] Die zentrale These MacIntyres lautet:

„Der Mensch ist in seinen Handlungen und in seiner Praxis ebenso wie in seinen Fiktionen im wesentlichen ein Geschichten erzählendes Tier" (MacIntyre, 1987, 288).

Demnach verständigt sich der einzelne Mensch nach MacIntyre über sich selbst und über sein Leben vor allem, indem er seine eigenen Erzählungen zur Kenntnis nimmt und erforscht; die Selbstreflexion über die eigenen Erzählungen fungiert somit als wichtiger Bestandteil menschlicher Selbsterkenntnis.

Aufgrund der genannten Faktoren des autobiografischen Erzählens, welche autoepistemische Prozesse fördern

„stellen manche Erzähler schließlich verwundert fest, dass sie am Ende ihrer Geschichte mehr über sich wissen als zu Beginn, zu bestimmten Erfahrungen Stellungsnahmen erarbeitet haben und ihnen vieles Erlebte klarer erscheint" (Lucius-Hoene/Deppermann, 2002, 73).

„Erzählen von sich selbst ist daher für die meisten Menschen eine hoch befriedigende Aktivität und trägt gewissermaßen ihren Lohn in sich selbst" (ebd., 80).

Aufgrund dieses aufgezeigten engen Zusammenhanges von autobiografischem Erzählen und Selbsterkenntnis sollten auch dem Besucher im Kontext Philosophischer Beratung möglichst viel Raum zum autobiografischen Erzählen von Seiten des Beraters eröffnet werden (z. B. durch die Verwendung der Methode des narrativen Interviews); die Selbsterkenntnis des Besuchers wird somit bereits in gewisser Weise gefördert, bevor der eigentliche Beratungsprozess überhaupt erst begonnen hat. Sowohl im Kontext der sozialwissenschaftlichen Biografieforschung als auch der Philosophischen Beratung können die Erzähler schon vor Beginn der eigentlichen Auswertung aus der bloßen Anwendung der Methode des narrativen Interviews durchaus einen Gewinn ziehen, da es ihnen eine ungewöhnliche im Alltag so nicht vorhandene Möglichkeit bietet, sich mit der eigenen Person auseinander zusetzen:

„Der Interviewer macht ein Geschenk: Er interessiert sich – manchmal stundenlang – für den anderen und sein Erleben und ist ein guter Zuhörer" (Hermanns, 2000, 366).

Die meisten Menschen haben daher auch ein gutes Gefühl, wenn sie ihre

---

8   Paul Ricoeur – neben MacIntyre der zweite bedeutende Philosoph der Reflexion des Narrativen – weist daraufhin, dass MacIntyre durch seinen Gedanken einer Zusammenfassung des Lebens in Form einer Erzählung, seiner Idee der „narrativen Einheit eines Lebens" „dem Diltheyschen Ausdruck „Lebenszusammenhang" eine narrative Koloratur verleiht" (Ricoeur, 1996, 193f.).

Sicht der Dinge einem interessierten Gegenüber ausführlich entfalten können. Zudem kann es für das Individuum zu einer Erhöhung des Selbstwertgefühls führen, da das Interesse eines Fremden am eigenen Leben dieses aufwertet.

Die Gelegenheit zum anfänglichen langen Erzählen aus dem eigenen Leben zu Beginn der Philosophischen Beratung und die möglichst umfassende Eröffnung von Räumen für das autobiografische Erzählen der Besucher durch den Berater im weiteren Verlauf des Beratungsprozesses ermöglicht somit bereits dem Besucher eine bereichernde Erfahrung, die er sonst nur selten im Alltag findet. Denn wie eben ausgeführt ist das autobiografische Erzählen dem Ziel Philosophischer Beratung – nämlich die Selbsterkenntnis des Besuchers zu fördern – in vielfältiger unterschiedlicher Art und Weise dienlich.

Damit erschöpft sich jedoch die Bedeutung des autobiografischen Erzählens für den Kontext Philosophischer Beratung keineswegs, vielmehr verspricht ja, wie bereits angedeutet, das autobiografische Erzählen darüber hinaus für den Berater als eine viel versprechende Möglichkeit des Zugang zum Selbst bzw. zu den Selbst- und Weltsichten der Besucher zu fungieren. Dies gilt es nun in den Blick zu nehmen.

2.2. (Autobiografisches) Erzählen als Medium der Selbstoffenbarung

Bei den bisherigen Ausführungen bezüglich der Bedeutung des (autobiografischen) Erzählens für das menschliche Selbst lag der Schwerpunkt auf der Selbstfindung bzw. Selbsterkenntnis. Im Folgenden rückt die Frage in das Zentrum der Betrachtung, welcher Zusammenhang zwischen (autobiografischem) Erzählen und menschlicher Selbstoffenbarung besteht.

Niemand anderes als Hannah Arendt in ihrem Werk „Vita activa" hat so ausdrücklich auf den Zusammenhang zwischen Erzählen bzw. Sprechen und Selbstoffenbarung hingewiesen:

„Sprechen und Handeln sind die Tätigkeiten, in denen Einzigartigkeit sich darstellt. Sprechend und handelnd unterscheiden Menschen sich aktiv voneinander, anstatt lediglich verschieden zu sein; sie sind die Modi, in denen sich das Menschsein selbst offenbart" (Arendt, 2007, 214).

„Handelnd und sprechend offenbaren die Menschen jeweils, wer sie sind, zeigen aktiv die personale Einzigartigkeit ihres Wesens" (ebd., 219). „Die Frage: Wer bist Du? Aufschluss darüber, wer jemand ist, geben implizit sowohl Worte wie Taten" (ebd., 217).

Allerdings

„sind Worte offenbar besser geeignet, Aufschluss über das Wer-einer-ist zu verschaffen, als Taten. Taten, die nicht von Reden begleitet sind, verlieren einen großen Teil ihres Offenbarungscharakters, sie werden unverständlich" (ebd., 218).

Im Sprechen teilen wir nicht nur der Welt etwas mit, sondern im Sprechen offenbaren wir uns also auch immer zugleich selbst der Welt. Das Sprechen bringt den Sprechenden zwangsläufig mit ins Spiel. Im Anschluss an Gadamer – „Sein, das verstanden werden kann, ist Sprache" (Gadamer, 1990, 478) – lässt sich also eventuell festhalten: Selbst, das verstanden werden kann, ist Sprechen bzw. erscheint im Sprechen oder gemäß dem sepharidisch-jüdischen Sprichwort lässt sich sagen: „Sprich, damit ich Dich sehe!".

In Bezug auf unseren Kontext – die Philosophische Beratung – lässt sich dieser Aspekt vor allem daraufhin beziehen, dass sich im Sprechen des Besuchers in gewisser Weise seine Selbst- und Weltsichten und damit seine Weltanschauung offenbart. Das Sprechen ist die Form in der der Besucher einen Ausschnitt seiner Weltanschauung schildert:

„Der Ausgangspunkt eines philosophischen Beratungsgesprächs ist das, was der Besucher erzählt. Dies ist in aller Regel eine kürzere oder längere Geschichte, die bereits eine Vielzahl von eigenen Interpretationen impliziert, die über die Denkweise des Besuchers Auskunft geben" (Thurnherr, 1999, 221).

Spricht ein Mensch über sein Leben, so beinhaltet das Ausgesagte immer auch Informationen darüber, wie der Mensch über sein Leben reflektiert. Jede Aussage eines Besuchers innerhalb der Philosophischen Praxis hat wie jede Rede also einen Bezug zum gesamten Denken ihrer Urhebers und offenbart von diesem einen kleinen Ausschnitt:

„Jede einzelne Aussage eines Menschen ist in komplexer Weise mit dessen Weltwissen verbunden, mit seiner gesamten Weltsicht oder Lebensphilosophie. So schwingen in jedem Satz viele implizite Aspekte mit, die expliziert werden können bzw. müssen, wenn sich daraus ungünstige Auswirkungen ergeben" (Ruschmann, 1999, 341).

Zurück zu Arendt – diese führt bezüglich der menschlichen Selbstoffenbarung im Sprechen weiter aus, dass

„das eigentlich personale Wer-jemand-jeweilig-ist unserer Kontrolle darum entzogen ist, weil es sich unwillkürlich in allem mitoffenbart, was wir sagen oder tun. Nur vollkommenes Schweigen und vollständige Passivität können dieses Wer vielleicht zudecken, den Ohren und Augen der Mitwelt entziehen, aber keine Absicht der Welt kann über es frei verfügen, ist es erst einmal in Erscheinung getreten. Es ist im Gegenteil sehr viel wahrscheinlicher, dass dies Wer, das für die Mitwelt so unmissverständlich und eindeutig sich zeigt, dem Zeigenden selbst gerade verborgen bleibt" (Arendt, 2007, 219).

Arendt erweitert ihre grundsätzliche These. Im Sprechen offenbart sich nicht nur das Selbst, sondern zudem kann der Sprecher diese Offenbarung nicht umfassend bewusst selbst steuern. In Bezug auf unseren Kontext lässt sich dieser Gesichtspunkt insbesondere dahingehend auslegen, dass dem Sprecher größtenteils nicht bewusst ist, inwieweit sich in seinen Erzählungen seine Selbst- und Weltsichten offenbaren; insofern kann er diesen Prozess auch nur sehr eingeschränkt bewusst steuern.[9]

Aus dieser Überlegung ergibt sich noch eine weitere Pointe: Gerade weil der Erzähler seine Selbstoffenbarung nicht bewusst steuern kann, enthält das Erzählen für den Sprecher immer auch das Risiko des Scheiterns. Da wir im Erzählen immer Aspekte unserer Selbst- und Weltsicht offenbaren, laufen wir Gefahr, dass bestimmte Teile unserer Selbst- und Weltsicht vom Hörer unserer Erzählung abgelehnt und zurückgewiesen werden.[10]

Das zuletzt aufgeführte Zitat von Arendt beinhaltete in seinem zweiten Teil noch einen weiteren Aspekt. Das Selbst des Sprechenden zeigt sich den Zuhörern häufig eher als dem Sprechenden selbst. In Bezug auf unseren Kontext lässt sich dieser Gesichtspunkt insbesondere dahingehend auslegen, dass sich dem Philosophischen Berater im Verlauf des Rekonstruktionsprozesses die Selbst- und Weltsichten des Sprechers zum Teil besser erschließen als diesem selbst.

Bezüglich der Möglichkeit des Verstehens eines Selbst durch das Hören seines Sprechers nimmt Arendt allerdings in ihren weiteren Ausführungen zwei Einschränkungen vor:

„Diese Aufschlußgebende Qualität des Sprechens, durch die, über das Besprochene hinaus, ein Sprecher mit in die Erscheinung tritt, kommt aber eigentlich nur da ins Spiel, wo Menschen miteinander, und weder für – noch gegeneinander, sprechen" (ebd., 220). „Indessen ist die dem Handeln und Sprechen eigene Enthüllung des Wer so unlösbar an den lebendigen Fluss des Vorganges selbst gebunden, dass sie nur in einer Art Wiederholung des ursprünglichen Vorgangs dargestellt und „verdinglicht" werden kann" (ebd., 233).

---

9 Trotzdem darf natürlich nicht übersehen werden, dass in bestimmten Fällen gegebenenfalls erzählte, präsentierte Selbst- und Weltsichten nicht unbedingt den tatsächlichen Selbst- und Weltsichten einer Person entsprechen müssen.

10 Aufgrund des Risikos des Scheitern, der Ablehnung und Zurückweisung unserer Selbstoffenbarung setzt die Bereitschaft zu erzählen – wie jede andere Form des Handelns – auf Seiten des Sprechers nach Arendt immer auch eine gewisse Form des Mutes voraus: „Des Mutes und sogar einer gewissen Kühnheit bedarf es bereits, wenn einer sich entschließt, die Schwelle seines Hauses, den Privatbereich der Verborgenheit, zu überschreiten, um zu zeigen, wer er eigentlich ist, also sich selbst zu exponieren" (Arendt, 2007, 232).

Aus diesen Zitaten lassen sich nochmals zwei Thesen gewinnen: Die Offenbarung des Sprechers im Sprechen wird nur dort wirklich verstanden, wo ein bewusstes Bemühen um das Gelingen der Kommunikation vorliegt und die Offenbarung des Sprechers im Sprechen wird nur dort wirklich verstanden, wo der Vollzug des Erzählens in gewisser Weise wiederholt wird. In Bezug auf unseren Kontext lässt sich dieser letzte Gesichtspunkt insbesondere dahingehend auslegen, dass zum Verstehen der Selbst- und Weltsichten des Besuchers eine Transkription seiner Erzählungen notwendig erscheint (siehe IV 3.1.4.). Durch die Transkription der (autobiografischen) Erzählungen erlangt der Philosophische Berater aber auch der Besucher selbst einen Zugang zum Selbst des Besuchers, genauer einen Zugang zu dessen Selbst- und Weltsichten, indem diese in gewisser Weise vergegenständlicht sind.

Zum Abschluss dieses Gliederungspunktes die Thesen von Arendt noch einmal im Überblick:

a) Im Sprechen/Erzählen offenbart sich (ausschnittsweise) das Selbst.
b) Diese Offenbarung kann der Sprechende nicht bewusst steuern.
c) Das Selbst des Sprechenden offenbart sich den Zuhörern häufig eher als dem Sprechenden selbst.
d) Die Offenbarung des Sprechers im Sprechen wird nur dort wirklich verstanden, wo ein bewusstes Bemühen um das Gelingen der Kommunikation vorliegt.
e) Die Offenbarung des Sprechers im Sprechen wird nur dort wirklich verstanden, wo der Vollzug des Erzählens in gewisser Weise wiederholt wird.

2.3. (Autobiografisches) Erzählen als Medium der Selbst- und Weltsichten

Im Kontext Philosophischer Beratung steht nicht die Lebensgeschichte des Besuchers im Allgemeinen, sondern ein bestimmter Aspekt der lebensgeschichtlichen Erzählung im Zentrum des Interesses – nämlich die Selbst- und Weltsicht des Besuchers. Daher erscheint es dringend geboten auszuführen, inwieweit dieser Interessenfokus in lebensgeschichtliche Erzählungen eingebettet ist, so dass es für das Anliegen Philosophischer Beratung vorteilhaft ist, dem Besucher Räume autobiografischen Erzählens zu eröffnen und ihm eine möglichst umfassende erzählerische Darbietung bis hin zu der Erzählung seiner gesamten Lebensgeschichte abzuverlangen. Welches Verhältnis besteht zwischen biografischer Gesamterzählung und Selbst- und Weltsicht des Besuchers?

Die einfachste und nächstliegendste Methode an die Selbst- und Weltsichten des Besuchers zu gelangen, besteht wohl zunächst einmal nicht darin diesen zu umfassenden (autobiografischen) Erzählungen anzuregen, sondern seine Selbst- und Weltsicht einfach direkt bei den Besuchern abzufragen. Dies wird auch des öfteren von verschiedenen Philosophischen Beratern praktiziert; zum Teil wurden hierfür spezielle Fragebögen entwickelt. So verwendet z. B. Eckhart Ruschmann zur Explikation und Rekonstruktion der Weltanschauung seiner Besucher eine Fragesammlung, die strukturell an den Disziplinen der Systematischen Philosophie orientiert ist,

„denn die Disziplinen der systematischen Philosophie lassen sich als differenziert ausgearbeitete inhaltliche Gliederung individueller Lebensphilosophien betrachten" (Ruschmann, 1999, 336).

Durch die Beantwortung der Fragen – welche die Besucher auch alleine außerhalb der eigentlichen Beratungssitzungen vornehmen können – werden die Besucher angeregt sich detailliert mit den eigenen persönlichen Vorstellungen etwa zu Kosmologie/Naturphilosophie, Metaphysik/Theologie, Erkenntnistheorie, Ethik und Anthropologie zu beschäftigen (Ruschmann, 1999, 287ff.).

Gegen solches direktes Abfragen der Weltsicht des Besuchers ist zunächst einmal nichts einzuwenden. Der Philosophische Berater erhält hierdurch hinsichtlich des Weltbildes seines Gegenüber sicherlich zahlreiche wichtige Informationen; zudem fördert die Beantwortung der Fragen auf Seiten des Besuchers dessen Selbstreflexion über seine eigene Weltanschauung.

Zur Rekonstruktion der Selbst- und Weltsichten eines Besuchers reicht allerdings ein direktes Abfragen per Fragekatalog bei weitem nicht aus – warum nicht?

Wie insbesondere Michael Polanyi in seiner Analyse impliziten Wissens verdeutlichte, wissen wir immer mehr, als wir zu sagen wissen (Polanyi, 1985). Die Individuen können ihre eigenen Sichtweisen nicht ohne weiteres und mühelos auf den Begriff bringen, denn ihre eigenen Sichtweisen sind für sie teilweise so selbstverständlich, dass sie für sie als Sichtweisen nicht erkennbar sind und sie sie somit auch nicht explizit als Sichtweisen formulieren können (Schütze, 1997, 51). Ein Charakteristikum der Subjektperspektive ist es daher, dass Deutungsmuster und Handlungsorientierungen dem Individuum als Deutendem und Handelndem zwar zur Verfügung stehen, von diesem jedoch nicht vollständig formuliert und expliziert werden können. Dieses Wissen über den überwiegend impliziten Charakter menschlicher Selbst- und Weltsichten ist innerhalb der Sozialwissenschaften längst zur Selbstverständlichkeit geworden:

„Das Individuum kann nur sehr begrenzt in direkter Weise als Informant für seine subjektive Sicht auf die Welt fungieren. Deshalb muss die qualitative Sozialforschung mit indirekter funktionierenden Methoden arbeiten" ... Es „ist dem qualitativen Sozialforscher der Weg eines direkten Erfassens – im Sinne eines „Abfragens" – subjektiver Sichtweisen, Sinnbezüge, Deutungsmuster und Handlungsorientierungen verschlossen" (Küsters, 2006, 20).

Die Sichtweisen des Besuchers einer Philosophischen Praxis auf sich selbst und die Welt können also nicht einfach ausschließlich direkt bei diesem abgefragt werden. Allerdings befinden sie sich oftmals implizit innerhalb seiner Erzählungen und können daher indirekt durch die Analyse seiner Erzählungen erschlossen werden. Bei analytischen Kontrastierungen von theoretischen Kommentaren der Erzähler mit ihren Erzählungen zeigt sich nämlich immer wieder,

„dass die Menschen sehr viel mehr von ihrem Leben „wissen" und darstellen können, als sie in ihren Theorien über sich und ihr Leben aufgenommen haben. Dieses Wissen ist den Informanten auf der Ebene der erzählerischen Darstellung verfügbar, nicht aber auf der Ebene von Theorien" (Hermanns, 1991, 185).

Ein beträchtlicher Anteil der Selbst- und Weltsichten der Subjekte liegt also unterhalb des expliziten Selbstbeschreibungsniveaus der Akteure (Oevermann, 1979). Viele theoretische Annahmen des Subjekts verbergen sich dennoch in den Erzählungen des Menschen aus seinem Leben. Diese theoretischen Annahmen sind den Menschen zumeist selbst nicht bewusst und daher auch für sie nicht losgelöst von der Erzählung als Theorie verbalisierbar. Was eine Erzählung letztendlich aussagt, beinhaltet also weit aus mehr als das, was der Sprecher damit explizit aus zusagen meinte.

Die Narrationen besitzen mehr Sinn und Bedeutung als den Erzählenden im Prozess der Selbstpräsentation reflexiv zugänglich ist. Dieser Überschuss an Sinn und Bedeutung wird zum Teil durch die Analyse autobiografischer Erzählungen seinerseits für den Forscher bzw. Professionellen ersichtlich. Biografische Analytik und hermeneutische Rekonstruktion können implizite Wissensbestände der Individuen zum Teil erfassen, denn es gilt gerade als Anliegen interpretativer Verfahren, methodisch kontrolliert und intersubjektiv nachvollziehbar von der Oberfläche des Textes auf tiefer liegende und zunächst verborgene Sinn- und Bedeutungsschichten zu schließen (Hitzler/Honer, 1997, 23).[11] Der

---

11 Schütze geht sogar soweit zu behaupten, dass auch vom Erzähler bewusst Verschwiegenes und sogar Verdrängtes in der Erzählung durch biografische Analyseverfahren erkennbar wird, denn es schlägt sich im Erzähltext als Zögern, in Lücken, in themati-

Erzähler kann somit durch die Analyse des autobiografischen Textes in gewisser Hinsicht vom Professionellen besser verstanden werden, als er sich selbst versteht.[12]

Bedient sich auch die Philosophische Beratung dieses indirekten Weges zur Erschließung der Selbst- und Weltsichten der Besucher über deren (autobiografische) Erzählungen, kann der Philosophische Berater dann im weiteren Verlauf des Beratungsprozesses seine gewonnenen Einsichten über die Selbst- und Weltsicht des Besuchers diesem vermitteln und damit zu dessen Selbstaufklärung und Selbsterkenntnis beitragen, was ja bekanntlich – nach dem Verständnis des hier vorliegenden theoretischen Entwurfs – den Gegenstand Philosophischer Beratung auszeichnet. Dies mag im Hinblick auf die weitere Lebensführung des Besuchers in vielerlei Hinsicht von großem Vorteil sein. So können z. B. gerade solche Orientierungen, Deutungen und Eigentheorien professionell rekonstruiert und bearbeitet werden, die als nicht förderlich oder problematisch angesehen werden.

2.4. Die Manifestation von Selbst- und Weltsichten in (autobiografischen) Erzählungen

2.4.1. Die Manifestation der Inhalte von Selbst- und Weltsichten in (autobiografischen) Erzählungen

Nachdem festgestellt worden ist, dass Selbst- und Weltsichten eines Sprechers innerhalb seiner (autobiografischen) Erzählungen (implizit) enthalten sind und durch rekonstruktive Analyse zum Teil erschlossen werden können, stellt sich nun natürlich die Frage an welchen Stellen und aufgrund welcher sprachlicher Darstellungsformen sich in (autobiografischen) Erzählungen Selbst- und Weltsichten des Sprechers genau manifestieren.

Aufgrund der umfangreichen empirischen Forschungspraxis, welche die Biografieforschung vorweisen kann (Marotzki, 1996), hat sich dies-

---

schen Brüchen, Wechseln der Textsorte, Schweigen etc. nieder. Die Analyse darf deshalb nie bei der bloßen Extraktion der erzählten Inhalte stehen bleiben, sondern muss immer auch „symptomatisch" vorgehen (Schütze, 1983, 286).

12   Auch nach Koltko-Rivera ist ein differenziertes Verständnis der Weltsicht des Klienten zur Verständigung im Kontext von Beratungsprozessen notwendig, schließlich fungiert die Weltsicht eines Menschen als „Filter" durch den Phänomene wahrgenommen werden, sie beeinflusst zudem Kognition, Emotion und Handeln der jeweiligen Person (Koltko-Rivera, 2004). Um dieses für Beratungsprozesse so bedeutsame Verständnis zu erlangen, „ist es notwendig, die impliziten Vorstellungen der Betroffenen gezielt zu explorieren" (Eckensberger/Plath, 2006, 89).

bezüglich ein dementsprechend reicher Erfahrungsschatz angesammelt. Die Manifestation der Inhalte von Selbst- und Weltsichten des Erzählers ist innerhalb autobiografischer Erzählungen nicht an bestimmte sprachliche Darstellungsformen gebunden:

„Deutungsmuster können über Narrationen vermittelt, zu Begriffen, Maximen und Formeln kondensiert sein oder als Art des Argumentierens und Evaluierens aufscheinen".

Sie können entweder explizit ausgesprochen werden oder aber auch implizit den Handlungen und Ereignissen, die erzählt werden, unterlegt sein (Lucius-Hoene/Deppermann, 2002, 130). Zudem erfährt man Informationen über das Verhältnis des Erzählers zu sich selbst und zur Welt zum einen aus den Aussagen selbst – dem semantischen Gehalt des Gesagten -, zum anderen aber auch aus der Art der Darstellung – der rhetorischen Gestaltung, der Form (ebd.). Dementsprechend geht auch das komplexe Analyseinstrumentarium der Erziehungswissenschaftlichen Biografieforschung von der Interdependenz inhaltlicher und formaler Textsymptome aus (Nittel, 1994, 162):

„Der entscheidende Punkt bei der Auswertung ist, dass sowohl auf das „Was" der Darstellung (die Inhaltsebene) als auch auf das „Wie" (die Gestalt) geachtet wird" (Nittel, 2008, 75).

Facetten der Selbst- und Weltsicht des Erzählers deuten sich zudem auch in mikroskopisch anmutenden und allzu leicht übersehenen Merkmalen des sprachlichen Handelns (z. B. der Wortwahl) an. Diese Einsicht fordert vom Interpreten „Liebe zum Detail"; d. h. eine möglichst präzise Analyse von sprachlich-kommunikativen Phänomenen (Lucius-Hoene/Deppermann, 2002, 97).

Der Philosophische Berater muss sich daher die Fähigkeit aneignen, solche Phänomene zu erkennen und daraufhin zu analysieren, welchen Beitrag sie zur Konstitution der Selbst- und Weltsicht des Besuchers leisten. Die folgenden Ausführungen sind als Fundament für die Ausbildung dieser Kompetenz zu lesen. Sie verweisen auf Textpassagen innerhalb (autobiografischer) Erzählungen in denen sich Selbst- und Weltsichten des Sprechers manifestieren und die daher für die Rekonstruktion derselbigen von einschlägigem Interesse sind. Es lohnt sich in der Regel diese Textpassagen mit besonderer analytischer Sorgfalt daraufhin zu untersuchen, inwieweit sich in ihnen Selbst- und Weltsichten manifestieren. Nicht alle aufgelisteten Textpassagen müssen sich in der Erzählung eines Besuchers finden lassen; jedoch einige der genannten treten mit Sicherheit auf. Durch die Kenntnis dieser Textpassagen soll den Philosophischen Beratern ein Wissen über sprachlich-kommunikative Phänomene und Verfahren der Darstellung von Selbst- und Welt-sichten vermittelt werden, um ihre Sensibilität diesbezüglich zu schulen und sie auf potenziell Relevantes aufmerksam zu machen, das in der Alltagskommunikation leicht der Aufmerksamkeit entgehen kann. Die philosophischen Praktiker sollen dadurch sensibilisiert werden, die welt-anschaulichen Implikationen der Erzählungen ihrer Besucher über deren Leben und Alltag ausloten zu können.

Das Wissen über die Manifestation von Selbst- und Weltsichten in Erzählungen wird manchmal „nur" als Systematisierung und präzise Formulierung kommunikativen Alltagswissens erscheinen; zum Teil wird es das reflexiv verfügbare Alltagswissen wesentlich erweitern und für neue Einsichten sorgen. Dieses Wissen über die sprachlich-kommunikative Darstellung von Selbst- und Weltsichten ist ein Wissen formaler Natur, deshalb kann es dazu benutzt werden, um beliebige inhaltlich variierende Selbst- und Weltsichten zu rekonstruieren (ebd., 105).

Analysiert man (autobiografische) Erzählungen, lassen sich aus zahlreichen Textausschnitten Rückschlüsse auf Selbst- und Weltsichten des Erzählens ziehen. Glinka und Lucius-Hoene/Deppermann

„führen Grundlagenwissen aus verschiedenen wissenschaftlichen Disziplinen zu-sammen, überprüfen es auf seinen erzähltheoretischen Gehalt" (Nittel, 2003, 333)

und stellen anhand zahlreicher konkreter Textbeispiele dar, wie theoreti-sche und bewertende Aktivitäten in Transkritptionen narrativer Inter-views empirisch zum Ausdruck gebracht werden (Glinka, 2003, 171-207) (Lucius-Hoene/Deppermann, 2002). Auf diese beiden Quellen werden sich die folgenden Ausführungen schwerpunktmäßig stützen.[13]

Insbesondere folgende Textpassagen und Textmerkmale bringen in der Regel theoretische Annahmen des Erzählers über sich Selbst und die Welt explizit oder implizit zum Ausdruck:

a)   Argumentation
b)   Deskription + Kategorisierung + Prädikatszuschreibung
c)   Vergleich + Kontrastierung
d)   Identifikation bzw. Distanzierung + Sympathie bzw. Antipathie
e)   Projektionen + Negationen + Konjunktionen
f)   Rückgriff auf kulturelle Deutungsmuster und Wissensbestände
g)   Verhaltensempfehlungen + Belehrungen + Ratschläge + Lebensre-geln + (Moralische) Botschaften

---

13   Die zahlreichen Textbeispiele, welche die genannten Autoren liefern, werden hier in der Regel nicht angeführt – der Leser sei auf die entsprechende Literatur verwiesen.

h) Behauptungen + Vermutungen + Fragen + Zukunftsprognosen / -perspektiven
i) Präsuppositionen
j) Explizite Aussagen reflektierender, theoretischer Natur

a) Argumentation

- Textpassagen, die argumentative Anteile / argumentative Strukturen aufweisen (Glinka, 2003, 176) (Lucius-Hoene/Deppermann, 2002, 162-171 u. 248-256)

Argumentationen spielen in Erzählungen eine zentrale Rolle und sind für unser Anliegen besonders bedeutsam:

„Sie vermitteln ... die theoretischen Positionierungen, Werte, Einstellungen oder Erwartungen des Erzählers, seine Stellungnahme zum Geschehen, zu sich selbst, zu den Personen und Handlungsweisen, seine Sicht und Beurteilung der Welt" (Lucius-Hoene/Deppermann, 2002, 150).

„Argumentationen eröffnen einen guten Zugang zu komplexen Deutungsmustern der Erzähler, da aus ihnen (oft implizite) Annahmen über sich selbst und Andere, über normative Orientierungen und Weltdeutungen zu erschließen sind" (ebd., 165).

In Argumentationen entfaltet der Erzähler Teile seiner Eigentheorien – „abstrahierende, verallgemeinernde Darlegungen seiner Handlungsmaximen, Selbsteinschätzungen oder Sichtweisen seiner biografischen Entwicklung" (ebd., 166). Darüber hinaus offenbaren sich in Argumentationen aber auch nicht selbstbezogene weltanschauliche Theorien des Erzählers über gesellschaftliche, historische oder natürliche Vorgänge.

Was versteht man nun genau unter argumentativen Anteilen bzw. argumentativen Strukturen innerhalb (autobiografischer) Erzählungen?:

„Argumentieren stellt sich als Oberbegriff für verschiedenste Muster dar, die gekennzeichnet sind durch eine theoretisch-abstrahierende und bewertende Stellungnahme zu einem Geschehen, Problem, Faktum oder Konflikt; dazu gehören z. B. auch Erklärungen, Begründungen oder Plausibilisierungen" (ebd., 143)

Rechtfertigungen und Einwände.

„Allgemein gesprochen verstehen wir unter ‚Argumentieren' alle verbalen Aktivitäten, die der Erzähler einsetzt, um die Akzeptabilität eines Standpunktes, den er einnimmt, für die Zuhörerin zu steigern. Weiterhin meint ‚Argumentieren' alle verbalen Aktivitäten, mit denen der Erzähler die Akzeptabilität eines Standpunktes, den er ablehnt, zu schwächen versucht" (ebd., 162).

Beim Argumentieren geht es also darum zu erweisen, ob und inwiefern eine bestimmte Behauptung (oder Handlung) gültig bzw. berechtigt ist oder eben gerade nicht. Mit Argumentationen werden theoretische Annahmen, die der Sprecher vertritt und die für das von ihm beanspruchte Selbst- und Weltbild zentral sind, verteidigt. Umgekehrt werden theoretische Annahmen von realen oder imaginären Widersachern angegriffen – auch durch diesen Widerspruch gewinnt das Selbst- und Weltbild des Erzählers an eigenem Profil.

Da der Philosophische Berater zu Beginn des Beratungsprozesses dem Besucher das monologische Rederecht überlässt und aufgrund der methodisch gebotenen Zurückhaltung keine eigene Positionen bezieht, findet beim Argumentieren innerhalb der Erzählungen des Besuchers noch keine wirkliche Auseinandersetzung mit den Standpunkten seines konkreten Interaktionspartners statt, sondern Ausgangspunkt seines Argumentierens ist dasjenige, was für ihn selbst oder seiner Einschätzung und Imagination nach für den Philosophischen Berater strittig oder nicht hinreichend plausibel sein könnte. Zudem stellt das Argumentieren des Erzählers

„in erster Linie eine Auseinandersetzung mit möglichen Positionen, Erwartungen und Vorverständnissen dar, welche der Erzähler selbst im Laufe seiner Lebensgeschichte kennen gelernt hat" (ebd., 163).

Viele der Argumentationen, denen wir in Erzählungen begegnen, verweisen daher auf Auseinandersetzungen des Erzählers mit Positionen konkreter biografischer Interaktionspartner (Eltern, mächtige Institutionen, etc.) zurück und werden entsprechend oft auch als dialogische Auseinandersetzung mit ihnen erzählerisch reinszeniert:

„Oftmals wird die Argumentation aber auch szenisch realisiert durch die Wiedergabe von (Konfrontations) Dialogen, in denen die Geschichtenakteure einander Vorwürfe machen, Gründe und Ziele bzw. Absichten anführen" (ebd., 166).

Darüber hinaus setzt sich der Erzähler in seinen Argumentationen mit dem „generalisierten Anderem", der weit verbreiteten öffentlichen Meinung bzw. dem „Zeitgeist" auseinander.

Argumentative Textpassagen können an jeder Stelle einer Erzählung auftauchen:

„Nahezu jede Textsorte kann in argumentativer Funktion eingesetzt werden ... Argumentative Passagen sind oftmals also nicht säuberlich von Erzählpassagen abzutrennen, sondern es wird oft argumentiert, indem erzählt wird" (ebd., 169).

Argumentative Passagen finden sich also an vielen unterschiedlichen Stellen im Erzähltext; allerdings weist Glinka daraufhin, dass es Positionen im transkribierten Erzähltext gibt, in denen argumentative Aktivitäten in der Regel besonders vermehrt auftreten (Glinka, 2003, 182f.). Zu diesen Textstellen zählen insbesondere Detaillierungspassagen, die vom

Informanten zwischen Erzählsätze als Erklärung oder als beschreibende Charakterisierung eingeschoben werden, Ergebnissicherungen zum Abschluss einzelner Erzählsegmente, die Einleitung der Gesamterzählung (sog. Erzählpräambel)[14] und der Abschluss der Gesamterzählung (sog. Erzählkoda).

Wie lassen sich nun theoretische Passagen bei der Rekonstruktion der Selbst- und Weltsichten eines Sprechers vom Interpreten identifizieren? Zur Identifikation von Argumentationen und ihren Bestandteilen innerhalb von Erzählungen dienen vor allem sprachliche Argumentationsindikatoren, mit denen der Sprecher argumentative Relationen zwischen seinen Äußerungen andeutet. Hierbei gibt es Indikatoren für:

a) Argumente (bzw. Prämissen): Konjunktionen – „weil", „da", „wobei", „obwohl", „zwar ... aber", „außerdem", „einerseits ... andererseits", „allerdings"; Modalpartikeln – „doch", „eben", „halt", „ja"; Adverbien – „sogar", „selbst", „natürlich"; Verben und Phrasen – „dagegen halten", „dafür/dagegen spricht", „man muss aber bedenken"

b) Schlussfolgerungen (bzw. Thesen): Konjunktionen – „daher", „deshalb", „also", „somit"; Modalpartikeln – „eben", „halt"; Verben und Phrasen – „behaupten", „annehmen", „schließen", „daraus ergibt sich", „unterm Strich ist/bleibt"

c) Die Gewissheit von Schlussfolgerungen oder Prämissen: „auf jeden Fall", „absolut", „vielleicht", „möglicherweise" (Lucius-Hoene/Deppermann, 2002, 249).

Argumentationsanalysen im Rahmen der Rekonstruktion von Selbst- und Weltsichten der Sprecher werden vor allem dadurch erschwert,

„dass in mündlichen Argumentationen nicht nur die argumentativen Relationen (Was ist die These, was sind die Prämissen etc.?), sondern fast immer weite Teile der Argumentation gänzlich implizit bleiben. Dies kann grundsätzlich jede strukturelle Komponente einer Argumentation betreffen: Die These/Konklusion[15], einzelne (und oft mehrere) Prämissen, bestimmte Einschränkungen und Nebenbedingungen der Gültigkeit der Argumentation oder die Gewissheit, mit der der Erzähler Thesen und Prämissen vertritt" (ebd., 249).

Argumentation und These erschließen sich häufig erst gegenseitig. „In-

---

14 Lucius-Hoene und Deppermann weisen auch darauf hin, dass gerade der Erzählbeginn mit der Einführung der erzählenden Person am Anfang ihrer Lebensgeschichte hinsichtlich der Rekonstruktion ihrer Selbstsicht oft sehr erkenntnisträchtig ist (Lucius-Hoene/Deppermann, 2002, 294).

15 Wenn Argumentationen ohne abschließende Konklusion bleiben, kann dies ein Hinweis sein für eventuell offene Probleme, Unentscheidbares oder Konflikthaftes für den Erzähler (ebd., 168).

dem Argumente für eine These entwickelt werden, wird häufig erst klar, was eigentlich mit der These im einzelnen gemeint ist" (ebd., 165) – und umgekehrt, erst indem der Erzähler z. B. in Form eines Fazits seine These formuliert wird häufig erst klar, was eigentlich mit einzelnen Argumenten genau gemeint war. Alltagsargumentationen fehlen also in der Regel – selbst wenn sie relativ explizit sind – einige Komponenten. So muss bei der Rekonstruktion z. B. die These genau expliziert werden, die durch die Argumentation gestützt oder bestritten werden soll, unausgesprochene Prämissen müssen expliziert werden oder die Schlussregeln, die dem Sprecher den Übergang von seinen formulierten Prämissen zur These erlauben (ebd., 164f.):

„Die realisierten Komponenten einer Argumentation sind gewissermaßen die Spitze des Eisbergs, von der aus komplexe Gefüge von Annahmen, Meinungen und Erwartungen, die für die Erfahrungsdeutung des Erzählers maßgeblich sind, rekonstruiert werden können" (ebd., 254).

Die verkürzte mündliche Darstellung von Argumentationen kann unterschiedliche Ursachen haben (ebd., 250):

- der Sprecher kann davon ausgehen, dass der Zuhörer die fehlenden Komponenten problemlos ergänzen kann
- der Sprecher möchte sich nicht genau festlegen, keinen Widerspruch gegen strittige Aussagen riskieren
- der Sprecher ist sich der Inkonsistent seiner Argumentation bewusst und möchte den Anschein von Stringenz erwecken
- der Sprecher ist sich der Unvollständigkeit und Unklarheit seiner Argumentation selbst gar nicht bewusst

Bei dem Versuch vollständige Argumentationen zu rekonstruieren ist dem „Prinzip der wohlwollenden Interpretation" (Scholz, 1999, Kap. 5) zu folgen:

„Dem Erzähler ist soweit als möglich Rationalität zu unterstellen (also Kohärenz, die Absicht, die Wahrheit zu sagen, oder gute Gründe) und man muss aktiv beispielsweise nach ergänzenden Präzisierungen, Ausnahmen und Hintergrundannahmen suchen, die seine Darstellung akzeptabel machen" (Lucius-Hoene/Deppermann, 2002, 255).

Hilfreich ist hierbei vor allem auch die Argumentation nicht isoliert, sondern im Kontext der ganzen Erzählung des Sprechers – also unter Bezugnahme anderer Erzählabschnitte – zu betrachten. Trotz der Anwendung des „Prinzips der wohlwollenden Interpretation" kommen Lucius-Hoene und Deppermann jedoch zu dem Schluss, dass es den Alltags-Argumentationen in (autobiografischen) Erzählungen häufig an logischer Klarheit und Stringenz mangelt:

„Oft stellt sich bei näherer Analyse heraus, dass die Argumentationsstruktur sehr komplex wird und dass die Argumente nicht zusammen passen, weil wir es eigentlich mit mehreren Argumentationen über mehrere Quastiones zu tun haben" (ebd., 250).

Im Rahmen Philosophischer Beratung wird es daher im weiteren Verlauf darum gehen gemeinsam mit dem Besucher die argumentative Struktur einzelner seiner für seine Selbst- und Weltsicht vorgebrachten Argumente zu klären und zu vervollständigen, um sie im Anschluss einer logischen Analyse oder einer empirischen Überprüfung zugänglich zu machen. Dazu sind folgende Strukturelemente einer Argumentation zu rekonstruieren (ebd., 249):

- Was ist die (Streit-) Frage, die sog. „Quaestio" bzw. These? Worum dreht sich die Argumentation?
- Welche möglichen Positionen kann man bezüglich der These vertreten?
- Welche Positionen werden von wem vertreten? Welche Position vertritt der Besucher? Von welchen Positionen grenzt sich der Besucher ab? Welche Parteien treten im Kontext der Argumentation auf und welche Thesen vertreten sie?
- Welche Argumente werden für und/oder gegen die Positionen vorgebracht?
- Mit welchen Schlussmustern (-regeln) werden Behauptungen verteidigt oder angegriffen?
- Welche allgemeinen Wissensbestände sind für das Verständnis der Argumentation relevant?
- Welche theoretischen Annahmen (Selbst- und Weltsichten) des Erzählers lassen sich aus seiner vorgebrachten Argumentation rekonstruieren?

Im Anschluss an die Rekonstruktion können die Argumentationen im Kontext Philosophischer Beratung eventuell gemeinsam mit dem Besucher einer kritischen Analyse unterzogen werden (siehe VI 1.). Außer der Überprüfung der formal logischen Richtigkeit seines Schließens wird es hierbei vor allem um die Untersuchung seiner inhaltlichen Prämissen gehen, die er eigenen Erlebnissen bzw. seinerseits verfügbarer Wissensbestände entnommen hat. Hierbei stehen die Fragen im Zentrum, welchem Wissensanspruch, Gültigkeit und Gewissheit seinen Prämissen zukommt, ob seine Prämissen der Wirklichkeit entsprechen, ob die vom Besucher angeführten Prämissen wirklich relevant für seine These sind und ob er wichtige relevante Prämissen übersehen hat.

b) Deskription + Kategorisierung + Prädikatszuschreibung[16]

- Textpassagen, in denen der Erzähler anderen Personen oder einzelnen Aspekten der Welt Prädikate zuschreibt

Durch Prädikatszuschreibungen charakterisiert der Erzähler andere Personen oder einzelne Aspekte der Welt und diese Charakterisierungen erfolgen, mehr oder weniger bewusst, aufgrund von Ansichten, die der Erzähler über andere Personen oder die Welt hat (Glinka, 2003, 180). Im Verlauf einer Erzählung nimmt ein Sprecher nämlich in der Regel Bezug auf Personen, Handlungen, Schauplätze, Ereignisse etc.. Diese muss er in bestimmter Weise bezeichnen und beschreiben. Ein und dasselbe Ereignis, die gleiche Person, Handlung etc. können aber sehr unterschiedlich bezeichnet und beschrieben werden. Mit jeder Deskription eines Weltphänomens werden daher spezielle Aspekte dieses Weltphänomens als relevant hervorgehoben, während andere ausgelassen oder als irrelevant erklärt werden. Die Auswahl dieser als relevant eingeschätzten Aspekte eines Weltphänomens geschieht aufgrund von Erfahrungen mit diesem Phänomen und den daraus resultierenden Bewertungen und Einschätzungen desselbigen. Durch die Wahl der qualifizierenden Merkmale haben auch eher deskriptive Sätze in einer Erzählung daher zumeist einen implizit oder explizit bewertenden Charakter (Lucius-Hoene/Deppermann, 2002, 161):

„In vielen Fällen ist es also unmöglich, die Deskription eindeutig von der Evaluation zu trennen: Bewertet wird, indem die Dinge in einer bestimmten Weise und einer bestimmten Auswahl beschrieben und reinszeniert werden" (ebd., 238).

Bei der Analyse einer Erzählung kommt es deshalb darauf an, sorgfältig die Zuschreibungen, Bewertungen, Einschätzungen, Erklärungen, Vermutungen und Positionierungen zu rekonstruieren, die durch die Deskription eines Ausschnitts der Welt (zum Teil sehr subtil z. B. durch die Wortwahl)[17] nahe gelegt werden können. Somit erweist sich die Deskription eines Weltphänomens durch den Sprecher als Weg dazu seine (theoretischen) Annahmen über dieses Phänomen zu erschließen (ebd., 214f.).

Für das Anliegen der Erschließung von Selbst- und Weltsichten ist

---

16 Hinsichtlich der Zuschreibungen ist insgesamt darauf zu achten, „ob es sich um eher partikulare, auf bestimmte Phasen oder Situationen bezogene oder um eher totalisierende und essentialisierende Zuschreibungen handelt" (Riemann, 2000, 190).

17 „So drückt sich z. B. eine evaluierende Komponente darin aus, ob in der Erzählung einer Begegnung mit jungen Leuten von den „Teenies", den „Halbstarken" oder „diesen Gestalten" die Rede ist" (ebd., 150).

zudem noch ein bestimmter Aspekt, welcher mit der Deskription eng verbunden ist, von größter Bedeutung – die Kategorisierung. Hier geht es

„um die Frage, welche qualitativen Kategorien in welcher Verknüpfung der Erzähler nutzt, um die für ihn bedeutsamen Aspekte seiner Welt zu charakterisieren" (ebd., 160)

„Kategorisierung ist die Kernoperation der Deskription überhaupt. Sie betrifft die Frage, als was jemand oder etwas bezeichnet wird, d. h. welcher allgemeineren Kategorie er, sie oder es zugeordnet wird. Kategorisiert wird vor allem mit den Inhaltswörtern einer Sprache, also besonders mit Substantiven, Verben und Adjektiven" (ebd., 214).

„Einen Einblick in die Deutungsmuster des Erzählers erhalten wir durch die Analyse der Ko-Selektion von Kategorien. Gemeint ist hiermit, welche Kollektion von Kategorien vom Erzähler als relevant für die Darstellung eines Sachverhaltskomplexes veranschlagt werden und welche Zusammenhänge, z. B. der Erklärung, der Inkompatibilität oder der Werthierachie, zwischen diesen Kategorien hergestellt werden. Ko-Selektionen sind besonders aufschlussreich, wenn sie als stabile, wiederkehrende Topoi an unterschiedlichen Stellen der Erzählung zum Einsatz kommen" (ebd., 216).

- Textpassagen, in denen der Erzähler sich selbst Prädikate zuschreibt (explizite selbstbezügliche Aussagen)[18]

Die Erzählung gibt zum Teil Einblick in die Struktur der Selbstwahrnehmung, der Selbstcharakterisierung des Sprechers. Der Erzählen gibt nämlich Antworten auf die Frage – Was bin ich für ein Mensch? – indem er sich selbst als Person bestimmte Prädikate zuschreibt und von bestimmten anderen Prädikaten distanziert:

„Als unmittelbaren Ausdruck der Selbstbezüglichkeit kann der Erzähler sich explizit als Person beschreiben (explizite Selbstaussagen). Er kann sich z. B. mit Zuschreibungen ausstatten und bestimmte Identitätsprädikate in Anspruch nehmen, etwa die Zughörigkeit zu bestimmten Gruppen oder Rollen ... Die Thematisierung der eigenen Person hat dabei nicht nur beschreibenden Charakter. Mit ihr wird ein bestimmter Selbstentwurf und Anspruch ... erhoben." (ebd., 67f.).

Der Erzähler erhebt also durch das sich selbst Zuschreiben von Prädikaten den Anspruch, dass bestimmte Attribute, Kompetenzen, Motive, Probleme etc. zu seiner Persönlichkeit gehören und somit wichtige Aspekte seiner Sichtweise auf sich selbst sind. Der Erzähler verortet sich durch seine expliziten selbstbezüglichen Aussagen zudem

---

18 Lucius-Hoene und Deppermann liefern zahlreiche Beispiele für explizite und implizite selbstbezügliche Aussagen (vgl. Lucius-Hoene/Deppermann, 2002, 67ff.).

„im Universum moralischer Ordnungen und sozialer Normen, kann vermitteln, was für ihn wichtig und richtig ist, an welchen Handlungsmaximen er sich orientiert und wovon er sich distanziert" (ebd., 24).

Der Erzähler setzt sich

„in Relation zu anderen sozialen Positionen, zu Werthaltungen, Normen, Macht- und Wissenssystemen. Wer ich bin, ergibt sich aus dem sozialen Ort, den ich im Erzählen für mich beanspruche" (ebd., 62).

- Textpassagen, in denen der Erzähler davon berichtet, inwieweit andere Personen ihm selbst bestimmte Prädikate zugeschrieben haben (implizite selbstbezügliche Aussagen) (ebd., 68)

Der Erzähler nutzt hier die reinzenierte Redewiedergabe anderer Personen zur impliziten Selbstbewertung und -positionierung:

„Durch das Management der Stimmen kann sich der Erzähler in spezifischer Weise positionieren ohne selbst explizit diese bestimmte Position für sich in Anspruch zu nehmen" (ebd., 234).

Durch diese implizite Selbstbeschreibung entgeht der Sprecher der Gefahr jeglicher expliziter Bewertung und Positionierungen – nämlich der Gefahr als bloße subjektive Sicht, der mit Skepsis zu begegnen ist, da sie interessengeleitet und einseitig sein kann, abgewertet zu werden (ebd., 238f.).

Diese Textpassagen sind zudem für die Erschließung der Selbstsicht des Sprechers von großer Bedeutung, da kontinuierliche Fremdzuschreibungen häufig in das eigene Selbstbild übernommen werden und sich in Sichtweisen über einem Selbst manifestieren. Selbstbeschreibungen beinhalten also oft auch von anderen übernommene Einschätzungen über die eigenen Person; diese sind für die Selbstsicht eines Subjekts von hoher Bedeutung.[19]

- Textpassagen, in denen der Erzähler seine soziale und materielle Umwelt beschreibt, eine bestimmte Atmosphäre hinsichtlich seiner Lebenswelt erzählerisch aufbaut

Die autobiografische Erzählung beinhaltet

„als raumzeitlich konkretisierte Form der Wirklichkeitsdarstellung immer auch ein Setting, eine Welt, in der sie stattfindet. Sie muss vom Erzähler für seine Geschichte mitgeliefert werden. Entsprechend nehmen in der autobiografischen Erzählung auch die Schilderungen von Orten und Milieus und von Sachverhalten und Lebensumstän-

---

19 Hieraus ergibt sich wiederum ein eventueller Ansatzpunkt für den anschließenden Beratungsprozess: Die kritische Überprüfung der Einschätzungen der eigenen Person durch Andere.

den ... einen großen Raum ein" (ebd., 63, 64).

Auch innerhalb der Beschreibungen dieser Weltausschnitte – z. B. eines sozialen Millieus – verbergen sich häufig implizite theoretische Annahmen des Erzählers über seine Lebenswelt bzw. über seine eigene Person im Verhältnis zu seiner Lebenswelt. Der Erzähler charakterisiert den Weltausschnitt seiner Lebenswelt nämlich mit bestimmten Merkmalen; er nutzt für seine Deskription bestimmte Kategorien – diese verweisen auf hinter der bloßen Deskription bestehende Sichtweisen über seine Lebenswelt. Auch aus dem Atmosphärischen der dargestellten Lebenswelt lassen sich daher indirekt Hinweise auf die Selbst- und Weltsichten der Person erschließen (ebd., 18 u. 172).[20]

<u>c) Vergleich + Kontrastierung</u>

- Textpassagen, in denen der Erzähler verschiedene eigene Erlebnisse oder Lebenssituationen miteinander vergleicht (Glinka, 2003, 173)
- Textpassagen, in denen der Erzähler vergangene Erlebnisse mit seiner aktuellen Einschätzung und Haltung vergleichend in Verbindung bringt (ebd.)
- Textpassagen, in denen der Erzähler seine vergangene Einschätzung und Haltung mit aktuellen Erlebnissen vergleichend in Verbindung bringt (ebd.)
- Textpassagen, in denen der Erzähler seine damalige Einschätzung und Haltung gegenüber dem Geschehen kontrastiv seiner aktuellen Einschätzung- und Haltungsperspektive entgegen hält (ebd., 173f.)[21]
- Textpassagen, in denen der Erzähler Entscheidungssituationen schildert, verschiedene Handlungsalternativen und Realisierungsschritte kontrastierend einschätzt (ebd, 203)
- Textpassagen, in denen der Erzähler die Vergangenheit mit der Ge-

---

20   Für die Rekonstruktion der Selbst- und Weltsichten des Sprechers sind darüber hinaus Textpassagen von Interesse, in denen sich der Erzähler zu Umwelt-/Kontextbedingungen seiner Lebenswelt äußert. Die Umwelt-/Kontextbedingungen üben zwar Einfluss auf das Leben des Erzählers aus, sind allerdings zugleich seiner direkten Erfahrung entzogen, so dass ihm letztendlich nichts anderes übrig bleibt als theoretischen Annahmen über diese auszubilden. Daher implizieren Äußerungen über Umwelt-/Kontextbedignugnen der eigenen Lebenswelt in der Regel zugleich auch theoretische Annahmen über diese (Glinka, 2003, 205).

21   Gerhard Riemann verweist diesbezüglich darauf, dass es dabei häufig auch zu einer Kontrastierung zwischen einer unaufgeklärten Vergangenheits- mit einer aufgeklärten Gegenwartsperspektive kommen kann („Ich hab ja früher nie darüber nachgedacht ... Heute weiß ich aber / inzwischen hab ich mir Gedanken darüber gemacht...") (Riemann, 2000, 219).

genwart kontrastiert

Im Erzählen offenbart sich wie der Erzähler – bewusst oder unbewusst –
mit sich selbst umgeht vor allem auch durch den Vergleich den der Erzähler vornimmt zwischen seiner Person in der Vergangenheit und seiner
Haltung gegenüber dieser Person in der Gegenwart:

„Im Erzählen nimmt das erzählende Ich, der Erzähler in der Gegenwart der Erzählsi-
tuation, Bezug auf das erzählte Ich – seine Person in der Vergangenheit – und stellt es
in einer bestimmten Weise dar" (Lucius-Hoene/Deppermann, 2002, 60).

Im Erzählen der Erfahrung verfügt der Erzähler über eine grundlegend
andere Erkenntnisperspektive als während des Erlebens. Schließlich
weiß er in der Situation des Erzählens, wie die Geschichte ausgegangen
ist – was damals Handelnden während des Ereignisablaufs noch nicht
möglich war; er ist also während des Erzählens seinem damaligen Erkenntnisstand weit voraus. Aus dieser zeitlichen Differenz heraus kann
er dadurch auch zu sich selbst vergleichend Stellung nehmen, sich selbst
interpretieren und bewerten:

„Er kann durch dessen Darstellung Solidarität, Distanz, Abscheu, Stolz, Zufriedenheit
oder Mitleid mit diesem früheren Selbst bekunden. Er kann sich selbst wie eine
fremde Person schildern, mit der ihn wenig verbindet, mit sich selbst zu Gericht
gehen oder mit seinen Leistungen auftrumpfen. Hier können sich Spannungen und
Konflikte, Stabilität oder Instabilität der Identitätskonstitution offenbaren" (ebd., 73).

„Er kann sich erzählerisch mit ihm identifizieren, kann es kritisieren, abwerten, seine
damaligen Erfahrungen als überwunden darstellen, Befremdung bekunden, …" (ebd.,
60).

Textpassagen, in denen der Erzähler sein vergangenes Selbst darstellt
und mit seinem gegenwärtigen vergleicht sind somit höchst relevant für
die Erschließung der Selbstsichten des Sprechers. Hinter solchen Vergleichen des „Damals" mit dem „Heute" verbergen sich häufig Sichtweisen des Erzählers über vergangene Zeiten, gegenwärtige Zustände
und die dazwischen liegenden historischen Entwicklungen (Glinka,
2003, 184):

„Durch die Art und Weise seiner Bezugnahme auf die vergangene Person demons-
triert der Erzähler implizit einen Entwicklungsprozess vom damaligen zum heutigen
Menschen und vermittelt, wie er diese Wandlung bewertet" (Lucius-Hoene/ Deppermann, 2002, 60).

Denn

„die Erzählung liefert nicht nur ein Ereignisgerüst, sondern klärt auch den Standpunkt des Erzählers zum Geschehen … So besitzt die persönliche Erfahrungsgeschichte immer auch eine über die Ereignisdarbietung hinausgehende evaluative

Komponente" (ebd., 23).

Eine spezielle Form des Vergleichs innerhalb (autobiografischer) Erzählungen, welcher für das Anliegen der Rekonstruktion der Selbst- und Weltsichten des Sprechers besonders einschlägig ist, bezeichnen Lucius-Hoene und Deppermann darüber hinaus als sog. „Technik des Kontrastierens von Welten" (ebd., 161) bzw. als Darstellungsverfahren der Kontrastierung von Kategorisierungen und Beschreibungen. Bei der Kontrastierung stellt der Erzähler zwei unterschiedliche Personen, Handlungen, Millieus, Ereignisse, Zeitpunkte etc. einander gegenüber und sorgt für eine wechselseitige Spezifikation und Erläuterung der beiden Elemente:

„Durch den Unterschied zur Gegenkategorie können bestimmte Bedeutungsaspekte, die eine Kategorie besitzt oder eben gerade nicht besitzt, besonders augenfällig hervorgehoben werden" (ebd., 216).

Die Autoren weisen zudem daraufhin, dass Kontrastierungen häufig der Bewertung dienen:

„Ein Sachverhalt wird auf- oder abgewertet, indem er einem anderen gegenüber gestellt wird, der eine entgegengesetzte Wertung erfährt" (ebd., 216).

d) Identifikation bzw. Distanzierung + Sympathie bzw. Antipathie

-   Textpassagen, in denen sich der Erzähler mit bestimmten gesellschaftlichen Gruppen oder sozialen Millieus identifiziert bzw. sich von diesen distanziert

Gesellschaftliche Gruppen oder soziale Millieus verfügen über bestimmte Sichtweisen, die sie gerade auch u. a. von anderen gesellschaftlichen Gruppen oder sozialen Millieus abgrenzen. Durch die Akte der Identifikation bzw. Distanzierung lässt sich nun vermuten, dass der Erzähler sich auch mit den Sichtweisen der angesprochenen gesellschaftlichen Gruppen oder sozialen Millieus identifiziert bzw. diese eher ablehnt (Glinka, 2003, 184f.).[22] Aus Textpassagen, in denen sich der Erzähler mit bestimmten gesellschaftlichen Gruppen oder sozialen Millieus identifiziert bzw. sich von diesen distanziert, lassen sich somit indirekt Rückschlüsse ziehen auf die Selbst- und Weltsicht des Erzählers; sie sind daher bei der Rekonstruktion der Selbst- und Weltsichten eines

---

22   „Wir gehören zu einer Gruppe hauptsächlich weil wir die Welt und bestimmte Dinge in der Welt so wie sie sehen, d. h. durch die Sinndeutungen der fraglichen Gruppe hindurch" (Mannheim, 1969, 20f.).

Sprechers zu berücksichtigen.

- Textpassagen, in denen der Erzähler sich Ansichten bestimmter weltanschaulicher Richtungen und Gruppierungen zu eigen macht bzw. Textpassagen, in denen einzelne Teile der Argumentation des Erzählers auf Argumentationsfiguren und – bestände bestimmter weltanschaulicher Richtungen und Gruppierungen verweisen

Die Bezugnahme auf bestimmte weltanschauliche Gruppierungen und Richtungen erfolgt häufig subtil ohne dass diese Quellen explizit genannt werden; z. B. durch die Verwendung bestimmter Argumentationsbestände, Redewendungen, eines bestimmten Sprachstils bzw. Begriffssystems, die Nutzung bestimmter Plots oder (Quasi-) Zitate die bekanntermaßen den Vertretern einer bestimmten weltanschaulichen Richtung zuzuordnen sind. Durch die Verwendung einzelner Schlagworte kann der Erzähler seine Zugehörigkeit zu einer bestimmten weltanschaulichen Richtung andeuten ohne die Weltsichten dieser Richtung im Einzelnen ausführen zu müssen (Lucius-Hoene/Deppermann, 2002, 66).[23] Identifiziert sich der Erzähler mit einzelnen Ansichten einer bestimmten weltanschaulichen Richtung, kann dies darauf hindeuten, dass er der Weltsicht dieser Richtung auch an anderen nicht angesprochenen Stellen folgt. Daher ist die Rekonstruktion weltanschaulicher Gruppierungen mit denen sich der Erzähler identifiziert für die Rekonstruktion seiner Selbst- und Weltsicht höchst bedeutsam (ebd., 254f.). Ob die Weltsicht des Besuchers mit den Annahmen der rekonstruierten weltanschaulichen Richtungen wirklich im Ganzen übereinstimmt bzw. nur ausschnittsweise muss natürlich im weiteren Verlauf der Beratung im gemeinsamen Gespräch überprüft werden.

- Textpassagen, in denen der Erzähler Sympathie bzw. Antipathie gegenüber sich selbst, anderen Personen oder bestimmten Aspekten der Welt äußert

---

23 Darüber hinaus können auch insbesondere mit der Verwendung von Pronomina Fragen der Zugehörigkeit ausgedrückt und Grenzen zwischen Gruppen von Sachverhalten und Personen gezogen werden („wir" vs. „die", „hier" vs. „drüben"). Der Sprecher zeigt mit diesen subtilen sprachlichen Formen an, welchen Gruppen er sich zurechnet und von wem er sich abgrenzt. Durch die Verwendung distanzierender Demonstrativpronomina („diese Menschen") grenzt sich der Sprecher eher ab; durch die Verwendung von Possessivpronomina der ersten Person („meine Jungs") stiftet der Sprecher Zugehörigkeit (ebd., 222f.). Textpassagen, in denen der Erzähler Pronomina verwendet sind daher von besonderem Interesse für die Rekonstruktion der Identifikation bzw. Distanzierung des Sprechers bezüglich unterschiedlicher gesellschaftlicher Gruppierungen und die damit verbundene indirekte Möglichkeit der Erschließung seiner Selbst- und Weltsichten.

Diese Textpassagen erscheinen für die Rekonstruktion der Selbst- und Weltsichten des Sprechers relevant, da hinter Sympathie bzw. Antipathie Bekundungen gegenüber einem Weltausschnitt häufig auch theoretische Annahmen über diesen Weltausschnitt stehen. Die Feststellung einer Sympathie bzw. Antipathie Bekundung des Sprechers gegenüber einem Weltausschnitt kann daher der Ausgangspunkt sein für die Bemühung der Rekonstruktion seiner Sichtweisen über diesen Weltausschnitt, welche seine Zu- bzw. Abneigung gegenüber diesem Weltausschnitt begründen; diese Bemühung kann im Kontext Philosophischer Praxis zum einen bereits während der Analyse der Erzählung des Besuchers erfolgen, zum anderen Gegenstand der anschließenden gemeinsamen Gespräche werden.

e) Projektionen + Negationen + Konjunktionen

- Textpassagen, in denen sich der Erzähler mit möglichen (von ihm zumeist projizierten) Erwartungen, Einwänden/Gegenargumenten des Zuhörers auseinander setzt (Glinka, 2003, 193+206)
- Textpassagen, in denen Negationen und Konjunktionen auftreten (Lucius-Hoene/Deppermann, 2002, 225-227)

Wie in jeder Kommunikation ist auch die Erzählung des Besuchers im Kontext Philosophischer Beratung eingespannt in einen Rahmen von unausgesprochenen Erwartungen und Gegenpositionen. Beim Erzählen findet auf Seiten des Besuchers nämlich immer auch eine Auseinandersetzung mit Positionen statt, die „Man" bzw. der „generalisierte Andere" vermeintlich einnimmt. Bestimmte sprachliche Formen wie Negationen sowie oppositive und konzessive Konjunktionen („aber", „obwohl", „wobei", etc.) können auf diese latenten Erwartungsstrukturen hinweisen. Durch die Verwendung solcher sprachlicher Formen setzt der Sprecher seine eigene Sichtweise vom Erwartbaren bzw. von Sichtweisen, die von Anderen vertreten werden, ab. Durch die Analyse von Negationen sowie oppositive und konzessive Konjunktionen lassen sich daher die implizite Erwartung des Sprechers, seine Annahmen über die Weltsichten des „Man" und seine eigene Selbst- oder Weltsicht, welche er der von ihm angenommenen Weltsicht des „Man" gegenüberstellt, herausarbeiten:

„Negationen, Oppositionen und Konzessionen sind daher auch ein Ausgangspunkt zur Erschließung von Deutungsmustern, von Normalitätsannahmen und von impliziten Gegenpositionen, gegen die der Erzähler seine Darstellung richtet" (ebd., 226).

f) Rückgriff auf kulturelle Deutungsmuster und Wissensbestände

- Textpassagen, in denen der Erzähler auf kulturell überlieferte Sprichwörter, Redewendungen, Volksweisheiten zurückgreift (Glinka, 2003, 188) (Fuchs-Heinritz, 2000, 35)(Lucius-Hoene/Deppermann, 2002, 238)
- Textpassagen, in denen der Erzähler auf kulturell überlieferte Metaphern zurückgreift (Fuchs-Heinritz, 2000, 35)
- Textpassagen, in denen der Erzähler in seine Ausführungen wissenschaftliche Wissensbestände, wie sie von seiner Alltagswelt aufgenommen worden sind, miteinbezieht (Lucius-Hoene/Deppermann, 2002, 167f. u. 236)

Kulturelle Deutungsmuster und Wissensbestände (siehe V 2.1.3.) manifestieren sich u. a. auch in kulturell überlieferten Sprichwörtern, Redewendungen, Volksweisheiten und Metaphern (siehe V 3.2.). Sprichwörter, Redewendungen, Volksweisheiten und Metaphern[24] sind für unser Anliegen von Interesse, da auch in diesen eine Weltsicht zum Ausdruck kommt zum Teil hinsichtlich eines bestimmten Weltausschnitts; zum Teil in Bezugnahme auf die Welt im Allgemeinen.

In modernen Gesellschaften ist zudem der Bereich der Wissenschaft ein zentraler Ort der Anhäufung kultureller Deutungsmuster und Wissensbestände. Diese wissenschaftlichen Wissensbestände werden zum Teil auch von der Alltagswelt rezipiert und finden daher häufig auch ausschnitthaft ihren Niederschlag in (autobiografischen) Erzählungen.[25] Auch wissenschaftliches Wissen beinhaltet zahlreiche Sichtweisen des Menschen über sich selbst und über unterschiedliche Phänomene in der Welt; greift daher ein Sprecher auf wissenschaftliche Wissensbestände innerhalb seiner Erzählung zurück, ist dies höchst bedeutsam für die Rekonstruktion seiner Selbst- und Weltsichten.

---

24 Metaphern wirken vor allem durch ihre Anschaulichkeit, Prägnanz und Evidenz. Sie sind darauf angelegt, die Zustimmung des Gegenüber zu erlangen, da sie durch ihre bildhafte Darstellung für sich selbst sprechen und zu überzeugen wissen (Lucius-Hoene/Deppermann, 2002, 220ff.).

25 Lucius-Hoene und Deppermann führen hier als exemplarisches Textbeispiel die Schilderung eines Erzählers seiner Internatszeit an, in der dieser mit Hilfe quasiwissenschaftlicher Erklärungen und fachsprachlicher Formulierungen aus dem Bereich der Verhaltensbiologie Interaktionen zwischen den Jugendlichen zu erklären versucht (ebd., 167f. u. 236).

g) Verhaltensempfehlungen + Belehrungen + Ratschläge + Lebensregeln + (Moralische) Botschaften

- Textpassagen, in denen der Erzähler allgemeine Verhaltensempfehlungen, Belehrungen, Ratschläge oder Lebensregeln formuliert

Selbst- und Weltsichten offenbaren sich in (autobiografischen) Erzählungen nicht selten in Formulierungen der Art von allgemeinen Verhaltensempfehlungen (ebd., 69) bzw. Belehrungen, Ratschlägen oder Lebensregeln (ebd., 258f.). Der Erzähler zieht hier eine Schlussfolgerung aus seinen eigenen Erfahrungen, die so bedeutsam ist, dass sie zu verallgemeinern und an andere weiterzugeben ist. Textpassagen, in denen der Erzähler allgemeine Verhaltensempfehlungen, Belehrungen, Ratschläge oder Lebensregeln formuliert, sind daher für das Anliegen der Rekonstruktion der Selbst- und Weltsichten des Sprechers von einschlägigem Interesse.

- Textpassagen, in denen der Erzähler (moralische) Botschaften äußert (ebd., 57+146+149)

Auch (moralische) Botschaften innerhalb (autobiografischer) Erzählungen beinhaltet zumeist eine Lehre allgemeiner Natur, die der Erzähler über den Einzelfall hinausgehend abstrahiert und in denen sich eine für ihn bedeutsame Weltsicht artikuliert:

„Über den bloßen Ereignisablauf hinaus vermittelt die Erzählung [in der Regel] oder zentrale Ausschnitte auch eine Bewertung, eine Pointe, eine Moral oder Botschaft" (ebd., 146).

„Solche Botschaften beinhalten zentrale Bestandteile der Eigentheorie des Erzählers über sein Leben und seine Identität beziehungsweise über soziale Sachverhalte und moralische Maximen im Allgemeinen" (ebd., 259).

Die Moral oder Botschaft der Geschichte findet sich in autobiografischen Thematisierungen häufig am Anfang in der Erzählpräambel, oder aber auch in ergebnissichernder Schlussposition im Rahmen einer bilanzierenden Koda (Glinka, 2003, 62).[26]

---

26 Moralische Haltungen erschließen sich dem Interpreten u. a. darüber hinaus über die Verwendung von Modalverben wie „können", „dürfen", „sollen" und „müssen" (Lucius-Hoene/Deppermann, 2002, 247). Im weiteren Verlauf der Beratung ist bezüglich dieser Textpassagen gegebenenfalls zu fragen, wieso jemand etwas Bestimmtes (nicht) tun kann, darf, soll oder muss.

h) Behauptungen + Vermutungen + Fragen + Zukunftsprognosen / -perspektiven

- Textpassagen, in denen der Erzähler Behauptungen aufstellt (Glinka, 2003, 179)

Indem der Erzähler bestimmte Behauptungen aufstellt, können ihm in der Regel auch weitere andere implizierte Behauptungen, Einstellungen, etc. unterstellt werden. Dies ist dann möglich, wenn letztere aus ersteren logisch oder qua Weltwissen folgen. Somit bieten auch Behauptungen einen Ansatzpunkt für die Rekonstruktion von latenten Selbst- und Weltsichten des Erzählers (Lucius-Hoene/Deppermann, 2002, 191f.).

- Textpassagen, in denen der Erzähler Vermutungen oder Fragen äußert

Vermutungen oder Fragen entwickeln sich nicht einfach aus dem Nichts, sondern sind selbst theoretisch inspiriert und geladen. Auch jede Frage enthält nämlich einen inneren Horizont nicht in Frage gestellter, jedoch potentiell fragwürdiger Elemente in sich, deren Wahrheit der Sprecher beim Formulieren seiner Frage unterstellt (Schütz, 1971a, 52). Vermutungen und Fragen beruhen daher in der Regel immer auch auf Hypothesen – so vage oder implizit diese auch sein mögen (Rosenthal, 2005, 49). Rekonstruiert man die Annahmen einer Vermutung oder Frage, welche dieser zugrunde liegen und sie daher aus Sicht des Sprechers sinnvoll erscheinen lassen, kann man daher auch aus Vermutungen und Fragen Selbst- und Weltsichten erschließen.

- Textpassagen, in denen der Erzähler Vermutungen über das Innenleben anderer Personen äußert[27]

Aus den geäußerte Vermutungen des Sprechers über das Innenleben anderer Menschen lassen sich Rückschlüsse auf dessen allgemeine theoretische Annahmen bezüglich des Mensch-Seins ziehen. Darüber hinaus sind solche geäußerten Vermutungen des Sprechers für unser Anliegen höchst relevant, da Menschen dazu neigen Eigentheorien über sich selbst auch auf andere Menschen zu übertragen (siehe hierzu das Textbeispiel bei Glinka, 2003, 175); so lassen sich hier eventuell auch indirekt Sichtweisen des Sprechers über seine eigene Person erschließen.

---

[27] „Erzähler unterscheiden sich sehr darin, inwieweit sie ... Aussagen über psychische Zustände, Absichten und Motive anderer Personen ihrer Geschichte einfügen. Manche beschränken sich lediglich auf die Schilderung der Handlungen anderer, andere stellen ausgebaute Spekulationen über die Innenwelt der dargestellten Personen an" (Lucius-Hoene/Deppermann, 2002, 138).

- Textpassagen, in denen der Erzähler Vermutungen hinsichtlich der Zukunft äußert, seine Zukunftsperspektiven zum Ausdruck bringt bzw. selber Zukunftsprognosen stellt (ebd., 188)

Auch Zukunftsperspektiven und -prognosen innerhalb (autobiografischer) Erzählungen fußen nicht einfach auf Nichts, sondern ergeben sich aus den vergangenen Erfahrungen des Sprechers und den theoretischen Schlussfolgerungen, welcher diese aus seinen bisherigen Erfahrungen mit sich selbst und der Welt gezogen hat. Daher lassen sich auch aus geäußerten Zukunftsperspektiven und -prognosen Rückschlüsse ziehen auf mögliche Selbst- und Weltsichten des Sprechers.

i) Präsuppositionen

- Textpassagen, in denen Präsuppositionen auftreten

Präsuppositionen sind implizite Voraussetzungen, die eine Äußerung beinhaltet.

„Sie können von bestimmten einzelnen Ausdrücken ausgehen (z. B. präsupponiert die Behauptung, man habe etwas nicht geschafft, dass man sich darum bemüht hat) oder mit dem Sprechakt als ganzem verbunden sein (z. B. präsupponiert ein Befehl, dass man die Berechtigung hat, dem Adressaten Befehle zu erteilen)" (Lucius-Hoene/Deppermann, 2002, 189).

Präsuppositionen erschließen sich durch die Frage: Welche weiteren Sachverhalte können (oder müssen) als gültig angenommen werden, wenn die Aussage wahr ist? Wendet man diese Fragestellung auf die Äußerungen des Erzählers an, können theoretische Hintergrundannahmen desselbigen, die seine Äußerungen implizit beinhalten, explizit gemacht werden.

In diesem Kontext lässt sich auch die Frage an die Äußerungen des Besuchers stellen, welche Informationen er als gegeben voraussetzt. So setzt z. B. der Vergleich zweier Phänomene in der Welt voraus, dass der Sprecher über genügend Informationen bezüglich beider Phänomene verfügt, um diesen Vergleich vollziehen zu können und sich ein angemessenes Urteil zu bilden (siehe hierzu als Beispiel ebd.). Im Rahmen der kritischen Überprüfung der Äußerungen des Besuchers kann dann im späteren Verlauf der Philosophischen Beratung gegebenenfalls gefragt werden, ob der Besucher wirklich über seine implizit vorausgesetzten Informationen verfügt bzw. ob seine vorausgesetzten Annahmen zutreffend sind.

j) Explizite Aussagen reflektierender, theoretischer Natur

- Textpassagen, in denen der Erzähler (kausale) Zusammenhänge, Verbindungen knüpft bzw. Wirkmechanismen andeutet (Glinka, 2003, 190)
- Textpassagen, in denen der Erzähler „theoretische Quasi-Allsätze" (Schütze) äußert (ebd., 181)
- Textpassagen, in denen der Erzähler Erklärungen, (moralische) Rechtfertigungen (z. B. für eigene Entscheidungen) und Begründungen anführt (ebd., 179) (Lucius-Hoene/Deppermann, 2002, 57)
- Textpassagen, in den der Erzähler Krisen und Problemsituationen anspricht und in Bezug auf diese Erklärungen anführt
- Textpassagen, in denen der Erzähler versucht, sich selbst und seinem Zuhörer eigene Erlebnisse und Erfahrungen zu erklären/Textpassagen, in denen der Erzähler versucht, eigene Erlebnisse und Erfahrungen zu deuten (Glinka, 2003, 176)

Erzählungen beinhalten immer wieder Passagen, in denen der Sprecher sich darum bemüht ein empirisches Geschehen oder ein bestimmtes Ereignis zu erklären. Diese Erklärungen geschehen häufig mit Rückgriff auf vom Sprecher vermutete (kausale) Zusammenhänge, Verbindungen bzw. Wirkmechanismen und mit Rückgriff auf theoretische Verallgemeinerungen. Diese Textpassagen erweisen sich für die Rekonstruktion der Selbst- und Weltsichten des Sprechers als höchst relevant, da der Sprecher für diese Erklärungsversuche zumeist auf eigene theoretische Annahmen über sich selbst oder die Welt zurückgreift und diese somit in solchen Passagen zum Ausdruck kommen (Lucius-Hoene/Deppermann, 2002, 166f.). Im Verlauf des weiteren Beratungsgeschehens könnte oftmals die Frage von entscheidendem Interesse sein, welche Erklärungs-Alternativen der Erzähler bei seinen Erklärungs-Versuchen vernachlässigt, welche er ausblendet?

- Textpassagen, in denen der Erzähler eine Bilanzierung, Evaluierung seines eigenen Lebens bzw. seiner biografischen Entwicklung vornimmt (sog. Kodakommentare) (ebd., 57)

Für die Rekonstruktion der Selbstsicht des Sprechers sind insgesamt solche Ausschnitte der Erzählung von Interesse in denen der Erzähler zum Theoretiker seiner selbst wird und über sich selbst reflektiert. Diese Art der theoretischen Bezugnahme auf die eigene Person findet sich insbesondere in Textpassagen, in denen der Erzähler eine Bilanzierung, Evaluierung seines eigenen Lebens bzw. seiner biografischen Entwicklung vornimmt. Diese Textpassagen müssen daher besonders intensiv bezüglich der hier zum Vorschein kommenden Selbstsicht des Sprechers analysiert werden.

2.4.2. Die Manifestation der ontologischen und der epistemischen Modalität von Selbst- und Weltsichten in (autobiografischen) Erzählungen

Die Rekonstruktion der Selbst- und Weltsichten des Besuchers aus dessen (autobiografischen) Erzählungen sollte sich im Kontext Philosophischer Beratung nicht allein auf die Inhalte beschränken. Von besonderem Interesse für den weiteren Verlauf des Beratungsprozesses – insbesondere die kritische gemeinsame Prüfung der Selbst- und Weltsichten des Besuchers – ist nämlich auch die Rekonstruktion der ontologischen und der epistemischen Modalitäten in denen der Besucher seine Selbst- und Weltsichten präsentiert. Bei der Rekonstruktion der ontologischen und der epistemischen Modalitäten geäußerter Selbst- und Weltsichten geht es um die Frage, ob etwas wirklich Geschehenes, eine Vermutung, eine bloße Möglichkeit, eine Erwartung, eine Befürchtung, oder das Ergebnis einer logische Schlussfolgerung etc. dargestellt wird. Die Frage ist, in welcher Seinsweise (Realität, Vorstellung, Phantasie, logische Möglichkeit, Ironie etc.) und mit welcher Gewissheit (zweifellos wahr, wahrscheinlich, eine bloße Möglichkeit, unwahrscheinlich etc.) der Erzähler das von ihm Dargestellte präsentiert (Lucius-Hoene/Deppermann, 2002, 181). Zudem interessiert hier, welchen Erkenntnisanspruch, der Erzähler mit seinen theoretischen Äußerungen erhebt. Schränkt der Erzähler die Gültigkeit seiner Sichtweisen ein – z. B. ausschließlich auf sich selbst oder auf einen bestimmten Personenkreis – oder beansprucht er für seine theoretischen Annahmen universelle Geltung? (Glinka, 2003, 183).

Die verschiedenen sprachlichen Verfahren, mit denen Sprecher ihre Einstellung zur Gewissheit und Gültigkeit ihrer Aussage implizit zum Ausdruck bringen, werden in der Regel als „Modalisierungen" bezeichnet; diesen gilt es daher bei der Rekonstruktion der Selbst- und Weltsichten des Besuchers im Kontext Philosophischer Beratung besondere Beachtung zu schenken. Folgende Hinweise können hierbei die Aufmerksamkeit des philosophischen Praktikers sensibilisieren:

Mit *Faktizitätsmarkierungen, Intensivierungen* und *Extremformulierungen* streicht der Erzähler die besondere Gewissheit und Gültigkeit der Wahrheit seiner Behauptung heraus („ich weiß genau, dass...", „Natürlich ist/war ...", „alle sagen, dass...", „man weiß ja, dass...", „das ist/war absolut/echt/wirklich/sehr/voll ...", „... dauernd/immer/jedes Mal/nie ...").

Mit *Abschwächungen* und *Subjektivierungen* wird der Anspruch auf

Gewissheit und Gültigkeit der Behauptung bzw. das Zutreffen einer Formulierung vom Sprecher eingeschränkt oder im Unklaren gelassen.[28] Abschwächungen erfolgen u. a. mit Hilfe der Ausdrücke „ich glaube", „es ist schwer zu sagen", „vielleicht", „vermutlich", „eventuell", „wohl", „irgendwie", „so was Ähnliches wie" etc.; mit diesen deutet der Erzähler an, dass er eine Vermutung äußert, derer er sich nicht ganz sicher ist. Mit Subjektivierungen beschränkt der Erzähler den Anspruch des Ausgesagten auf seine eigene Person und verzichtet auf Verallgemeinerung der Gültigkeit („ich finde ...", „ich meine/denke halt...", „für mich war das ...", „ich bin mir nicht sicher, aber...") (Lucius-Hoene/Deppermann, 2002, 247).

Hinsichtlich der Rekonstruktion des erhobenen Erkenntnisanspruchs gibt also das Beachten der vom Erzähler genutzten Pronomina („ich", „wir", „man") dem Interpreten Hinweise dafür, mit welchem Allgemeinheitsanspruch der Erzähler seine Aussagen ausstattet. Vor allem das neutrale Personalpronomen „man" kann zur Behauptung der Allgemeingültigkeit einer Äußerung eingesetzt werden, zudem deutet die Nutzung generalisierender Ausdrucksweisen – z. B. in Form von „Die-Kategorien" – Erkenntnisansprüche allgemein gültiger Natur an (ebd., 223).

Rückschlüsse auf die Gewissheit und Gültigkeit, die der Erzähler mit seinen Aussagen verbindet, kann man darüber hinaus auch gegebenenfalls aus der Erwartungshaltung ziehen, welche der Sprecher mit seiner Aussage bezüglich des Verständnisses seines Gegenüber verbindet. Erwartet der Erzähler, dass sein Zuhörer seine Ansicht teilt oder ablehnt, dass er sie selbstverständlich, überraschend oder gar schockierend findet? Erwartungshaltungen auf Seiten des Erzählers lassen sich vor allem über Modalisierungen rekonstruieren, die sich auf implizite Erwartungen beziehen („seltsamerweise", „doch", „sie werden es nicht glauben, aber") (ebd., 246f.).

2.5. Die Bedeutung (autobiografischen) Erzählens im Kontext von Beratung

Nachdem nun ausführlich dargestellt worden ist, das und wie sich Selbst- und Weltsichten in (autobiografischen) Erzählungen manifestieren, dürfte deutlich geworden sein, dass den Erzählungen des Besuchers auch im Kontext Philosophischer Beratung ein erheblicher Stellenwert zukommen muss; schließlich ist die Einsicht und Weiterentwicklung der

---

28   Abschwächungen und Subjektivierungen dienen für den Sprecher insbesondere auch dazu, Einwände und Kritik an dem Geäußerten vorzubeugen.

Selbst- und Weltsichten des Besuchers zentraler Gegenstand Philosophischer Beratung.

Mit dieser Betonung der Bedeutung (autobiografischen) Erzählens für beraterische Prozesse folgt die Philosophische Beratung einem allgemeinen Trend innerhalb der gesamten Beratungsszene. Mit der Hinwendung zur Sprache vollzogen die Wissenschaften vom Menschen nämlich zunächst den sog. „linguistic turn". Im Fahrwasser dieser intensiven Beschäftigung mit dem zentralen Medium Sprache kam es zudem zu einem sog. „narrative turn" (McLeod, 2003; Thomä, 2007, 2).[29]

Diese „narrative Wende" hat sich auch auf das Feld der Beratung ausgewirkt. Erzählungen / Narrationen haben gerade in letzter Zeit eine enorme Bedeutung im Kontext von Beratung erlangt; der Begriff „narrative Beratung" hat sich etabliert, dessen Grundausrichtung Frank Engel und Ursel Sickendiek folgendermaßen skizzieren:

„Bei einem Blick auf narrative Beratung geht es nicht um eine neue Form der Beratung, eine neue Bindestrich-Beratung oder gar eine neue Beratungsschule[30], sondern um eine andere Sicht auf Beratung, um eine Beratungshaltung sowie um die Betonung sprachlicher und erzählerischer Aspekte in der Beratung ... Die Grundaussage dieser Perspektive ist, dass Beratung aus Erzählungen (Narrationen) besteht" (Engel/Sickendiek, 2007, 749).

Narrative Beratung stellt also die Bedeutung der Narration innerhalb von Beratungsprozessen in den Fokus der Betrachtung und spricht sich für eine schulübergreifende beraterische Grundhaltung aus, die den Erzählungen der Klienten ausreichende Räume eröffnet und sehr bewusst und sensibel mit der Sprache des Klienten und dem eigenen Sprechen umgeht (ebd., 750 u. 753).

Indem Philosophische Beratung den Erzählungen des Besuchers grundlegende Bedeutung für den weiteren Beratungsprozess zuschreibt und sich eventuell sogar der sozialwissenschaftlichen Methode des narrativen Interviews bedient, erfüllt die Philosophische Praxis diese von Engel und Sickendiek geforderte beraterische Grundhaltung.

Gezielt und verstärkt Räume des autobiografischen Erzählens im Kontext von Beratungsprozessen zu eröffnen, erweist sich heutzutage insbesondere auch aufgrund folgender Paradoxie als sinnvoll: Zum einen lässt sich nämlich für die Gegenwart in Bezug auf die Alltagswelt

---

29 Thomä gibt mit Verweis auf viele Autoren einen Überblick, inwieweit die „Erzählung" in jüngerer Zeit in den verschiedenen Wissenschaften zu neuer beachtlichen Bedeutung gelangt ist (Thomä, 2007, 274f.).

30 Es gibt jedoch einen explizit narrativen Ansatz der Beratung und Therapie, der eng mit den Namen Michael White und David Epston (White/Epston, 1990) verbunden ist.

ein "Verfall der Erzählkultur" diagnostizieren (Nittel, 1994a, 117ff.), zum anderen ist allerdings der Einzelne gerade aufgrund der Strukturbedingungen der Gegenwart vermehrt auf die fortlaufende Herstellung lebensgeschichtlicher Sinnzusammenhänge angewiesen und diese Herstellung erfolgt insbesondere über autobiografische Erzählungen:

"Insbesondere in modernen, durch Komplexitäts- und Kontingenzsteigerung gekennzeichnete Gesellschaften wie der heutigen muss im Prinzip jeder sein eigener Geschichtsschreiber sein. Das Alltagsleben in der Moderne ist durch den Zwang zur fortlaufenden Herstellung lebensgeschichtlicher Sinnzusammenhänge gekennzeichnet, damit der einzelne im Wechsel biographischer Zustände und über die verschiedenen Positionen im sozialen Raum hinweg Kontinuität und Konsistenz sichern kann" (ebd., 1994a, 116).

Mit dem umfassenden Eröffnen von Räumen des autobiografischen Erzählens in Beratungs- und Bildungseinrichtungen ist daher die Hoffnung verbunden den Verfall der Erzählkultur in der Alltagswelt ansatzweise zu kompensieren; zudem wird der Anspruch erhoben "den Betroffenen die Chance zur Aneignung ihrer eigenen Biographie zu geben, ihr historisches Selbst-Bewusstsein zu stärken" (ebd.).

3. Die methodische Grundlegung Philosophischer Beratung

3.1. Die methodische Ausgestaltung und Vorgehensweise bei der Erhebung und Auswertung (autobiografischer) Erzählungen innerhalb Philosophischer Beratung unter Rückgriff sozialwissenschaftlicher Methodenkompetenz – das Narrative Interview

3.1.1. Das Narrative Interview als Erhebungsmethode (autobiografischer) Erzählungen und dessen Bedeutung für die Philosophische Beratung

Nachdem die Bedeutung (autobiografischer) Erzählungen innerhalb der Philosophischen Beratung herausgearbeitet worden ist, stellt sich nun die Frage, mit welcher methodischen Herangehensweise der philosophische Praktiker (autobiografische) Erzählungen seiner Besucher erheben kann. Wie genau kann der Berater seinen Besucher zu möglichst umfangreichen (autobiografischen) Erzählungen anregen, wie ist die Gesprächssituation methodisch zu gestalten, wenn der Besucher aus seinem

Leben erzählt und welche Bedingungen müssen während der Gesprächssituation erfüllt sein, damit der Berater im Anschluss die Selbst- und
Weltsichten seines Besuchers aus dessen Erzählungen rekonstruieren
kann?

Im Bereich der qualitativen empirischen Sozialforschung im Allgemeinen und der (Erziehungswissenschaftlichen) Biografieforschung im
Besonderen wurden diesbezüglich entsprechende Erhebungsmethoden
entwickelt (Rosenthal, 2005). Dabei ist in den letzten 20 Jahren insbesondere das sog. „narrative Interview" zu einer der bevorzugten Methoden von qualitativen Sozial- und Erziehungswissenschaftlern geworden,
die einen Zugang zu subjektiven Erfahrungswelten, Sichtweisen und
Selbstdeutungen erlangen möchten:

> „Das narrative Interview im Allgemeinen und das autobiographisch-narrative Inter-
> view im Besonderen haben in einer kaum noch zu überblickenden Zahl sozialwissen-
> schaftlicher Untersuchungen ihre Stärke als erkenntnisgenerierende Verfahren unter
> Beweis stellen können" (Nittel, 2003, 331).

Das narrative Interview eröffnet die Möglichkeit, Situationsdeutungen,
Handlungsmotive, Alltagstheorien, Schemata des Denkens, Handelns,
Erlebens[31] und insbesondere die aufgrund von Erfahrungsbildung gewonnenen Eigentheorien als eine besondere Form der Selbstinterpretation des Subjekts differenziert zu erheben. Durch das narrative Interview
wird

> „eine wesentlich präzisere Vorstellung von dem vermittelt, wer eine Person ist, was
> und warum sie so und nicht anders denkt und handelt und wie die Gefühlswelt eines
> Individuums beschaffen ist" (Nittel, 2009a, 106).

Die Erhebung all dieser genannten Aspekte sind auch von einschlägigem
Interesse für die Philosophische Beratung. Die Erhebungsmethode des
narrativen Interviews erweist sich für den Kontext Philosophischer Praxis deshalb als äußerst interessant. Der Praktiker kann mit der Anwendung des narrativen Interviews umfangreiche (autobiografische) Erzählungen seiner Besucher erheben, um diese dann im Anschluss mit Hilfe
der in IV 2.4. gegebenen Hinweise bezüglich der Manifestationen von
Selbst- und Weltsichten innerhalb (autobiografischer) Erzählungen aus-
werten zu können. Die so gewonnenen Einsichten in die Selbst- und
Weltsichten des Besuchers können diesem dann im Verlauf des weiteren
Beratungsgeschehens zur Verfügung gestellt werden und dadurch die
Selbsterkenntnis des Besuchers gefördert werden. Durch die ausschnittsweise Nutzung des narrativen Interviews und dessen Auswer-

---

31 „In unseren Erinnerungen verdichten sich Erfahrungen zu Schemata des Denkens,
Handelns und Erlebens" (Lucius-Hoene/Deppermann, 2002, 30).

tungsverfahren kann die Philosophische Beratung somit von sozialwissenschaftlicher und erziehungswissenschaftlicher Methodenkompetenz profitieren. Diese verfügen nämlich

„über gesichertes Wissen und gut begründete Regeln in Bezug auf die interaktive Gestaltung und Abwicklung der Erhebungssituation; auch gibt es einen breiten Konsens darüber, welche Arbeitsschritte im Interview zu vollziehen und welche Aktivitäten des Wissenschaftlers im Forschungssetting funktional sind und welche er tunlichst unterlassen sollte" (ders., 2003, 331f.).

Vorbild hinsichtlich des Verstehen bzw. der Rekonstruktion von Selbst- und Weltsichten mit Hilfe sozial- und erziehungswissenschaftlicher Methodenkompetenz für die Philosophische Beratung könnte hierbei die Sozialpädagogik sein – insbesondere die sog. „Rekonstruktive Sozialpädagogik" (Jakob/v. Wensierski, 1997). Ebenso wie die Philosophische Praxis bezieht die Rekonstruktive Sozialpädagogik nämlich ihre Grundannahmen aus der hermeneutischen Tradition und mit der Integration der Methoden qualitativer Sozialforschung bildete sich bereits in diesem pädagogischem Handlungsfeld ein „hermeneutisch-reflexiver Stil" professioneller Praxis aus (Schumann, 1994, 55). Das Konkrete des Falles, die Singularität eines Gegenüber mit seinen individuellen Selbst- und Weltsichten ist es, mit dem sich nach Ansicht der Anhänger der Rekonstruktiven Sozialpädagogik sowohl qualitative Sozialforschung bzw. Erziehungswissenschaftliche Biografieforschung als auch die sozialpädagogische Praxis hauptsächlich zu beschäftigen hat.[32] Sozialpädagogische Praxis findet ihren Fokus in der Fallarbeit; daher ist eine „Kunstlehre des Fallverstehens" die methodische Grundlage von sozialpädagogischer Professionalität. Bei der Ausgestaltung dieser „Kunstlehre des Fallverstehens" kann die sozialpädagogische Praxis – so die These – von sozialwissenschaftlicher Methodenkompetenz profitieren.

Auch wenn man diese im Kontext der Rekonstruktiven Sozialpädagogik vertretene These einer Affinität zwischen qualitativer Forschung und professionellem Handeln teilt (Nittel, 1994) muss allerdings auf eine grundsätzliche Problematik hinsichtlich der Anwendung von Verfahrensweisen der qualitativen Forschung – wie das narrative Interview – in professionellen Praxisfeldern verwiesen werden: Obwohl deren Relevanz für die Rekonstruktion der Selbst- und Weltsichten des Klien-

---

32 „Sozialpädagogische Diagnostik/Fallverstehen muss vorrangig darauf ausgerichtet sein, subjektive Sinnzusammenhänge zu verstehen." Sozialpädagogische Diagnostik/Fallverstehen ist somit „immer eine hermeneutische Anstrengung der schrittweisen Annäherung an eine Vorstellung darüber, wie es einem anderen Menschen geht und vor allem wie dieser Andere sich selbst und die Welt um ihn herum sieht und begreift" (Schrapper, 2005, 193).

ten sowohl innerhalb der Philosophischen Beratung als auch innerhalb pädagogischer Tätigkeitsfelder kaum strittig sein dürfte, so ist noch zu klären, inwieweit die qualitativen Forschungsverfahren für die professionelle Praxis wirklich relevant sein können. Die zentrale Frage ist nämlich hierbei, wie das Potential der sehr aufwendigen sozialwissenschaftlichen Verfahren – wie z. B. das narrative Interview – bei gleichzeitiger Berücksichtigung begrenzter personeller, zeitlicher und materieller Ressourcen der Praxis genutzt werden kann. Gerade im Bezug auf (sozial-) pädagogische Tätigkeitsfelder wird diese Frage diskutiert, wobei sich hier die Anwendung sozialwissenschaftlicher Verfahren angesichts hoher Fallzahlen und Umlaufgeschwindigkeiten im Vergleich zur Philosophischen Beratung vermutlich noch schwieriger gestaltet. Diese berechtigten Bedenken werden auch von den Autoren erkannt, die sich trotz aller Übertragungsprobleme für eine methodische Fundierung der pädagogischen Profession durch die Anwendung sozialwissenschaftlicher Verfahren aussprechen. Sie sehen vor allem die Möglichkeit für die Integration von Verfahren qualitativer Forschung in die Praxis in der Entwicklung sog. „Abkürzungsverfahren" begründet (vgl. u. a. Hanses, 2000 u. 2003). Dass im Bereich pädagogischer Tätigkeitsfelder mit deren erheblichen zeitlichen und personellen Restriktionen in Form von Abkürzungsverfahren qualitative Forschungsverfahren bereits erfolgreich Eingang in die Praxis gefunden haben,[33] bestärkt die hier vertretene Ansicht, dass dies auch für den Kontext Philosophischer Beratung möglich erscheint. Insgesamt gilt dabei natürlich: Aufgrund der im Vergleich zur Wissenschaft begrenzten zeitlichen Ressourcen

„kann die Praxis [zwar] Anleihen in der qualitativen Sozialforschung machen. Das bedeutet selbstredend nicht, diese Methoden eins zu eins zu übernehmen; vielmehr geht es darum, dass einzelne Elemente von Forschungsverfahren, Techniken und vor allem Haltungen in die Praxis der Fallarbeit übertragen werden können" (Zeller, 2006, 70).

Ob und inwieweit dabei die Methode des narrativen Interviews Eingang in die Praxis Philosophischer Beratung findet, entscheidet natürlich letztendlich die Praxis selbst. Doch selbst wenn sich das narrative Interview nicht flächendeckend durchzusetzen vermag, sind die folgenden Ausführungen zur methodischen Ausgestaltung und Vorgehensweise im Rahmen eines narrativen Interviews für den Kontext Philosophischer Beratung von Bedeutung, da diese generelle methodische Kompetenzen, konstitutive Charakteristika einer Gesprächsführung benennen, die für

---

33   Die Transferprojekte von Hanses im Bereich der beruflichen Rehabilitation (Hanses, 2000) und von Fischer im Bereich der Jugendhilfe (Fischer, 2004) sind hier als positive Beispiele zu nennen.

die Einleitung und Aufrechterhaltung möglichst umfassender (autobiografischer) Erzählungen grundlegend sind. Über diese methodischen Kompetenzen (autobiografische) Erzählungen der Besucher einzuleiten und aufrecht zu erhalten sollte jeder philosophische Praktiker verfügen, schließlich erhält er insbesondere über diese Erzählungen einen Zugang zu der Selbst- und Weltsicht seiner Besucher, welche nach dem hier vertretenen Verständnis den zentralen Ausgangspunkt und Gegenstand Philosophischer Beratung bildet.

3.1.2. Das Vorgespräch vor der eigentlichen Erhebung der (autobiografischen) Erzählung mit Hilfe des narrativen Interviews innerhalb der Philosophischen Beratung

Ziel des Vorgespräches wird es in erster Linie – wie in anderen Beratungskontexten auch (Belardi u. a., 1996, 70) – immer sein abzuklären, ob das Angebot der Philosophischen Beratung für den Besucher interessant erscheint oder eher nicht. Daher ist es für den philosophischen Praktiker geboten seine eigenen Möglichkeiten und Grenzen zu benennen und die Erwartungen, Hoffnungen und Ziele des Besuchers zu erfragen, um gemeinsam mit dem Besucher entscheiden zu können, ob hier ein Passungsverhältnis vorliegt oder nicht.

Ähnlich wie im Kontext qualitativer Forschungsprojekte (Hermanns, 2000, 367) hat das Vorgespräch innerhalb Philosophischer Beratung darüber hinaus vor allem zwei weitere Aufgaben: Der Berater muss dem Besucher sein Vorgehen transparent machen, zum einen hinsichtlich des Erkenntnisvorhabens, zum anderen hinsichtlich des Umgangs mit dem Datenmaterial. Im Vorgespräch muss dem Besucher plausibel gemacht werden, dass die Erzählung und Aufzeichnung bestimmter Ausschnitte seiner Lebensgeschichte oder im Idealfall seiner gesamten Lebensgeschichte auf Audiorecorder[34] im Hinblick auf das angestrebte Ziel der eigenen Selbsterkenntnis geboten erscheint. Der philosophische

---

34 Das Sprechen in ein Aufnahmegerät, also einen Audiorecorder, ist für den Besucher in der Regel eine neue, ungewohnte Situation, die eventuell sogar zu so etwas wie einer gewissen „Recorderangst" führen kann, da die eigene Stimme zum einen ungewohnt klingt und zum anderen das Aufnahmegerät die Unvollkommenheiten der gesprochenen Sprache gnadenlos dokumentiert (Hochschild, 1992). Daher zählt beim anschließenden Interview die geeignete Einführung des Aufnahmegeräts auch zu den begünstigenden Rahmenbedingungen des Gesprächs. Der eventuell vorhandenen Recorderangst des Besuchers, die zu Befangenheit und Zurückhaltung bezüglich seiner Redebeiträge führen kann, sollte der Berater begegnen, indem er keinesfalls das Gerät erst einschaltet, wenn er die Rede an den Besucher übergibt, sondern selber vor laufendem Recorder vorführt, dass man von der Tatsache der Aufnahme gänzlich unbeeindruckt entspannt und locker sprechen kann (Hermanns, 2000, 362).

Praktiker muss dem Besucher vermitteln, dass im weiteren Beratungs-prozess seine Selbst- und Weltsicht, seine Perspektiven und Erfahrungen im Zentrum stehen und dass zur gemeinsamen Rekonstruktion seiner Selbst- und Weltsichten autobiografische Erzählungen seinerseits enorm hilfreich sind. Hinsichtlich des Umgangs mit dem Datenmaterial ist dem Besucher absolute Vertraulichkeit zuzusichern zum Schutz seiner Intim-sphäre.

Nachdem der Philosophische Berater seinem Besucher das Angebot und den Ablauf Philosophischer Beratung vorgestellt hat, sollte dem Besucher die Möglichkeit gegeben werden Nachfragen und Bedenken seinerseits äußern zu können und die Teilnahme an dem Vorhaben in Ruhe zu bedenken. Gegebenenfalls kann dafür auch ein zweiter Vorter-min vor dem eigentlichen Beginn vereinbart werden.

Ist der Besucher neugierig geworden und äußert Bereitschaft sich auf das Geschehen einzulassen, so sollte er im Vorfeld noch eine Einver-ständniserklärung unterzeichnen, die es dem Praktiker erlaubt das ge-plante narrative Interview auf Tonträger aufzuzeichnen und das Daten-material unter Zusicherung der Anonymisierung eventuell in Interpreta-tions- und Supervisionsgruppen bearbeiten zu dürfen.

Des Weiteren muss der Praktiker im Vorfeld noch zwei Dinge abklä-ren:

Zum einen, ob der Besucher für den philosophischen Erkenntnis-prozess hinreichend emotional belastbar erscheint. Ist ihm die erinnern-de und emotionale Rückversetzung in die Lebensgeschichte voraussicht-lich zumutbar? Inwieweit erscheint der Besucher den Anstrengungen und Gefahren, die Selbsterkenntnisprozesse im Rahmen Philosophischer Beratung mit sich bringen, gewachsen zu sein?

Zum anderen ist von Seiten des Beraters darauf zu achten, dass eine weitgehende Fremdheit zwischen ihm selbst und dem Besucher besteht. Wie jede professionelle Beratung setzt nämlich auch die Durchführung einer Philosophischen Beratung voraus, dass sich Berater und Besucher hinreichend fremd sind und keine lange gemeinsame Interaktionsvorge-schichte teilen. Würden Berater und Besucher außerhalb der Philosophi-schen Praxis weitere soziale Räume gemeinsam teilen, würde dies den Beratungsprozess erheblich erschweren und deshalb in der Regel un-möglich machen.

3.1.3. Die Anwendung allgemeiner Prinzipien der Gesprächsführung und der Ausgestaltung der kommunikativen Situation bei der Durchführung narrativer Interviews innerhalb der Philosophischen Beratung

Nach dem erforderlichen Abklärungsprozess im Vorfeld kann es dann zu der eigentlichen Durchführung eines narrativen Interviews im Kontext Philosophischer Beratung kommen. Der Philosophische Berater steht dabei vor der Aufgabe, ein Gesprächsverhalten an den Tag zu legen, dass den Besucher zu autobiografischen Erzählungen anregt und diese möglichst aufrecht erhält.

Gerade die ersten Minuten des Gesprächs sind dabei entscheidend, da der Berater in diesen eine Situation herstellen muss,

„die so entspannt und offen ist, dass Menschen darin ohne Befürchtungen die unterschiedlichsten Aspekte ihrer Person und ihrer Lebenswelt zeigen können" (Hermanns, 2000, 363).

Auch der weitere Verlauf des Gesprächs muss zudem so gestalten sein, dass dadurch dem Besucher tatsächlich die Möglichkeit eröffnet wird, in seiner Selbstdarstellung aufrichtig zu sein (z. B. indem ihm die Gelegenheit geboten wird auch sich zum Teil widersprechende Aspekte seiner Person zu zeigen). Dem Berater kommt also hinsichtlich des kommunikativen Settings eine besondere Gestaltungsaufgabe zu.[35] Daher ist auch die Gesprächsführung im Kontext eines narrativen Interviews als eine professionelle, methodisch kontrollierte Gesprächsführung zu verstehen, die sich zum Teil erheblich von der Alltagskommunikation unterscheidet.[36] Da im Kontext qualitativer Sozialforschung bereits Vorarbeiten hinsichtlich der Gesprächsführung, welche autobiografisches Erzählen fördert, erarbeitet worden sind, sollte sich auch die Gesprächsführung zu Beginn eines philosophischen Beratungsprozesses – ähnlich wie die Biographische Diagnostik in Feldern Sozialer Arbeit (vgl. u. a. Hanses, 2000) – an dem Setting der Situation eines narrativen Interviews

---

35 Zur Schaffung günstiger Rahmenbedingungen einer angenehmen Gesprächsatmosphäre gilt es auch Kleinigkeiten zu beachten: Das narrative Interview terminlich nicht zu eng zu begrenzen; dem Besucher im Vorfeld darauf hinzuweisen, dass er sich bitte genügend Zeit für den Termin nimmt, so dass er in seinen Ausführungen nicht unter Zeitdruck gerät; keine Störungen von Außen (z. B. durch Telefonate, andere Besucher); Bereitstellung von Getränken; Zimmertemperatur; ansprechende Zimmereinrichtung, usw.. Zudem hat sich der philosophische Praktiker im Vorfeld mit der Technik des Aufnahmegerätes (einschließlich möglicher Fehlerquellen und Störfaktoren) vertraut zu machen.

36 Dementsprechend bietet z. B. Gabriele Rosenthal Schulungen zur Gesprächsführung im narrativen Interview an (Rosenthal, 2005, 43).

im Kontext qualitativer Forschung orientieren.[37] Konstitutive Charakteristika einer solchen Gesprächsgestaltung sind:

a) die thematisch offenen erzählgenerierenden Erzählaufforderungen,
b) die Eröffnung und Aufrechterhaltung eines Raumes für die autonome Gestaltung der Erzählung durch den Sprecher,
c) das aufmerksame und aktive Zuhören an Stelle verbaler Einmischung,
d) die Haltung absichtlicher Naivität,
e) das sensible, erzählgenerierende fallspezifische Nachfragen und
f) die Förderung der Verbalisierung heikler Themenbereiche bzw. die Vermeidung von Schonverhalten (Hermanns, 1991; Rosenthal, 1995, Hanses, 2000; Hopf, 2000; Lucius-Hoene/Deppermann, 2002; Glinka, 2003)

Diese konstitutiven Charakteristika einer (autobiografischen) Erzählen fördernden Gesprächsführung sollen im Folgenden näher erläutert werden.

a) Die thematisch offenen erzählgenerierenden Erzählaufforderungen

Der Besucher ist zwar schon aufgrund des Vorgesprächs über Ziel, Sinn und Zweck und den gewünschten Inhalt des narrativen Interviews aufgeklärt, mit der Erzählaufforderung wird ihm jedoch das Startsignal zur autobiografischen Erzählung gegeben:

„Die Formulierung dieser Erzählaufforderung bestimmt daher in hohem Maße, wie er seine Darstellungsaufgabe auffasst" (Lucius-Hoene/Deppermann, 2002, 295).

Der Erzählaufforderung kommt deshalb entscheidende Bedeutung für die anschließende Erzählung zu; sie kann diese – auch durch nur kleine Veränderungen in der Formulierung – maßgeblich beeinflussen. Ihre Formulierung ist von Seiten des Beraters somit sehr sorgfältig zu wählen. Die Erzählaufforderung sollte so formuliert werden, dass sie eine erzählgenerierende Wirkung entfaltet; d. h. der Besucher muss auf diese Aufforderung hin seine biografische Entwicklung, den Wandel in seinen Erlebnissen und Erfahrungen darstellen können (ebd., 296). Zudem empfiehlt es sich, einen definierten temporalen Anfangspunkt (etwa: „soweit sie sich zurück erinnern können" oder „wie das so alles begonnen hat in ihrer Kindheit") zu setzen, da dies dem Besucher den Erzähl-

---

37 Die einzelnen Phasen des narrativen Interviews werden von Fischer-Rosenthal und Rosenthal wie folgt charakterisiert: 1. Erzählaufforderung 2. Autonom gestaltete Haupterzählung 3. Erzählgenerierende Nachfragen 4. Interviewabschluss (Fischer-Rosenthal/Rosenthal, 1997, 414ff.).

einstieg erleichtert (ebd., 296).

Auch wenn sich Philosophischer Berater und Besucher darauf verständigen, dass nicht die ganze Lebensgeschichte des Besuchers von diesem erzählt wird oder die Durchführung eines narrativen Interviews nicht erfolgt, sollte der Berater generell auf offene erzählgenerierende Erzählaufforderungen achten. Der Philosophische Berater darf nicht im Vorfeld das inhaltliche Thema des folgenden Beratungsgesprächs festsetzen; er darf auch nicht im voraus definieren, was zu einem Thema gehört und was nicht. Er kann nämlich ebenso wenig vorab ahnen, welche Lebensbereiche für den Besucher zu seinem Anliegen gehören und welche nicht. Steuert der Philosophische Berater zu früh, d. h. bevor ihm selbst als Zuhörer die Bedeutung von bestimmten Themen für den Besucher und deren Zusammenhang mit seinem Hauptanliegen überhaupt nachvollziehbar sein kann, gegen die vom Besucher gesetzten Themen, kann dies Kommunikations- und Verstehensschwierigkeiten zur Folge haben. Dieses Gegensteuern bei der Themensetzung kann zu einer unaufhebbaren Zerstörung der erzählerischen Selbstentfaltung des Besuchers führen, die dieser ohne die Intervention durch den Berater gezeigt hätte (Rosenthal, 1995, 191f.).[38]

Will der Philosophische Berater nicht schon zu Beginn des Gesprächs der Gefahr unterliegen, den Besucher unter sein Relevanz- und Kategoriensystem zu zwängen – eine Gefahr, die im weiteren Beratungsprozess noch zunimmt –, muss er die Regie zur Gestaltung des Gesprächs zunächst einmal dem Besucher überlassen.[39] Zu Beginn des Beratungsgespräches sollte der Besucher daher zunächst mit relativ allgemein gehaltenen offenen Erzählaufforderungen, die jede Themen-

---

38 Die Erforschung des alltäglichen Erzählens in Institutionen hat ergeben, dass z. B. Berater die Form des Erzählens im Allgemeinen und das autobiografische Erzählen im Besonderen auf ihre jeweiligen institutions-spezifischen Zwecke ausrichten und damit dem Erzähler die Chance nehmen, seine Selbst- und Weltbilder umfassend zu präsentieren (Rehbein, 1980). In der Philosophischen Praxis wird die Erzählung des Besuchers auch unter einem spezifischen institutionellen Blickwinkel betrachtet – nämlich hinsichtlich der darin enthaltenen Selbst- und Weltsichten des Besuchers; aber was der Besucher erzählt und zum Thema macht unterliegt zunächst einmal keinerlei institutioneller Einschränkungen.

39 Hanses bemerkt, dass diese kommunikative Herangehensweise im Bereich professioneller Beratung alles andere als selbstverständlich ist: „Professionalität wird in Praxis häufig so verstanden, Gespräche zwischen Experten und Adressaten auf jene Art zu gestalten, dass in möglichst kurzer Zeit, durch gezielte Fragen, ein Maximum an Erkenntnis erreicht wird oder eine gezielte Erfassung der Problemlage gelingt. Genau diese Strategie problemzentrierter Gesprächsführung führt tendenziell dazu, dass die gefragte Person mit ihren Antworten nur die Kategorien und Interessen des Gesprächspartners bedient. Wenn sie sich den Raum nimmt Eigenthematisierungen einzubringen, setzt sie sich dem Risiko aus, kein Gehör zu finden" (Hanses, 2000, 367).

beschränkung vermeiden, um das Vorbringen seines Anliegens gebeten werden.

In Anlehnung an die Erzählaufforderung bei einem narrativen Interview (Rosenthal, 1995, 187) eignet sich hierfür u. a. folgende Formulierung:

„Ich möchte Sie bitten, mir Ihr Anliegen zu erzählen, all die Aspekte, die für Sie persönlich wichtig sind. Sie können sich dazu so viel Zeit nehmen, wie Sie möchten. Ich werde Sie auch erstmal nicht unterbrechen, mir nur einige Notizen zu Fragen machen, auf die ich später dann noch eingehen werde".[40]

b) Die Eröffnung und Aufrechterhaltung eines Raumes für die autonome Gestaltung der Erzählung durch den Sprecher

Grundelement des narrativen Interviews ist die vom Sprecher frei entwickelte Stegreiferzählung (Hopf, 2000, 355). Nachdem der Informant (in unserem Fall der Besucher einer Philosophischen Praxis) durch eine erzählgenerierende Eröffnungsfrage (etwa „Wie ist in ihrem Leben von Beginn an alles gekommen und wie ging es bis heute weiter?") zu dieser angeregt worden ist, überlässt der Interviewer (in unserem Fall die Person des Philosophischen Beraters) ihm im weiteren Verlauf des Interviews die autonome Gestaltung und wirkt mit seinen Kommunikationsbeiträgen lediglich unterstützend und akzeptierend. Der Interviewer versucht dem Autobiografen verbal und nonverbal zu signalisieren, dass er bereit ist zum Zuhören und zur Teilnahme an dessen Lebensgeschichte (bzw. zentraler Ausschnitte derselbigen) (Hopf, 2000, 356); er bekundet Interesse und Offenheit für die Eigenart des Erzählten. Mit Interventionen hat sich der Interviewer soweit wie möglich zurückzuhalten. Dies hat zur Folge, dass der Erzählende nicht befürchten muss, unterbrochen oder in seiner Wiedergabe eingeschränkt zu werden; z. B. durch Gegenreden, Widerspruch, Hinterfragungen oder die Äußerung von Zweifel an seinen Ausführungen (Lucius-Hoene/Deppermann, 2002, 83).

Interveniert der Berater bereits bei der Haupterzählung, verschenkt er zudem die Möglichkeit zu sehen, ob und wie der Besucher selbst den Bogen zu den für ihn relevanten Fragen schlägt; d. h. welche Verknüpfungen für ihn bestehen (Rosenthal, 1995, 192). Interveniert der Berater

---

40 Einen anderen Vorschlag unterbreitet der philosophische Praktiker Anders Lindseth; er verweist darauf, dass er in der Regel seine Beratung beginnt mit dem Satz: „Ich höre jetzt!" (Lindseth, 2005, 208).
Hanses betont, dass sich erzähleröffnende Impulse auch im Kontext der beruflichen Rehabilitation als sinnvoll erwiesen haben und schlägt folgenden Gesprächsauftakt von Seiten des Beraters vor: „Erzählen Sie doch bitte wie Sie hierher gekommen sind" (Hanses, 2000, 367+374).

z. B. mit Fragen, so gibt er damit eine Themenentwicklung und eine Orientierung an Relevanzen vor, die sich nicht mit denen des Besuchers decken müssen. Bereits kleine Interventionen können hier schon weitreichende Folgen haben (ebd., 194):

„Wir können regelrecht von einer negativen Korrelation zwischen Erzähllänge und intervenierenden Nachfragen ausgehen. Bei Interviews ... bei denen der Informant immer wieder mit Detaillierungsfragen zum bereits Erzählten oder gar mit Fragen zu anderen Erlebnissen unterbrochen wird, zeigt sich, wie von Frage zu Frage die Erzählsequenzen kürzer werden ... Zunehmend orientiert er sich am Interviewer und seinen Fragen, bis dann irgendwann das Frage-Antwort-Schema etabliert ist. Können die Gesprächspartner dagegen ohne Interventionen erzählen, ergibt sich das umgekehrte Phänomen" (ebd., 195).

Zur Aufrechterhaltung eines Raumes für die autonome Gestaltung der Erzählung durch den Sprecher gilt es also dementsprechend das Gebot der Zurückhaltung zu beachten, schließlich hat es sich im Kontext der Biografieforschung gezeigt,

„dass die subjektiv relevanten biographischen Themen und Lebensbereiche in ihrer sinnhaften Logik an späteren Stellen mit der subjektiv richtigen Gewichtung von selbst entfaltet werden" (Nittel/Völzke, 1993, 130).

Das methodisch geforderte Gebot der Zurückhaltung bedeutet nun nicht, dass generell Interventionen und Nachfragen abzulehnen sind, sie sollen nur nicht zu früh und unüberlegt einsetzen. Nachfragen sind sogar für den Rekonstruktionsprozess von großer Bedeutung, entscheidend ist nur, wann sie im Verlauf des Geschehens gestellt werden (Rosenthal, 1995, 192f.). (siehe hierzu e) das sensible, erzählgenerierende fallspezifische Nachfragen).

Interviewender Berater und erzählender Besucher praktizieren also während des narrativen Interviews ein höchst unterschiedliches kommunikatives Verhalten:

„Die Forscherin legt einen methodisch restringierten und forschungspraktisch eingeübten Kommunikationsstil vor, der vom spontanen Alltagsverhalten eines Zuhörers weit entfernt ist. Der Erzähler greift auf seine Kompetenzen aus der alltäglichen kommunikativen Praxis und Erfahrung zurück. So entsteht eine asymmetrische Situation" (Lucius-Hoene/Deppermann, 2002, 82).

Diese durch die unterschiedlich vorgegebenen Rollen mit ihren jeweiligen spezifischen Kommunikationsstilen entstehende Asymmetrie wird zusätzlich dadurch verstärkt, dass ein deutliches Informations- und Intimitätsgefälle besteht:

„Während der Informant im Erzählen quasi sein Leben offen legt und damit einem fremden Menschen Einblick in seine Biografie und seine Person, seine Erfahrungen, Hoffnungen und Ängste gewährt, kann er von seinem Gegenüber nicht eine gleiche

Selbstoffenbarung einfordern" (ebd., 82f.).

Gerade da es sich im Kontext Philosophischer Praxis grundsätzlich um ein Beratungssetting handelt werden Besucher während ihrer Erzählung häufig diese asymmetrische Gesprächssituation nicht akzeptieren und versuchen, den Praktiker selbst zu (weltanschaulichen) Stellungnahmen, Bestätigungen, Erfahrungsaustausch, Ratschlägen oder Hilfen bei der Lebensbewältigung zu veranlassen. Der Besucher fordert den Praktiker dadurch auf, die von ihm zu erwartende Rolle des Beraters einzunehmen. Dadurch gerät der Praktiker in das Dilemma, einerseits den Besucher nicht durch eigene Stellungnahmen etc. in seiner Erzählung beeinflussen zu wollen, andererseits den Besucher aber auch nicht durch Distanzierung und Zurückweisung zu verunsichern und zu verärgern. In solchen Fällen sollte der Praktiker dem Besucher verständlich machen, dass er zunächst einmal in dieser Phase des Beratungsprozesses ausschließlich an seinen Erfahrungen und Perspektiven interessiert ist. Zudem kann er ihm bereits im Vorgespräch den Sinn und Zweck der erforderlichen methodischen Restriktion erläutern und ihn bitten die Beantwortung der Fragen auf die anschließenden gemeinsamen Sitzungen zu vertagen.

Abschließend zu diesem konstitutiven Charakteristika der methodischen Kompetenz (autobiografische) Erzählungen zu fördern sei noch auf einen bedeutsamen Gesichtspunkt verwiesen: Obwohl die Kommunikationsregeln des narrativen Interviews für den Erzähler einen großen Freiraum für die Entfaltung seiner Selbst- und Weltsichten bieten, wird er trotzdem aufgrund der Einbindung in die Interaktion mit dem Zuhörer die soziale Wirkung und Ratifizierung seiner Ausführungen im Auge behalten. Bei der Selbstdarstellung des Interviewten spielt der Interviewer trotz seines methodischen Zurückhaltens mit hinein. Hier gelangt die Methode des narrativen Interviews an ihre Grenzen und

„ein sachgemäßer Umgang mit dem autobiographisch-narrativen Interview schließt die Reflexion seiner Grenzen mit ein" (Nittel, 2008, 101).

Was wie erzählt wird, ist also nicht nur vom Kontext und der Funktion des jeweiligen Erzählens abhängig, sondern auch maßgeblich von der Person des Interviewers.[41] Dies hat folgende, nicht zu vernachlässigende Konsequenz: Da (autobiografisches) Erzählen auch im Kontext Philosophischer Beratung soziale Praxis ist, basieren die im Interview zustande kommenden Selbst- und Weltsichten des Besuchers nicht nur auf dessen

---

41   „Jedes Interview ist – neben einer Gelegenheit zur Informationssammlung – ein interpersonelles Drama mit einer sich entwickelnden Handlung. Dieses Stegreif-Drama wird von beiden Teilnehmern aktiv produziert" (Hermanns, 2000, 360f.).

Erinnerungen, sind nicht einfach die Summe seiner Lebensereignisse und Erfahrungen, sondern sind auch das Produkt des kommunikativen prozesshaften Interaktionsvorgangs zwischen Berater und Besucher. Die Selbst- und Weltsichten beinhaltet somit auch interaktiv hergestellte Aspekte; sie konstruieren sich erst durch die soziale Interaktion zwischen Berater und Besucher (siehe V 2.3.1.).

Hier stoßen wir nochmals auf eine weitere wesentliche erkenntnistheoretische Einschränkung, die jegliche Anmaßungen im Rahmen Philosophischer Beratung an die Selbst- und Weltsichten des Besuchers an sich zu gelangen oder sogar sein Selbst vollständig zum Vorschein zu bringen als ungerechtfertigt erscheinen lassen (siehe II 2.3).

c) Das aufmerksame und aktive Zuhören

Wie eben betont, ist das erste und wichtigste Prinzip für die erzählerische Selbstöffnung des Besuchers das Gebot dem Besucher Raum zur erzählerischen Selbstentfaltung zu geben (Rosenthal, 1995, 193). Wesentliches Element dieser Erzählraum eröffnenden Tätigkeit auf Seiten des Beraters ist das aufmerksame, aktive Zuhören:

„Aufmerksames Zuhören unterstützt eine Erzählung weit mehr als jede Frage. Es entsteht damit auch mehr an Vertrauen und an wechselseitiger Nähe als in einem Frage-Antwort-Dialog. Mit dem Zuhören lassen wir uns auf die Individualität unseres Gesprächspartners ein" (ebd., 196).

Durch interessiertes Zuhören sollte der Berater den Erzähler in dieser Phase zunächst einmal in dessen Selbst- und Weltdeutung bestätigen und bestärken, damit jener diese frei entfalten kann.[42] Der Berater muss dem Besucher sein Interesse an dessen Person und persönlicher Selbst- und Weltsicht deutlich zum Ausdruck bringen, indem er auf den Besucher aufmerksam, vertrauenswürdig und verständnisvoll wirkt.[43] Anstatt zu

---

42 An Hand der sog. „slots" – d. h. der Erzähler macht dem Zuhörer durch eine kurze Pause das Angebot, die Sprecherrolle zu übernehmen – lässt sich z. B. in autobiografischen Interviews veranschaulichen, inwieweit der Erzähler den Zuhörer „austestet". Durch das Aufbieten von slots gibt er dem Zuhörer Gelegenheit zu zeigen, wieweit er bereit ist, ihm in seinen bisherigen Identitäts- und Weltkonstruktionsunternehmungen zu folgen. Erst nachdem der Hörer durch akzeptierende Hörersignale und das Ausbleiben eines Widerspruchs vertrauensbildende Maßnahmen geleistet hat, fährt der Erzähler in der Regel im Erzählen fort (Lucius-Hoene/Deppermann, 2002, 37f.).

43 Hierbei ist allerdings auch Vorsicht angebracht: Trotz der Zielvorgabe Vertrauen und Verständnis zu zeigen, muss sich der Berater nämlich mit eigenen inhaltlichen Stellungnahmen und Positionierungsakten – z. B. in Form von „genau wie bei mir" – stark zurückhalten, da durch solche Stellungnahmen dem Besucher ein „Bündnis" angeboten wird, das ihn in gewisser Weise bindet und die freie, ungehinderte Entfaltung seiner persönlichen Ansichten behindert (Herrmanns, 2000, 364).

intervenieren sollte der Berater während der Haupterzählung zur Erreichung dieses Anliegens in erster Linie die Rolle eines zurückhaltenden
gleichwohl aufmerksamen Zuhörers übernehmen und durch unterstützende Gesten, Mimik und nichtdirektive Kurzkommentare (sog. „Türöffnern") zur Aufrechterhaltung der Erzählung beitragen (ebd., 201;
Hopf, 2000, 356). Dass es sich bei diesem aufmerksamen, aktiven Zuhören um keine Selbstverständlichkeit handelt, sondern in gewisser Weise
um eine Kunst betont Rosenthal:

„Nichts ist einfacher, als mit einem falschen Blick oder einer falschen Bemerkung
den Prozess des Sich-Öffnens abzubrechen" (Rosenthal, 1995, 200).

Rosenthal benennt folgende Elemente für ein aufmerksames und aktives
Zuhören:

-   Parasprachliche Bekundigungen wie „Hm" oder „Aha"
-   eine zugewandte, aufmerksame, offene Körperhaltung, Körperspra-
    che und Mimik
-   Aufrechterhalten des Blickkontakts
-   Ermutigungen zum Weitererzählen bei Stockungen in der Erzählung
    des Gegenüber, die jedoch nicht ihrerseits bestimmte Themen vor-
    geben
-   Paraphrasieren des zuletzt Erzählten, d. h. die knappe Wiedergabe
    des Inhalts in eigenen Worten (=Spiegeln)
-   Verbalisieren von emotionalen Erlebnisinhalten, d. h. der Zuhörer
    versucht auf die Gefühle, die er bei der Erzählung heraushört, ein-
    zugehen und sie dem Erzähler zurück zu spiegeln (= „empathisches
    Mitschwingen") (Rosenthal, 1995, 200f.).[44] [45]

d) Die Haltung absichtlicher Naivität

Hermanns weist daraufhin, dass das aufmerksame und aktive Zuhören
nicht die einzige Aufgabe ist, die der Zuhörer während der Durchführung eines narrativen Interviews zu erfüllen hat, denn ihm kommt vielmehr eine Art Doppelrolle zu, die vielfach auch als widersprüchlich
erlebt werden kann. Seine Doppelrolle verlangt nämlich auf der einen

---

44 Die Ausarbeitungen der eben genannten Elemente des aktiven Zuhörens, aber auch
    noch zahlreicher weiterer Überlegungen diesbezüglich, finden sich auch im Kontext
    der Klientenzentrierten Gesprächsführung (vgl. u. a. Rogers, 1951).
45 Zur Verbesserung seines zwischenmenschlichen Umgangs bietet es sich eventuell
    auch an im späteren Verlauf des Beratungsprozesses dem Besucher selbst Aspekte
    dieses aktiven Zuhörens zu vermitteln, damit dieser selbst es beispielsweise bei wich-
    tigen Gesprächen mit dem Lebenspartner praktizieren kann, um so Missverständnisse
    zu vermeiden.

Seite von ihm Empathie auf der anderen Seite eine Haltung absichtlicher Naivität. Durch die Haltung der absichtlichen Naivität begibt sich der interviewende Berater in die Position des Unwissenden, dem man alles – auch scheinbare Selbstverständlichkeiten – erklären muss:

„Seien Sie naiv. Lassen Sie sich Begriffe, Vorgänge, Situationen erläutern. Sie blamieren sich nicht, wenn Sie nach Selbstverständlichkeiten fragen ... Fragen Sie so lange nach, bis Ihnen alles klar ist" (Hermanns, 2000, 368).

Diese Einnahme der Haltung absichtlicher Naivität setzt auf Seiten des Philosophischen Beraters eine gewisse Form des Mutes voraus, schließlich setzt er sich durch seine ständige Bitte um Erläuterung von Sachverhalten, Äußerungen, usw. dem Verdacht aus, inkompetent zu sein. Daher ist es wichtig, dass der Berater hier kein Schonverhalten sich selbst gegenüber zeigt. Er darf auf Nachfragen, die es erst ermöglichen, die Lebenswelt und die Selbst- und Weltsichten der Besucher wirklich zu durchdringen, nicht verzichten, nur um das Ansehen seiner Person als kompetenter Berater vor Schaden zu bewahren (ebd., 367).

e) Das sensible und erzählgenerierende fallspezifische Nachfragen

Eigene Fragestellungen und Verständnisklärungen sollte der Philosophische Berater erst dann anbringen, wenn der Besucher in seinem Erzählfluss zum Stoppen kommt. Diese Interventionen von Seiten des Beraters dienen zunächst einmal dazu, dass der Besucher seinen Erzählfaden wieder aufnehmen kann; sie sollen deshalb möglichst keine exakten inhaltlichen Vorgaben beinhalten.

Signalisiert der Besucher dem Berater dann eindeutig, dass seine Erzählung vollständig beendet ist, kann dieser zum Nachfrageteil des Gesprächs übergehen.[46] Erst im Nachfrageteil als zweite Phase des narrativen Interviews erhält der Berater Chancen zu einer aktiveren Gestaltung. Hier werden zunächst offen gebliebene Fragen aufgegriffen, die sich aus der Erzählung des Besuchers ergeben. Der Berater kann hierbei die Stichpunkte abarbeiten, die er sich während der Erzählung des Besuchers kurz notiert hat. Er sollte also zunächst Themen aufgreifen, die in der Stegreiferzählung bereits anklangen. Die Nachfragen orientieren sich zunächst an der Reihenfolge der Notizen, die während der Stegreiferzählung gemacht wurden, folgen dadurch dem von dem

---

46   Es bietet sich eventuell auch an für das eigentliche narrative Interview und den Nachfrageteil zwei getrennte Termine zu vereinbaren – dies ermöglicht dem Philosophischen Berater den Nachfrageteil für den zweiten Termin anhand der bereits erhaltenen Daten des Interviews gezielt vorzubereiten.

Erzähler hergestellten thematischen Aufbau und vertiefen diesen.[47] Als zentrale Aufgaben für diesen Nachfrageteil lassen sich benennen: Die Ausschöpfung weiterer Erzählpotentiale, die Klärung von Verständnisproblemen, das Schließen von Lücken, die Präzisierung von Vagheit und die Entfaltung von Andeutungen (Lucius-Hoene/Deppermann, 2002, 296f.). Wichtiges Prinzip für das sensible, erzählgenerierende Nachfragen ist dabei, dass die Fragen möglichst offen formuliert werden und die Befragten zu weiteren Erzählungen anregen, die diese verhältnismäßig autonom gestalten können (Hopf, 2000, 356) (Rosenthal, 1995, 204). Diese Fähigkeit sensible und erzählgenerierende Fragen zu formulieren wird im Alltag wenig gelernt und eingeübt und bedarf daher wie die anderen hier vorgestellten Prinzipien der Gesprächsführung den Erwerb spezifischer methodischer Kompetenzen (ebd., 186). Auch hier empfiehlt es sich zudem – ähnlich wie bei der erzählgenerierenden Erzählaufforderung – durch ein Gedankenexperiment, das Befragen anderer Personen oder durch sozialwissenschaftliche Analyseinstrumentarien den Erzählcharakter der Nachfragen zu überprüfen (Lucius-Hoene/ Deppermann, 2002, 297). Grundsätzlich empfehlen sich z. B. Formulierungen, wie: „Sie haben vorhin xy erwähnt, können Sie dazu noch mehr erzählen?"„Sie haben vorhin von xy erzählt. Wie ging es denn dann weiter/wie kam es denn dazu, dass...?". „Sie haben vorhin xy erwähnt, können Sie mir ein Beispiel dafür erzählen?" „Ich möchte das nochmals vertiefen und Sie fragen ...?" (ebd., 296 u. 302; Nittel/Völzke, 1993, 132).[48]

Der Berater sollte insgesamt beim Nachfragen versuchen, mit relativ offenen Fragen zu beginnen und erst dann einzelne Aspekte zu fokussieren (Rosenthal, 1995, 205). Zudem sollte der Berater bei seinen Nachfragen die konkreten Begriffe seines Gegenüber verwenden und darf jeweils nur eine Frage in eindeutiger Formulierung stellen. Er muss

---

47 Fischer-Rosenthal und Rosenthal unterscheiden, bezogen auf das biografisch-narrative Interview, zwischen drei Typen narrativen Nachfragens:
(1) Ansteuern einer bestimmten Lebensphase: Können Sie mir über diese Zeit (z. B. die Kindheit) noch etwas mehr erzählen?
(2) Ansteuern einer in der Haupterzählung erwähnten Situation: Sie erwähnten vorhin (die betreffende Situation)...Können Sie mir diese Situation einmal genauer erzählen?
(3) Ansteuern einer Belegerzählung zu einem Argument: Können Sie sich noch an eine Situation erinnern, (in der Ihr Vater autoritär war; in der Sie nicht mehr an Ihren Erfolg glaubten etc.)? (Fischer-Rosenthal/Rosenthal, 1997, 418).

48 Bei der Formulierung der Fragestellungen ist zudem unbedingt darauf zu achten, dass der Nachfrageteil für den Besucher nicht einen als unangenehm empfundenen „Verhörcharakter" bekommt. Statt Formulierungen wie „Sagen Sie noch etwas zu xy!" sind stattdessen Formulierungen geboten wie „Möchten Sie mir vielleicht noch etwas über xy erzählen?".

darauf achten, dass er nicht mehrere Aspekte in eine Frage hinein packt und dass er nicht durch das Bemühen, sich verständlich zu machen, Paraphrasen formuliert, die nicht ganz sinngleich sind. Solche Fehlertendenzen können nämlich zur Verwirrung auf Seiten des Besuchers führen, die eine adäquate Beantwortung der Frage behindert (Lucius-Hoene/Deppermann, 2002, 301).

Der Nachfrageteil im narrativen Interview soll nicht nur – wie ausgeführt – sensibel und erzählgenerierend wirken, er soll auch fallspezifisch gestaltet sein. Dieses Postulat der Fallspezifizierung hat zur Folge, dass der Berater auf keinen noch so geschickten und durchdachten vorab entwickelten Leitfaden zurückgreifen kann, da dieser nur fallunabhängig nach Kategorien formuliert werden kann, die dem Berater relevant erscheinen. Diese Kategorien müssen allerdings dem Relevanzsystem des individuellen Besuchers keineswegs entsprechen. Das strikte Abarbeiten eines Leitfragenkatalogs wirkt daher für eine Gesprächsführung, die sich am Relevanzsystem und der jeweiligen Erzählung des Besuchers orientiert, eher kontraproduktiv, denn

„auch wenn wir unsere vorab überlegten Nachfragen nicht als welche begreifen, die zwingend zu stellen sind, besteht die Gefahr, dass sie uns daran hindern, uns auf das Relevanzsystem und die Struktur unseres Gesprächspartners einzulassen" (Rosenthal, 1995, 202).[49]

Ein Leitfaden verführt also dazu, die vorab überlegten Fragen zu stellen, anstatt neue anhand der spezifischen Erzählung zu entwickeln.

Zum Abschluss des Nachfrageteils kann der Berater auch die im Kontext Philosophischer Praxis im Fokus des Interesses stehenden Selbst- und Weltsichten des Besuchers durch entsprechende Fragestellungen gezielt abfragen (Lucius-Hoene/Deppermann, 2002, 295). Die Erklärungs- und Abstraktionsfähigkeit des Besuchers als Experten und Theoretiker seiner selbst (Schütze, 1983) kann hier direkt genutzt werden. Diese Art des Nachfragens dient dem Berater zur weiteren Gewinnung all derjenigen Informationen hinsichtlich der Selbst- und Weltsichten des Besuchers, von denen er zunächst einmal annimmt, dass sie für den weiteren Beratungsprozess von Nöten sind. An dieser Stelle ist es dem Berater auch im Gegensatz zum bisherigen Interviewverlauf erlaubt durch gezielte Bezweiflungsaktivitäten – wie z. B. ein fragendes „Ja?" oder ein „Ist das so ihrer Ansicht nach?" den Besucher zu weiteren theoretischen, argumentativen Ausführungen anzuregen (Glinka, 2003, 186).

---

49 Vgl. hierzu auch die Diskussion zur „Leitfadenbürokratie" im Kontext der Sozialforschung (u. a. Hopf, 1978).

f) Die Förderung der Verbalisierung heikler Themenbereiche bzw. die Vermeidung von Schonverhalten

Hermanns verweist auf einen weiteren für unser Anliegen – das Benennen konstitutiver Charakteristika der methodischen Kompetenz (autobiografische) Erzählungen zu fördern – wichtigen Gesichtspunkt:

„Oft haben Interviewer eine intuitive Ahnung, an welchen Stellen ein Gespräch für die Interviewpartnerin problematisch wird, und sie möchten sie davor bewahren" (Hermanns, 2000, 365).

„Das Problem des Schonens ist also nicht nur, vielleicht nicht einmal in erster Linie ein Problem des Gegenüber, sondern vielmehr des Interviewers: Oft schont er nicht die Interviewpartnerin, sondern sich selbst" (ebd., 366).

Solches Schonverhalten kann unterschiedliche Gründe haben: Die Angst vor Peinlichkeiten sowohl bezüglich des Interaktionsverlaufs[50] als auch bezüglich dargestellter Inhalte, die Angst vor Initimitätsverletzungen oder die Angst vor der Herbeiführung einer Persönlichkeitskrise. Auch der Philosophische Berater steht daher vor der Gefahr explizit oder implizit dieses sog. „Schonverhalten" zu zeigen und dadurch den Verlauf der Erzählung seines Besuchers massiv zu beeinflussen. Er begegnet seiner eigenen Verunsicherung durch Unterbrechung des Besuchers oder durch Überleitung auf ein anderes Thema. Gut gemeinte Tröstungen, Beschwichtigungen, Ratschläge oder Themenwechsel wirken jedoch eher als „Straßensperren". Sie nehmen den Erzähler mit seinen Schwierigkeiten nicht an, sondern signalisieren ihm, dass es besser wäre, nicht weiter darüber zu sprechen bzw. derartige Probleme nicht zu haben:

„Anstatt den Erzähler mit Bemerkungen wie: ‚Es ist ja vorbei' zu trösten oder gar mit einer Frage abzulenken, wird mit der Verbalisierung der verstandenen Gefühle wie: ‚Sie waren damals sehr wütend' oder ‚Dies berührt Sie heute noch sehr' die Tür zur weiteren Thematisierung geöffnet. Mit diesen ‚Türöffnern' zeigt der Zuhörer seine Bereitschaft, sich auf das Schwierige einzulassen und das Erzählte nicht als peinlich, unangenehm oder zu belastend abzuwehren" (Rosenthal, 1995, 201).

„Der Erzähler fühlt sich angenommen und für seine Erlebnisse nicht verurteilt; dies ermutigt ihn dann, auch Heikles anzusprechen" (ebd., 196).

Durch seine Zuwendung und emotionale Anteilnahme, durch das sog.

---

50 Im Interaktionsverlauf wird z. B. Schweigen oft als peinlich empfunden. Der Philosophische Berater muss Schweigen allerdings aushalten können, da dies nicht unbedingt als negatives Anzeichen misslungener Kommunikation zu deuten ist, sondern z. B. auch auftreten kann, wenn der Besucher seine Gedanken ordnet. Erst nach längerem Schweigen sollte sich der Berater vergewissern, ob z. B. Unklarheiten bezüglich seiner letzten Frage bestehen; diese Intervention sollte allerdings nicht zu schnell erfolgen, um den Gedankengang des Besuchers nicht zu stören.

empathische Mitschwingen kann der Hörer also den Erzähler in seiner affektiven Auseinandersetzung mit dem Gewesenen stützen, damit eine wichtige Halte-Funktion ausüben und zur Bewältigung der Erfahrung beitragen. Der Philosophische Berater sollte seinen Besucher auch nicht vor etwas schonen, das diesem peinlich sein könnte, sondern ihm vielmehr vermitteln, dass alles zum Gegenstand der Philosophischen Beratung gemacht werden kann und kein Anlass für Peinlichkeitsempfindungen besteht. Der Berater sollte durch seine eigene Haltung ausdrücken, dass er fähig ist, sich in die Perspektive des Besuchers einzufühlen und das von ihm Geäußerte ohne Fluchtbewegungen auszuhalten (Hermanns, 2000, 364 u. 368). Durch das Vermeiden von Schonverhalten fördert der Berater so die Verbalisierung emotional hoch besetzter Themenbereiche. Dies ist wiederum häufig entscheidend für den Beratungszweck, da für diesen gerade die biografischen Sequenzen und die damit verbundenen Selbst- und Weltsichten von großer Bedeutung sein können, die bei dem Erzähler emotional stark besetzt sind.

Auch diese Ausführungen zur Vermeidung von Schonverhalten machen nochmals deutlich, dass der Philosophische Berater über erhebliche soziale – wenn nicht sogar ansatzweise therapeutische – Kompetenzen verfügen muss. Durch diese ist nämlich ein Schonverhalten seinerseits und dadurch auch seine Beeinflussung der (autobiografischen) Erzählung des Besuchers eventuell reduziert.

3.1.4. Die Anwendung allgemeiner Prinzipien der Vorgehensweise und der Interpretation bei der Auswertung narrativer Interviews innerhalb der Philosophischen Beratung

Die Auswertung (autobiografischer) Erzählungen im Allgemeinen und narrativer Interviews im Besonderen im Kontext Philosophischer Beratung sollte vor allem darin bestehen, dass der Praktiker mit Hilfe der in IV 2.4. gegebenen Hinweise bezüglich der Manifestation von Selbst- und Weltsichten innerhalb (autobiografischer) Erzählungen sich darum bemüht möglichst viele und bedeutende Selbst- und Weltsichten seines Besuchers aus dessen Erzählung zu rekonstruieren, um diese zum Ausgangspunkt des weiteren Beratungsprozesses zu machen.

Mit dieser klaren Fokussierung der Auswertung im Vergleich zu bestehenden umfassenden Auswertungsverfahren im Kontext der qualitativen Sozialforschung ist die Praktikabilität dieser Vorgehensweise in der Praxis Philosophischer Beratung gewährleistet; die hier vorgeschlagene Fokussierung der Auswertung lässt sich als ein weiteres mögliches „Abkürzungsverfahren" verstehen, was dennoch alle für die Philosophische Beratung relevanten Aspekte in den Blick bekommt.

Bezüglich dieser Auswertung ist noch auf folgende Aspekte einzugehen:

a) Die Erstellung einer Transkription
b) Die methodische Grundregel der grundsätzlichen Kohärenz- und Sinnhaftigkeitsunterstellung
c) Die Bemühung um Synthese
d) Der hypothetische Charakter der Rekonstruktionsbemühungen
e) Die Nutzung von Interpretationsgruppen

a) Die Erstellung einer Transkription

Die Kommunikation innerhalb des narrativen Interviews wird auf Tonband aufgezeichnet, um sie somit zum Gegenstand der anschließenden Textanalyse machen zu können. Narrative Interviews bzw. (autobiografische) Erzählungen im Allgemeinen können nämlich nur dann sorgfältig ausgewertet werden, wenn sie als Transkript vorliegen (Lucius-Hoene/ Deppermann, 2002, 308). Unter Transkription versteht man die Verschriftlichung von Audio- (oder Video-) Aufnahmen verbaler Interaktionen nach festgelegten Notationsregeln. Durch die Transkription wird die aufgenommene akustische (oder auch visuelle) Aufzeichnung in einen Text überführt, die Selbst- und Weltsichten des Besuchers werden so in gewisser Weise zum empirischen Interpretationsgegenstand. Diese Fixierung des an und für sich flüchtigen und schnell ablaufendem verbalen Geschehens ist die Voraussetzung dafür, dass einzelne Interviewpassagen ohne Handlungsdruck extensiv, beliebig oft untersucht und miteinander verglichen werden können (ebd., 308f.):

„Auf diese Weise können die Selbsttypisierungen und Selbsttheoretisierungen der Betroffenen einer verlässlichen empirischen Interpretation unterzogen werden" (Schütze, 1994, 254).

Der Einsatz des Transkribierens innerhalb Philosophischer Beratung steht aber vor einer grundsätzlichen Schwierigkeit: Flick schlägt für die Berechnung des zeitlichen Umfangs der Transkribtionstätigkeit im Kontext qualitativer Forschungsdesigns vor, für erfahrene Transkribierende die Länge des zu transkribierenden Tonbandes mit dem Faktor 4 zu multiplizieren; wenn man die Kontrolle des fertigen Transkripts am Tonband mitrechnet, die Länge des Tonbandes insgesamt mal 6 zu nehmen (Flick, 2000, 262). Erfahrungsgemäß haben narrative Interviews eine durchschnittliche Dauer von ca. 1-3 Stunden. Aus diesen Durchschnittswerten wird ersichtlich, welchen erheblichen Zeit- und Arbeitsaufwand das Transkribieren einnimmt. Hier setzt die alltägliche Praxis Philosophischer Beratung vermutlich zeit- und arbeitsökonomische Grenzen, so dass Abstriche zu machen sind.

Natürlich wäre es wünschenswert und hinsichtlich der Rekonstruktion der Selbst- und Weltsichten des Besuchers optimal, das gesamte Tonbandmaterial des Interviews möglichst exakt zu transkribieren; dies verlangt jedoch einen Zeit- und Arbeitsaufwand, der in der Praxis sicherlich nicht zu leisten ist. Daher erscheint es im Kontext Philosophischer Praxis dringend geboten nur so viel und vor allem nur so genau zu transkribieren, wie aufgrund des Interesses – nämlich die Rekonstruktion von Selbst- und Weltsichten – wirklich erforderlich erscheint.

Die eben bezüglich der Transkribtion ausgeführte Schwierigkeit der Umsetzung der aufwendigen Methode des narrativen Interviews aufgrund der begrenzten zeitlichen Ressourcen der Praxis stellt sich auf der Ebene der Auswertung erneut. Sozialwissenschaftliche Auswertungsverfahren von transkribierten Datenmaterial im Kontext qualitativer Forschung sind in der Regel sehr aufwändig und unter Praxisbedingungen so nicht praktikabel. Umsetzbar erscheint die Auswertung eines narrativen Interviews im Kontext Philosophischer Beratung aber dennoch, da sich der Praktiker bei seiner Analyse im Gegensatz z. B. zu den umfassenden Rekonstruktionsbemühungen „narrativer Identität" im Kontext der Biografieforschung (vgl. Lucius-Hoene/Deppermann, 2002) ausschließlich auf die Herausarbeitung der Selbst- und Weltsichten seines Besuchers zu konzentrieren hat.[51] Die in IV 2.4. zusammengetragenen Hinweise bezüglich der für die Rekonstruktion der Selbst- und Weltsichten eines Erzählers besonders relevanten Textpassagen sollen den philosophischen Praktikern die Entscheidung erleichtern, welche Abschnitte transkribiert werden sollten und welche eher nicht und auf welche Textpassagen er sich bei der anschließenden analytischen Auswertung konzentrieren sollte.

<u>b) Die methodische Grundregel der grundsätzlichen Kohärenz- und Sinnhaftigkeitunterstellung</u>

Bei dem Interpretieren der transkribierten Erzählung gilt die methodische Grundregel, zunächst grundsätzlich von einer kohärenten, sinnvollen Verbindung einzelner rekonstruierter Selbst- und Weltsichten des Besuchers mit seinem Hauptanliegen auszugehen. Ginge man nämlich

---

51 Darüber hinaus erlangt der Philosophische Berater mit der Zeit wachsende Vertrautheit und Routine im Rekonstruieren theoretischer Aktivitäten aus dem transkripierten Datenmaterial: „Wenn wir sie (=die Transkription) einmal systematisch durchgearbeitet haben, dann wird uns in Zukunft die analytische Betrachtung theoretischer Aktivitäten im narrativen Interview um vieles vertrauter sein und wir werden uns bei der Analyse sicherer erleben" (Glinka, 2003, 192f).

davon aus, dass Menschen Selbst- und Weltsichten äußern würden, die mit den von ihnen zuvor Geäußertem ständig völlig unvereinbar oder nichts zu tun hätten, dann wäre ein Verstehen zwischen Menschen schlichtweg unmöglich. Zudem ist auch von einer stimmigen Verbindung zwischen den einzelnen rekonstruierten Selbst- und Weltsichten untereinander auszugehen.[52] Diese Verbindungen müssen dem Besucher allerdings selbst keinesfalls bewusst sein. Um das Verstehen des Gegenüber zu fördern, ist es also aus verstehenstheoretischen Gründen geboten, seinen Äußerungen insgesamt so weit und so lange als möglich Kohärenz und Sinnhaftigkeit zu unterstellen (Scholz, 1999).

Bei der Rekonstruktion der Selbst- und Weltsicht seines Besuchers sollte der Philosophische Berater daher den Gebrauch von pathologischen Kategorien so lange wie möglich vermeiden und stattdessen die Rationalität, Kohärenz und Sinnhaftigkeit zunächst befremdlicher Selbst- oder Weltsichten eruieren. Diese hermeneutische Präsumption führt zu einem vertieften Verstehen, da sie den Interpretierenden dazu auffordert, zunächst unverständliche oder widersprüchliche Aspekte nicht vorschnell als sinnlos zu verwerfen, sondern stattdessen deren sinnhafte Bedeutung aus der Perspektive des Sprechers zu erschließen; z. B. mit Hilfe der folgenden Fragestrategien: Lassen sich Widersprüche und Inkonsistenzen auf einer höheren Abstraktionsebene aufheben bzw. in Bezug auf eine übergreifende, in sich aber paradox strukturierte Anforderung verständlich machen? Lassen sie sich als Reflex von Unsicherheiten der Selbstinterpretation erklären? Sind die Komponenten des Widerspruchs bei genauerem Hinsehen als nicht eigentlich widersprüchlich, sondern bspw. als bereichsspezifisch flexible oder biografisch veränderliche Geltungen zu verstehen? (Lucius-Hoene/Deppermann, 2002, 287).

Gerade die Herausarbeitung von Widersprüchen und Vielschichtigkeiten in der Selbst- und Weltsicht des Besuchers, die nicht ohne weiteres harmonieren, sind also nicht immer als formallogische Fehlschlüsse seinerseits zu verstehen, sondern können vielmehr auf die Komplexität der Lebensvollzüge verweisen, welche der Herausbildung seiner Selbst-

---

52 Die empirische Untersuchung der Kohärenz des Selbst- und Weltbildes, welches sich in der Erzählung des Besuchers manifestiert, vollzieht sich dabei in mehreren Schritten: Zunächst werden Selbst- und Weltsichten, welche sich innerhalb einzelner Textsegmente manifestieren, isoliert von einander auf ihre Kohärenz hin untersucht. Im Anschluss muss rekonstruiert werden, wie es um die Kohärenz von Selbst- und Weltsichten, welche aus unterschiedlichen Textsegmenten gewonnen worden sind, zueinander bestellt ist. Auf jeder dieser Analyseebenen ist grundsätzlich zunächst von der hermeneutischen Präsumption der Sinnhaftigkeit und Kohärenz auszugehen (Lucius-Hoene/Deppermann, 2002, 286).

und Weltsicht zugrunde liegen. Widersprüchliche Aussagen können z. B. aus dilemmatischen Anforderungen resultieren und somit aus Sicht des Sprechers durchaus als sinnvoller Versuch der Bewältigung eines Dilemmas ausgewiesen werden. Vermeintliche Unklarheiten und Inkonsistenzen im Geäußerten des Besuchers können dann durch umfassendere Verstehensbemühungen auf Seiten des Beraters beseitigt werden; sie können aber auch auf Unklarheiten und Inkonsistenzen im Wahrnehmen und Denken des Besuchers bzw. auf fehlendes Gewahrsein bestimmter epistemischer Prozesse zurückgehen und bilden dann eventuell einen Ansatzpunkt für kritisches Nachfragen im weiteren Verlauf des Beratungsprozesses. Hierbei ist dann allerdings ein behutsames Vorgehen besonders angebracht.

c) Die Bemühung um Synthese

Einige Rekonstruktionsbemühungen beziehen sich bei der Auswertung der (autobiografischen) Erzählung des Besuchers im Kontext Philosophischer Beratung auf kleinflächige Textteile wie einzelne Formulierungen oder Begriffe, andere wenden sich größeren Texteinheiten zu. Abschließend gilt es die vielen einzelnen Befunde aus den Rekonstruktionsbemühungen so weit wie möglich zu einem übergreifenden Zusammenhang zusammen zu setzen; sie zueinander in Beziehung zu setzen, so dass sie einander stützen, widersprechen, erläutern oder konturieren.[53] Mit der Integration und Zusammenfügung der vielen Einzelbefunde bezüglich einzelner Selbst- und Weltsichten des Besuchers verlässt der Praktiker die Ebene einzelner textlokaler Phänomene und bildet ein synthetisches Ganzes – das Selbst- und Weltbild, die Weltanschauung des Besuchers (ebd., 272f.).

d) Der hypothetische Charakter der Rekonstruktionsbemühungen

Bei der rekonstruierenden, interpretierenden Analyse der Selbst- und Weltsichten des Besuchers ist immer Vorsicht geboten. Es besteht nämlich stets die Gefahr, dass der Philosophische Berater eigene Wissensbestände, Assoziationen und theoretische Annahmen in das Transkriptionsmaterial hineinlegt, statt die Sichtweisen des Besuchers ausschließlich dem Datenmaterial zu entnehmen. Diese Gefahr besteht um so mehr

---

53 „Charakteristisch für das Erzählen und besonders nuancenreich und strategisch nützlich für die Selbstherstellung wie die Generierung von Selbsterkenntnis ist, dass explizite, implizite und eigentheoretische Formen des Selbstbezugs fließend ineinander übergehen und sich wechselseitig ergänzen, kommentieren und bestärken können" (Lucius-Hoene/Deppermann, 2002, 69).

bei der Rekonstruktion von Selbst- und Weltsichten des Besuchers, die dieser nicht bewusst und explizit äußert, sondern die sich vielmehr erst aus der Interpretation impliziter Äußerungen des Besuchers ergeben. Eine wichtige Kompetenz des Philosophischen Beraters besteht deshalb darin seinen ersten Eindruck bezüglich bestimmter Selbst- und Weltsichten des Besuchers fortlaufend zu revidieren, zu modifizieren und den Ergebnissen neuer Rekonstruktionsbemühungen anzupassen. Hat der Praktiker aufgrund einer Textstelle eine mögliche Selbst- oder Weltsicht des Besuchers rekonstruiert, so ist er aufgefordert nach weiteren Interviewausschnitten zu suchen, die geeignet sind, seine bisherige Einschätzung zu überprüfen. Ist an einer anderen Stelle hinsichtlich eines anderen Themas, Lebensbereichs oder Ereignisses die gleiche theoretische Annahme oder das gleiche Deutungsmuster erkennbar, verdichtet sich die Richtigkeit der Einschätzung (ebd., 328f.). Rekonstruktionen müssen also zunächst einmal immer ein grundsätzlich hypothetischer Charakter zugesprochen werden, bis sie an weiteren Textstellen untermauert, modifiziert oder widerlegt werden können bzw. bis man sich mit dem Besucher über die angeblich rekonstruierten Selbst- und Weltsichten verständigt hat (ebd., 132).

e) Die Nutzung von Interpretationsgruppen

Sehr förderlich für die Rekonstruktionsbemühungen – in der Praxis jedoch vermutlich nicht immer zu realisieren – wäre die Möglichkeit gemeinsam mit anderen philosophischen Praktikern Transkriptionsausschnitte intensiv in einer Art Interpretationsgruppe zu bearbeiten:

„Durch die Gruppe erweitert sich nämlich die Analysearbeit in mehrerer Hinsicht: Jedes Gruppenmitglied ... kann zusätzliche Überlegungen und Interpretationsmöglichkeiten durch sein Hintergrundwissen, seine speziellen Aufmerksamkeitsschwerpunkte, seine Assoziationen und seine kommunikative Erfahrung beisteuern" (ebd., 322f.).

Der Philosophische Berater wäre zudem aufgefordert seine eigenen bisherigen Rekonstruktionen am Textmaterial zu begründen und seinen Mitinterpreten verständlich zu machen. Die Gruppenmitglieder würden dabei als Prüfungsinstanz hinsichtlich der bisher entwickelten Überlegungen des Beraters bezüglich der Selbst- und Weltsicht des Besuchers fungieren:

„Hypothesen können in der Diskussion verworfen, bestätigt oder modifiziert werden. Einseitige Interpretationsvorlieben können korrigiert, Lesarten auf ihre Konsistenz durchdacht werden" (ebd., 323).

V Die erkenntnistheoretische Grundlegung Philosophischer Beratung

Die Notwendigkeit eines fundierten erkenntnistheoretischen Modells für die Philosophische Beratung

Eckhart Ruschmann ist einer der ersten, der nachdrücklich betont, dass der Philosophische Praktiker einem erkenntnistheoretischen Modell menschlichen Selbst- und Welterfassens dringend bedarf:

„Verstehen als Nachkonstruieren bzw. kritisches Rekonstruieren der Weltsicht des Klienten geschieht auf der Basis der jeweils zugrundeliegenden (wenn auch impliziten) Konzeption des Erkenntnisvorganges, also der Vorstellung davon, wie der Sprecher/Autor die eigene Welt konstituiert" (Ruschmann, 1999, 151).

Jedes Verstehen beruht also auf bestimmten epistemologischen Grundannahmen und wird von diesen erheblich geleitet. Daher bedarf die Philosophische Beratung eines fundierten erkenntnistheoretischen Modells, welches beschreibt, wie sich die Selbst- und Weltsicht beim Menschen bildet, weiterentwickelt und welche Formen des Selbst- und Welterfassens eher förderlich, welche eher hinderlich sind. Diese Konzeption des menschlichen Selbst- und Welterfassens beinhaltet erkenntnistheoretische und anthropologische Grundannahmen und liegt dem Beratungsprozess als Orientierungshilfe strukturierend zu Grunde.

Die vielfältigen, äußerst komplexen Abläufe des menschlichen Selbst- und Welterfassen sollen mit Hilfe des erkenntnistheoretischen Modells für den Philosophischen Berater ansatzweise und ausschnittsweise transparent, strukturiert und überschaubar werden:

„Im konkreten dialogischen Kontext hilft diese strukturelle Modellierung, aus dem Mitgeteilten die wesentlichen Elemente zu erfassen und auftretende ungünstige Abläufe zu erkennen, evtl. aufzuzeigen und so zur Lösung beizutragen" (ebd., 237).

Ohne ein solches Strukturmodell lässt sich nach Ruschmann eine differenzierte und systematische Begleitung und Förderung von Reflexionsprozessen im Beratungsgeschehen nicht durchführen. Zudem besteht darüber hinaus die Gefahr, das eigene Annahmen über das menschliche Selbst- und Welterfassen unreflektiert die Vorgehensweise des Praktikers beeinflussen:

„Es geht um eine Konzeption menschlichen Selbst- und Welterfassens, die beim Beratungsprozess für die verstehende und rekonstruktive Arbeit als Strukturierungsgrundlage dient. (Ist sie nicht ausgearbeitet und reflektiert, wird die implizit zugrundeliegende Struktur das Vorgehen des Beraters leiten)" (ebd., 156).

Ruschmann weist hiermit auf die Gefahr hin, dass viele philosophische Praktiker glauben (im Gegensatz zu Psychologen oder Sozialpädagogen) ohne eine erkenntnis-theoretische Modellvorstellung menschlichen Selbst- und Welterfassens auskommen zu können und dieses im öffentlichen Diskurs auch aktiv verteidigen mit Verweis auf die ihres Erachtens in anderen Beratungskontexten bestehende Gefahr des „Überstülpens" solcher Modelle auf die Klienten. Die eigenen (stets vorhandenen) Modelle bleiben dann implizit, wirken aber dennoch strukturierend für Wahrnehmung und Verstehen und werden entsprechend auch im Beratungsgeschehen den Besuchern übermittelt (siehe I 1.-3.).[1]

Entscheidende Anregungen für einen möglichen viel versprechenden Ansatz eines fundierten erkenntnistheoretischen Modells, des menschlichen Selbst- und Welterfassens, welches philosophischen Beratungsprozessen zu Grunde gelegt werden könnte, liefern nach Ruschmann die philosophischen und pädagogischen Arbeiten Wilhelm Diltheys, der jeweils als Klassiker beider Disziplinen gilt – insbesondere seine Weltanschauungslehre[2]. Die Überlegungen Diltheys erweisen sich nach Ruschmann für den Philosophischen Berater als enorm hilfreich die Weltanschauung des Besuchers zu rekonstruieren, zu verstehen und weiter zu entwickeln.

Dilthey war nämlich einer der ersten, der sich mit dem Aspekt der Vielfalt von Weltanschauungen auf eine systematische Weise auseinander gesetzt hat. Er beschäftigt sich innerhalb seiner Weltanschauungslehre mit den Faktoren der Genese, den Bildungsgesetzen und den Strukturen von Weltanschauungen. Er fragt, sich selbst stark in der erkenntnistheoretischen Tradition von Kant sehend, nach den Bedingungen der Möglichkeit von Weltanschauungen und verfolgt mit seiner Weltanschauungslehre das Ziel eine Theorie der Weltanschauungen zu entwerfen, welche wiederum einen wichtigen Beitrag zur menschlichen Selbst-

---

1   Vgl. hierzu z. B. die Untersuchungen von Ida Jongsma (Jongsma, 1995) und Dries Boele (Boele, 1995), die zweifelsfrei darlegen, wie sehr die eigenen Vorstellungen und Konzepte der Philosophischen Berater die Gesprächsführung leiten, ohne dass es diesen in der unmittelbaren Situation bewusst ist. Erst durch die Konfrontation mit dem eigenen Verhalten via Aufzeichnung wurde der distanzierte Blick und die darauf aufbauende reflexive Leistung möglich, durch welche die impliziten Modellierungen explizit werden konnten.

2   Vgl.: Wilhelm Dilthey (1960): Gesammelte Schriften Band VIII Weltanschauungslehre – Abhandlungen zur Philosophie der Philosophie. Stuttgart: B.G. Teubner

erkenntnis leisten soll. Auch aufgrund dieses engen Zusammenhangs von Weltanschauungslehre und menschlicher Selbsterkenntnis gilt es Dilthey im Kontext der hier vorzunehmenden theoretischen Fundierung Philosophischer Beratung näher zu betrachten. Die Vermittlung wesentlicher Inhalte der Weltanschauungslehre Diltheys im Rahmen philosophischer Beratungsprozesse verspricht einen großen Gewinn für die Selbsterkenntnis des Besuchers. Der Philosophische Praktiker erwirbt durch die Aneignung der Weltanschauungslehre Diltheys im Besonderen und der Auseinandersetzung mit der Philosophiegeschichte im Allgemeinen allerdings vor allem ein Wissen über den strukturellen Aufbau der inhaltlich vielfältigsten möglichen menschlichen Selbst- und Weltsichten. Dieses Wissen baut er in seiner Tätigkeit als Berater durch den alltäglichen Umgang mit den Selbst- und Weltsichten seiner Besucher weiter aus. In jedem Gespräch mit seinen Besuchern lernt der Philosophische Berater nämlich etwas über die bestehenden Zusammenhänge zwischen menschlichen Weltanschauungen und menschlichem Leben. Zudem ist zu bedenken, dass der Philosophische Berater – ähnlich wie bei der Beschäftigung mit der historischen Philosophie – immer wieder aufs Neue mit Weltanschauungen konfrontiert wird, die ihm seine Besucher offenbaren. Für die Aneignung einer angemessenen Haltung bezüglich des Umgangs mit dieser Vielfalt von unterschiedlichen Weltanschauungen erweist sich die Weltanschauungslehre von Dilthey ebenfalls als wegweisend – dies gilt es in diesem Kapitel ausführlich zu erläutern.[3] Auf folgende Fragestellungen ist dabei einzugehen:

- Welcher Zusammenhang besteht zwischen Weltanschauung und der psychischen Struktur der Menschennatur? (1.1.)
- Welcher Zusammenhang besteht zwischen Weltanschauung und der menschlichen Wahrnehmung und Erfahrungsbildung? (1.2.)
- Welcher Zusammenhang besteht zwischen Weltanschauung und menschlichen Gefühlen bzw. den universalen grundlegenden Lebensstimmungen? (1.3.)
- Welcher Zusammenhang besteht zwischen Weltanschauung und menschlichen Willensbestrebungen? (1.4.)

---

3 Ein anderer interessanter Ansatz, dessen Ertrag für die Philosophische Beratung hier nicht auszuschöpfen ist, ist die Philosophie des Perspektivismus von Friedrich Kaulbach: „Im Mittelpunkt perspektivischer Philosophie steht der Gedanke, dass die Wahrheit über unsere Welt von der Stellung abhängt, die wir dem Sein gegenüber einnehmen, und von der dieser gemäßen Art und Weise, wie wir diese Welt deuten, sie sehen und unter welchen Gesichtspunkten wir in ihr handeln. Die Wahrheit, die perspektivisches Denken im Auge hat, bedeutet Angemessenheit einer Weltperspektive an die Seinsstellung, die ein in seiner Welt denkender, handelnder, sie mit den Sinnen aufnehmender Mensch einnimmt" (Kaulbach, 1990, 1).

- Welcher Zusammenhang besteht zwischen Weltanschauung und sozio-historischen Prozessen? (2.1.)
- Welcher Zusammenhang besteht zwischen Weltanschauung und sozio-historischem Hintergrund? (2.2.)
- Welcher Zusammenhang besteht zwischen Weltanschauung und sozialer Interaktion? (2.3.)
- Welcher Zusammenhang besteht zwischen Weltanschauung und Sprache? (3.1.)
- Welcher Zusammenhang besteht zwischen Weltanschauung und Metaphern? (3.2.)

1. Die psychologische Grundlegung Philosophischer Beratung

1.1. Das psychische Strukturmodell von Dilthey

1.1.1. Die gleich bleibende allgemein gültige psychische Struktur der Menschennatur und die historisch wandelnde weltanschauliche Mannigfaltigkeit an Inhalten

Inhaltlich betrachtet herrscht eine unendliche Mannigfaltigkeit von unterschiedlichen Weltanschauungen bzw. Selbst- und Weltsichten vor. Da jeder Mensch eine einmalige Lebensgeschichte hat und einem einmaligen sozio-kulturellen Kontext entstammt mit dem entsprechenden spezifischen Erfahrungshintergrund, lassen sich – inhaltlich betrachtet – kaum zwei identische Weltanschauungen antreffen. Jede Weltanschauung wird sich inhaltlich von jeder anderen Weltanschauung zumindest in gewissen Punkten unterscheiden.

Diese Einsicht bestätigt sich Dilthey zufolge durch die Reflexion über die ganze (abendländische) geistige Tradition, die Dilthey in ihrer Fülle und Vielfalt (bis Gegensätzlichkeit) überschaute. Diese lässt für ihn keine andere Lösungsmöglichkeit zu, als die letztendlich niemals völlig aufzulösende (inhaltliche) Subjektivität des Welterfassens zu akzeptieren und den objektiven Erkenntnisanspruch darauf hin zu beschränken, die Fülle des menschlichen Welterfassens zu gliedern – einerseits strukturell nach dem „Instrument" des Welterfassens, dem psychischen Strukturzusammenhang, zum anderen inhaltlich nach den unterschiedlichen Möglichkeiten der Weltanschauungen, die er typologisch zu erfassen suchte.[4]

Für unser Anliegen in diesem Abschnitt – der psychologischen Grundlegung Philosophischer Beratung – ist vor allem der erste Gesichtspunkt im Folgenden von Interesse – der psychische Strukturzusammenhang.

Die Selbst- und Weltsichten weisen ihrem Inhalt nach individuelle, regionale, historische, und kulturelle vielfache Differenzierungen auf – die strukturellen psychischen Prinzipien, welche ihrer Bildung zugrunde liegen, sind allerdings nach Dilthey allgemein menschlich (Dilthey, VIII, 81 ff.). Dilthey geht davon aus, dass menschliche Selbst- und Weltaneignungsprozesse „trotz ihrer material unendlichen Ausgestaltungsmöglichkeiten, den gleichen strukturellen Gegebenheiten unterliegen" (Ruschmann, 1999, 158). Es geht ihm also um die Herausarbeitung allgemeiner psychischer Strukturen individuellen Selbst- und Welterfassens. Denn obwohl Dilthey als der Exponent des historischen Bewusstseins schlechthin gilt, proklamiert er eine immer gleiche Menschennatur, eine immer gleiche menschliche „Lebendigkeit", eine immer gleiche psychische Struktur des Menschen[5], denn gerade die Geschichte (der Weltanschauungen) zeige dem Menschen, dass dem geschichtlichen Wandel eine gleich bleibende menschliche Natur zugrunde liegt: Es gibt einen „Untergrund des zu allen Zeiten Gleichen in der menschlichen Natur" (Dilthey, I, 91), eine durchgängige „Gleichartigkeit der Menschennatur" (ebd., 127). „Wie die menschliche Natur immer dieselbe ist, so sind auch die Grundzüge der Lebenserfahrung allen gemeinsam" (ebd., VIII, 79). „Eine gemeinsame Menschennatur und eine Ordnung der Individuation steht in festen Lebensbezügen zur Wirklichkeit, und diese ist immer und überall dieselbe" (ebd., 85).

---

4   Durch das Verfahren des historischen Vergleichs glaubt Dilthey die Mannigfaltigkeit der Weltanschauungen im Sinne einer Weltanschauungen-Typologie inhaltlich ordnen zu können – z. B. nach der Art der Weltbetrachtung naturalistisch bzw. materialistisch vs. idealistisch, oder nach der Art der zugrunde liegenden Grundstimmung, optimistisch vs. pessimistisch: „Nur das vergleichende geschichtliche Verfahren kann sich der Aufstellung solcher Typen, ihrer Variationen, Entwicklungen, Kreuzungen nähern. Die Forschung muss hierbei gegenüber ihren Ergebnissen jede Möglichkeit einer Fortbildung sich fortdauernd offen halten. Jede Aufstellung ist nur vorläufig. Sie ist und bleibt nur Hilfsmittel, historisch tiefer zu sehen" (Dilthey, VIII, 86). Vgl. hierzu insbesondere: „Die Typen der Weltanschauung und ihre Ausbildung in den metaphysischen Systemen" (ebd., 75-118).

5   Obwohl Mannheim die Verdienste Diltheys immer wieder würdigt, weicht er an dieser Stelle von Dilthey ab. Er kritisiert, dass Dilthey von einer letztendlich *„absolut zeitlos"* gleich bleibenden psychischen Grundstruktur ausgeht, statt, wie er selbst der Auffassung ist, diese Grundstruktur ihrerseits als historisch wandelbar zu verstehen (Mannheim, 1921-1922, 144).

Indem der Mensch den Entstehungs- und Entwicklungsprozess seiner Selbst- und Weltsichten also bis zum „Leben" zurückverfolgt, erfasst er die inhaltlich mannigfaltigen Selbst- und Weltsichten als „notwendige Symbole der verschiedenen Seiten" der über die Zeiten und Kulturen hinweg immer gleichen strukturellen „Lebendigkeit" und bringt damit dem menschlichen Geist sein Denken, Fühlen, Wollen und Tun zu Bewusstsein (ebd., 8).

Die Dilteysche Weltanschauungslehre stellt sich also die Aufgabe hinter den inhaltlichen Bewegungen der Weltanschauungen die immer gleich bleibenden strukturellen Prozesse zu erfassen, das, was sich nie ändert; sie versucht im „unermesslichen Trümmerfeld" der Weltanschauungen zugrunde liegende Strukturen derselbigen aufzuzeigen, um somit auch indirekt die Einheit des Ganzen zu bewahren.

Die Kenntnis dieser Strukturen menschlichen Selbst- und Welterfassens dient dem Philosophischen Berater als Orientierung beim Umgang mit den inhaltlich vielfältigen Sichtweisen und Perspektiven seiner Besucher.

1.1.2. Die Analyse der gleich bleibenden allgemein gültigen psychischen Struktur der Menschennatur durch die beschreibende und zergliedernde Psychologie

Dilthey sucht nach einer zugrunde liegenden psychischen Unterlage für den Aufbau von Weltanschauungen und versucht darum die Grundformen des menschlichen Zugangs zu sich selbst und zur Welt zu analysieren. Nach Dilthey kann man Weltanschauungen bzw. Selbst- und Weltsichten nur deshalb verstehen, weil sie einen Ausdruck, eine Manifestation einer zugrunde liegenden „psychischen Grundstruktur" darstellen: „So sind auch die Weltanschauungen regelmäßige Gebilde, in welchen die Struktur des Seelenlebens sich ausdrückt" (ebd., 83). Das lebensphilosophische Projekt der Weltanschauungen-Analyse bedarf deshalb einer psychologischen Beschreibung und Analyse dieser Struktur des Seelenlebens – genauer des Zusammenspiels von Denken, Fühlen und Wollen. Diltheys Weltanschauungslehre ist daher ganz unmittelbar mit seiner Psychologie (bzw. Anthropologie)[6] verbunden. Die Psychologie bildet die Grundwissenschaft der Wissenschaften der menschlich-gesellschaftlich-geschichtlichen Welt; ehe diese Wissenschaften zur Analyse komplexerer Phänomene – wie z. B. Weltanschauungen – über-

---

6   Herrmanns weist daraufhin, dass es nicht leicht ist, Anthropologie und Psychologie in Diltheys Werk voneinander abzugrenzen, da sie in Diltheys Sprachgebrauch vielfach synonym verwendet werden (Herrmann, 1971, 133) und betont, dass seine Studien zur Psychologie immer zugleich auch anthropologische Arbeiten sind (ebd, 135).

gehen können, muss diese zunächst einmal auf der Basis der Beschreibung und Analyse psychischer Phänomene die Grundstruktur der menschlichen Aneignung von Welt aufklären. Die Selbst- und Weltsichten entspringen nämlich nach Dilthey – so wie alle menschlichen Erzeugnisse – aus dem Seelenleben und dessen Beziehungen zur äußeren Welt (ebd., V, 372). Selbst- und Weltsichten sind also nicht einfach Produkte des menschlichen Seelenlebens, sondern immer Ergebnisse der Interaktion der „psychischen Struktur" mit der Außenwelt. Die Möglichkeiten, wie die Struktur unseres Seelenlebens mit der Welt interagiert, sind sehr zahlreich, so dass sich auch sehr unterschiedliche, mannigfaltige Selbst- und Weltsichten ausbilden (ebd., 405).

Die Ausbildung von Selbst- und Weltsichten ist also neben dem Einfluss der Außenwelt vor allem bedingt durch die psychischen Struktur des Menschen (ebd., 375). Menschliches Selbst- und Welterfassen erfolgt über die Strukturen des menschliches Seelenlebens. Ein Selbst- und Welterfassen außerhalb bzw. ohne Verwendung dieser Strukturen ist für den Menschen nicht möglich.[7]

Unter dieser „psychischen Struktur" versteht Dilthey die Anordnung, nach welcher psychische Tatsachen von verschiedener Beschaffenheit im entwickelten Seelenleben durch eine innere erlebbare Beziehung miteinander verbunden sind (ebd., 372). Die Vorgänge des Seelenlebens sind als Teile zum Zusammenhang des Seelenlebens vereinigt. Diesen Zusammenhang nennt Dilthey die „psychische Struktur": „Struktur ist ein Inbegriff von Verhältnissen, in welchen ... einzelne Teile des psychischen Zusammenhangs aufeinander bezogen sind" (ebd., VII, 15). Die Entschlüsselung dieser psychischen Struktur, welche dem menschlichen Selbst- und Welterfassens zugrunde liegt, ist nach Dilthey Aufgabe einer „beschreibenden und zergliedernden Psychologie":

> „Ich verstehe unter beschreibender Psychologie die Darstellung der in jedem entwickelten menschlichen Seelenleben gleichförmig auftretenden Bestandteile und Zusammenhänge, wie sie in einem einzigen Zusammenhang verbunden sind, der nicht hinzugedacht oder erschlossen, sondern erlebt ist. Diese Psychologie ist also Beschreibung und Analysis eines Zusammenhanges, welcher ursprünglich und immer als das Leben selbst gegeben ist" (ebd., V, 152).

Dabei betont Dilthey zudem noch, dass die beschreibende und zerglie-

---

7   Damit ist gleichzeitig auch gesagt, dass dem Menschen Erkenntnisse und Aussagen über sein eigenes Seelenleben und dessen Strukturen nur möglich sind aufgrund der gleichzeitigen Nutzung dieser Strukturen. Dieser Aspekt unterstreicht Diltheys These, nach der menschliche Erkenntnis nicht hinter das Leben selbst zurückgreifen kann: „Die in der Lebendigkeit enthaltene Struktur ist die Bedingung des Erkennens, die Erkenntnis kann nicht hinter sie zurückgehen" (ebd., VIII, 22).

dernde Psychologie nicht nach konkreten Inhalten des menschlichen Seelenlebens fragt, sondern nach den formalen Verlaufsformen und Strukturen desselbigen: „Die psychologischen Gesetze sind reine Formgesetze; sie haben es nicht mit dem Inhalt des menschlichen Geistes, sondern mit seinem formalen Benehmen und Verhalten zu tun" Psychologie ist dementsprechend nach Dilthey die „Wissenschaft der Formen, in welchem unser geistiges Leben verläuft" (ebd., VI, 43f.).

1.1.3. Die gleich bleibende allgemein gültige psychische Struktur der Menschennatur als Zusammenhang und das diskursive, reflexive, begrifflich abstrahierende Durchlaufen der Teile des erlebten Gesamtzusammenhangs durch die beschreibende und zergliedernde Psychologie

Nach Dilthey ist die Kategorie „Zusammenhang des Lebens" die Grundbedingung und der unhintergehbare Ausgangspunkt jeglicher Erkenntnis des menschlichen Selbst- und Welterfassens (ebd., VII, 195). Leben hat für Dilthey nämlich elementar den Charakter eines Zusammenhanges: „Leben ist überall nur als Zusammenhang da" (ebd., V, 143f.). Für Dilthey gibt es keine zusammenhanglose Dinge; ein Ding tritt immer in einem Zusammenhang auf, es kommt nur in diesem Zusammenhang zu seiner Geltung.

Dies gilt auch für das menschliche Selbst- und Welterfassen, für die psychische Struktur der Menschennatur. Die Grundelemente des menschlichen Selbst- und Welterfassens, welche die psychische Struktur des Menschen nach Dilthey wesentlich ausmachen, befinden sich immer in Zusammenhang. Zum einen bilden sie in ihrem Zusammenwirken einen internen Zusammenhang, zum anderen bilden sie durch den Austausch mit der Umwelt mit dieser einen externen Zusammenhang.

Ursprünglich erlebt der Mensch nach Dilthey seine innere psychische Struktur immer als ganzheitlichen Zusammenhang, das eigene Seelenleben bildet für das Subjekt „ursprünglich und immer eine übergreifende Einheit" (ebd., 211). Im Erleben ist uns die „Einheit des Lebens" gegeben; „im Erleben bin ich mir selbst als Zusammenhang da" (ebd., VII, 160). Im Begriff „Erlebnis" fasst Dilthey daher alle psychischen Aspekte menschlichen Selbst- und Welterfassens zusammen. Im Erlebnis „wirken die Vorgänge des gesamten Gemütes zusammen. In ihm ist Zusammenhang gegeben" (ebd., V, 172). „Alles Herausgehobene ist in der Einheit des Blickes und des auffassenden Subjektes in einer Einheit zusammen geordnet und verbunden" (ebd., VIII, 19). Jedes Erlebnis ist also etwas Zusammengesetztes (ebd., V, 373), wobei in der inneren Erfahrung dem Subjekt nicht die Verbindungen der einzelnen

Glieder seines Seelenlebens gegeben sind, sondern dieses tritt immer als Ganzes auf: „Der erlebte Zusammenhang ist hier das erste, das Distinguieren der einzelnen Glieder desselben ist das Nachkommende" (ebd., 143f.).

Dieser zunächst im Erleben gegebene „Zusammenhang" des Seelenlebens ist aber für das menschliche Denken im Akt der Selbsterkenntnis nicht in seiner Ganzheit zu begreifen und auf den Begriff zu bringen, sondern immer nur diskursiv in Form eines schrittweisen Ganges von Teil zu Teil ausgehend von einem Teil.[8] Der Zusammenhang unseres Seelenlebens erscheint uns also zwar in unserem Erleben, ist allerdings in seiner Fülle der begrifflichen, wissenschaftlichen Betrachtung entzogen. Wir können den Zusammenhang zwar erleben, uns diesen aber nicht auf einmal begrifflich erschließen; dadurch bleibt er unserer Selbsterkenntnis entzogen:

„Wie nun dies Alles für uns immer vorhanden ist, ist es nie in einer Auffassungsweise gegeben ... Sofern es (=das Leben) innerlich erlebt ist, bleibt es unfaßlich ... Die Lebenseinheit muss doch von dem Verstand in Teile zerlegt und aus ihnen zusammengefaßt werden ... Die verstandesmäßige Analyse findet erst ... Beziehung der Bestandteile" (ebd., VIII, 70).

Damit das menschliche Erleben und Selbst- und Welterfassen wissenschaftlich verstanden werden kann, müssen die Bestandteile des menschlichen Seelenzusammenhanges also voneinander isoliert, begrifflich gefasst, beschrieben und zergliedert werden. Die beschreibende und zergliedernde Psychologie sondert daher aus den zusammengesetzten Erlebnissen einzelne Prozesse aus, versieht sie mit Begrifflichkeiten und analysiert diese; sie hat die Erforschung der Regelmäßigkeiten bzw. Gleichförmigkeiten zwischen den Bestandteilen des Seelenlebens zum Gegenstand (ebd., V, 152). Da dem Menschen ein reflexives Erfassen des Gesamtzusammenhanges seines Seelenlebens auf einmal nicht möglich erscheint, versucht Dilthey die Kräfte des Seelenlebens über analytische Trennungen zu entfalten und die einzelnen Aspekte über die Bestimmung von (Teil-)Zusammenhängen zu synthetisieren, um somit etwas Licht in die Komplexität des menschlichen Seelenlebens zu bringen. Innerhalb der beschreibenden und zergliedernden Psychologie nach Dilthey ist daher bei der Erschließung der menschlichen Psyche eine Dialektik von Zerlegen und Verknüpfen, von Trennen und Verbinden am Werke (ebd., XIX, 83). Eine Dialektik dieser Art leitet auch die Erschließung der individuellen Selbst- und Weltsicht des Besuchers im Kontext der Philosophischen Beratung an.

---

8 Auch hier weicht Dilthey von kantischen Vorgaben nicht ab; auch dieser ging davon aus, dass dem menschlichen Denken immer ein diskursiver Charakter zukommt.

Dabei darf nicht übersehen werden, dass jedes Heraustrennen eines Teilaspektes aus seinem Gesamtzusammenhang und jede begriffliche Abstraktion einzelner Komponenten aus dem erlebten Zusammenhang in gewisser Weise einer Reduktion von Komplexität gleichkommt und somit immer auch schon von vornherein die Erkenntnis des Ganzen in seiner Fülle verfehlt.[9] In der Wirklichkeit sind nämlich die Dinge nie so klar voneinander getrennt, wie sich dass der Mensch durch begriffliche Abstraktion zurechtlegt. Zwischen Erleben und begrifflicher Reflexion des eigenen Seelenlebens bleibt somit letztendlich eine unaufhebbare Differenz.

Dilthey vertritt zudem die These, dass die Komplexität inneren Erlebens sich nie vollständig in ein begriffliches System übersetzen lässt.[10] Dieser Sachverhalt bildet für ihn auch den Hintergrund für den unendlichen Streit unterschiedlicher begrifflicher Systeme, um die angemessene Beschreibung desselben. Dementsprechend ergibt sich für Dilthey auch hier eine prinzipielle, unüberwindbare Grenze menschlichen Erkenntnisvermögens, da das Selbst- und Weltverhältnis des Menschen sich in gewisser Weise grundsätzlich einer abstrakten Behandlungsweise entzieht: „Was wir so erleben, können wir auch vor dem Verstande niemals klar machen" (ebd., V, 170). „Das Individuum in seiner lebendigen Totalität ist mehr, als in abstrakten Verfahrensweisen zu methodischem Bewusstsein gelangt" (ebd., VIII, 202). Was der Verstand aufklären kann, sind lediglich einzelne Bezüge dieses Lebens- und psychischen Zusammenhangs, auf dessen Ganzheit alle Aussagen bezogen bleiben.

Die Reduktion von Komplexität, das Isolieren einzelner Teilbereiche aus einem Zusammenhang durch begriffliche Abstraktion vollzieht die beschreibende und zergliedernde Psychologie auf unterschiedlichsten Ebenen. So wird z. B. bei den fundamentalen Unterscheidungen von objektiver Außenwelt und subjektiver Innenwelt, von Psyche und Physis, von Individuum und Gesellschaft etwas getrennt, was im konkreten Erfahrungsprozess integrativ zusammengeht. Daher bleibt die Psychologie Diltheys, die durch die Analyse der Struktur der menschlichen Psyche die begriffliche Basis für die Erforschung höherstufiger Wissens-

---

9 Für den Kontext Philosophischer Beratung ist bemerkenswert, dass auch die Isolation einzelner Selbst- und Weltsichten des Besuchers aus dem Gesamtzusammenhang seiner Weltanschauung einer Abstraktion entspricht.

10 Auch der Volksmund teilt die Einsicht, dass der Mensch mehr erlebt als die Sprache auszudrücken vermag. Man denke nur an den Ausspruch: „Das kann man nicht beschreiben, dass muss man erlebt haben".
Zustimmung erhält Dilthey auch von Vertretern der Biografieforschung: „In der Tat kann gelebtes Leben niemals in seiner Vollständigkeit wiedergegeben werden. Erlebnisse sind aufgrund ihrer Fülle niemals vollständig erzählbar" (Ecarius, 1998, 135).

formen – etwa von Selbst- und Weltsichten – bereitstellen soll, aufgrund ihres abstrahierenden Charakters inhaltlich auf andere wissenschaftliche Disziplinen angewiesen – insbesondere auf die Naturwissenschaften wegen ihrer Abstraktion des Psychischen vom Physischen und auf die Sozialpsychologie bzw. Soziologie wegen ihrer Abstraktion des Individuums von der Gesellschaft.

1.1.4. Die Analyse der gleich bleibenden allgemein gültigen psychischen Struktur der Menschennatur als Epistemischer Holismus

Das Selbst- und Weltverhältnis des Menschen entzieht sich Dilthey zufolge – wie eben ausgeführt – in gewisser Weise grundsätzlich einer abstrakten Behandlungsweise; erst recht jedoch jenen abstrakten Behandlungsweisen, die den Zusammenhang der psychischen Kräfte außer acht lassen und die Herausbildung menschlicher Selbst- und Weltsichten ausschließlich auf das kognitive Vermögen zurückführen. Im Gegensatz dazu lässt sich nach Dilthey die Genese historischer Überzeugungen in Form von Selbst- und Weltsichten nur aus dem Zusammenwirken der psychischen Kräfte verständlich machen, nicht aus der isolierten Betrachtung des kognitiven Vermögens. Das Denken ist ein wichtiges Moment in der Genese menschlicher Selbst- und Weltsichten, aber doch nur eines neben anderen. Dementsprechend lautet einer der Hauptsätze der Weltanschauungslehre: „Die Weltanschauungen sind nicht (bloße) Erzeugnisse des Denkens ... Aus ... der Struktur unserer psychischen Totalität gehen sie hervor" (ebd., VIII, 86).

Dilthey wendet sich dementsprechend gegen die Reduzierung der Philosophie auf die kognitiven (konzeptuellen) Aspekte innerhalb der bisherigen philosophischen Tradition und fordert dazu auf, auch innerhalb der Philosophie die ganze volle Erfahrung zugrunde zulegen:

„Der Grundgedanke meiner Philosophie ist, dass bisher noch niemals die ganze, volle, unverstümmelte Erfahrung dem Philosophieren zugrunde gelegt worden ist" (ebd., 171).

Diese ganze volle Erfahrung erschließt sich nach Dilthey nur, wenn man die Kognition als Element betrachtet, die als

„Wirklichkeit in den Lebensakten der Menschen (existiert), welche alle auch die Seiten des Willens und der Gefühle haben, und demgemäß existiert sie als Wirklichkeit nur in dieser Totalität der Menschennatur" (ebd., 72).

Dilthey geht es also darum, eine Reduktion der menschlichen Weltbeziehung auf kognitive Prozesse zu verhindern. Diesen reduktionistischen Ansatz menschlichen Selbst- und Welterfassens macht er der philosophischen Tradition zum Vorwurf:

„In den Adern des erkennenden Subjektes, das Locke, Hume und Kant konstruierten, rinnt nicht wirkliches Blut, sondern der verdünnte Saft von Vernunft als bloßer Denktätigkeit. Mich führte aber historische wie psychologische Beschäftigung mit dem ganzen Menschen dahin, diesen, in der Mannigfaltigkeit seiner Kräfte, dies wollend fühlend vorstellende Wesen auch der Erklärung der Erkenntnis und ihrer Begriffe ... zugrunde zu legen" (ebd., I, XVIIf.).

Nach Dilthey gibt es überhaupt keine isolierten Kognitionen. Das isolierte Erkennen ist nach Dilthey eine Abstraktion aus einem ursprünglichen Lebensverhältnis zur Wirklichkeit, in dem Gefühle und Willensimpulse mit Kognitionen unlösbar verwoben sind. Modern formuliert könnte man dementsprechend Diltheys Erkenntnistheorie und Psychologie, die hier dem Beratungsansatz Philosophischer Praxis zu Grunde gelegt wird, als „holistisch" bezeichnen. Sein epistemischer Holismus bestreitet die Selbstständigkeit des Denkens im menschlichen Weltbezug, so dass Dilthey dementsprechend nicht als Rationalist bezeichnet werden kann, was jedoch nicht gleichbedeutend damit ist, dass Diltheys Ansatz einem gefährlichen Irrationalismus gleich kommt, wie dies u. a. von Georg Lukács behauptet worden ist.[11]

1.1.5. Die drei Grundelemente der gleich bleibenden allgemein gültigen psychischen Struktur der Menschennatur – der Zusammenhang von Denken, Fühlen und Wollen

Die Psychologie Diltheys erforscht also nicht das kognitive Vermögen des Menschen als isoliertes Element, sondern stattdessen dessen Einbettung innerhalb des psychischen Strukturzusammenhangs. Innerhalb dieses psychischen Strukturzusammenhangs gibt es nach Dilthey drei Grundprozesse, die bei allem Selbst- und Welterfassen beteiligt sind: Kognition + Gefühl + Wille. Der kognitive Bereich umfasst wiederum, die für unser Anliegen besonders interessanten Aspekte Wahrnehmung und Erfahrungsbildung. Der Mensch ist für Dilthey also nicht nur ein denkendes, sondern immer auch ein fühlendes und wollendes Wesen. Diese drei Grundelemente der psychischen Struktur sind nicht isoliert, sondern in einem Zusammenhang verbunden; Dilthey nennt ihn die psychische Struktur des Lebenszusammenhangs (ebd., V, 213). Somit

---

11 Aus dem eben Ausgeführten wird zudem ersichtlich, dass Dilthey auch nicht als Vertreter des Kognitivismus bezeichnet werden kann, denn Dilthey erklärt mit seinem holistischen Ansatz auch jeder Form von Kognitivismus eine klare Absage, wenn diese dazu neigt, das menschliche Erkennen, Vorstellen und Konstruieren unabhängig vom Fühlen und Wollen zu behandeln. Diese Klarstellung ist besonders wichtig, da der hier vorgestellte theoretische Entwurf Philosophischer Beratung durch seine Betonung der menschlichen Selbst- und Weltsichten schnell der Gefahr unterliegt als ausschließlich kognitivistischer Ansatz missverstanden zu werden.

rückt dieser Zusammenhang der drei grundlegenden Aspekte des menschlichen Selbst- und Weltbezugs – Kognition, Affektivität und Wille – in den Fokus der Betrachtung, welcher wiederum das Strukturprinzip der Entstehung und Entwicklung von Selbst- und Weltsichten bildet. Da Dilthey mit Kognition, Affektivität und Wille die drei basalen Grundelemente des menschlichen Selbst- und Welterfassens in sein Modell mit einbezieht, welche in mehr oder weniger starker Betonung von den unterschiedlichsten erkenntnis-theoretischen Ansätzen der Tradition geteilt werden, wird deutlich, dass sich Dilthey – genau wie der hier vorzunehmende Versuch der theoretischen Fundierung Philosophischer Beratung auch – um den Entwurf eines möglichst weltanschaulich neutralen, allgemein anerkannten Modells menschlichen Selbst- und Welterfassens bemüht.[12]

Mit der dreigliedrigen Struktur von Denken (inklusive Wahrnehmung und Erfahrungsbildung), Fühlen und Wollen greift Dilthey die traditionelle Konzeption der Vermögenspsychologie auf, die schon in der Antike bei Aristoteles angelegt ist. Während allerdings die Vertreter der Vermögenspsychologie den Akzent auf die innere Beschaffenheit der jeweiligen Vermögen gelegt hatten und diese zumeist in ein hierarchisches Verhältnis zueinander angeordnet hatten, konzentriert sich Dilthey auf ihr Zusammenwirken.[13]

Ein Zusammenhang beinhaltet für Dilthey nämlich immer mehr als die bloße Summe seiner Komponenten: „Er besteht nicht in den Inhalten allein, sondern auch in den Verbindungen zwischen ihnen" (ebd., VI, 94). Denken, Fühlen und Wollen stellen also keine isolierten mentalen Module dar, deren Weltbezug sich gewissermaßen aufaddiert, entscheidend ist für Dilthey vielmehr die Struktur, der von ihm ständig betonte Zusammenhang des psychischen Lebens, welcher wiederum eingebettet ist in den diesen umfassenden geschichtlichen Zusammenhang[14]. Aus

---

12 Ruschmann geht von der Annahme aus, „dass der Bezug auf diese basalen mentalen Prozesse sowohl aus der Beobachterpespektive wie aus der Perspektive der ersten Person eine sinnvolle Strukturierung und Orientierung darstellt, und zwar im wissenschaftlichen wie im alltäglichen Zusammenhang" (Ruschmann, 1999, 223).

13 Für Fellmann liegt gerade hierin die Bedeutung des Diltheyschen epistemologischen und hermeneutischen Ansatzes. Seines Erachtens haben wir es bei Dilthey mit dem ersten fundierten Entwurf zu tun, in dem Denken (Wahrnehmung, Erfahrungsbildung), Gefühl und Wille in einem nicht-hierarchischen, sondern strukturellen Beziehungsverhältnis für eine „begriffliche Erkenntnis der Individualität geistiger Sachverhalte" erfasst werden (Fellmann, 1995, 24).

14 Ein weiteres Grundmotiv Diltheys, das ihn mit dem Historismus verbindet, schließt hier an – die Geschichtlichkeit des Lebens, seine Einbettung in individuelle und historische Verlaufszusammenhänge: „Der Mensch ist ein geschichtliches Wesen" (ebd., VII, 291).

dieser ursprünglichen Einheit können erst per Abstraktion relative Differenzierungen vorgenommen werden. Dementsprechend findet sich neben der genauen Beschreibung der einzelnen Strukturelemente (Denken (inklusive Wahrnehmung und Erfahrungsbildung), Gefühl und Wille) bei Dilthey auch eine differenzierte Betrachtungsweise der wechselseitigen Bezogenheit dieser psychischen Funktionen aufeinander. Denken (Wahrnehmung, Erfahrung), Gefühl und Willenshandlungen sind nämlich nach Dilthey auf die mannigfaltigste Weise zum Strukturzusammenhang des Seelenlebens miteinander verwoben (ebd., V, 373). Zudem treten auch nicht innerhalb der Bereiche Denken, Fühlen und Wollen Einzelakte getrennt voneinander auf, sondern sind mit anderen Akten innerhalb dieses Seelenbereichs verbunden.

Dilthey geht also davon aus, dass stets die Gesamtheit der psychischen Funktionen ein Wirkgefüge darstellt, auch wenn das dem Betreffenden selbst nicht bewusst sein mag (ebd., VII, 16). Die verschiedenen psychischen Phänomene Denken, Fühlen und Wollen sind nach Dilthey dem Subjekt immer als Bewusstseinskomplex gegeben; in einem jeden Bewusstseinszustand sind sie gleichsam in einer bestimmten Strukturform miteinander verbunden.

1.1.6. Die Gleichursprünglichkeit der drei Grundelemente der gleich bleibenden allgemein gültigen psychischen Struktur der Menschennatur

Nach Dilthey sind – wie eben ausgeführt – Denken, Fühlen und Wollen die drei Seiten jeglichen psychischen Vorgangs überhaupt; der psychische Lebensprozess verläuft in einer beständigen Tätigkeit in diesem dreifachen Akt. Diltheys Position ist dabei radikal anti-reduktionistisch; seine Deutung der menschlichen Psyche schließt die isolierte Betätigung einzelner Vermögen explizit aus.

So weist er z. B. sowohl für die Wahrnehmung wie auch für das Gewahrwerden der Gefühle auf den engen Zusammenhang mit Denkprozessen hin. Er spricht in Bezug auf die Wahrnehmung von „dem feingliedrigen Zusammenhang der Wahrnehmung, Vorstellungen und Erkenntnisse im Seelenleben" (ebd., V, 181) oder, in Auseinandersetzung mit Kant, davon, dass in dem, was Kant „Anschauung" nennt, „überall Denkvorgänge oder ihnen äquivalente Akte" mitwirken (ebd., 149); bezüglich der Gefühle spricht er von der „Intellektualität der inneren Wahrnehmung" (ebd., 172).[15]

---

15 Dilthey verwendet für das Gewahrwerden der Gefühle manchmal den etwas irreführenden Begriff der „inneren Wahrnehmung". Dadurch wird die wichtige Unterschei-

Auch lässt sich keiner der drei Grundmodi unseres Selbst- und Weltzugangs aus einem anderen herleiten. Es kann kein Mechanismus der Ableitung des einen aus den anderen erwiesen werden; zugleich können keine zeitlichen Intervalle des Nicht-mehr-Präsentseins des einen und Noch-nicht-Präsentseins des anderen Aktes festgestellt werden. Ursprüngliches Erleben ist daher immer dreifach dimensioniert (ebd., XIX, 390); kognitive, emotionale und volitionale Aspekte sind als Teilaspekte beim menschlichen Selbst- und Weltbezug immer gleichursprünglich:

„Vorstellen, Wille, Fühlen sind in jedem status conscientiae enthalten und sind in jedem Augenblick des psychischen Lebens fortgehende Äußerungen desselben in seiner Wechselwirkung mit der Außenwelt" (ebd.).

Für unser Anliegen ist als Folge aus der Einsicht in die Gleichursprünglichkeit der drei Grundelemente der psychischen Struktur von besonderem Interesse, dass eine isolierte kognitive Ausbildung von Selbst- und Weltsichten ohne gefühlsmäßige Einfärbung und begleitende Willensimpulse nach Dilthey nicht möglich erscheint (ebd.). Selbst- und Weltsichten entwickelt vielmehr nicht nur der Verstand, auch Gefühle und der Wille sind beteiligt – Werte/Zwecke/Ideale als wesentliche Bestandteile einer Weltanschauung setzt nicht nur der Wille, auch Gefühle und Verstand sind beteiligt – die Grundeinstellung sich selbst und der Welt gegenüber ist nicht nur durch Gefühle bedingt, auch Verstand und Wille sind daran beteiligt. Selbst- und Weltsichten entspringen also aus der Gleichursprünglichkeit und dem Zusammenspiel der kognitiven, affektiven und voluntativen Komponenten unserer Selbst- und Weltverhältnisses. Als Totalisierungen dieses Verhältnisses streben Selbst- und Weltsichten danach die unterschiedlichen Komponenten menschlichen Selbst- und Welterfassens zu einer Einheit zu bringen. In Weltanschauungen konfigurieren demnach kognitive Vorstellungen, emotionale Befindlichkeiten und voluntative Absichten auf einer je spezifischen individuellen Weise.

Halten wir fest: Kognitive, emotionale und voluntative Akte sind als Teile eines psychischen Ganzen zu verstehen; ihre Bedeutung für die Ausbildung von Selbst- und Weltsichten erschließt sich allerdings erst durch die Analyse ihrer wechselseitigen Beziehungen als Teile und ihrer

---

dung zwischen Wahrnehmung und Gefühl unscharf. Die Bezeichnung „innere Wahrnehmung" entspräche eher der sog. „Somatosensorik", die – mit der 1906 von Sherrington eingeführten Unterscheidung – der Außenwahrnehmung (Exterozeption) gegenübergestellt wird. Für den Gefühlsbereich ist es dann besser nicht den Begriff der Wahrnehmung zu verwenden. Dilthey selbst gebraucht an einigen Stellen die passenderen Begriffe „Innewerden" oder auch „Gewahrnehmen" (vgl. z. B. ebd., V, 197).

wechselseitigen Beziehung zum Ganzen – der Totalität unserer Menschennatur bzw. dem Lebensprozess.

1.1.7. Die topologische Anordnung der drei Grundelemente der gleich bleibenden allgemein gültigen psychischen Struktur der Menschennatur – Das Strukturgesetz der Wechselwirkung

Die beschreibende und zergliedernde Psychologie muss Dilthey zufolge „das Strukturgesetz finden, durch welches die Intelligenz, das Trieb- und Gefühlsleben und die Willenshandlungen zu dem gegliederten Ganzen des Seelenlebens verknüpft sind" (ebd., V, 176). Mit dieser Thematisierung des Strukturgesetzes ist die Topologie des Strukturmodells Diltheys angesprochen. Bei jedem Modell sind nämlich einerseits die der Modellbildung zugrunde liegenden Elemente zu unterscheiden, zum anderen die Topologie, in der die strukturelle Bezogenheit der Elemente abgebildet wird.

Wie sieht nun die topologische Anordnung der Strukturelemente bei Dilthey aus?

Dilthey verwirft Stufen- bzw. Schichtenmodelle, die eine hierarchische Über-/Unterordnung von Elementen vorsehen (z. B. Unterordnung der Gefühle bzw. des Willens unter das Denken oder umgekehrt). Die Anordnung der einzelnen Elemente auf unterschiedlichen Stufen erlaubt nicht das interaktive Zusammenspiel der einzelnen Elemente miteinander darzustellen. Im Gegensatz zu diesen Schicht- bzw. Pyramidenmodellen bevorzugt Dilthey das Denkschemata des Kreises, welches wechselseitige Interaktionen zwischen den einzelnen Elementen vorsieht. Dieses ist seines Erachtens Ganzheitlicher und entspricht eher den lebendigen komplexen Prozessen des menschlichen Selbst- und Welterfassens. Die einzelnen Elemente der psychischen Struktur lassen sich also nicht übereinander ordnen, sondern sind quasi ineinander verschränkend und sich durchdringend konzipiert, um das Prinzip der Einheit ohne Komplexitätsverlust realisieren zu können.

Das Strukturgesetz bzw. die Topologie durch welche die einzelnen Komponenten des Seelenlebens miteinander verknüpft sind fasst Dilthey mit dem Begriff der „Wechselwirkung".[16] Die Gliederung der inneren Zustände entspricht den Weisen der Wechselwirkung (ebd., 200). Das wechselseitige Interaktionsschema lässt sich etwas wie folgt beschrei-

---

16 Bezüglich des Begriffes der „Wechselwirkung" im Werk Diltheys seien auch die Untersuchungen von Peter Krausser genannt, der auf die historischen Wurzeln moderner kybernetischer Modelle in Theorien des 19. Jahrhunderts verweist und in diesem Zusammenhang auch Diltheys funktionale Psychologie betrachtet (Krausser, 1968).

ben:

- Kognitive Akte beeinflussen Gefühle – Gefühle beeinflussen kognitive Akte
- Kognitive Akte beeinflussen Wille – Wille beeinflusst kognitive Akte
- Gefühle beeinflussen Wille – Wille beeinflusst Gefühle

In den Wechselwirkungen dieser psychischen Grundphänomene untereinander ist auch der eigentliche Ansatzpunkt für psychologische, pädagogische bzw. philosophische Interventionen zu finden – dies gilt auch für den Kontext Philosophischer Beratung.

Eine Wechselwirkung im Sinne eines wechselseitigen Einflusses herrscht zum einen zwischen den einzelnen Komponenten untereinander, zum anderen aber auch zwischen dem psychischen Strukturzusammenhang als Ganzem und seinen einzelnen Komponenten. Der psychische Strukturzusammenhang übt nämlich als Ganzes Einfluss aus auf jedes einzelne seiner Elemente:

„Dieser Zusammenhang des Seelenlebens wirkt nun auf die im Blickpunkte des Bewusstseins befindlichen Vorstellungen oder Zustände. Er wird besessen und wirkt und ist doch nicht bewusst. Seine Bestandteile sind nicht klar vorgestellt, nicht deutlich getrennt; ihre Verbindungen sind nicht unterscheidbar herausgehoben; und doch sind die im Bewusstsein befindlichen Vorstellungen und Zustände an diesem Zusammenhang orientiert, an ihm begrenzt, bestimmt und begründet. Dunkel, wie wir ihn besitzen, reguliert und beherrscht er Affekte und Eindrücke" (ebd., VI, 94f.).

Umgekehrt bewirkt natürlich auch eine Veränderung einer der psychischen Grundelemente eine Veränderung des Gesamtzusammenhanges, so dass der Einfluss auch andersherum – also vom Teil zum Ganzen – wirksam ist.

Die gleiche Form von Wechselwirkung besteht zwischen dem bestehendem Gesamtzusammenhang des Seelenlebens und dem aktuellen Erleben; auch dieses steht nämlich unter dem Einfluss des Gesamtzusammenhangs:

„Der psychische Strukturzusammenhang, auf den Diltheys philosophische Anthropologie gründet, weist zwei Dimensionen auf: als Querschnitt durch das entwickelte Seelenleben bezeichnet er die Verschränkung von Denken, Fühlen und Wollen im individuellen Erleben; als Längsschnitt hingegen die Verknüpfung der gegenwärtigen mit den vergangenen Vorgängen des seelischen Lebens, und zwar in der Weise, dass der ganze ‚geschichtliche' oder – wie Dilthey auch sagt – ‚erworbene Zusammenhang' auf das aktuelle Erleben einwirkt (vgl. ebd., 143)" (Acham, 1985, 17).

Der ganze bestehende Lebenszusammenhang bestimmt die Bedeutung des neu Erlebten bzw. Erfahrenen, – umgekehrt können jedoch auch wiederum aktuelle Erlebnisse bzw. Erfahrungen zur Neuinterpretation des Zusammenhangs beitragen – manchmal in sehr radikaler Weise wie z. B. im Fall religiöser Bekehrungen.

Dieselbe Form von Wechselwirkung finden wir auch bezüglich einer weiteren Ebene: Selbst- und Weltsichten bilden sich aufgrund des Zusammenspiels der einzelnen Komponenten des Seelenlebens – umgekehrt durchdringen allerdings auch die Selbst- und Weltsichten alle Lebensbereiche eines Individuums – sie beeinflussen sein Denken, seine Gefühle, sein Wollen.

1.1.8. Die Bereiche von seelischen Zuständen innerhalb des psychischen Strukturmodells

Auf dem Hintergrund anthropologisch-psychologischer Theorien besonders von Descartes, Hobbes, Spinoza und Leibniz (Dilthey, II, 452ff.) und in Auseinandersetzung mit zeitgenössischen Erkenntnis-, Wissenschafts- und psychologischen Lehren (ebd., V, 74ff., VII, 3ff., XIX, 9ff.) bemerkt Dilthey, dass die einfache Aufteilung des Seelenlebens in die Phänomene Denken, Fühlen und Wollen mannigfaltige Einzelakte und Teilzusammenhänge in sich umfasst. Die Unterscheidung anhand der Begriffe Denken, Fühlen und Wollen bezeichnet daher jeweils Bereiche von seelischen Zuständen, die jeweils wiederum unterschiedlichste Aspekte des Seelenlebens umfassen (Herrmanns, 1971, 138). Dilthey zufolge besteht die psychische Struktur aus drei Bereichen – nämlich aus Vorstellungs-, Gefühls- und Willensbereich – was diese jeweils im einzelnen für seelische Unterfunktionen umfassen sei im Folgenden skizziert:

a) der kognitive Bereich

Der Mensch hat zum einen Vorstellungsfähigkeiten, verschiedene Denkvermögen, die z. B. Wahrnehmen, Erinnern, begrifflich-logisches Denken, Urteilen einschließen. Hier geht es um die kognitive, intellektuelle Seite des menschlichen Selbst- und Welterfassens, die Tätigkeitsformen wie Abstrahieren, Assoziieren, Unterscheiden, Ineinssetzen, Vergleichen, Verallgemeinern, Schlussfolgern, Übertragen, Trennen und Verbinden umfasst (Dilthey, VIII, 142).

b) der emotionale Bereich

Der emotionale Bereich ist nach Dilthey – wie er besonders in der Ethikvorlesung (ebd., X, 50ff.) hervorhebt – ein Ensemble von Trieben, Reizempfindungen, Leidenschaften und Begierden mit internen Differenzen wie beispielsweise Nahrungs-, Geschlechts-, Bewegungs-, Schutz- und Abwehrtrieben, mit Empfindungen wie Schmerz, Ärger, Schrecken, Spannung usw. sowie mit Leidenschaften wie Hass, Liebe, u. a.. Zum emotionalen Bereich des Lebenszusammenhanges gehören Empfindungen der Sinnesorgane wie Geschmacksempfindungen oder Geruchsempfindungen, Lust- und Unlustgefühle, Gefühle von Sympathie oder Antipathie (ebd., V, 220).

c) der voluntative Bereich

Zur psychischen Struktur des Lebenszusammenhanges gehört zuletzt die Willenstätigkeit. Der Mensch ist in der Lage seine Umgebung durch zweckmäßige Willenshandlungen zu verändern. Diese Zweckmäßigkeiten und Zielsetzungen machen die wollende und handelnde Seite des Menschenlebens aus. Der Wille ist nach Dilthey jene nach außen gerichtete Energie, die uns ermöglicht, Entwürfe – die Ziele, Zwecke, Mittel und Werte beinhalten – zu realisieren. Aufgrund der Willensakte kann der Mensch Pläne entwerfen, umsetzen und durch-setzen sowie Mittel für seine Zwecke aufsuchen und Entscheidungen unter den Zielen treffen.

1.1.9. Das psychische Strukturmodell und seine Bedeutung für die Philosophische Beratung

Bereits Ruschmann verwies auf den praktischen Nutzen des diltheyschen Strukturmodells für die Philosophische Praxis. Das Strukturmodell von Dilthey kann nach Ruschmann im Kontext Philosophischer Beratung eine doppelte Funktion erfüllen: Zum einen lässt es sich beziehen auf das Umgehen mit Aussagen anderer Menschen – es stellt den epistemologischen Hintergrund einer Verstehenskonzeption dar.[17] Es ist geeignet als grundlegende Orientierung dialogischen Verstehens zu dienen, da es ergänzt durch den modernen empirischen Forschungsstand die komplexe multi-kausale Interaktion der einzelnen Strukturelemente angemessen repräsentiert:

---

17 Hier eröffnet sich ein enger Bezug zwischen Diltheys anthropologischen und psychologischen Ausführungen und seinem hermeneutischen Bemühen um das Verstehen menschlicher Ausdrucksformen. Seine anthropologischen und psychologischen Grundannahmen bieten dem Verstehen menschlicher Äußerungen nämlich eine strukturelle Grundlage an.

„In einer dem heutigen empirischen Forschungsstand angemessenen Form kann das Wissen um die enge Bezogenheit von Wahrnehmung, Denken und Gefühl (und Wille) eine wichtige Grundlage Philosophischer Beratung sein" [denn] „eine Orientierung an der komplexen Bezogenheit von Wahrnehmung, Denken und Gefühl (und Wille) kann für die Rekonstruktion individueller Lebensphilosophien in der dialogischen Beratungssituation als strukturelle Grundlage dienen" (Ruschmann, 1999, 185f.).

Zum anderen dient das psychische Strukturmodell auch dem selbstreflexiven Umgehen. Indem nämlich ein Mensch – z. B. der Besucher einer Philosophischen Praxis nach Beendigung der Beratung – in Bezug auf einen bestimmten Ausschnitt seiner Selbst- und Weltsicht die einzelnen Elemente seines Selbst- und Welterfassens und deren strukturelles Zusammenwirken analysiert, erreicht er – so die Hoffnung von Ruschmann – größere Klarheit (ebd., 223). Aufgabe des Philosophischen Beraters ist es daher den Besucher bei diesem Reflexionsprozess mit Hilfe des Strukturmodells zu unterstützen, indem er „die vielfältigen interdependenten multi-kausalen Funktionszusammenhänge der einzelnen Komponenten des epistemischen Geschehens" (ebd, 338) bei seinem Gegenüber zu erfassen versucht:

„Eine solche strukturelle Orientierung im Verstehensprozeß der Beratungssituation erfordert hohe Aufmerksamkeit; sie ermöglicht jedoch eine Ausweitung und Vertiefung des Verstehens, auch wenn erfahrungsgemäß in der Phase des Einübens dialogischer Kompetenz eine solche Achtsamkeit zunächst als anstrengend und mühsam empfunden wird und in der Regel nicht über längere Zeit aufrechterhalten werden kann. Je erfahrener ein Berater ist, umso freier wird er allerdings im dialogischen Umgang mit anderen Menschen sein, und der Verstehens- und Beratungsprozeß wird vielleicht diejenige (jedenfalls so erscheinende) Mühelosigkeit und Leichtigkeit annehmen, die sich aufgrund jahrelanger Tätigkeit und des damit verbundenen Erwerbs prozessualen Wissens ergeben kann" (ebd., 343).

Der Philosophische Berater und der Besucher erforschen also gemeinsam mit Hilfe des psychischen Strukturmodells die Verbindungen, die zwischen einzelnen Gedanken, Gefühlen und Willensinhalten des Besuchers vorhanden sind bzw. Zusammenhänge, die zwischen den Selbst- und Weltsichten des Besuchers und den Grundelementen seiner psychischen Struktur bestehen. Die Einsicht in die komplexen strukturellen Zusammenhänge des eigenen Selbst- und Welterfassen soll dem Besucher vermittelt werden, indem diese Abläufe immer wieder an einzelnen konkreten Aspekten seines eigenen Selbst- und Welterfassen gemeinsam rekonstruiert werden. Aus dem „verwickelten Gewebe" (Dilthey, V, 335) des Selbst- und Welterfassens des Besuchers gilt es einzelne Zusammenhänge herauszulösen und zu analysieren.

Innerhalb des psychischen Strukturmodells von Dilthey ist noch ein weiterer Aspekt hinsichtlich dessen Anwendung im Beratungskontext von großer Bedeutung – der Aspekt der Zugänglichkeit. Der Mensch hat zu den Zusammenhängen und Abläufen seinen Selbst- und Welterfassens einen nur eingeschränkten, ausschnitthaften Zugang. Der Mensch verfügt über seine Selbst- und Weltsichten ohne Bewusstsein über das Wirken der psychischen Kräfte und Vorgänge, welche diese hervorgebracht und gebildet haben (ebd., VIII, 39). Aus dem denkend-fühlend-handelnden Lebensprozess der Menschen gehen ihre Selbst- und Weltsichten hervor; sie vergessen allerdings sogleich wieder diesen Ursprung. Den Selbst- und Weltsichten des Menschen mangelt es deshalb nach Dilthey an Bewusstsein hinsichtlich ihres eigenen Ursprungs und ihrer Genese (ebd., 25 u. 40) (siehe II 2.4.2.).

Für Dilthey stellt die Unterscheidung zwischen Bewusstem und Nichtbewusstem kein zusätzliches Strukturelement dar, sondern ist eine über alle Strukturelemente gehende durchgängige Unterscheidungsmöglichkeit und -notwendigkeit. Die Unterscheidung zwischen Bewusst und Nichtbewusst lässt sich somit auf alle Strukturelemente anwenden: Einige Daten unserer Wahrnehmung sind uns bewusst, andere nicht bewusst. Einige Aspekte unseres Gefühlslebens sind uns bewusst, andere nicht bewusst. Einige unserer kognitiven Theorien über uns Selbst und die Welt sind uns bewusst, andere sind uns nicht bewusst. Einige Motive unseres Wollens sind uns bewusst, andere nicht bewusst.[18]

Die Gestaltung der eigenen Persönlichkeit besteht für Dilthey nun vor allem darin, sich alles eigene Denken, Fühlen, Wollen und Tun zum Bewusstsein zu erheben und – so weit wie möglich – nichts im Dunkel bloßen Verhaltens zurück zulassen, das um sich selber nicht weiß (ebd., V, 340). In der Steigerung der Bewusstheit liegt für Dilthey eine wesentliche Bedingung für die feste Gestalt unseres Inneren (ebd., 375) und eine wesentliche Bedingung für die Erlangung von Freiheit:

„Eben die Erhebung unserer Totalität, aus deren Dunkelheit alle großen geistigen Manifestationen hervorgegangen sind, zum Bewusstsein ihrer Einheit und damit des Zusammenhangs aller ihrer Äußerungen ist Philosophie ... in ihr allein kann das menschliche Streben nach Freiheit ... nach Autonomie des Subjekts, Verwirklichung finden (ebd., VIII, 176), handelt es sich doch in der Philosophie um die Erhebung des Geistes zu seiner Autonomie" (ebd., 179).

Auch Dilthey verweist somit eindrücklich darauf, dass Selbsterkenntnis in gewisser Weise die Freiheit und Autonomie des Menschen vergrößert,

---

18 Auch Ruschmann geht von der theoretischen Annahme aus, dass „jegliches menschliches Handeln und Verhalten Ausdruck einer komplexen, individuellen Konfiguration mentaler Strukturen und Prozesse ist, die nur zum Teil explizit zugänglich sind, im Sinne einer Bewusstheit der epistemischen Prozesse des Selbst- und Welterfassens" (Ruschmann, 1999, 89).

was ja auch nach dem hier vorliegenden theoretischen Entwurf eine zentrale Zielvorstellung Philosophischer Beratung ist (siehe II 2.4.4.).

Genauso wie Dilthey in seiner Weltanschauungslehre geht es also auch innerhalb der Philosophischen Beratung um die Rekonstruktion und die Bewusstmachung der komplexen Struktur und Interaktion der verschiedenen Erfassungsmodi des menschlichen Selbst- und Weltbezuges. Im Folgenden wird es nun darum gehen das generelle Zusammenspiel der Grundelemente der psychischen Struktur hinsichtlich menschlicher Selbst- und Weltsichten zu skizzieren. Die von Dilthey entwickelte Basis soll hierbei immer wieder ergänzt und vertieft werden mit Hilfe theoretischer Annahmen weiterer Denker und empirischer Ergebnisse zeitgenössischer Forschung.

1.2. Das Verhältnis von Selbst- und Weltsichten und Wahrnehmung/ Erfahrungsbildung

1.2.1. Die Entfaltung der komplexen Wechselwirkung von Wahrnehmung/Erfahrungsbildung und Denken (Selbst- und Weltsichten)/Gefühlen

Von den ablaufenden mentalen Prozesses her sind Wahrnehmung, Erfahrungsbildung und Denken für Dilthey so eng aufeinander bezogen, dass sie für ihn eine funktionelle Einheit bilden.[19] Die enge Verwobenheit von Wahrnehmung, Erfahrungsbildung und Denken führt nach Dilthey dazu, dass der Mensch keine reinen neuen Wahrnehmungen und Erfahrungen machen kann, weil jede neue Wahrnehmung und Erfahrung sofort prinzipiell in das Netz, der bestehenden Selbst- und Weltsichten einbezogen wird, durch das sie interpretiert wird:

„So mag ich mich abmühen wie ich will um die reine Erfahrung eines Gegebenen: es gibt das nicht; das Gegebene liegt außerhalb meiner direkten Erfahrung ... Alles, schlechterdings alles, was in mein Bewusstsein fällt, enthält Gegebenes geordnet oder unterschieden oder verbunden oder bezogen" (Dilthey, XIX, 335).

Nach Dilthey mündet dies in der Einsicht, dass „man es überall mit

---

19 Aufgrund dieser engen Verwobenheit ist auch die Abgrenzung der Begriffe „Wahrnehmung" und „Erfahrung" in Diltheys Werk nicht eindeutig, häufig verwendet Dilthey beide Begriffe nahezu synonym. In Diltheys Terminologie, die erst im Verlauf seines Werkes eine gewisse Präzisierung erfährt, wird erst im Spätwerk entsprechend der Differenzierung Brentanos (Brentano, 1874) „Wahrnehmung" von „Erfahrung" unterschieden: „Erfahrung ... ist Erkenntnis aus Wahrnehmung. Wahrnehmung als solche ist noch nicht Erfahrung; sondern diese besteht in Urteilen" (Dilthey, XIX, 81).

Gegebenheiten, welche durch intellektuelle Prozesse angeordnet und interpretiert sind, zu tun hat" (ebd., 336).

Bei der genaueren Analyse dieser engen Verwobenheit von Wahrnehmung, Erfahrungsbildung und Denken stößt man nach Dilthey wiederum auf das Strukturgesetz der Wechselwirkung (siehe V 1.1.7.). Die neu hinzutretenden Wahrnehmungen und Erfahrungen werden vom vorhandenen Zusammenhang der kognitiven Selbst- und Weltsichten ebenso bestimmt, wie sie umgekehrt diesen auch andauernd erweitern und verändern:

„Die kognitiven Elemente (Begriffe, Konzepte, Modelle, Theorien) wirken wahrnehmungsstrukturierend und handlungsleitend, und umgekehrt werden diese Strukturen wiederum durch Erfahrungen kontinuierlich modifiziert, erweitert oder umstrukturiert" (Ruschmann, 1999, 336).

Das Verhältnis von unseren Selbst- und Weltsichten und unserer Wahrnehmung und Erfahrung ist also wechselseitig. Zum einen bauen sich unsere Selbst- und Weltsichten aufgrund unserer vergangenen Wahrnehmungen und Erfahrungen auf; der Mensch bildet aufgrund seiner Erfahrungen zahlreiche theoretische Annahmen über die Welt und über sich selbst. Zum anderen wirken sich jedoch auch unsere bestehenden Selbst- und Weltsichten auf die Wahrnehmungen und Erfahrungen unserer Gegenwart aus. Wir bilden also Sichtweisen, die zu unseren Wahrnehmungen und Erfahrungen passen – andere Sichtweisen lehnen wir eher ab, gleichzeitig machen wir Wahrnehmungen und Erfahrungen, die zu unseren Sichtweisen passen – andere Erfahrungen nehmen wir eher nicht wahr.[20] Letzteres ist vor allem dadurch bedingt, dass unsere bestehenden Selbst- und Weltsichten unsere Aufmerksamkeitsfoki und -spannweiten bestimmen. Neue Gegenstände der Erfahrung werden nicht einfach passiv wahrgenommen, sondern vor dem Hintergrund der bestehenden Selbst- und Weltsichten mit Aufmerksamkeitswerten versehen. Die vorhandenen Selbst- und Weltsichten wirken sich aktiv selektierend auf die Wahrnehmungsvorgänge aus und geben einen Kontext vor, der den Fokus des Bewusstseins auf bestimmte Wahrnehmungsgehalte hin- und von anderen weglenkt. Ob neue Gegenstände der Wahrnehmung beachtet werden, wie sie bewertet und eingeordnet werden, ist also neben der affektiven Einschätzung maßgeblich von den bestehenden Selbst- und Weltsichten eines Subjekts abhängig. Unsere bestehenden

---

20 Diese Einsicht lässt sich auch auf das Verhältnis zwischen Wahrnehmung und Erfahrung übertragen; auch das Verhältnis zwischen Wahrnehmung und Erfahrung ist ein wechselseitiges. Erfahrungen sind nämlich immer schon Ergebnisse einer subjektiven, selektiven Wahrnehmung der Wirklichkeit und die Selektionsmechanismen der Wahrnehmung wiederum werden durch Erfahrungen geprägt.

Selbst- und Weltsichten prägen dadurch maßgeblich unsere gegenwärtige und zukünftige Erfahrungsbildung (Dilthey, VI, 144f.).

Dilthey weist also daraufhin, dass zwischen unseren Selbst- und Weltsichten und den Ereignissen, die uns widerfahren, eine dialektische Beziehung besteht. Bereits für die Herausbildung von Erfahrung können theoretische Strukturen als grundlegende Organisationsform genutzt werden. Welche Elemente des Ereignisstroms für uns welche Bedeutung bekommen, hängt auch mit unserem theoretischen Repertoire zusammen, also mit der Frage, ob wir diese Erlebnisse in eine bestimmte, uns zur Verfügung stehende Selbst- oder Weltsicht einbinden können.

Halten wir also fest: Theoretische Grundannahmen wie Selbst- und Weltsichten wirken wahrnehmungsleitend. Mit unseren Selbst- und Weltsichten strukturieren wir die Wahrnehmung der Realität. Unser Denken hat direkten Einfluss auf unsere Wahrnehmung; ist jedoch selbst wiederum von unseren bisherigen Erfahrungen geprägt. Somit lässt sich sagen: Theorien sind in der Regel immer erfahrungsgelenkt und „Erfahrung ist immer theoriegelenkt" (Bennent-Vahle/Freimann, 2006, 104); Theorien leiten unseren Blick (siehe I 2. u. 3.).

Die Wahrnehmung und Erfahrungsbildung wird allerdings nicht nur von den kognitiven Strukturen maßgeblich mitgeprägt, sondern – im Sinne des diltheyschen komplexen psychischen Strukturmodells – natürlich auch von den Gefühlen; auch zwischen Wahrnehmung und Erfahrungsbildung auf der einen Seite und den Gefühlen auf der anderen Seite bestehen Wechselwirkungen.[21] Auch die Gefühle begleiten das Wahrnehmen auf eine so enge Art und Weise, dass bereits die ersten zumeist noch vagen und ungenauen Wahrnehmungen einer Situation bereits erste emotionale Reaktionen auslösen, die dann wiederum den weiteren Wahrnehmungsprozess mit gestalten. So entstehen im ungünstigsten Fall aufgrund der emotionalen Begleitung der Wahrnehmung Verzerrungen im Wahrnehmen einer Situation, eines Gegenstandes oder einer anderen Person.

Die Einwirkung der Selbst-/Weltsichten und Gefühle auf die Wahrnehmung und Erfahrungsbildung läuft in der Regel unterhalb der Bewusstseinsschwelle ab. Der Einfluss der Selbst-/Weltsichten und Gefühle auf die Wahrnehmung und Erfahrungsbildung ist somit für das Individuum im Alltag kaum zu kontrollieren. Die Erkenntnisprozesse verlau-

---

21 Natürlich ist (wie für Wahrnehmung insgesamt) auch ein wechselseitiger Bezug der Körperwahrnehmung zu den Gefühlen gegeben, und zwar einmal so, dass die Wahrnehmung des eigenen Körpers (so wie jede Wahrnehmung) stets mit entsprechenden Gefühlen (reaktiv in Bezug auf das Wahrgenommene) verbunden ist; zum anderen beeinflussen Gefühlszustände die eigene Körperwahrnehmung.

fen weitgehend automatisiert. Dass das Individuum die Tätigkeit des eigenen Verstandes – im Sinne des Wirkens der eigenen Selbst- und Weltsichten – und der eigenen Gefühle bei der Wahrnehmung nicht bemerkt, bedeutet jedoch natürlich nicht, dass der Verstand und die Gefühle bei der Wahrnehmung untätig sind (Eco, 2000, 93).

Aufgrund des überwiegend unbewussten Charakters der Verwobenheit von Selbst-/Weltsichten, Gefühlen und der Wahrnehmung der Welt werden auch konkrete Wahrnehmungen und Erfahrungen der Vergangenheit in Erzählungen von Individuen – z. B. in Erzählungen von Besuchern im Kontext Philosophischer Beratung – mit kognitiven und emotionalen Verarbeitungsprozesses vermischt präsentiert oder treten sogar hinter verallgemeinernden, resümierenden Aussagen usw. so zurück, dass die tatsächliche, lebendige Wahrnehmung bzw. konkrete Erfahrung kaum noch erkennbar ist. Auch diese Einsicht findet sich bereits bei Dilthey. Nach Dilthey ist ein Erlebnis (eine persönliche Erfahrung) stets auf den psychischen formalen Strukturzusammenhang, auf die ganze Person mit ihren inhaltlich bestehenden Selbst- und Weltsichten bezogen. Somit ist jede Mitteilung eines Erlebnisses bereits die Mitteilung über die dialektische Verbindung des Erlebnisses mit dem psychischen formalen Strukurzusammenhang und mit den inhaltlich bestehenden Selbst- und Weltsichten. Ein mitgeteiltes Erlebnis ist also ein mitgeteiltes verarbeitetes Erlebnis (Dilthey, V, 218).[22]

Fassen wir die letzten Gedankengänge bündig zusammen, so lässt sich sagen:

- Wahrnehmung/Erfahrungsbildung führt zu Gedanken (Selbst- und Weltsichten) – Gedanken (Selbst- und Weltsichten) beeinflussen die Wahrnehmung/Erfahrungsbildung
- Wahrnehmung/Erfahrungsbildung führt zu Gefühlen – Gefühle beeinflussen die Wahrnehmung/Erfahrungsbildung

---

22 Auf diese Einsicht verweisen auch die Vertreter der Biografieforschung: „Bei der Wiedergabe aus der aktuellen Sprechsituation heraus wird nicht die damalige Situation in ihrem unmittelbaren Erleben reproduziert, sondern das Wissen um die damalige Situation mit seiner Kategorisierung und Überformung aus dem heutigen Stand wiederbelebt und in den relevanten Teilen abgerufen ... Wiedergegeben wird also die Verarbeitung der Erfahrung und ihre Einbettung in Wissen, Interpretationsschemata, Argumentationszusammenhänge, etc. ... Durch die interpretierende, kategorisierende und evaluierende Überformung der Ereignis- und Handlungsdarstellungen liefern diese Hinweise auf Wissensstrukturen, interpretative Schemata und relevante Beschreibungskategorien der Erzähler in der Jetzt-Situation des Erzählens" (Lucius-Hoene/Deppermann, 2002, 116f.).

Diese Wechselwirkungen sind dem Subjekt in der Regel kaum bewusst.[23] Aufgrund dieser engen Wechselwirkungen und Verwobenheiten ist
die Unterscheidung von Wahrnehmungswelt und Gedankenwelt (bzw.
Gefühlswelt) keinesfalls unproblematisch. Auch diese Unterteilung
entspricht einer konstruierten Abstraktion aus dem ursprünglich einheitlichen Erleben des Subjekts, in welchem Wahrnehmung, Denken (und
Gefühle) nicht separat voneinander getrennt vorliegen (siehe V 1.1.3.).
Dennoch hält Ruschmann an der Sinnhaftigkeit dieser Differenzierung –
gerade auch für den Kontext Philosophischer Beratung – fest:

„Wahrnehmung lässt sich pragmatisch (und ebenso physiologisch) durchaus präzise
vom Denken unterscheiden, auch wenn der Bezug von Sinnlichkeit und Verstand,
perzeptiven und kognitiven Prozessen wie erwähnt sehr eng ist" (Ruschmann, 1999,
220).

Die Unterscheidung zwischen Wahrnehmung und theoretischen Vorstellungen ist vor allem deshalb sehr wichtig, weil nur Wahrnehmungen uns
unmittelbar über konkrete sinnlich erfahrbare Gegenstände Information
vermitteln. Wenn wir die Angemessenheit unserer Selbst- und Weltsichten anhand unsere bisherigen Wahrnehmungen bzw. Erfahrungen prüfen
wollen, ist es von großer Bedeutung, soweit wie möglich Zugang zu den
eigenen konkreten Erfahrungen zu bekommen und Aspekte reflexiv zu
erfassen, an denen unsere eigenen Selbst- und Weltsichten unsere Erfahrungen verdeckt oder sogar verzerrt haben. In Selbstmitteilungen treten
die konkreten Erfahrungen nämlich oft hinter den (kognitiven) Verarbei-
tungsprozessen zurück und sind manchmal kaum noch unmittelbar zu
rekonstruieren:

„Konzepte, abstrakte Erwägungen und Überlegungen können die Erfahrung überde-
cken und den Zugang zur wirklichen, wahrnehmbaren Welt und den Gefühlen, die zu
den konkreten Erfahrungen gehören, verstellen – man kann sich buchstäblich in
Gedanken (Kognitionen) verlieren" (ebd., 235).

Darum ist nach Ruschmann ein mögliches Ziel Philosophischer Beratung den komplexen Zusammenhang zwischen Denken, Fühlen und
Wahrnehmung/Erfahrung auf Seiten des Besuchers ansatzweise zu entfalten: Da die Wahrnehmung und Erfahrungsbildung sowohl von Gefüh-

---

23 Auch Schmid betont den Einfluss von Denken und Fühlen auf die Erfahrungsbildung:
„Erfahrungen sind in hohem Maße strukturell bedingt, und sie sind mithilfe von Vor-
strukturierungen manipulierbar, sodass sie in dieser oder jener Form möglich oder
unmöglich, wahrscheinlich oder unwahrscheinlich gemacht werden können. Die Art
und Weise der Erfahrung und selbst ihrer Reflexion kann von Strukturen einer Kultur
und von Gewohnheiten des Fühlens und Denkens vorgeprägt sein" (Schmid, 1998,
301).

len als auch von kognitiven Strukturen im Sinne von eigenen Selbst- und Weltsichten beeinflusst wird,

„bedarf diese komplexe Bezogenheit in der Beratung eines Entfaltungsprozesses, der einen ständigen Wechselbezug zwischen Wahrnehmung und emotionaler Reaktion herstellt, unter explizitem Einbezug von Kognitionen (Konzepten etc.), wenn diese in die konkrete Wahrnehmung einwirken" (ebd., 335).

Nach Ruschmann lassen sich dabei drei Zeitpunkte unterscheiden, zu denen kognitive und emotionale Prozesse – in Bezug auf eine spezifische konkrete Wahrnehmung – ablaufen (und wiederum kognitive und emotionale Prozesse mit sich bringen): vor der konkreten Wahrnehmung, während der konkreten Wahrnehmung selbst und nach der konkreten Wahrnehmung (ebd., 236).

Meichenbaum verweist zudem darauf, dass die konkrete, unmittelbare Wahrnehmung meist von einem kontinuierlichen inneren Kommentieren begleitet ist und bezeichnet dieses Phänomen als „innerer Dialog"; diesen sieht er als Ausdruck der jeweiligen „kognitiven Struktur" (Meichenbaum, 1979, 211). Im Kontext Philosophischer Praxis kann es nun gegebenenfalls Aufgabe sein diesen inneren Dialog bezüglich bestimmter Wahrnehmungen des Besuchers zu rekonstruieren. Die Rekonstruktion dieses inneren Dialogs, der Wahrnehmungsprozesse begleitet, bzw. der anzustrebende Entfaltungsprozess des Wechselbezugs zwischen Wahrnehmung und Erfahrungsbildung auf der einen Seite und kognitiven Strukturen im Sinne von Selbst- und Weltsichten und Gefühlen auf der anderen Seite könnte dabei von folgenden Fragestellungen angeleitet werden:

- Wie war mein gedanklicher Zustand vor der Wahrnehmung von xy?
- Wie war mein gedanklicher Zustand bei der Wahrnehmung von xy?
- Welche Gedanken hat die Wahrnehmung von xy direkt bei mir ausgelöst?
- Welche Gedanken verbinde ich heute mit der Wahrnehmung von xy?
- Inwieweit hat meine gedankliche Reaktion auf xy eventuell meine Wahrnehmung von xy beeinflusst?
- Haben meine eigenen Sichtweisen meine Wahrnehmung der Sichtweisen anderer Personen in der Situation xy beeinflusst?
- Wie war mein emotionaler Zustand vor der Wahrnehmung von xy?
- Wie war mein emotionaler Zustand bei der Wahrnehmung von xy?
- Welche Gefühle hat die Wahrnehmung von xy direkt bei mir ausgelöst?
- Welche Gefühle verbinde ich heute mit der Wahrnehmung von xy?

- Inwieweit hat meine emotionale Reaktion auf xy eventuell meine Wahrnehmung von xy beeinflusst?
- Haben meine eigenen Gefühle meine Wahrnehmung der Gefühle anderer Personen in der Situation xy beeinflusst?
- Inwiefern beeinflussen meine Gefühle in der Gegenwart meine Deutung von Erfahrungen aus der Vergangenheit?
- Inwiefern beeinflussen meine Deutungen von Erfahrungen aus der Vergangenheit meine Gefühle in der Gegenwart?
- Inwiefern beeinflusst meine Wahrnehmung der Gegenwart meine Gefühle?
- Inwiefern beeinflussen meine Gefühle meine Wahrnehmung der Gegenwart?

1.2.2. Der Einfluss von Selbst- und Weltsichten auf die Wahrnehmung der gegenwärtigen Lebenssituation

Die Erkenntnis, dass unsere Selbst- und Weltsichten Einfluss auf die Wahrnehmung der Welt ausüben, lässt sich auch auf die Wahrnehmung der gegenwärtigen Lebenssituation durch ein Subjekt beziehen. Alfred Schütz leistet diesen Transfer, wenn er davon spricht, dass es von den bisherigen biografischen Erfahrungen eines Individuums und deren theoretischer Verarbeitung abhängig ist, wie das Individuum Lebenssituationen, in die es gerät, wahrnimmt und definiert. Die vorhandenen Theoriebestände eines Individuums eröffnen diesem mögliche Spielräume zur Definition vorfindlicher Lebenssituationen; die jeweils verfügbaren Theoriebestände schließen jedoch auch bestimmte andere Definitionsmöglichkeiten der Situationen für das Individuum aus – die Theoriebestände des Individuums lassen es nicht zu, diese anderen Definitionsmöglichkeiten wahrzunehmen (Schütz, 1971a, 10f.).

In Anlehnung an Peter Alheit lässt sich also aufgrund der Überlegungen von Schütz sagen: Nicht das Lebens-Ereignis selbst ist das Entscheidende, sondern die Selbst- und Weltsicht, auf die es trifft.[24]

Vier Autoren seien genannt, die diese These exemplarisch bezüglich des Eintretens einer bestimmten Lebenssituation eindrücklich bestätigen:

Heidemarie Bennent-Vahle zeigt am Beispiel der Frage nach der Einschätzung des „Alters" auf, wie unterschiedliche Weltanschauungen die Sichtweise auf ein bestimmtes Phänomen in der Welt prägen und die Wahrnehmung von Möglichkeiten der Gestaltung einer neuen Lebenssi-

---

24 Bei Alheit heißt es im Original: „Nicht das Ereignis selbst ist das Entscheidende, sondern die Biographie auf die es trifft" (Alheit, 1995, 281).

tuation eröffnen bzw. verschließen (Bennent-Vahler, 2006a). Aufgrund seiner empirischen Untersuchungen wurde für Andreas Hanses

„im Kontext der beruflichen Rehabilitation nach und nach deutlich, dass die Selbstbilder und Krankheitskonzepte der RehabilitandInnen im Wesentlichen über die Möglichkeit einer Rückkehr in das Erwerbsleben entscheiden und nicht, wie üblicherweise vermutet, die Art und Schwere der Erkrankungen" (Hanses, 2000, 366).

Micha Brumlik hält bezüglich traumatischer Erfahrungen fest:

„Es sind nicht massive schmerzlich-physische oder psychische Beeinträchtigungen des menschlichen Organismus, sondern das Produkt aus der ‚Größe', der ‚Intensität' der von außen zugefügten Verletzung und der Art und Weise, wie sich eine Person zu dieser Beeinträchtigung verhält, die Grad und Intensität des erlittenen Traumas bestimmen" (Brumlik, 2006, 150).[25]

Ein Teilaspekt der Resilienz bzw. Vulnerabilität, der Widerstandsfähigkeit eines Individuums bezüglich eintretender einschneidender Lebensereignisse sind dessen Selbst- und Weltannahmen. Sie entscheiden wesentlich mit darüber, inwieweit das Individuum neue Erfahrungen angemessen verarbeiten kann:

„Vor allem aber ist die Widerstandsfähigkeit eines psychischen Organismus sehr wesentlich durch seine Verarbeitungs- und Deutungskapazität gekennzeichnet – Fähigkeiten, die ihrerseits auf eine mehr oder minder entwickelte affektive Stabilität sowie auf vergleichsweise deutlich ausgeprägte kognitive Kompetenzen verweisen" (ebd.).

Aaron Beck notiert bezüglich Menschen, die sich in einer Lebenssituation befinden, die sich durch eine starke depressive Verstimmung auszeichnet:

„Das persönliche Paradigma des Patienten im depressiven Zustand bewirkt eine gestörte Selbst- und Weltsicht. Seine negativen Vorstellungen und Überzeugungen scheinen für ihn eine echte Repräsentation der Realität zu sein, obwohl sie anderen Menschen und ihm selbst, wenn er nicht depressiv ist, weit hergeholt erscheinen. Seine Beobachtungen und Interpretationen der Ereignisse werden von seinem konzeptionellen Bezugsrahmen beeinflusst – entsprechend der Kuhnschen Beschreibung eines wissenschaftlichen Paradigmas. Die groben Veränderungen in seiner kognitiven Organisation führen zu falscher Informationsverarbeitung und infolgedessen leidet er an einer Vielfalt schmerzhafter Symptome" (Beck, 1979, 52).

Für den Kontext Philosophischer Beratung ergibt sich aufgrund dieser Einsichten in die Bedeutung von Selbst- und Weltsichten für die Wahrnehmung aktueller Lebenssituationen die Frage, inwieweit es möglich

---

25 Es sei angemerkt, dass natürlich „im Fall bestimmter, extremer körperlicher (oder seelischer) Verletzungen (z. B. Folter) die Frage der subjektiven Verarbeitungskapazität weitgehend außer acht gelassen werden kann" (Brumlik, 2006, 151).

erscheint gegebenenfalls durch eine ausschnittsweise Veränderung bzw. Erweiterung der Selbst- und Weltsichten des Besuchers dessen Wahrnehmung seiner aktuellen Lebenssituation positiv zu beeinflussen. In ihrem Dialog sollten Berater und Besucher deshalb gegebenenfalls gemeinsam alternative Konzeptionen und Ansichten erarbeiten und erproben. Die Theoriebestände eines Individuums bestimmen nämlich nach Schütz welche Elemente aus der Mannigfaltigkeit einer Situation für das Individuum relevant erscheinen und welche nicht. Das theoretische Relevanzsystem einer Person bestimmt welche Aspekte sie an einem Phänomen in der Welt wahrnimmt und welche Aspekte des gleichen Phänomens ihr verschlossen bleiben. Eine Veränderung bzw. Erweiterung des theoretischen Relevanzsystems führt somit in der Regel auch zu einer Veränderung bzw. Erweiterung der Wahrnehmung eines Phänomens in der Welt:

„Ein Wechsel meines verfügbaren Relevanzsystems, also ein Wechsel des Zusammenhanges, in dem S mir interessant erscheint, kann mich dazu führen, dass ich mich nunmehr mit dem q-Sein von S befasse, während es irrelevant geworden ist, dass S zudem noch p ist" (Schütz, 1971a, 11).

Im Zentrum Philosophischer Beratung könnten daher bezüglich der Wahrnehmung der gegenwärtigen Lebenssituation des Besuchers gegebenenfalls folgende Fragestellungen stehen:

- Wie wirkt sich meine Selbst- oder Weltsicht xy auf meine gegenwärtige Wahrnehmung meiner selbst und der Welt aus?
- Auf welche Selbst- und Weltsichten habe ich bei der kognitiven Verarbeitung der Wahrnehmung von xy zurückgegriffen? Wären auch andere Sichtweisen denkbar um meine Wahrnehmung von xy für mich plausibel zu erklären?
- Welche weiteren Möglichkeiten gibt es meine momentane Lebenssituation bzw. das konkrete Phänomen xy zu interpretieren? Wie wirken sich diese alternativen Möglichkeiten auf meine Wahrnehmung meiner momentanen Lebenssituation bzw. des konkreten Phänomens xy aus?

1.2.3. Die Vermeidung von Ausblendungen, Lücken und Verzerrungen bei der Wahrnehmung und Erfahrungsbildung aufgrund des Einflusses der Selbst- und Weltsichten

Wahrnehmungen und Erfahrungen, die den eigenen Selbst- und Weltsichten entsprechen, bestätigen für das Individuum deren Wahrheit, diese Wahrnehmungen und Erfahrungen verifizieren quasi die Sichtweisen. Wahrnehmungen und Erfahrungen, die den eigenen Selbst- und

Weltsichten nicht entsprechen, führen in der Regel jedoch nicht sofort zu einer Falsifikation und Revision der bestehenden theoretischen Annahmen:

„Untersuchungen und Beobachtungen weisen nämlich daraufhin, dass es in der Tat ein schwieriges Unternehmen ist, Personen von lieb gewordenen Alltagstheorien abzubringen, wenn diese bei allem, was die Personen wissen, erlauben, eine Erscheinung der Welt plausibel zu machen" (Seel, 1991, 210f.).

Alltagsmenschen (aber auch Wissenschaftler) neigen also dazu an ihren bestehenden Sichtweisen und Theorien möglichst lange festzuhalten, da diese ihnen Sicherheit und Vertrautheit mit der Welt verleihen. Dieses Festhalten an bestehenden Sichtweisen führt dazu, dass abweichende Wahrnehmungen und Erfahrungen den bestehenden Sichtweisen angepasst werden; manche Wahrnehmungen und Erfahrungen müssen zudem ausgeblendet werden, um die Kohärenz unserer Sichtweisen über uns selbst und die Welt aufrecht zu erhalten. Das Festhalten an bestehenden Selbst- und Weltsichten kann sich also (genauso wie der Einfluss von Gefühlen) auf die Wahrnehmung und Erfahrungsbildung modifizierend auswirken. Es kommt zu Selektionen, Uminterpretationen, Verzerrungen, Ausblendungen etc.. Solche Deformationen führen dann zum Teil zu regelrechten Wahrnehmungsstörungen, im Sinne eines unzulänglichen Realitätserfassens.[26] Vorstellungen, die von den Selbst- und Weltsichten erzeugt werden, können eine solche Intensität einnehmen, dass sie die von konkreter Wahrnehmung hervorgerufenen noch übertreffen; deshalb werden dann auch (zumindest vom Individuum selbst) diese gedanklich erzeugten Vorstellungen und Konzepte für Realität gehalten.

Der Alltagsmensch neigt dazu – genauso wie nach Thomas S. Kuhn auch der Großteil der Wissenschaftler – solange an seinen bestehenden Konzepten und Vorstellungen festzuhalten, bis das Ausblenden bzw. Verzerren bestimmter Erfahrungen nicht mehr aufrecht zu erhalten ist, da es zu viel Kraft in Anspruch nimmt oder aber auch die abweichenden Erfahrungen so erheblich auftreten, dass eine Verdrängung nicht mehr möglich erscheint (bezüglich der Wissenschaft spricht Kuhn vom Auftreten von Anomien, die nicht mehr geleugnet werden können) (Kuhn, 1976, 75f. u. 124f.). Sowohl die Alltagsmenschen als auch die Wissenschaftler geraten an diesem Punkt nicht selten in eine Krise, die beim Alltagsmenschen häufig zum Aufsuchen einer Beratungs- oder Therapiestelle führt, beim Wissenschaftler zu einer Infragestellung seines bisherigen Paradigmas.

---

26 Glinka weist jedoch auch daraufhin, dass Selbsttäuschungen als theoretische Aktivitäten zu verstehen sind, die zumindest bislang für das Subjekt wichtig waren, um sein Erleben analytisch zu verarbeiten (Glinka, 2003, 177).

Ruschmann verweist in diesem Kontext zudem auf den Zusammenhang zwischen rigiden, starren kognitiven Strukturen, der damit eng
verbundenen Gefahr der Wahrnehmungsverzerrung und der nicht vorhandenen Offenheit für wirklich neue Erfahrungen:

„Je rigider die Strukturen, Modelle und Theorien eines Menschen sind, umso schwieriger wird es für sie/ihn, die eigenen Konzepte als solche zu erkennen, und es wird
eher die Erfahrung den Konzepten angepasst (bis hin zu Wahrnehmungsverzerrungen), als dass die Konzepte verändert würden, wenn sie nicht mehr erfahrungsadä-
quat sind" (Ruschmann, 1999, 338).

„Je rigider und starrer nun die Konzepte, Modelle und Theorien eines Menschen sind,
umso weniger wird er/sie sich in der Welt- und Selbsterfassung von den jeweils neu
gemachten Erfahrungen leiten lassen, sondern diese werden vielmehr in der jeweils
erforderlichen Weise in die Konzepte und Modelle so eingepasst, dass die Stimmigkeit erhalten bleibt" (ebd., 169).

Der übliche, wenig bewusste Prozess, der darin besteht die Gültigkeit
der eigenen Weltanschauung zu bekräftigen, indem nur Erfahrungsdaten
akzeptiert werden, die mit unseren vorgefassten Selbst- und Weltsichten
übereinstimmen, kann also – insbesondere beim Vorhandensein rigider,
starrer kognitiver Strukturen – den Entwicklungsprozess der Ausbildung
einer umfassenden Selbst- und Weltsicht, die offen ist für neue Erfahrungen, erheblich behindern, darauf verweist auch Hersh:

„Die Zeit alleine verleiht den Menschen keine Weisheit. Die Zeit enthält diese Mög-
lichkeit, aber es gibt keine Garantie. Einige Menschen leben unbeabsichtigt mit einer
Philosophie, die eine Zunahme ihrer Weisheit behindert, und zudem jede Art von
Wachstum. Es ist nicht unüblich, dass mit den Jahren das Abwerten, Rationalisieren
und Rechtfertigen eines Menschen sich verfeinert, während die zugrundeliegende
Lebensphilosophie unverändert bleibt" (Hersh, 1980, 33).

Hersh zieht aus diesen Einsichten konkrete Schlussfolgerungen für die
Philosophische Praxis: Der Besucher sollte lernen, wie er seine grundlegenden Sichtweisen (viewpoints) kennen, prüfen und verändern kann.
Der Philosophische Berater muss diesen Lernprozess maßgeblich unterstützen. Dadurch soll der Besucher die Fähigkeit erlangen seine eigenen
Selbst- und Weltsichten verändern zu können und damit in einen lebenslangen Prozess einzutreten, indem es immer wieder aufs Neue darum
geht bestehende eigene Sichtweisen den Erfahrungen gemäß anzupassen
(ebd.).
    Ein wichtiges Element dieser Zielsetzung ist es den Einfluss beste-
hender Selbst- und Weltsichten auf die eigene Erfahrungsbildung reflexiv zu erfassen[27], um Wahrnehmungsverzerrungen so weit wie möglich

---

27   „Wer nicht reflektiert, was er erfährt, bleibt bei aller Erfahrung unerfahren" (Gut-

zu vermeiden und dadurch eine Offenheit für neue Erfahrungen zu erlangen, die zu einer stetigen Weiterentwicklung der eigenen Selbst- und Weltsichten führt. Es geht also darum, Veränderungen in der Beziehung des Besuchers zu sich selbst und der Welt hervorzurufen, indem die Funktion bestimmter Hintergrund-Überzeugungen in Bezug auf die Wahrnehmung und Erfahrungsbildung aufgedeckt wird.[28] Carl Rogers formuliert für seinen Ansatz der klientenzentrierten Gesprächstherapie das hier anzustrebende Ziel:

„Das Erfahren hat seine strukturgebundenen Aspekte fast gänzlich verloren und wird Prozeßerfahren; das heißt, die Situation wird in ihrer Neuheit und nicht aus der Vergangenheit heraus erfahren und gedeutet" (Rogers, 1961, 156).

Zudem könnte eine Interventionsform innerhalb der Philosophischen Beratung, die die Besucher zur Übernahme einer zutreffenderen Selbst- und Weltauffassung veranlassen soll, darin bestehen,

„Anomalien zwischen einer falschen Alltagstheorie und unmittelbaren Erfahrungen aufzuzeigen, um einen konzeptuellen Konflikt auszulösen, der je nachdem, wie gravierend die Anomalien empfunden werden, eine starke oder schwache Restrukturierung der Wissensbasen erzwingt" (Seel, 1991, 211).

Der Philosophische Berater sollte also gegebenenfalls auf Diskrepanzen und Widersprüche zwischen bestimmten Konzepten, Vorstellungen oder Überzeugungen und den konkreten Erfahrungen auf Seiten des Besuchers hinweisen, bzw. diesen mit seiner eigenen Sichtweise konfrontieren und auf Ausblendungen, Lücken, Verzerrungen, Verschleierungen, Unstimmigkeiten, Ungereimtheiten und Selbsttäuschungstendenzen bei dessen Wahrnehmung und Erfahrungsbildung aufmerksam machen. Außerdem wäre bei dieser Aufklärungsarbeit auch an das Aufdecken und Verständlich machen von intentionalen Motivationszusammenhängen, stillschweigenden Ordnungsvorstellungen, Identitätsmuster und tiefliegenden Widersprüche zu denken, die sich beeinträchtigend auf die Wahrnehmung in der Gegenwart und Zukunft und auf die theoretische Verarbeitung der Erfahrungen der eigenen Vergangenheit auswirken können.

---

knecht, 2006a, 26).

28 Dadurch knüpft die Philosophische Beratung auch an den klassischen Bildungsbegriff von Humboldt an: „Bildung ist für ihn (=Humboldt) das Erwerben der Fähigkeit, über gewöhnliche eigene Vorstellungen und Denkmöglichkeiten hinaus zu gelangen zu einer Wirklichkeit, die nicht vom Raster des von der eigenen Denkform her für möglich Gehaltenen vorbestimmt ist, sondern erst in der Auflösung dieser Form sichtbar wird" (Simon, 1986, 143).

Folgende Fragestellungen können den Praktiker bei der Unterstützung des Besuchers bezüglich der eben erwähnten Zielsetzungen anleiten:

- Was genau habe ich in der Situation xy wahrgenommen? Welche Reize habe ich empfangen?
- Stimmt meine Einschätzung der Situation xy mit meiner Wahrnehmung derselbigen überein?
- In welchem räumlichen und zeitlichen Bezugsrahmen und in welchem situativen Setting habe ich xy wahrgenommen? Welche Auswirkungen hatte dieser räumliche und zeitliche Bezugsrahmen bzw. das situative Setting auf meine Wahrnehmung von xy?
- Gibt es Aspekte, die ich in der Situation noch wahrgenommen habe, den ich bislang allerdings keinerlei Bedeutung zugemessen habe? Warum hielt ich diese Aspekte für unbedeutend? Würde die Berücksichtigung dieser Aspekte meine Selbst- und Weltsicht verändern?

1.2.4. Die Differenzierung der Wahrnehmung des Selbst und der Welt und der Erfahrungsbildung durch Differenzierung der Selbst- und Weltsichten

Aus den bislang vorgenommenen Überlegungen lässt sich eine weitere Schlussfolgerung ziehen, die ebenfalls für den Kontext Philosophischer Beratung als mögliche Zielsetzung äußerst bedeutsam ist (siehe VI 2.2.5.): Je nach Vielfalt und Differenziertheit der Wissensstruktur, der subjektiven Begriffe, Theorien und Modelle, der subjektiven Selbst- und Weltsichten ist jemand mehr oder weniger imstande sich Selbst, seine Mitmenschen und seine Umwelt differenziert, präzise und detailliert zu erfassen:

„Der Bezug der Erfahrung zu den Konzepten, oder – anders ausgedrückt – von Praxis und Theorie, Lebensvollzug und Lebensphilosophie, wirkt sich nun auch so aus, dass die Reichhaltigkeit (Quantität) und Differenziertheit (Qualität) der konzeptionellen Struktur darüber entscheidet, auf welche Weise Selbst und Welt erkannt werden, denn jede Wahrnehmung bedeutet ein Erkennen, d.h. ein Zuordnen der sensorischen ‚Spuren' zu bekanntem Weltwissen" (Ruschmann, 1999, 333f.).

Um so differenzierter und mannigfaltiger unsere Begriffe und unsere Theorien über uns selbst und die Welt sind, um so differenzierter und mannigfaltiger nehmen wir also uns selbst und die Welt wahr. Die individuell jeweils vorliegenden Wissensbestände haben nämlich entscheidenden Einfluss auf die Differenziertheit der Wahrnehmung, denn je nach Art der Wissensbestände können ganz verschiedene Arten von Inferenzen vorgenommen werden. Jeweils in Bezug auf bestimmte Gegenstände lassen sich daher auch geübte oder erfahrene und ungeübte Wahrnehmende unterscheiden.

Somit lässt sich als Ziel der Bildungsprozesse im Kontext Philosophischer Praxis festhalten, das Spektrum an Begriffen und an Theorien des Besuchers über sich selbst und die Welt zu differenzieren und zu erweitern. Wird mit dem Besucher nämlich an der zunehmenden Differenzierung seiner Begriffe und seiner Selbst- und Weltsichten gearbeitet, wird somit indirekt auch eine differenziertere Wahrnehmung und Erfahrungsbildung für ihn gefördert, denn die Differenzierung des bestehenden Selbst- und Weltbildes durch die Aneignung einer neuen Selbst- oder Weltsicht führt häufig auch zu einer ausschnittsweisen Erweiterung der Wahrnehmung. Neue Phänomene oder neue Aspekte an bereits bekannten Phänomenen werden wahrgenommen; bereits bekannte Phänomene oder Aspekte an einem Phänomen werden in einer neuen Beziehung zueinander wahrgenommen (Kuhn, 1976, 161). Die Selbstwahrnehmung, das Erfassen anderer Personen und der Umwelt zu verbessern kann daher im Kontext Philosophischer Beratung eine wichtige Aufgabe darstellen. Auf diesen Gesichtspunkt verweist in ähnlichem Zusammenhang auch Marinoff:

„In der philosophischen Beratung ist es wichtig, im Kopf zu behalten, dass unsere gegenwärtige Wahrnehmung nur eine Art ist, die Dinge zu sehen, und dass, umso mehr Sichtweisen wir erforschen können, unser Verständnis desto besser werden wird" (Marinoff, 2002, 80).

Eine zentrale Fragestellung zur Anleitung des gemeinsamen sich Beratens im Kontext Philosophischer Praxis lautet daher: Welche Selbst- und Weltsichten kann ich in mein Selbst- und Weltbild integrieren, so dass meine Wahrnehmung meiner Selbst und der Welt differenzierter wird?

1.2.5. Die Aufdeckung der Genese von Selbst- und Weltsichten innerhalb der Erfahrungsbildung

In Bezug auf das Verhältnis von Selbst- und Weltsichten und Wahrnehmung/Erfahrungsbildung ist noch ein weiterer Gesichtspunkt von enormem Interesse für den Kontext Philosophischer Beratung:

Die Frage nach der Genese von Selbst- und Weltsichten innerhalb der Erfahrungsbildung.

Selbsterkenntnis soll hier für den Besucher in Form der Erkenntnis des Gewordenseins der eigenen Selbst- und Weltsichten erfolgen.[29] Es

---

29 Ruschmann führt am Beispiel der verallgemeinernden Äußerung „Es gibt keine Rücksicht mehr in dieser Gesellschaft" eines Besuchers vor, wie die Genese des Zustandekommens dieser Weltsicht im Kontext Philosophischer Beratung rekonstruiert

geht hier um die Rekonstruktion der biografischen Genese von ausgewählten Selbst- und Weltsichten des Besuchers, um die Einbettung dieser Selbst- und Weltsichten in dessen Gesamtbiografie. Diese kann aufgrund der enormen Komplexität biografischer Zusammenhänge natürlich immer nur ausschnittsweise erfolgen. Es wäre illusionär zu erwarten, dass die Philosophische Beratung die Selbst- und Weltsichten des
Besuchers in all ihren Bedingungen vollständig ableiten und erklären
könnte.

Die Aufdeckung der Genese einzelner Selbst- und Weltsichten des
Besuchers ist von großer Bedeutung, da sie dadurch den Status des nicht
zu diskutierenden Selbstverständlichen für den Besucher verlieren. Was
eine Entstehungsgeschichte aufweist, ist prinzipiell veränderbar und
kann sich daher auch in der Zukunft weiterentwickeln. Die Rekonstruktion der Genese von Selbst- und Weltsichten öffnet somit auch die Einsicht in die Möglichkeit ihres Wandels (siehe III 1.5. u. VI 2.2.3.).[30]

Auf die Bedeutsamkeit des Einbezugs der Erfahrungsdimension bei
der Rekonstruktion und Weiterentwicklung der Selbst- und Weltsichten
des Besuchers verweisen nicht nur Philosophische Praktiker wie Marinoff und Graefe:

„Ihre Vergangenheit bestimmt sie mit Sicherheit und prägt ihre Gewohnheit, die
Dinge zu betrachten, so dass die Untersuchung ihrer Vergangenheit helfen kann"
(Marinoff, 2002, 22),

„Selbsterkenntnis und Selbsterfahrung gehören zusammen" (Graefe,
1991, 54); sondern auch Vertreter der Biografieforschung:

„Ohne den lebensgeschichtlichen Ereignis- und Erfahrungsrahmen für die eigentheoretischen Wissensproduktionen des Biografieträgers zu kennen, ist es unmöglich, den
Stellenwert autobiografischer Theorieproduktionen für den Lebensablauf zu bestimmen" (Schütze, 1983, 286),

„Ohne eine Vorstellung meiner persönlichen Geschichte, ohne Biografiearbeit als
Verständnis meines Gewordenseins kann ich auch mein gegenwärtiges Sein nicht
begreifen. Das gegenwärtige Selbst ist nur im Strom der Erfahrung und im Sinnzu-
sammenhang der Ereignisse der Vergangenheit zu verstehen. Mein heutiges Selbst-

---

werden könnte (Ruschmann, 1999, 332).

30 Für Michel Foucault ist dieser Aspekt ein wichtiges Moment einer generellen kritischen Grundhaltung, welche seines Erachtens als neuzeitliche Ergänzung zum antiken Tugendkatalog zu betrachten ist (Foucault, 1992, 9). Die kritische Grundhaltung
zeichnet sich u. a. gerade dadurch aus, vermeintliche Selbstverständlichkeiten kritisch zu hinterfragen und durch das Aufdecken ihrer historischen Genese ihre prinzipielle Veränderbarkeit und Beeinflussbarkeit heraus zu arbeiten. Wichtig dabei ist vor
allem auch die Rekonstruktion der Macht- und Herrschaftsprozesse, die dazu geführt
haben, dass historisch Bedingtes für die Beherrschten zu angeblich unhinterfragbarer
Selbstverständlichkeit geworden ist (ebd., 34f.).

verständnis basiert auf meinem Gewordensein und bildet zugleich die Basis für meine Erwartungen an mich selbst in der Zukunft. Wie ich meine Erfahrungen in der Vergangenheit interpretiere, entscheidet mit darüber, welche zukünftigen Handlungs-optionen und Ziele ich sehe und welches Vertrauen ich in meine zukünftige Hand-lungsfähigkeit habe" (Lucius-Hoene/Deppermann, 2002, 48).

Folgende Fragestellungen sind bei der Aufdeckung der Genese von Selbst- und Weltsichten innerhalb der Erfahrungsbildung für Besucher und Praktiker Philosophischer Beratung wegweisend:

- Wie sind meine Sichtweisen über mich selbst und die Welt zustande gekommen? Welche (Erkenntnis-)Quellen liegen ihnen zugrunde?
- Kann ich Erfahrungen ausmachen, die die Ausbildung meiner Selbst- oder Weltsicht xy mit beeinflusst haben?
- Kann ich in meiner Biografie Einflussfaktoren ausmachen, die die Ausbildung meiner Selbst- oder Weltsicht xy mit beeinflusst haben?
- Inwiefern weisen viele Aspekte meiner Selbst- und Weltsicht eine historische-biografische Genese auf? Inwiefern verlieren sie da-durch für mich den Status des Selbstverständlichen und öffnen die prinzipielle Möglichkeit ihres Wandels und ihrer Beeinflussung durch mich?

1.2.6. Die kritische Überprüfung der Selbst- und Weltsichten an der Erfahrung und die Herstellung eines stringenten Zusammenhangs zwischen eigenen Erfahrungen und eigenen Selbst- und Weltsich-ten

In der Regel hinterfragen wir die Beziehungen zwischen unseren Selbst- und Weltsichten und unseren vergangenen Erfahrungen nicht. Erst Un-terbrechungen im alltäglichen Fluss motivieren uns, einen reflexiven Abstand zu unseren Sichtweisen und Erfahrungen einzunehmen und z. B. Klarheit über die Rolle dysfunktionaler Hintergrundkonzeptionen zu bekommen, die unsere lebendige Erfahrung beeinflussen:

„So lange das System unserer eigenen und der fremden verbürgten Erfahrungen nicht fehlschlägt, so lange das Handeln und Tun weiter unter der Anleitung dieses Schemas den gewünschten Erfolg hat – so lange vertrauen wir diesen Erfahrungen ... Wir haben keinen Grund, unsere verbürgten Erfahrungen irgendwie zu bezweifeln, von denen wir annehmen, dass sie uns die Dinge so darbieten wie sie wirklich sind. Es bedarf einer besonderen Motivierung – das plötzliche Auftreten einer ‚seltsamen' Erfahrung, die wir entweder nicht in unseren vorhandenen Wissensvorrat einordnen können oder die inkonsistent mit ihm ist – um unsere früheren Auffassungen zu revidieren" (Schütz, 1971b, 262f).

Eine wesentliche Aufgabe von Philosophischer Beratung besteht nun darin gemeinsam mit dem Besucher dessen Selbst- und Weltsichten an den Stellen zu verändern, an denen diese ihre Aufgabe der Orientierung und Organisation von Erfahrung nicht (mehr) angemessen erfüllen. Auch in diesem Zusammenhang gibt Carl Rogers das anzustrebende Ziel vor:

„Der Weg der Entwicklung Richtung psychischer Reife, der Weg der Therapie, besteht in der ... Erreichung eines Selbst, welches in Übereinstimmung mit der Erfahrung ist" (Rogers, 1959, 52).

Bezüglich der Überprüfung des Verhältnisses von Selbst- und Weltsichten des Besuchers zu dessen eigenen Erfahrungen kann der Bildungsprozess im Kontext Philosophischer Beratung nun in unterschiedliche Richtungen zielen:

Der Philosophische Berater kann seinem Besucher auf der einen Seite dabei behilflich sein, bislang übersehene Erfahrungen ins Bewusstsein zu heben, bislang schwer artikulierbare Erfahrungen in Begriffe zu bringen und/oder bestimmte Erfahrungsaspekte in das Selbst- und Weltbild zu integrieren. Diese Integrationsbemühungen erscheinen geboten, da sich die Unterdrückung bzw. Ausblendung bestimmter Aspekte der eigenen Erfahrung und des eigenen Erlebens sich subjektiv auch als innere Anspannung, unbestimmtes Unwohlfühlen, missmutige bis gereizte Stimmung manifestieren kann und dadurch indirekt in negativer Art und Weise spürbar werden. Erlebnisse und Erfahrungen (aber auch Gedanken, Gefühle und Willensbestrebungen), die ausgeschlossen werden sollen, machen das konkrete Subjekt doch auch aus; sie können in der Regel deshalb nicht einfach zunichte gemacht werden ohne erheblichen emotionalen Aufwand. Diese Integration von bislang ausgeblendeten, verzerrten oder vergessenen Erfahrungen in die Selbst- und Weltsicht des Besuchers kann je nach vorgegebener Situation durch einer der drei folgenden Weisen erfolgen: a) als Erweiterung (neue Information) b) als Verfeinerung und Ausdifferenzierung von Wissensstrukturen c) als Restrukturierung im Sinne einer Reinterpretation oder Neuorganisation von bereichsspezifischen Wissensstrukturen (Seel, 1991, 45).[31]

---

31 Ausblenden und Vergessen ist allerdings nicht immer nur als Gefahr der Selbsttäuschung zu verstehen, sondern kann auch Ausdruck eines Selbstschutzes sein. Das Ausblenden und Vergessen kann nämlich Erleichterung bereiten, vor allem dann wenn sich in der Gegenwart oder Vergangenheit schreckliche Dinge abspielen oder zugetragen haben.
In der Weltliteratur finden wir hierfür zahlreiche Beispiele. Seinen wohl mit berühmtesten Ausdruck hat das Dilemma des Ausblendens und Vergessens zwischen Selbsttäuschung und Selbstschutz in Balzacs „Vater Goriot" gefunden. Am Ende dieses Romans gerät der sterbende Vater in Gefahr, die Intrigen seiner Töchter, deren vermeintliche Liebe ihn aufrichtet, zu entlarven (Balzac, 1926, 347ff.). Zu denken ist zudem an den berühmten Ausspruch von Jorge Semprún: „Ich wünsche mir nur das

Auf der anderen Seite kann der Weiterbildungsprozess für den Besucher aber auch darin bestehen unkorrekte Schlussfolgerungen aus eigenen Erfahrungen zu vermeiden und Elemente der Selbst- und Weltsicht, die in keinem wesentlichen Zusammenhang zur eigenen Erfahrungswelt stehen bzw. eher ungünstige Auswirkungen haben zu entlassen. Jedes menschliche Gebäude von Selbst- und Weltsichten enthält nämlich Elemente, die kaum mit dem eigenen konkreten Lebensvollzug und dessen Erfahrungsbereich verbunden sind. Inhalt Philosophischer Beratung kann es dann gegebenenfalls sein solche Elemente im Selbst- und Weltbild des Besuchers ausfindig zu machen und aus diesem zu verabschieden.

Das Überprüfen der eigenen Selbst- und Weltsichten an der Erfahrung erweist sich zudem im Kontext Philosophischer Praxis vor allem immer dann geboten, wenn es sich um ungünstige, negative, abwertende Sichtweisen für die Lebensführung und -gestaltung handelt. Leid ist nämlich zwar eine Grundgegebenheit der conditio humana, welches jeden Menschen auf seinem Lebensweg begleitet. Es gibt jedoch abgesehen von diesem äußeren Leid auch selbst hervorgebrachtes Leiden. Dieses wird vor allem auch erzeugt durch eine unangemessene gedankliche Verarbeitung von Erfahrungen. Diese Art des Leidens kann durch Erfassen und Bewusstmachen der ungünstigen gedanklichen Abläufe verändert und dadurch reduziert werden.

Bei der Überprüfung der eigenen Selbst- und Weltsichten an der eigenen Erfahrung erweisen sich vermutlich folgende Fragestellungen im Kontext Philosophischer Beratung als hilfreich:

- Ist meine Selbst- oder Weltsicht xy mit Erfahrung gesättigt?
- Wenn ja, welche konkreten Erfahrungen liegen meiner Selbst- oder Weltsicht xy zugrunde? Fallen mir zu bestimmten Meinungen, Bewertungen, Eindrücken, Selbstdeutungen, etc., die ich vertrete, konkrete Erlebnisse und Erfahrungen ein?
- Beruht meine Selbst-/Weltsicht xy auf eigenen konkreten persönlichen Erfahrungen mit dem Gegenstand oder beruht sie eher auf verallgemeinerten Wissensbeständen, die ich aus „zweiter Hand" erhalten habe („Das kann man ja heutzutage in jeder Zeitung lesen" „Das ist ja allgemein bekannt" „Man weiß doch ...")?[32]

Vergessen, sonst nichts" (Semprún, 1995, 193).
Aus diesem Hinweis ergibt sich für die Philosophische Beratung die Konsequenz, dass auch die möglichst umfassende Integration aller Erfahrungen in das eigene Selbst- und Weltbild kein Selbstzweck sein sollte, sondern vielmehr im Dienst des gegenwärtigen Lebensvollzugs des Besuchers zu stehen hat.
32 Glinka weist daraufhin, dass man diese Differenz bezüglich der Sättigung der Selbst-

- Repräsentieren meine Selbst- und Weltsichten in angemessener Weise meine bisherigen Erfahrungen? (Erfassungs-Adäquatheit)
- Gibt es eigene Erfahrungen, die ich bislang nicht mit einer für mich angemessenen Selbst- oder Weltsicht zu fassen vermag?[33]
- Gibt es eigene Erfahrungen, die ich bislang nicht in mein Selbst- und Weltbild integrieren konnte?
- Umfassen meine Selbst- und Weltsichten alle Aspekte meiner bisherigen Erfahrung?
- Umfassen meine Selbst- und Weltsichten alle Aspekte, die ich selbst an mir und der Welt wahrnehme?
- Umfassen meine Selbst- und Weltsichten alle Aspekte, die andere an mir und an der Welt wahrnehmen?
- Umfasst meine Selbst- oder Weltsicht xy alle notwendigen (empirischen) Informationen?
- Beruht meine Selbst- oder Weltsicht xy auf einer unkorrekten Schlussfolgerung aus meinen eigenen Erfahrungen?
- Decken sich meine Selbst- und Weltsichten genau mit meiner Erfahrung oder enthalten meine Selbst- und Weltsichten Elemente, die sich in meiner Erfahrung nicht wiederfinden lassen?
- Gibt es Selbst- und Weltsichten, die keinen Bezug zu meiner eigenen Erfahrung aufweisen?
- Gibt es Selbst- und Weltsichten, die mit meiner eigenen Erfahrung in Konflikt / Widerspruch stehen?
- Gibt es Selbst- und Weltsichten, die sich ungünstig, negativ auf meine Lebensführung und -gestaltung auswirken?

---

und Weltsichten mit eigenen Erfahrungen häufig auch schon der Rede des Erzählers entnehmen kann. Bei eigenen konkreten persönlichen Erfahrungen ist der Erzähler in der Regel im Stande eine ausführliche, detailgetreue Schilderung des Gegenstandes zu liefern; bei Wissensbeständen aus „zweiter Hand" bedient er sich vermutlich eher abstrahierender Begriffe, die er nicht näher detailliert beschreiben und mit eigenen empirischen Erfahrungsgehalten füllen kann. Er wird eher diffuse Konturen skizzieren und lediglich eine distanzierende Charakterisierung vornehmen können (Glinka, 2003, 184).

33 Die Analyse der meisten (autobiografischen) Erzählungen zeigt nach Glinka, dass die theoretische Verarbeitung dessen, was dem Erzähler widerfahren ist, noch unzureichend ist, wenn man die von ihm hervorgebrachten Erzählgehalte dagegen spiegelt (Glinka, 2003, 192). In der Philosophischen Beratung geht es nun darum diese zum Teil unzureichende theoretische Verarbeitungsleistung der eigenen Erfahrungen an bestimmten als relevant eingeschätzten Punkten gemeinsam voranzutreiben.

1.2.7. Die Neuinterpretation der Erfahrungen aufgrund veränderter Selbst- und Weltsichten

Eine Veränderung innerhalb der Selbst- und Weltsichten kann nicht nur die Wahrnehmung in der Gegenwart verändern, sondern auch die Einschätzung der eigenen Erfahrungen aus der Vergangenheit. Durch die Veränderung der eigenen Selbst- oder Weltsicht stehen nämlich einmal gemachte Erfahrungen immer wieder neu zur Disposition und können immer wieder neu umgeschrieben werden. In der Erinnerung wandeln sich die Erfahrungen und gewinnen vor dem Hintergrund einer veränderten Selbst- und Weltsicht eine jeweils neue Bedeutung. Vor allem bisher nicht gewürdigte Aspekte vergangener Erlebnisse können dabei an Bedeutung gewinnen. Krisenerfahrungen und tiefgreifende Erlebnisse (wie z. B. religiöse Bekehrungserlebnisse) können dazu führen, dass wir unser theoretisches Repertoire überarbeiten oder gar in zentralen Teilen neu konstruieren. Diese kognitive Neuausrichtung lässt uns auch häufig vergangene Erlebnisse und Erfahrungen in einem anderen Licht erscheinen:

„So können ... die Aufnahme neuer Interpretationsschemata, etwa aus einer Psychotherapie, einer weltanschaulichen Neuorientierung oder aus Begegnungen mit anderen Kulturen, zu grundlegenden Uminterpretationen und Neuschreibungen unserer Erfahrungsgeschichte führen" (Lucius-Hoene/Deppermann, 2002, 31).

Diese Einsicht in die grundsätzliche Möglichkeit der Neuinterpretation der Erfahrungen aufgrund veränderter Selbst- und Weltsichten ist hoch bedeutsam für die Philosophische Beratung, kann es doch in dieser – ähnlich wie in vielen anderen Beratungssettings – durch die intensive Arbeit an der Selbst- und Weltsicht des Besuchers zu einer Neustrukturierung und Neubewertung der eigenen Erfahrungen und Erlebnisse durch diesen kommen. Aufgrund dieser Überlegungen erweisen sich auch folgende Fragestellungen als bedeutsam für den Kontext Philosophischer Beratung:

- Verändert die Aneignung der Selbst- oder Weltsicht xy meine Einschätzung bestimmter vergangener Erfahrungen?
- Inwiefern muss ich die Einschätzung meiner Erfahrungen aus der Vergangenheit / meiner bisherigen Lebensgeschichte überarbeiten, wenn ich die Selbst- oder Weltsicht xy in mein Selbst- bzw. Weltbild integriere?

1.3. Das Verhältnis von Selbst- und Weltsichten und Gefühlen

Wahrnehmung/Erfahrungsbildung und Denken, welche bei vielen erkenntnistheoretischen Ansätzen fast ausschließlich im Zentrum stehen,
sind bei Dilthey nur Strukturelemente des komplexen psychischen Zusammenhanges menschlichen Selbst- und Welterfassens. Zu ihnen hinzu
treten die Gefühle als wesentliche weitere Strukturelemente des psychischen Zusammenhangs, welcher der Ausbildung einer Weltanschauung
zugrunde liegt. Möchte man die Weltanschauungslehre Diltheys der
Ausgestaltung des Beratungsgeschehens im Kontext Philosophischer
Praxis zugrunde legen, ist daher auch ohne die Berücksichtigung der
Gefühle keine angemessene Rekonstruktion und damit kein wirkliches
Verstehen einer individuellen Selbst- und Weltsicht möglich.

Die Überlegungen Diltheys zu der emotionalen Seite des menschlichen Selbst- und Weltbezugs sind darüber hinaus für die Grundlegung
Philosophischer Beratung besonders geeignet, da aufgrund des heutigen
Stands der Wissenschaft für die theoretische Fundierung Philosophischer
Praxis „eine Theorie der Gefühle erforderlich (ist), die in diesen mehr
sieht als lediglich unkontrollierte affektive Reaktionen" (Brumlik, 2006,
193). Die Philosophische Beratung muss sich von dem nicht zuletzt im
Verlauf der Philosophiegeschichte immer wieder vertretendem traditio-
nellem Vorurteil lösen,

„dem zufolge in kognitiven Zuständen Vernunft und Rationalität, in affektiven Zuständen hingegen Unvernunft und Irrationalität verkörpert seien, zugunsten einer
Sichtweise ..., nach der kognitive und affektive Akte und Einstellungen zunächst
gleichwertige Stellungnahmen der Menschen zur Welt darstellen, die freilich unterschiedliche, nicht durcheinander ersetzbare Funktionen wahrnehmen" (ebd., 283).[34]

---

34 „Im Unterschied zu Kognitionen, die einen scharf begrenzten, eher langsam entstehenden, mit großer Tiefenschärfe und hoher Auflösungsfähigkeit ausgestatteten Zugang zur Wirklichkeit ermöglichen, eröffnen Emotionen einen Weltbezug, der in seiner Reichweite breit und an den Rändern unscharf ist. Emotionen entstehen schneller
als Kognitionen, bleiben an der Oberfläche dessen, was sie thematisieren, und sind
schwer zu korrigieren ... Somit ist die vorgängige Orientierungsleistung von Emotionen ob ihrer erhöhten Abrufgeschwindigkeit und ihrer nur schwer steuerbaren Präsenz zunächst als höher einzuschätzen als die Leistung von Kognitionen – während
auf lange Sicht die reversible und fallible Leistung von Kognitionen eine bessere Anpassung an komplexe, neue Umwelten ermöglicht" (Brumlik, 2006, 284).

1.3.1. Die grundlegende Lebensstimmung als untere Schicht der Ausbildung von Weltanschauungen

Nach Dilthey kommen den Gefühlen eine herausgehobene Stellung im menschlichen Selbst- und Welterfassen zu: „In diesen (den Gefühlen) ist der Mittelpunkt unserer seelischen Struktur; alle Tiefen unseres Wesens werden von da aus bewegt" (Dilthey, V, 373).

„Diese Regungen, Gefühle, Triebe entscheiden über die Art, wie der Mensch sich in der Welt fühlt und diese behandelt ... In ihnen ist das Elementarische ... Durch sie sind wir uns ein Rätsel und oftmals auch anderen ... Durch sie ist die Erdnähe des Menschen bedingt" (ebd., IX, 187).

Für Dilthey bilden die Gefühle daher einen wesentlichen Bestandteil der Weltkonstituierung – sowohl unmittelbare, reaktive Gefühle, die in einen konkreten Erfahrungskontext gehören, wie auch überdauernde Stimmungen bis hin zu persönlichkeits-charakteristischen Grundgestimmtheiten im Sinne einer eher „optimistischen" oder „pessimistischen" Natur: „Von einem Lebensbezug aus erhält das ganze Leben eine Färbung und Auslegung". Diesen grundlegenden Lebensbezug bezeichnet Dilthey als „universale Stimmungen" oder „Lebensstimmungen":

„In den verschiedenen Individuen herrschen nach ihrem Eigenwesen gewisse Lebensstimmungen vor ... Unter den großen Lebensstimmungen sind die umfassendsten der Optimismus und der Pessimismus. Sie spezialisieren sich aber in mannigfachen Nuancen ... Diese Lebensstimmungen, die zahllosen Nuancen der Stellung zur Welt bilden die untere Schicht für die Ausbildung der Weltanschauungen" (ebd., VIII, 81f.).

Dilthey unterscheidet also zwischen grundlegenderen Lebensstimmungen sowie Gefühlen, die in aktuellen Weltbezügen, d. h. konkrete Erlebnisse eingebunden sind. Unter zeitlichem Aspekt haben die grundlegenderen Stimmungen – z. B. im Vergleich zu Gefühlen mit Wahrnehmungsbezug – eine größere zeitliche Erstreckung, sie bilden einen überdauernden emotionalen Hintergrund, eine bestehende Gefühlstönung (Schwarz, 1988, 156). Dieser emotionale Hintergrund prägt die einzelnen emotionalen Reaktionen auf Wahrnehmungen in konkreten Situationen.[35] Gerade diesen grundlegenden Lebensstimmungen erkennt Dil-

---

35   Auch nach Brumlik treten Stimmungen nicht als unmittelbare, spontane und spezifische Reaktionen auf Gegenstände, Personen oder Situationen auf, sondern bestehen unabhängig von diesen. Sie bilden die stets präsente affektive Begleiterscheinung des Lebensvollzugs und wirken situationsübergreifend, indem sie den unterschiedlichen Erfahrungen ihre typische Färbung verleihen: „Stimmungen sind das affektive, das praktische Korrelat zum lebensweltlichen, stets abruf-, aber nie ausschöpfbaren Hintergrundwissen (Brumlik, 2002, 121f.).

they eine konstituierende Funktion für die jeweilige sich entfaltende Weltsicht zu; sie bilden für Dilthey einen entscheidenden Einflussfaktor bei der Ausbildung einer Weltanschauung. In Stimmungen geschieht zuerst, was die ausdifferenzierten Selbst- und Weltsichten dann explizit vollziehen – eine „Auslegung der Welt" (Dilthey, VIII, 82). Die Grundstimmungen liegen daher nach Dilthey den Selbst- und Weltsichten zugrunde, ganz im Sinne des Bekenntnisses von Rousseau: „Ich fühlte, ehe ich dachte, das ist das gemeinsame Los der Menschheit" (Rousseau, 1996, 12). Dieser grundsätzliche emotionale Bezug des Menschen zu sich selbst und zur Welt bildet sich aus aufgrund individuell-biografischer und allgemein-soziohistorsicher Lebensumständen und verstärkt sich dann im weiteren Verlauf des Lebens, u. a. auch aufgrund des Umstandes, dass die vorliegende Grundgestimmtheit unsere Wahrnehmung von uns selbst und der Welt und damit unsere Erfahrungsbildung maßgeblich mit beeinflusst: „Die Stimmungen, welche die Wirklichkeit in uns hervorruft, finden wir in ihr wieder" (Dilthey, VIII, 115).

Die Grundstimmungen manifestieren sich in allen Lebensäußerungen des Subjekts. Die Lebensstimmungen durchdringen alle Lebensbezüge von Alltagsmenschen; ihre Wirkung erstreckt sich aber auch bis in die höchsten Höhen metaphysischer Begriffsbildungen. So kommt z. B. auch in dem Werk eines Philosophen „ein bestimmtes Gefühlsverhalten zum Ausdruck" (ebd., 30f.).[36]

In der Selbst- und Weltsicht jedes Subjekts manifestiert sich dessen Grundgestimmtheit. Durch die Ausbildung einer Selbst- und Weltsicht, die der eigenen Grundstimmung entspricht, „rationalisiert" das Subjekt im nach hinein vor sich selbst seine grundlegende emotionale Gestimmtheit. All dies gilt dementsprechend auch für die Selbst- und Weltsicht eines Besuchers der Philosophischen Praxis. Aufgrund des engen Bezugs der Grundstimmungen zu der Ausprägung von Selbst- und Weltsichten können daher folgende Fragestellungen den Besucher bei seiner Selbsterkenntnis anregen:

- Welche Grundstimmungen treffe ich in mir an?
- Tendiere ich eher zum Optimismus oder eher zum Pessimismus?
- Inwieweit beeinflussen diese Grundstimmungen meine Wahrnehmung der Welt?

---

36 Ludwik Fleck, dessen Arbeiten wegweisend waren für die Theorien von Thomas S. Kuhn, weist auf den Einfluss von Stimmungen auch im Bereich der Wissenschaft hin. Wissenschaftliches Denken ist für Fleck keineswegs gefühlfrei, sondern vielmehr ist für ihn evident, „dass die bestimmte Stimmung nicht nur die Arbeitsweise, sondern auch die Arbeitsergebnisse beeinflusst, d.h. dass sie konkret als Bereitschaft für gerichtetes Wahrnehmen sich kundgibt (Fleck, 1980, 188).

- Erfasse ich eventuell bestimmte Aspekte des Lebens nicht, weil meine grundlegende emotionale Gestimmtheit diesen Aspekten nicht entspricht?
- Inwieweit beeinflussen diese Grundstimmungen meine Sichtweisen über mich Selbst und die Welt?
- Inwieweit entspricht meine Selbst- und Weltsicht meiner grundlegenden emotionalen Gestimmtheit?
- Inwieweit fungieren Aspekte meiner Selbst- und Weltsicht als nachträgliche Rationalisierungen meiner grundlegenden emotionalen Gestimmtheit?

1.3.2. Exkurs: Der Einfluss der frühkindlichen Beziehungserfahrungen auf die Genese der grundlegenden Lebensstimmung – Die Bedeutung der Bindungsforschung für die Philosophische Beratung

Fragt man nach der Genese der grundlegenden Lebensstimmung eines Individuums ergibt sich erneut ein Bezug von Diltheys Weltanschauungsanalyse zu einem empirischen Wissenschaftsgebiet, nämlich zur sog. Bindungsforschung. Dilthey weist selbst daraufhin, dass bezüglich der Frage nach der Genese des grundsätzlich emotionalen Bezugs des Menschen zu sich selbst und zur Welt vor allem dessen individuell-biografische Erfahrungen von entscheidender Bedeutung sind. In Rückgriff auf die Erkenntnisse der Bindungsforschung ließe sich, diesem Gedankengang weiter nachgehend, vermuten, dass vor allem den Beziehungserfahrungen der frühen Kindheit innerhalb der individuell-biografischen Erfahrungen, die den Grundgestimmtheiten zugrunde liegen, eine herausragende Bedeutung zukommt[37]: „Dem mütterlichen Verhalten, dem der Säugling bis zu einem gewissen Grade ausgeliefert ist, kommt eine starke Bedeutung beim Aufbau persönlicher Grundgestimmtheiten zu" (Nunner-Winkler, 2004, 137). Die Bindungsforschung in der Tradition John Bowlbys lehrt uns nämlich, dass wenn Eltern nicht imstande sind, ein authentisches, kongruentes Verhalten und eine sichere Bindung für ihr Kind zu realisieren, sich anstelle von Vertrauen in die Verlässlichkeit der Bezugspersonen und der Welt, anstelle von Offenheit und Neugier, Misstrauen und Unsicherheit beim Kind entwickelt. Kinder, die ihren Eltern (insbesondere ihrer Mutter) nicht in

---

37 Schopenhauer hat, die Erkenntnisse der Psychoanalyse und Bindungsforschung in gewisser Weise vorweg nehmend, bereits auf den engen Zusammenhang zwischen unseren Erfahrungen in der Kindheit und der Ausbildung unserer Weltsicht hingewiesen: „So bildet sich demnach schon in den Kinderjahren die feste Grundlage unserer Weltansicht ... sie wird später ausgeführt und vollendet; jedoch nicht im wesentlichen verändert" (Schopenhauer, 1851, 570).

Liebe verbunden sind, können das Grundvertrauen, das „Urvertrauen" (Erikson, 1964 u. 1968) nicht entwickeln, das nötig ist, um sich selbst zu lieben, um zu glauben, dass andere sie lieben, oder um die Welt bzw. das Leben insgesamt zu lieben. Die Wurzeln von emotionaler Geborgenheit als Grundgefühl des Vertrauens in die Welt lassen sich also oft in konkreten Erfahrungen mit den Bezugspersonen der frühen Kindheit auffinden. „Wenn ‚Vertrauen' jenes Gefühl ist, in dem sich unsere Haltung dazu, wie die Welt insgesamt und insbesondere unser Verhältnis zu ihr beschaffen ist, artikuliert" (Brumlik, 2002, 75), dann macht dieses Grundgefühl des Vertrauens bzw. Misstrauens in die Welt, welches sich vor allem in frühkindlichen Erfahrungen mit den primären Bezugspersonen ausprägt, sicherlich einen wesentlichen Anteil der emotionalen Grundgestimmtheit des Subjekts aus und übt daher Einfluss auf die Ausbildung von dessen Selbst- und Weltbild aus (ebd., 254). Jeremy Holmes kommt dementsprechend zu folgendem Resümee: „Die bisherigen Erkenntnisse, die für mehr als ein Jahrzehnt „post-bowlbianischer" Forschung auf dem Gebiet der Bindungstheorie stehen, können wie folgt zusammengefasst werden: Beziehungsschemata, die in den ersten Lebensjahren aufgebaut werden, haben weiterhin einen starken Einfluss auf ... das Selbstkonzept" und damit auch – aufgrund der engen Verflechtungen zwischen den Grundannahmen über sich selbst und die Welt – auf das Weltkonzept einer Person (Holmes, 2006, 136).

Aufgrund dieser Überlegungen dürfte die Rezeption von Erkenntnissen aus dem Bereich der Bindungsforschung für die Philosophische Beratung von großen Interesse sein (Bowlby, 1986a u. 1986b; Ainsworth u. a., 1978; Gloger-Tippelt, 2003; Fonagy u. a., 2004).

Aufbauend auf die Annahmen der Bindungsforschung könnten folgende Fragestellungen den Besucher bei seiner Selbsterkenntnis unterstützen:

- Habe ich ein Grundvertrauen in mich selbst, meine Mitmenschen, die Zukunft, die Welt und das Leben als Ganzem oder fühle ich in mir eher ein grundsätzliches Misstrauen?
- Ist die Welt für mich insgesamt ein sicherer oder ein unsicherer Ort?
- Wie erkläre ich mir die (biografische) Genese meiner Grundstimmungen?
- Welchen Anteil hat die Beziehung zu meinen primären Bezugspersonen im Hinblick auf meinen grundsätzlich emotionalen Bezug zu mir selbst und zur Welt und damit indirekt auch auf meine Weltanschauung?

1.3.3. Die Entfaltung der komplexen Wechselwirkung von Gefühlen und Denken (Selbst- und Weltsichten)

Wie wir gesehen haben ist nach Dilthey zunächst die emotionale Grundeinstellung zum Leben gegeben und in Folge dieser bildet sich eine Weltanschauung aus. Dilthey ist aber andererseits auch der Auffassung, dass die bestehende Selbst- und Weltsicht eines Individuums wiederum Einfluss auf dessen Gefühlsleben ausübt.[38] Dementsprechend lautet eine Kapitel Überschrift in Diltheys Weltanschauungslehre: „Die Macht der Lebens- und Weltanschauung über das Gemüt" (Dilthey, VIII, 31). Dilthey geht also von einer engen Verbindung, einem engen Zusammenhang von Denken und Fühlen aus. Es ist daher methodologisch und begrifflich äußerst schwierig die kognitiven und emotionalen Komponenten menschlichen Selbst- und Welterfassens zu entflechten und exakt voneinander zu trennen. Dem Phänomen des menschlichen Selbst- und Welterfassens kann man nur mit dem Verweis auf die von Anfang an bestehende enge Verwobenheit kognitiver und emotionaler Komponenten gerecht werden. Es finden nämlich zahlreiche Transformationsprozesse von der emotionalen zur kognitiven Ebene statt und umgekehrt; das Strukturgesetz der Wechselwirkung fungiert auch zwischen diesen beiden Elementen menschlichen Selbst- und Welterfassens. Das Gefühlsleben beeinflusst die Selbst- und Weltsichten eines Subjekts und dessen Selbst- und Weltsichten wirken sich auf sein Gefühlsleben aus.[39]

Diese Möglichkeit der prinzipiellen Veränderbarkeit und Formbarkeit von Gefühlen (Brumlik, 2006, 283), u. a. durch die Veränderung der Selbst- und Weltsicht, ist für die Philosophische Beratung von großem Wert. Zudem sind die Einsichten in den Zusammenhang zwischen Selbst- und Weltsichten und Gefühlsleben bedeutsam für die Förderung der Selbsterkenntnis des Besuchers im Kontext Philosophischer Praxis. Den Zusammenhang zwischen eigenen einzelnen Selbst- und Weltsichten und jeweiligen Gefühlen aufzuhellen, bildet einen wichtigen Aspekt des Selbsterkenntnisprozesses des Besuchers. Wilhelm Schmid gibt dementsprechend die Zielorientierung vor:

„Im Gespräch ist grundlegenden Zusammenhängen nachzugehen: vor allem den Wechselwirkungen von Denkkonstellationen und emotionalen bzw. körperlichen Mustern" (Schmid, 2005, 165).

---

38 Dem stimmt auch Bieri zu: „Wie wir empfinden, ist nicht unabhängig davon, was wir glauben" (Bieri, 2003, 213).

39 Offen bleibt dabei jedoch die Frage, ob der Einfluss der Kognition in Form der entwickelten Weltanschauung so weit geht und tiefgreifend ist, dass er sich bis auf die emotionale Grundeinstellung des Subjekts zum Leben auswirkt.

Folgende Fragestellungen können dieser Zielorientierung im Kontext Philosophischer Beratung dienlich sein:

- Welche Gefühle treffe ich in Verbindung mit der Selbst- oder Weltsicht xy bei mir an?
- Wie wirkt sich meine Selbst- oder Weltsicht xy auf meine Gefühle aus? Welche Gefühle werden durch diese Sichtweise bei mir ausgelöst?
- Übten bestimmte Gefühle Einfluss aus auf die Ausbildung meiner Selbst- oder Weltsicht xy?
- War erst die Selbst- oder Weltsicht xy da und dann die entsprechenden Gefühle oder waren erst die Gefühle da und dann die entsprechende Selbst- oder Weltsicht xy?
- Bin ich aufgrund meiner bisherigen biografischen Erfahrungen emotional so verzweifelt, dass ich zu pessimistischen Schlussfolgerungen über das menschliche Dasein und die Welt gelange – oder – stürzt die Einsicht in pessimistische Schlussfolgerungen über das menschliche Dasein und die Welt mich erst in emotionale Verzweiflung?
- Bin ich aufgrund meiner bisherigen biografischen Erfahrungen emotional so positiv gestimmt, dass ich zu optimistischen Schlussfolgerungen über das menschliche Dasein und die Welt gelange – oder – führt die Einsicht in optimistische Schlussfolgerungen über das menschliche Dasein und die Welt dazu, dass ich emotional positiv gestimmt bin?

Trotz der Betonung des engen Zusammenhangs und der wechselseitigen Einflussnahme von Selbst- und Weltsichten und Gefühlen, soll dadurch natürlich nicht ausgeschlossen werden, dass es auch zu einem Auseinanderklaffen, zu Widersprüchen zwischen dem eigenen kognitiven und emotionalen Selbst- oder Weltbezug kommen kann. Das Bewusstwerden solcher innerer Konflikte zwischen einzelnen Selbst- und Weltsichten und Gefühlen kann als ein wichtiges Auslösungsmoment von Selbsterkenntnisprozessen fungieren; dies bemerkt auch Nickl:

„Sollten intellektuelle Aktivität und emotionale Hingabe in verschiedene Richtungen gehen, so liegt die Uneinigkeit mit sich selbst vor ... Dann mag ein schmerzlicher Widerspruch zu Tage treten, aber nur um diesen Preis gibt es die Möglichkeit authentischer Entwicklung" (Nickl, 2006, 67f.).

Somit stellen sich für den Besucher der Philosophischen Praxis folgende Fragen:

- Bemerke ich Widersprüche, Konflikte zwischen Aspekten meiner Selbst- und Weltsicht und meinen Gefühlen?

- Wie kommen diese Widersprüche, Konflikte zustande?
- Lassen sich diese Widersprüche und Konflikte auflösen? Wenn ja, welche Auswirkungen hat dies auf meine Selbst- und Weltsicht bzw. auf mein Gefühlsleben?

1.3.4. Der Einfluss von (ungünstigen) Selbst- und Weltsichten auf die Gefühle

Aus der Einsicht in den engen Zusammenhang zwischen Selbst- und Weltsichten und Gefühlsleben ergeben sich nun noch weitere Konsequenzen, die für den Kontext Philosophischer Beratung von großem Interesse sind. So wie unkontrollierte Gefühle das Denken beeinträchtigen, können nämlich unangemessene Gedanken und „falsche" Vorstellungen extrem ungünstige und belastende Gefühle hervorrufen.

Diese Erkenntnis weist eine lange philosophische Tradition auf; zu denken ist hierbei z. B. an Epikur. Die Absicht der Philosophie Epikurs bestand darin, die menschliche Psyche durch die Kritik falscher Vorstellungen (doxa) zu heilen. Wenn eine falsche Vorstellung aufgelöst werde, verschwinde das entsprechende Leiden der Seele, z. B. in Form von bestimmten negativen Gefühlen, die durch die falschen Vorstellungen bedingt sind. Epikurs systematisch aufgebaute Lebenskunst besteht deshalb in einer Analyse zum Unglück führender psychischer Prozesse und dem philosophischen Umgehen damit, so dass der Zustand des Wohlbefindens sich einstellt. Auch wenn man nicht mit allen Einzelheiten der epikuräischen Philosophie einverstanden sein mag – vor allem was seine inhaltlich eindeutig festgelegten weltanschaulichen Prämissen angeht oder die Möglichkeiten eines vertieften Umgehens mit schmerzlichen Erfahrungen und auch wenn heute vielleicht nicht mehr die theoretische Annahme des Hades oder der Hölle Hauptverursacher ungünstiger Gefühle wie Angst ist – bleibt der von Epikur so plastisch beschriebene Vorgang der Einflussnahme auf das emotionale Erleben des Menschen durch Veränderung seiner Selbst- und Weltsicht von unveränderter Wirksamkeit, nur mit anderen Inhalten. Daher ist seine grundsätzliche Orientierung aus der Perspektive heutiger Beratungspraxis in struktureller Hinsicht dennoch sehr anregend. Epikurs pragmatischer Ansatz, dessen Ziel das gelingende Leben ist, stellt eine theoretische und praxisbezogene Konzeption dar, die angesichts unseres heutigen Wissens über kognitive Prozesse von erstaunlicher Aktualität ist (Epikur, 1980).

Der Zusammenhang von ungünstigen kognitiven Vorstellungen mit dysfunktionalen emotionalen Zuständen gehört zu den wesentlichen Elementen moderner Psychologie. So wurde z. B. der Zusammenhang von überdauernden Gestimmtheiten mit kognitiven Abläufen auf der

Basis grundlegender Einstellungen, Lebensansichten, Einschätzungen usw. (in der pathologischen Ausprägung) insbesondere im Umgang mit Depression überzeugend nachgewiesen und therapeutisch genutzt (vgl. z. B. Beck, 1979). Epikurs Überlegungen (zusammen mit ähnlichen Ansätzen bei den Stoikern, insbesondere bei Epiktet) bilden dementsprechend auch eine direkte Quelle für moderne psychotherapeutische Ansätze, insbesondere für die von Albert Ellis begründete Rational-emotive Therapie (= RET):

„Der herausragende Ansatz der RET ist ... die These, dass irrationales Denken unangemessene, neurotische Reaktionen bewirkt und dass daher spezifische Probleme durch eine Veränderung von Überzeugungen, Einstellungen und Ansichten bearbeitet werden können" (Keßler, 1983, 1105).

Kern der RET ist u. a. die sog. A-B-C-Theorie:

„Nicht die aktivierenden Ereignisse (A für activating events) alleine, sondern insbesondere die mit diesen Ereignissen einhergehenden Ansichten, Einstellungen, Bewertungen, Selbstverbalisierungen (B für belief systems) bestimmen die emotionalen Konsequenzen (C für consequences)" (ebd., 1108).

Dieser therapeutische Ansatz wiederum beinhaltet wichtige Anregungen für die Philosophische Beratung (vgl. auch Jongsma, 1995, 26).[40]
Aus den vorgetragenen Überlegungen ergeben sich folgende Fragestellungen, die Philosophischen Berater und Besucher bei dem Bemühen um Selbsterkenntnis des Letzt genannten anleiten können:

- Werden ungünstige, belastende Gefühle in mir ausgelöst oder verstärkt durch bestimmte Selbst- oder Weltsichten meinerseits?
- Lassen sich diese bestimmten Selbst- oder Weltsichten eventuell verändern, so dass sie für mich immer noch stimmig und annehmbar sind, allerdings zugleich ihre negativen Auswirkungen auf das Gefühlsleben verlieren?
- Inwiefern kann ich durch meine Selbst- und Weltsichten Einfluss ausüben auf mein Gefühlsleben?
- Inwiefern kann ich mich durch meine Selbst- und Weltsichten von negativen Emotionen, ausgelöst durch Geschehnisse, die nicht in meiner Macht stehen, unabhängig machen?

---

40 Verwiesen sei in diesem Zusammenhang zudem auf Watzlawicks unterhaltsamen Millionenbestseller „Anleitung zum Unglücklichsein", indem auch er anhand zahlreicher Anekdoten aus dem Alltagsleben immer wieder exemplarisch aufzeigt, „dass man Unglücklichkeit ganz im stillen Kämmerchen des eigenen Kopfes erzeugen kann" (Watzlawick, 2002, 17f.) und „der Macht des negativen Denkens kaum Schranken gesetzt sind" (ebd., 110).

- Ist es das Phänomen xy selbst, was mich emotional belastet oder meine Sichtweise auf das Phänomen xy?

(Insbesondere die letzte Frage steht in engem Zusammenhang mit dem nächsten Gliederungspunkt)

1.3.5. Die Aufdeckung der Genese von Gefühlen innerhalb des psychischen Strukturzusammenhangs – Die Entstehung von Gefühlen aufgrund von Gedanken (Selbst- und Weltsichten) vs. Die Entstehung von Gefühlen aufgrund von Wahrnehmung/Erfahrung

Gefühle entstehen aufgrund unseres unmittelbaren Erfahrungskontextes (=Wahrnehmung); Gefühle werden aber auch durch Gedanken hervorgebracht. Möchte der Besucher daher Selbsterkenntnis im Hinblick auf die Genese bestimmter seiner Gefühle erlangen, ist es im Rahmen Philosophischer Beratung geboten, die unterschiedlichen gewahr werdenden Gefühlszustände entweder bestimmten Wahrnehmungsaspekten zuzuordnen, oder aber zu einer kognitiven Selbst- oder Weltsicht in Bezug zu setzen.

Ruschmann spricht in Bezug auf diesen Aspekt der Selbsterkenntnis auch von der sog. „Rationalität des Fühlens bzw. der Gefühle":

„Rationale Gefühle lassen sich als gut begründet und angemessen charakterisieren. Sie stehen in einem klaren und entsprechend prägnant symbolisierbaren Bezug zu konkreter Erfahrung (Wahrgenommenen) bzw. zu Konzepten (Gedachtem, Vorgestelltem)" (Ruschmann, 1999, 293).

Aufgrund eigener Beratungserfahrung ist Ruschmann der Ansicht, dass diese analytische Aufgliederungstätigkeit durchaus möglich ist:

„Auch wenn durch Denken hervorgebrachte Gefühle vielfach sehr intensiv empfunden werden und somit subjektiv Realitätscharakter haben, bleibt der Unterschied zur konkreten Erfahrung doch zumindest potentiell rekonstruierbar" (ebd., 221).

Für den Kontext Philosophischer Beratung stellt sich dementsprechend hinsichtlich jedes rekonstruierten Gefühls auf Seiten des Besuchers die Fragen:

- Warum habe ich dieses Gefühl xy? Woher kommt das Gefühl xy?
- Ist das Gefühl xy begründet durch die Wahrnehmung tatsächlicher gegenwärtiger Lebensumstände, durch meine bisherige Erfahrung oder durch bestimmte kognitive Annahmen?
- Aufgrund welcher Erfahrungen bzw. Wahrnehmungen habe ich das Gefühl xy?
- Aufgrund welcher Sichtweisen über mich selbst oder die Welt habe ich das Gefühl xy?

- Finde ich in mir „isolierte Gefühle" an, die keinen Bezug weder zu meiner bisherigen Selbst- und Weltsicht noch zu meiner bisherigen Erfahrung haben?

1.3.6. Die Verbesserung des Zugangs zu den eigenen Gefühlen – Das Gewahrwerden der eigenen Gefühle als wesentliches Element von Selbsterkenntnis

Als weiteres Ziel bezüglich der Selbsterkenntnis des Besuchers im Rahmen Philosophischer Praxis lässt sich zudem noch die Erlangung eines möglichst umfassenden, angemessenen und unverzerrten Bewusstseins des eigenen Gefühlslebens nennen. Auch in Bezug auf das eigene Gefühlsleben geht es darum implizites explizit zu machen. Viele Menschen in westlichen Kulturen haben nämlich einen ausgeprägten und entwickelten Intellekt, aber wenig Zugang zu ihren Gefühlen – Machovec hat das pointiert so ausgedrückt, dass „viele Individuen ... mit ihrer Emotionalität das ganze Leben tief in der Kindheit oder in der Pubertät" stecken (Machovec, 1988, 44f.). Für die Philosophische Beratung hat dies die Konsequenz, dass hinsichtlich des Gewahrseins der eigenen Gefühle bei den Besuchern „sehr oft die Rekonstruktion hier Auslassungen, Unzulänglichkeiten, Verzerrungen etc. aufdecken" kann (Ruschmann, 1999, 168).

Die Fähigkeit sich eigenen Gefühlen reflexiv bewusst zu werden ist insbesondere von der Fähigkeit abhängig eigene Gefühle sprachlich benennen zu können. Diese Kompetenz ist bei den einzelnen Menschen unterschiedlich stark ausgeprägt. Daher ist es auch im Kontext des eigenen Gefühlsgewahrwerdens Ziel Philosophischer Beratung, die begrifflichen Ausdrucksmöglichkeiten des Besuchers zu steigern, um ihm somit ein differenzierteres Erfassen seines eigenen Gefühlslebens zu ermöglichen: Dies hat eine

„bewusstseinslenkende und benennungsfördernde Funktion, denn die Aufmerksamkeit wird auf das Fühlen gelenkt und das Gewahrwerden und differenzierte Explizieren des Fühlens wird ermuntert und erleichtert bzw. ermöglicht" (ebd., 228).

Das Gewahrsein von eigenen Gefühlen soll also entfaltet und gefördert werden durch die Möglichkeit der Benennung von Gefühlen.

Ziel Philosophischer Beratung kann es zudem sein den Besucher dabei zu unterstützen zwischen eigener Wahrnehmung (besonders im Sinne von Interozeption, als Propriozeption und Viscerozeption) und eigenem Gefühlserleben (als Gewahrsein[41] der Gefühle und Stimmun-

---

41 Die Begriffe „Gewahrsein" bzw. „Gewahrwerden" werden als Rückübersetzung des engl. „awareness" seit einiger Zeit im Deutschen wieder vermehrt verwendet.

gen) differenziert zu unterscheiden. Menschen, die nicht zwischen ihren Gefühlen und Körperwahrnehmungen (Körperempfindungen) unterscheiden können, gelten in der Psychologie heute als mit geringer „emotionaler Intelligenz" ausgestattet – und das führt zu vielen Schwierigkeiten im Umgang mit sich selbst und mit Anderen (Goleman, 1996, 72).[42] Körperlichen Schmerz (=Wahrnehmung) mit seelischem Schmerz (=Gefühl) zu verwechseln stellt eine unangemessene Form des Umgehens mit Gefühlen dar – nämlich eine Art des Somatisierens.

Verfügt ein Mensch über einen differenzierten Zugang und ein differenziertes Ausdrucksvermögen bezüglich seines eigenen Gefühlslebens ist dies für ihn in der Regel mit erheblichen Vorteilen verbunden: Eine klare Bewusstheit der eigenen Gefühle (z. B. in ihrer reaktiven Form auf Erfahrenes oder auf andere Personen) verhindert nämlich zum einen Abwehr-vorgänge, die die eigenen Gefühle dissoziieren, d.h. dem Gewahrwerden entziehen oder sie projektiv auf andere beziehen – (ein Vorgang, der in Gesprächssituationen der Besucher sehr häufig vorkommt, oft unbemerkt bleibt und deshalb ein wesentliches Thema innerhalb der Philosophischen Beratung ist, aber auch wiederum ein Thema von Supervision über die Gespräche in der Praxis darstellt). Zum anderen besteht auch ein enger Zusammenhang zwischen dem Zugang zu den eigenen Gefühlen (als Gefühlgewahrsein) und der Wahrnehmung von Gefühlen anderer, der inzwischen auch empirisch nachgewiesen ist (vgl. dazu etwa Goleman, 1996, Kap. 7: Die Wurzeln der Empathie). Der differenzierte Zugang zur eigenen Gefühlswelt fördert somit eine differenziertere Wahrnehmung der Gefühle bei anderen, was sich wiederum auf den Umgang mit diesen positiv auswirken kann.

Für die Zielvorgabe Philosophischer Beratung – die stetige Weiterentwicklung der Selbst- und Weltsichten des Besuchers anzuregen – ist darüber hinaus noch von besonderer Relevanz, dass Menschen, die wenig Zugang zu ihren Gefühlen haben, für die Entwicklung ihrer Selbst- und Weltsichten aus ihrem emotionalem Bereich wenig neue Impulse bekommen. Entwicklungs- und Reifungsprozesse werden so von dieser Seite her erschwert; starre und unflexible Konzepte verstärkt (Kramer, 1990, 296ff.). Die enge Wechselwirkung zwischen Emotion und Kognition wirkt sich in diesen Fällen ungünstig aus, was jedoch auch den Umkehrschluss ermöglicht, dass ein ausdifferenzierter emotionaler

---

42 Goleman verwendet in seinem Buch an keiner Stelle das Wort „Wahrnehmung" im Zusammenhang mit Gefühlen, sondern stets nur awareness (Gewahrsein, Bewusstheit) oder attention (Aufmerksamkeit). In der deutschen Übersetzung werden beide Begriffe als „Wahrnehmung" übersetzt, so dass dem Leser die präzise Unterscheidung des Autors zwischen Körperwahrnehmung und Gefühlserleben als Gefühlsgewahrsein vorenthalten wird (Goleman, 1996).

Selbst- und Weltbezug positive Auswirkungen auf die Ausdifferenzierung des eigenen kognitiven Selbst- und Weltbildes eröffnet.

In Bezug auf die Förderung des zunehmenden Gewahrwerdens der eigenen Gefühle ergeben sich für den Kontext Philosophischer Beratung folgende Fragestellungen:

- Welche Gefühle lösen welche Passagen meines autobiografischen Erzählens bei mir aus?
- Wie lässt sich meine emotionale Reaktion auf das von mir autobiografisch Erzählte jeweils erklären?
- Mit welchen Begriffen kann ich das Gefühl xy am besten umschreiben?
- Was kennzeichnet die Differenz von Begriffen die ähnliche Gefühlszustände bezeichnen?
- Welche Begriffe zur Beschreibung von Gefühlszuständen gibt es, die ich bislang noch nicht oder kaum benutzte? Helfen Sie mir mein Gefühlserleben besser zu erfassen und zu differenzieren?
- Welche Formen des Ausdrucks meiner Gefühle sind für mich geeignet?[43]
- Handelt es sich bei dem Phänomen xy um ein Gefühl von mir oder um eine Körperwahrnehmung?
- Gibt es eigene Gefühle die ich verdränge, ausblende oder unterdrücke? Warum fällt es mir schwer diese Gefühle zu zulassen?
- Habe ich in vergangenen Gesprächssituationen eigene Gefühle in mein Gegenüber projiziert?
- Was bewirkt das Gefühl xy bei mir?
- Welche Bezüge bestehen zwischen dem Gefühl xy und anderen Gefühlen?
- Gibt es Widersprüche/Inkonsistenzen innerhalb meines Gefühlserleben? Wie lassen sich diese Widersprüche/Inkonsistenzen erklären? Lassen sich diese Widersprüche/Inkonsistenzen auflösen?

1.3.7. Der wertende Charakter von Gefühlen

Gefühle sind nach Dilthey eine wesentliche Komponente unseres Selbst und unserer Beziehung zur Welt. Dilthey hebt dabei noch ein bestimmtes Charakteristika der Gefühle hervor – ihre bewertende Natur – Gefühle entsprechen wertenden Stellungnahmen zur Welt und zu sich

---

43 Ein alternatives sprachliches Mittel des Ausdrucks von Gefühlen, welches im Kontext Philosophischer Beratung zum Einsatz kommen könnte, sind z. B. Metaphern (siehe V 3.2.).

selbst.[44] Dilthey führt Wertungen also auf den emotionalen Bereich zurück:

„Hat doch nur das im Gefühl Erlebte einen Wert für uns; Wert ist sonach vom Gefühl unabtrennbar. Daraus ergibt sich aber nicht, dass der Wert des Lebens aus Gefühlen bestehe, als ein Haufen von solchen angesehen und durch eine Addition derselben festgestellt werden könne" (Dilthey, V, 216).

Veranschaulichen könnte man sich die These vom Zusammenhang der Gefühle und der Wertungen dadurch, dass wir in Situationen immer ein Gefühl von Sympathie oder Antipathie gegenüber Menschen und Dingen entwickeln, denen wir begegnen. Diese Gefühle von Sympathie oder Antipathie gründen wiederum auf unseren emotionalen Bedürfnissen. Hätten wir keine emotionalen Bedürfnisse, so könnten wir auch nicht die Wirklichkeit nach Maßgabe ihrer Zu- oder Abträglichkeit bewerten. Erst aufgrund seiner emotionalen Ausstattung wendet der Mensch den sinnlichen Eindrücken sein Interesse zu, erst auf der Grundlage der Gefühlsmannigfaltigkeit kann er einzelne Lebensmomente wertend einschätzen (ebd., 373).[45]

Gefühle haben also Urteilscharakter. Sie stellen eine grundlegende Bewertung von Phänomenen dar als günstig oder ungünstig, angenehm oder unangenehm, förderlich oder hinderlich. Gefühle führen aufgrund ihrer wertenden Natur zudem zu einer Qualifizierung, Hervorhebung, Rangordnung, Einstufung etc. von Phänomenen. Sie laufen bei jeder Art von Informationsverarbeitung (d. h. bei Prozessen der Wahrnehmung, der Erinnerung, bei allen Denkvorgängen, Schlussfolgerungen etc.) mit und konstituieren den Gesamtprozess des menschlichen Selbst- und Welterfassens wesentlich mit – im Sinne einer Gewichtung und Wertung der jeweiligen Faktoren.

Auf Diltheys Überlegungen zum wertenden Charakter der Gefühle aufbauend greift Ruschmann noch zwei Aspekte heraus, die gerade für das Anliegen Philosophischer Beratung von einschlägigem Interesse sind: Zum einen die Rolle der wertenden Gefühle innerhalb von Prozes-

---

44 Auch Ursula Wolf spricht von „affektiven Grundstimmungen" und charakterisiert diese als „individuelle Grundbewertungen des Lebens" und insbesondere als Bewertung der Möglichkeit von Glück (Wolf, 1993, 116).

45 Auch bezüglich seiner These vom wertenden Charakter der Gefühle erhält Dilthey wiederum Unterstützung von Erkenntnissen moderner empirischer Forschung diesmal aus dem Bereich der Neurologie. Antonio Damasio ist nämlich ebenfalls der Ansicht, dass ohne Gefühle kein Fällen von Entscheidungen möglich wäre. Er kommt aufgrund der Untersuchung von verschiedenen Hirnschädigungen zu dem Ergebnis, dass ein emotionsloser Verstandesmensch zwar imstande wäre, differenziert verschiedene Alternativen durchzuspielen und ihre Folgen abzuschätzen, aber er würde zu keiner persönlichen Entscheidung kommen (Damasio, 1994, 83).

sen der Wahrnehmung und Erfahrungsbildung:

„In der konkreten Erfahrung haben Gefühle, als unmittelbare Einschätzung und Gewichtung von Wahrnehmungsinhalten, eine zentrale motivierende und orientierende Funktion" (Ruschmann, 1999, 334).

Zum anderen auf die Bedeutung der wertenden Gefühle innerhalb von Entscheidungsprozessen:

„Nicht nur konkrete Wahrnehmungen, sondern auch Vorstellungen (Kognitionen im weitesten Sinne) werden vom Individuum mit der Generierung von Gefühlen gewichtet und somit emotional ,imprägniert' oder ,markiert', so dass ein Entscheidungsprozess auf diese vorgegebenen Wertungen zurückgreifen kann" (ebd., 184).

Auch aus diesen Überlegungen ergeben sich Fragen mit denen der Philosophische Berater gegebenenfalls agieren kann:

- Inwiefern wirken sich meine affektiven Grundstimmungen auf die Grundbewertungen meiner selbst, der Welt und des Lebens aus?
- Inwiefern wirken sich meine affektiven Grundstimmungen auf meine Bewertung der Möglichkeit von Glück aus?
- Welche Gefühle habe ich gegenüber dem Phänomen xy? Inwieweit prägen diese Gefühle meine Wertung von xy?
- Inwiefern üben meine Gefühle Einfluss aus auf meine Qualifizierung, Hervorhebung, Rangordnung, Einstufung etc. von Phänomenen? (- in Bezug auf meine Wahrnehmung der Welt? – in Bezug auf meine Erinnerungen? – in Bezug auf meine Denkvorgänge?)
- Welche Gefühle treten hinsichtlich meines anstehenden Entscheidungsprozesses in mir auf und müssen daher berücksichtigt werden?

1.4. Das Verhältnis von Selbst- und Weltsichten und Wille

1.4.1. Die Entfaltung der komplexen Wechselwirkung von Wille und Denken (Selbst- und Weltsichten)/Gefühlen/Wahrnehmung/ Erfahrungsbildung

Bislang haben wir die Selbst- und Weltsichten in Bezug gesetzt zu Wahrnehmung/Erfahrungsbildung und Gefühlen. Es fehlt jedoch noch ein wesentliches Element der diltheyschen psychischen Struktur: der Wille.[46] Dilthey hat in seinem theoretischem Ansatz die Willenstätigkeit

---

46 Diltheys Gebrauch des Terminus „Wille" ist nicht ganz einheitlich. In der Regel benutzt er ihn jedoch zur Kennzeichnung der strebenden, handelnden, aktiven Seite des menschlichen Weltverhältnisses, im Unterschied zu seinen affektiven und kognitiven Aspekten.

nämlich als eine ganz wesentliche richtungsgebende Kraft berücksichtigt, die sich in Denken, Gefühl und Wahrnehmung ausdrückt. Er integriert den Willen in sein psychisches Modell, wenn er davon spricht, dass es die Aufgabe ist zu beschreiben, „wie in diesem Strukturzusammenhang Wahrnehmung und Denken mit Trieben und Gefühlen und diese mit Willenshandlungen ineinandergreifen" (Dilthey, V, 238). Der Wille ist somit zusätzlich in das hochkomplexe menschliche Selbst- und Welterfassen zu integrieren. Auch er interagiert mit den wahrnehmenden, erfahrungsbildenden, kognitiven und emotionalen Prozessen. Der Wille beruft sich bei seinen Handlungsentschlüssen – ob explizit oder eher implizit – auf das individuelle Wertegefüge der jeweiligen Person oder anders ausgedrückt, der handlungsinitiierende bzw. hemmende Willensimpuls wird maßgeblich von dem Wertehintergrund der jeweiligen Person beeinflusst. Das individuelle Wertesystem einer Person wird wiederum beeinflusst durch dessen kognitive Sichtweisen, emotionalen Grundstimmungen, deren bisherigen Erfahrungen der Vergangenheit und deren Wahrnehmung der Gegenwart. Umgekehrt ist auch wiederum davon auszugehen, dass individuelle Werte Auswirkungen haben auf Selbst- und Weltsichten, Gefühlszustände, die Deutung der eigenen vergangenen Erfahrungen und die gegenwärtige Wahrnehmung des Subjekts.

Aufgrund der Einsicht in die wechselseitigen Einflussnahmen des Willens und der anderen Elemente des psychischen Strukturzusammenhangs ergeben sich für die Förderung von Selbsterkenntnis durch Philosophische Beratung folgende Fragestellungen:

- Inwiefern beeinflussen meine momentanen Willensbestrebungen meine Wahrnehmung in der Gegenwart?
- Inwiefern sind meine momentanen Willensbestrebungen beeinflusst durch meine Wahrnehmung der Gegenwart?
- Inwiefern beeinflussen meine momentanen Willensbestrebungen meine Deutung meiner Erfahrungen aus der Vergangenheit?
- Inwiefern sind meine momentanen Willensbestrebungen beeinflusst durch meine Deutung meiner Erfahrungen aus der Vergangenheit?
- Inwiefern beeinflussen meine momentanen Willensbestrebungen meine Gefühle?
- Inwiefern sind meine momentanen Willensbestrebungen beeinflusst durch meine Gefühle?
- Inwiefern beeinflussen meine momentanen Willensbestrebungen meine Selbst- und Weltsichten?
- Inwiefern sind meine momentanen Willensbestrebungen beeinflusst durch meine Selbst- und Weltsichten?

Einzelnen dieser Interaktionen des Willens mit anderen Elementen der psychischen Struktur soll nun im Folgenden weiter nachgegangen werden, insbesondere dem Zusammenhang der Willensbestrebungen mit dem kognitiven Anteil des menschlichen Weltbezugs in Form menschlicher Selbst- und Weltsichten. Vermittelt über die Instanz des Willens wirken die Selbst- und Weltsichten eines Menschen nämlich für diesen handlungsleitend. Auch darüber muss der Besucher einer Philosophischen Beratung aufgeklärt werden; es gilt bei ihm ein Bewusstsein dafür zu schärfen welche Bedeutung seinen Selbst- und Weltsichten für sein Leben insgesamt und hier insbesondere für sein Handeln zukommt:

„Theorien und Konzepte wirken handlungsleitend und ihre Qualität entscheidet wesentlich mit darüber, ob ein Mensch sein Leben (oder einen bestimmten Lebensabschnitt bzw. Handlungsvollzug) als befriedigend, sinnvoll, gelungen, oder unbefriedigend, sinnlos und misslungen empfindet und einschätzt" (Ruschmann, 1999, 15).

Die Sichtweisen des Besuchers auf sich selbst und die Welt sind daher gegebenenfalls im Rahmen Philosophischer Beratung in ihren Auswirkungen auf den Willen bzw. das Handeln kritisch zu überprüfen und diesbezüglich weiter zu entwickeln.[47] Vorab jedoch noch eine kurze allgemeine Ausführung zum Verhältnis von Willensbestrebungen und Selbsterkenntnis:

1.4.2. Die Erkenntnis der eigenen Ziele, Zwecke und Werte als wesentliches Element von Selbsterkenntnis

Dilthey betont trotz der grundsätzlich biologischen Grundlagen des Menschseins die lebensgestaltende Macht von Idealen. Menschliches Handeln zeichnet sich nämlich für ihn dadurch aus, dass es nicht nur einer vorgegebenen Zweck-Mittel-Relation zu folgen vermag, sondern dass es Kraft der Freiheit und Autonomie der Person sich selbst die Ideale, Regeln und Prinzipien seines Handelns zu setzen vermag als den „Ausdruck eines Sollens, eines Zielstrebens, kurz einer Tendenz des Willen" (Dilthey, IX, 181).

Dilthey ist zudem der Überzeugung, dass den Willensbestrebungen der Individuen ganz verschiedene Wertpräferenzen und Abstufungen von Interessen zu Grunde legen können, dass jedoch alle Individuen darin

---

47 Der enge Bezug zwischen theoretischer Selbst- und Weltsicht und praktischem Handeln spiegelt sich auch innerhalb der Philosophie wieder in Form des engen Zusammenhangs, welcher zwischen Theoretischer und Praktischer Philosophie besteht, so dass es zum einen immer wieder schwer ist beide Begriffe exakt voneinander zu trennen und dass zum anderen gewisse Annahmen auf dem Gebiet der Theoretischen Philosophie bestimmte Konsequenzen für die Praktische Philosophie haben und umgekehrt.

übereinstimmen, dass ihre Lebensführung von solchen Wertsetzungen und Interessen bestimmt wird:

„Irgendetwas macht ihm (jedem Individuum) Wesen und Bedeutung seines Daseins aus; und dadurch ist in jedem der Unterschied dieses Elementar-Entscheidenden von dem Unwesentlichen, ja Gleichgültigen gegeben" (ebd., XIX, 376).

Die Hauptarbeit des Lebens besteht für Dilthey deshalb darin, „zu der Erkenntnis dessen zu kommen, was uns wahrhaft wertvoll ist"; den Zusammenhang von Vorgängen, indem wir unterschiedliche Werte erproben, nennt Dilthey Lebenserfahrung (ebd., V, 374).[48] Ein wesentlicher Aspekt von Selbsterkenntnis besteht also für das Individuum darin für sich zu erkunden, welche Ziele und Zwecke für sein Leben maßgeblich bestimmend sind, einen Zugang zu seinen eigenen handlungsleitenden Werten zu erlangen.

Folgende Fragestellungen sollen diesen Aspekt der Selbsterkenntnis beim Besucher einer Philosophischen Praxis fördern:

- Welches sind meine Werte? Welche Ziele und Zwecke verfolge ich im Leben?
- Beinhalten meine bisherigen Werte, Lebensziele und Zwecke wirklich das, was ich will?
- Gibt es für mich annehmbare Alternativen zu den bislang von mir verfolgten Zielen, Zwecken und Werten?
- Welche typischen Muster meines Handelns kann ich meiner Erfahrung mit mir selbst entnehmen? Inwieweit klären mich diese typischen Muster meines Handelns darüber auf, welche Willensbestrebungen bislang für mein Handeln leitend sind?

1.4.3. Die Ableitung von Zielen, Zwecken und Werten aus den Selbst- und Weltsichten

Mögliche Antworten auf die eben gestellten Fragen ergeben sich für das Individuum eventuell dadurch, dass es seine Selbst- und Weltsichten daraufhin befragt, inwieweit aus ihnen eine Ableitung von Zielen, Zwecken und Werten möglich erscheint.

Nach Dilthey entfalten Weltanschauungen nämlich erst dann ihre „praktische Energie", wenn aus diesen ein höchstes Gut, oberste Grundsätze in Form von Handlungsmaximen bzw. ein „Ideal der Gestaltung

---

48 Der eigenen Lebenserfahrung können wir auch ein Wissen über typische Muster unseres Handelns entnehmen. Dieses Wissen kann uns wiederum über unsere eigenen Willensbestrebungen aufklären: „Einige Wünsche, die hinter meinem Rücken tätig sind, kann ich an Mustern meines Tuns ablesen" (Bieri, 2003, 68).

des persönlichen Lebens" abgeleitet werden. Erst durch diese Akte vollenden sich eigentlich Weltanschauungen und werden dadurch ihrem Namen gerecht, da das Vorhandensein von Idealen, obersten Handlungsgrundsätzen usw. ein wichtiger Bestandteil der Struktur von Weltanschauungen ist; erst durch diese Akte wirken die Weltanschauungen gestaltend auf das Leben ein (ebd., VIII, 84).[49] Die Weltanschauung eines Individuums sollen „im Willen das Lebensideal" bedingen (ebd., 27). Was Dilthey im folgenden Zitat bezüglich der Philosophie sagt, gilt somit auch für die Weltanschauungen: „Das also ist die höchste Funktion der Philosophie: organisierende Kraft, die alles gegenständliche Denken, alle Wertbestimmungen und Zwecksetzungen ergreift" (ebd., 225).[50] Für die Einheit menschlichen Bewusstseins ist es nämlich nach Dilthey entscheidend, „dass die Erkenntnis des Wirklichen zu dem Ideal des Handelns in eine Beziehung gesetzt wird" (ebd., 210).[51]

Das von Dilthey beschriebene Bedürfnis des Menschen nach Einheit zwischen seinen Selbst-/ Weltsichten und seinen Willensbestrebungen findet auch Bestätigung durch Erfahrung von Philosophischen Praktikern mit dem Anliegen ihrer Besucher:

„Die meisten meiner Klienten suchen jemanden, der ihnen dabei hilft, ihre Weltsicht (das heißt ihre persönliche Philosophie) zu artikulieren, und ihre Entscheidungen zu überprüfen, um sicher zu gehen, dass ihre Handlungen mit ihren Überzeugungen und Werten übereinstimmten" (Marinoff, 2002, 136).

Die Besucher möchten also bei zu treffenden Lebensentscheidungen in der Regel in die Lage versetzt werden, allen und jedem (insbesondere sich selbst) erklären und rechtfertigen zu können, warum sie sich so (und nicht anders) entschieden haben oder entscheiden werden (ebd., 196); sie wollen prüfen, ob sie auch leben, was sie denken bzw. ob sie

---

49 Fetz und Oser teilen ebenfalls die Ansicht von Dilthey, dass ethische Werte und moralische Urteile stets auf sehr komplexe Weise in den größeren Zusammenhang einer Weltsicht eingebunden sind: „So betrachtet, erscheinen das moralische und das religiöse Urteil als der Weltbildentwicklung untergeordnet" (Fetz/Oser, 1986, 455). Jedes Wertsystem ist also Teil einer Gesamtkonzeption, eines Weltbildes, ein Aspekt, der bei philosophischen Ethik-Konzeptionen oft unberücksichtigt bleibt, d.h. nicht expliziert wird, im Kontext Philosophischer Beratung jedoch von großer praktischer Bedeutung ist.

50 Die Weltanschauung hat nach Dilthey für das Individuum vor allem drei wesentliche Aufgaben zu erfüllen: (1) Die Erzeugung eines kohärenten, logisch widerspruchsfreien Weltbildes, (2) die Bereitstellung einer Wertung der Welt, welche der eigenen affektiven Gestimmtheit gegenüber der Welt entspricht und (3) Orientierung für das Handeln zu liefern.

51 Man denke hier auch an die kantische Tradition nach der ein Mensch Gefahr läuft die Achtung vor sich selbst zu verlieren, wenn er nicht gemäß seiner eigenen Selbst- und Weltsichten (bzw. seiner sich selbst gegebenen moralischen Gesetze) handelt.

denken, was sie leben.

Gute Gründe zur Rechtfertigung ihrer Entscheidung liegen für die Besucher vor allem dann vor, wenn sich ihre Willensbestrebung im Einklang mit ihrer Selbst- und Weltsicht befindet und sie darum ihre Entscheidung mit Hilfe ihrer Selbst- und Weltsichten begründen können. Für den Besucher ist es daher hilfreich sich im Rahmen der Philosophischen Beratung ein ethisches System auszuarbeiten, mit dem er im Einklang mit sich selbst leben, und Handlungsmaximen finden kann, die er sich selbst und anderen erklären kann (ebd., 208).

Die Verankerung einer Entscheidung in das eigenen ethische System ist also ein wichtiger Gegenstand Philosophischer Beratung. Indem das Individuum überprüft, ob eine anstehende Lebensentscheidung mit seiner eigenen Selbst- und Weltsicht und deren Wertgefüge konform ist, vermindert es zudem die Gefahr, von sich selbst überrascht zu werden, indem es sich später gegen die getroffene Entscheidung wendet, hinter der es doch meinte zu stehen. Diesen Gesichtspunkt deutet auch Bieri an:

„Wir müssen uns mit uns selbst gut auskennen, um substantielle Entscheidungen treffen zu können, die wir nicht bereuen werden" (Bieri, 2003, 66).

In diesem Kontext geht es also darum die Selbst- und Weltsichten gemeinsam mit dem Besucher dahingehend zu untersuchen, inwieweit sie dessen Handlungsorientierung prägen und welche Kraft und Orientierung sie für Entscheidungsprozesse des Besuchers entfalten bzw. nicht entfalten.

Folgende Fragestellungen können hierbei von Relevanz sein:

- Welche Ziele, Zwecke und Werte lassen sich aus meinen bestehenden Selbst- und Weltsichten ableiten?
- Welches Ideal der Gestaltung des persönlichen Lebens ergibt sich aus meiner Weltanschauung?
- Ist meine Selbst- oder Weltsicht xy anwendungsgeeignet? Hat sie für mich handlungsleitende und handlungsfördernde Funktion?
- Inwiefern sind meine ethischen und moralischen Orientierungen, mein Wertesystem eingebunden in mein Selbst- und Weltbild?
- Inwiefern wirken sich meine Willensbestrebungen auf meine Selbst- und Weltsicht aus?
- Hat die Veränderung meiner Selbst- und Weltsicht an der Stelle xy Auswirkungen auf meine Wertorientierungen und Willensbestrebungen? Wenn ja, welcher Art sind diese Auswirkungen?
- Stimmt meine Willensbestrebung xy mit meinen Selbst- und Weltsichten überein?

- Stimmt mein Leben mit meinen Selbst- und Weltsichten überein?
- Welche Handlungsoption sollte ich bei der anstehenden Entscheidung ergreifen, damit mein Handeln mit meinen bestehenden Selbst- und Weltsichten übereinstimmt?
- Wie kann ich vor mir selbst und/oder vor anderen mein Handeln mit Hilfe meiner Selbst- und Weltsichten begründen und rechtfertigen?
- Ist der Inhalt meiner Entscheidung wirklich verankert in meinem Selbst- und Weltbild?

1.4.4. Der umfassende Lebensplan als wesentlicher Bestandteil einer ausgebildeten Weltanschauung

Nach Dilthey sind dem einzelnen Menschen Mitmenschen und Dinge in unterschiedlichem Maße bedeutsam. Die Bedeutungszuweisung, die ein Individuum vornimmt, bestimmt maßgeblich sein Handeln. Selbst- und Weltsichten beinhalten – explizit oder implizit – eine bewertende Rangordnung, die darüber Auskunft gibt, was für das Individuum wichtig und bedeutsam und was nicht so wichtig und bedeutsam ist. Die Ordnungsleistung, welche die Selbst- und Weltsicht hier vollzieht, ist also eine Strukturierung nach subjektiven Bedeutsamkeiten (Relevanzen), die zu einer Wertehierarchie führt, die insgesamt für den Einzelnen eine Orientierung ermöglicht. Dilthey betont darüber hinausgehend: „Zwischen diesen verschiedenen Werten ist nicht nur Abstufung, sondern auch Beziehung, Zusammenhang" (Dilthey, XIX, 376). Ziel von Selbsterkenntnisprozessen kann daher nicht einfach nur die Erstellung einer persönlichen Wertehierarchie sein, sondern vielmehr die Erarbeitung eines zusammenhängenden Beziehungsgeflechts von Werten. Wichtig erscheint es im Anschluss an Dilthey dabei auch das eigene Wertesystem auf Stimmigkeit hin zu prüfen. Nach Dilthey strebt der Mensch nämlich nicht nur danach seine Erfahrungen und Kenntnisse in einen kohärenten Zusammenhang zu bringen, sondern auch seine Werte und Ziele. Eine ausgebildete Weltanschauung umfasst nach Dilthey dementsprechend: Dauernde Zwecksetzungen, die auf die Realisation von Vorstellungen gerichtet sind, die Wahl zwischen Zwecken, die Auslese von Mitteln, Aussagen über das Verhältnis von Zwecken und Mitteln und die Zusammenfassung der Zwecksetzungen in eine höchste Ordnung praktischen Handelns – welche er auch als „umfassenden Lebensplan" bezeichnet (ebd., III, 84).

Für den Kontext Philosophischer Beratung betont Ruschmann:

„Im Beratungskontext sind Werte immer wieder zentrales Thema – Handlungsentscheidungen oder Handlungsimpulse sind von persönlichen Werten geleitet bzw. werden an den Werten geprüft" (Ruschmann, 1999, 343).

Im Rahmen Philosophischer Beratung könnte es in Bezug auf die Instanz des Willens deshalb vor allem darum gehen, die Motivationsstruktur bzw. das Wertesystem des Besuchers gemeinsam zu rekonstruieren und somit diesem zu vergegenwärtigen. Das strukturelle Gefüge der individuellen Präferenzen und deren entsprechenden Gewichtungen, die individuelle Wertehierarchie, die eigenen ethischen Prinzipien, die „komplexe Entscheidungslandschaft" gilt es „nachzuzeichnen" (ebd., 239) bzw. erst zu bilden.

Daraus wird deutlich, dass sich auch die eben wiedergegebenen Ausführungen Diltheys wiederum in Form von Frageformulierungen für den Kontext Philosophischer Praxis fruchtbar machen lassen; an folgende Fragestellungen ist hierbei zu denken:

- Beinhaltet meine gegenwärtige Selbst- und Weltsicht so etwas wie einen letzten Zweck meines Handelns? Wie lässt sich dieser letzte Zweck näher bestimmen?
- Wie sieht meine persönliche Wertehierarchie aus? Gibt es eine Rangordnung unter den Zwecken, die ich für erstrebenswert halte?
- Bestehen zwischen meinen angestrebten Zwecken untereinander Verbindungen? Wie sieht der Zusammenhang meiner gewählten Zwecken aus? Lassen sich meine Zwecke zu einer Ordnung zusammenfügen?
- Inwiefern kann die Verfolgung eines Zweckes mit der Verfolgung weiterer angestrebter Zwecke zusammenwirken?
- Sind meine angestrebten Zwecke verträglich miteinander? Inwieweit herrscht Stimmigkeit/Kohärenz in meinem Wertesystem?
- Wie sieht mein umfassender Lebensplan aus?
- Sind manche meiner Ziele/Werte nur Mittel zum Zweck für übergeordnete Ziele/Werte?
- Welche meiner Ziele/Werte haben Selbstzweck-Charakter?
- Welche Konsequenzen hat das Verfolgen des Zwecks xy im Hinblick auf die anderen von mir erstrebten Zwecke?
- Welche Mittel sind geeignet zur Verfolgung des Zwecks xy? Wie kann ich mir die zur Verfolgung des Zwecks xy notwendigen Mittel verfügbar machen?
- Stehen die von mir gewählten Mittel in einem angemessenen Verhältnis zu dem Zweck, den ich mit ihnen verfolge? Rechtfertigt der angestrebte Zweck die Wahl der Mittel?
- Gibt es Mittel, die der Erreichung mehrerer von mir angestrebter Zwecke dienlich sind?
- Sind meine gewählten Mittel untereinander verträglich?

- Welche Nebenfolgen entstehen eventuell aufgrund meiner beabsichtigten Handlung? Wie sind diese Nebenfolgen einzuschätzen und zu bewerten? Stehen die zu erwartenden Nebenfolgen in einem angemessenen Verhältnis zu dem angestrebten Zweck? Rechtfertigt der angestrebte Zweck die zu erwartenden Nebenfolgen?

1.4.5. Die Begleitung von (moralischen) Entscheidungssituationen im Kontext Philosophischer Beratung

Der eben vorgestellte Fragekatalog kann für den Besucher zum einen dienlich sein, generell über seinen „umfassenden Lebensplan" zu reflektieren, zum anderen erweisen sich zahlreiche der eben vorgestellten Fragen auch für relevant, wenn es darum gehen sollte, Besucher einer Philosophischen Praxis bei konkret anstehenden Entscheidungssituationen als Berater unterstützend zu begleiten. In der Philosophischen Beratung kann es nämlich – wie bereits angedeutet – auch darum gehen Entscheidungssituationen – eventuell auch moralischer Natur – adäquat erfassen, verstehen und reflektieren zu können, um somit eine angemessene Lösung zu ermöglichen oder zu erleichtern (Ruschmann, 1999, 248).

Auch hierzu ist das psychische Strukturmodell von Dilthey eventuell hilfreich, denn auch in Bezug auf (moralische) Entscheidungsprozesse lässt sich die Differenzierung der unterschiedlichen beteiligten epistemologischen Faktoren anwenden. So lässt sich z. B. bei einer (moralischen) Entscheidungssituation nach der Wahrnehmung der konkreten Situation, nach den beteiligten Gefühlen und den relevanten kognitiven Konzepten – also nach Maximen oder allgemeinen Wertvorstellungen – fragen; zudem lässt sich das Zusammenwirken dieser Faktoren analysieren. Dies setzt auch voraus, dass der Besucher sich im Verlauf der Beratung seiner eigenen ethischen Prinzipien explizit bewusst wird und diese kritisch überprüft. Bewusstmachung, Prüfung und Anwendung der eigenen ethischen Prinzipien in einer konkreten Entscheidungssituation bilden einen Dreischritt der im Verlauf einer Philosophischen Beratung durchlaufen werden kann. Der Philosophische Praktiker kann dabei den Besucher bei der Bewertung mögliche Handlungsoptionen vor dem Hintergrund seiner eigenen ethischen Sichtweisen (seines Wertesystems) anleiten und begleiten:

„Eine wichtige Aufgabe Philosophischer Beratung bei solcher ‚Zielanalyse' kann z. B. im Entfalten der beteiligten Interessen bestehen, sowie im Abwägen der möglichen Folgen" (ebd., 355).

258

Von besonderer Bedeutsamkeit ist nach Ruschmann zudem das Wissen darum, dass auch Grundwerte, die zunächst gleiches Gewicht in einer individuellen Ethik-Theorie haben, in der praktischen Anwendung in einem konkreten Fall sehr wohl in Konflikt geraten können (Werte-Dilemma) und von daher situationsangemessen gewichtet werden können bzw. müssen, um zu einer adäquaten Handlungsentscheidung zu kommen (ebd., 345).

Folgende Fragestellungen sollen den Philosophischen Berater bei der Begleitung seines Besuchers in Entscheidungssituationen unterstützen:

- Welche Faktoren und Aspekte gilt es bei der anstehenden Entscheidung wahrzunehmen und zu berücksichtigen?
- Welche Gefühle in mir sind mit dieser Entscheidungssituation verbunden und daher zu beachten?
- Welche meiner Selbst- und Weltsichten sind für den anstehenden Entscheidungsprozess relevant?
- Welche meiner Ziele, Zwecke und Werte sind bei der anstehenden Entscheidung zu berücksichtigen?
- Kann ich eine Gewichtung vornehmen, falls verschiedene meiner Ziele, Zwecke oder Werte bei der Entscheidungssituation untereinander in Konflikt geraten?
- Inwiefern interagieren meine Wahrnehmung der Situation mit meinen damit verbundenen Gefühlen und meinen kognitiven Einschätzungen?
- Welche Handlungsoptionen lassen sich mit Hilfe eines Rückgriffs auf Positionen aus dem Bereich der philosophischen Ethik begründen? Entsprechen diese Argumentationsgänge meiner eigenen Selbst- und Weltsicht?
- Inwieweit sollte meine Entscheidung die Interessen anderer Beteiligter berücksichtigen?
- Sind die Interessen und Ziele meiner Handlung mit den Interessen und Handlungszielen anderer Subjekte vereinbar?
- Welches Hintergrundwissen könnte zur Fundierung meiner Entscheidung beitragen?
- Welche Handlungsoptionen stehen mir zur Verfügung?
- Welche Folgen wären bei Vollzug der Handlungsoptionen jeweils erwartbar? Welche Auswirkungen haben diese erwartbaren Folgen auf meine Entscheidung?

1.4.6. Die Aufdeckung der Genese von Willensbestrebungen und Wert-vorstellungen als wesentliches Element von Selbsterkenntnis

Für die Selbsterkenntnis bezüglich der Dimension des Willens ist noch ein weiterer Gesichtspunkt bedeutsam – nämlich die Erkenntnis der Genese einzelner eigener Willensbestrebungen und Wertvorstellungen. Ging es in V 1.4.2. darum, dass es ein wesentlicher Aspekt von Selbsterkenntnis ist, überhaupt erst einmal herauszufinden was man will, so wird an dieser Stelle davon ausgegangen, dass das Individuum durchaus Willensbestrebungen in sich vorfindet, allerdings vor sich selbst und anderen nicht begründen kann woher seine Handlungsziele stammen.

Jedes individuelle Wertesystem steht in einem Kontext, der sich aus unterschiedlichen Faktoren zusammensetzt. Bei der Suche nach der Genese eigener Willensbestrebungen und Wertvorstellungen richtet sich der Blick daher zum einen sicherlich auf die eigene Lebensgeschichte, also auf die Frage, wie sich das individuelle Wertesystem biografisch entwickelt hat (biografische Genese) und auf das sozio-historische Umfeld der eigenen Lebensverhältnisse (sozio-historische Genese); zum anderen erweist sich wiederum das Reflektieren über die Einbettung der eigenen Willensbestrebungen in den psychischen Strukturzusammenhang als hilfreich (psychische Genese).

Bezüglich des zuletzt genannten Punktes – der psychischen Genese – ist z. B. das Reflektieren über den Zusammenhang zwischen den eigenen Selbst- und Weltsichten und den eigenen Willensbestrebungen ein Weg, das Verständnis dem eigenen Willen gegenüber zu vergrößern. Ziel ist hierbei das Erreichen eines Wissens über die spezifische Einbettung der vorliegenden individuellen Werte in den größeren Kontext der eigenen Selbst- und Weltsicht:[52]

„Einen rätselhaft erscheinenden Willen verstehen zu wollen kann heißen, nach verborgenen Überzeugungen zu suchen, die ihn entstehen ließen und ihn in Gang halten. Es kann sein, dass man von einem Willen angetrieben wird, der sich aus einer im Untergrund wirkenden Überzeugung speist", der auf weltanschauliche Überzeugungen zurückzuführen ist (Bieri, 2003, 394).[53]

---

52 Auch Marc Aurel verweist in seinen „Selbstbetrachtungen" auf den engen Zusammenhang, der zwischen den Ansichten des Menschen und seinen handlungsleitenden Willensbestrebungen besteht: „Mit wem du auch verkehrst, frage dich sogleich: welche Ansichten hat dieser Mensch? Denn, je nach den Ansichten ... kann es mich nicht wundern noch befremden, wenn er so oder so handelt" (Aurel, 1992, VIII, 14).

53 Will man angemessen mit dem individuellen Wertsystem eines Menschen im Beratungskontext umgehen, kann auch nach Ruschmann ein Verständnis der Genese bestimmter Wertvorstellungen innerhalb der Selbst- und Weltsichten des Besuchers hilfreich sein: „Eine wichtige Aufgabe Philosophischer Beratung bei solcher „Zielanaly-

Zudem sollte bei reflexiven Suchbewegungen nach dem Ursprung von Willensbestrebungen immer auch die emotionale Dimension mitberücksichtigt werden. Denn gerade wenn es darum geht, Ungereimtheiten im eigenen Wollen aufzuklären, kann es sehr hilfreich sein über „die Verwurzelung des Willens in Emotionen" nachzudenken. Es könnte nämlich z. B. sein, dass wir widersprüchliche Gefühle (wie z. B. Hassliebe) in uns tragen, die sich in einem widersprüchlichen Willen manifestieren können (ebd., 395).

Die Erkenntnis der Genese eigener Willensbestrebungen und Wertvorstellungen hat weitreichende Konsequenzen. Wenn man die Hintergründe einer eigenen Willensbestrebung aufgedeckt hat, kann man sich nämlich auch zu dieser in ein reflexives Verhältnis begeben; man kann prüfen ob die eigene Willensbestrebung durch ihre Einbettung in die eigene Biografie bzw. den eigenen psychischen Strukturzusammenhang gut begründet ist oder nicht. Dadurch erlangt man bezüglich seiner eigenen Willensbestrebungen reflexive Distanz bzw. Freiheit; dies bemerkt auch Bieri, wenn er schreibt: „Die Herkunft und Entwicklung eines Willens zu verstehen ist etwas, das zur Freiheit dieses Willens beiträgt" (ebd., 396).

Im Hinblick auf die Suche nach der Genese der Willensbestrebungen und Wertvorstellungen des Besuchers erweisen sich für die Philosophische Beratung folgende Fragestellungen als relevant:

- Wie sind meine momentanen Werte zustande gekommen und wie haben sie sich bislang entwickelt? Welche Quellen liegen ihnen zugrunde? Wie sieht ihre Genese aus?
- Aufgrund welcher (biografischer) Erfahrungen hat sich der Wert xy bei mir ausgebildet?
- Welche Auswirkungen hatte und hat das sozio-historische Umfeld in dem ich mich bewegt habe und bewege auf meine Willensbestrebungen?
- Welche meiner Selbst- und Weltsichten liegen meiner Willensbestrebung xy zugrunde? Welche Gefühle meinerseits liegen meiner Willensbestrebung xy zugrunde?
- Welche meiner Erfahrungen aus der Vergangenheit liegen meiner Willlensbestrebung xy zugrunde?
- Welche meiner Wahrnehmungen der Gegenwart liegen meiner Willensbestrebung xy zugrunde?

---

se" ... kann es sein, Hintergrundüberzeugungen aufzudecken, die möglicherweise auf implizite, noch unerkannte Weise die Zielwahl bestimmt haben" (Ruschmann, 1999, 355).

- Welche Konsequenzen ergeben sich aus der Einsicht in die Genese der Willensbestrebung xy für die Begründung derselbigen? Kann ich mich aufgrund der biografischen, sozio-historischen und/oder psychischen Genese der Willensbestrebung xy weiterhin mit ihr identifizieren oder möchte ich mich zukünftig eher von ihr kritisch distanzieren?

1.4.7. Die kritische Überprüfung von eigenen Willensbestrebungen und Wertvorstellungen

Das Ergebnis der Aufdeckung der Genese einer bestimmten Wertvorstellung, die gerade in Beratungskontexten recht häufig auftritt, kann auch sein, dass Werte von Menschen äußerlich übernommen wurden (im Sinne von sozialen Rollen, Normen, Konventionen etc.), aber keine wirkliche integrierte Repräsentanz im eigenen Wertgefüge gefunden haben. Dass hier eine Diskrepanz vorliegt, wird unter Umständen über längere Zeit hinweg gar nicht bemerkt: Es kann geschehen,

„dass – möglicherweise erst nach vielen Jahren, in denen eine solche spezifische, individuelle soziale Repräsentation als eigener Wert vertreten wurde – deutlich wird, dass dieser Inhalt, Wert etc. gar nicht dem Inneren entspricht" (Ruschmann, 1999, 241).

Solche Diskrepanzen werden häufig erst im Zusammenhang mit konkreten schwierigen Handlungsentscheidungen bewusst, welche häufig den Anlass zum Aufsuchen einer Beratungsstelle bilden. Ausgangspunkt gemeinsamer Reflexion innerhalb der Philosophischen Praxis kann daher auch diese Erfahrung der Diskrepanz sein.

Den Boden für die Entwicklung unserer Willensbestrebungen stellt die kulturgebundene tradierte Übermittlung von Wertvorstellungen und Wertbegriffen dar. Tradierte einfach übernommene Werte können im Kontext Philosophischer Beratung nun kritisch hinterfragt werden, aus dem eigenen Wertsystem entlassen werden oder aufgrund einer neu gefundenen Begründungen mit denen man sich identifizieren kann weiterhin beibehalten werden. Die Herausbildung eines persönlichen Wertesystems des Besuchers kann somit weiter gefördert werden.[54] Die kriti-

---

54 Auch in diesem Zusammenhang ist auf Carl Rogers zu verweisen, für den die Herausbildung eines persönlichen Wertesystems einen zentralen Aspekt menschlicher Entwicklung und Reifung darstellt. Die Annahme, dass die Übernahme von Werten von außen im Widerspruch zu den eigenen, inneren Werten stehen kann, bildet für ihn ein Kernstück seiner Theorie der Therapie; er bezeichnet diesen Zustand als grundlegende „Entfremdung" im Menschen: „Der Weg der Entwicklung Richtung psychischer Reife, der Weg der Therapie, besteht in der Aufhebung dieser Entfremdung" (Rogers, 1959, 52).

sche Überprüfung von eigenen Willensbestrebungen und Wert-vorstellungen kann durch folgende Fragestellungen angeleitet werden:

- Handelt es bei meiner Willensbestrebung xy um eine oberflächlich von außen übernommene oder eine tief im eigenen Selbst verankerte Zielvorstellung?[55]
- Gibt es gute Gründe für die von außen übernommene Willensbe-strebung, so dass ich sie beibehalten sollte oder sollte ich mich von dieser von außen übernommenen Willensbestrebung kritisch distan-zieren?

2. Die sozialpsychologische und soziologische Grundlegung Philosophischer Beratung

2.1. Die Ausweitung der Analyse des psychischen Strukturzusammenhangs auf sozio-historische Zusammenhänge von Dilthey

2.1.1. Der Mensch als ein soziales und historisches Wesen

Dilthey betont, dass ein isoliertes Subjekt ein „Ungedanke" sei (Dilthey, XIX, 354). Er wendet sich gegen die „Konstitution eines isolierten Indi-viduums" (ebd., V, 60), da der Mensch für ihn vielmehr immer als ein soziales und historisches Wesen zu betrachten ist (ebd., 60, 63). Ein von Gesellschaft und Geschichte unabhängiges Individuum ist seines Erach-tens eine unfruchtbare Konstruktion, die zu falschen Analogien und in den Fragestellungen zu Scheinproblemen führt. „Der Einzelmensch als isoliertes Wesen ist eine bloße Abstraktion"; das Individuum ist immer auch Glied der Gesellschaft (ebd., 375).[56] Individuen werden von Dil-

---

55 Eine wichtige Orientierungsmöglichkeit, die bei der Unterscheidung zwischen ober-flächlich übernommenen und tief im eigenen Selbst verankerten Werten helfen kann, sind die eigenen Gefühle: „Auch wenn sich Werte nicht unmittelbar „fühlen" lassen (wie es etwa Scheler meinte), ist doch gerade die Beachtung der Gefühle in einer ge-gebenen Situation oft ein untrügliches Zeichen dafür, dass eine Haltung in Diskre-panz zum eigentlichen inneren Wertesystem steht, auch wenn das noch kaum expli-ziert und von daher wenig bewusst sein mag" (Ruschmann, 1999, 346). Ein vages und diffuses „Unwohlfühlen" lässt sich innerhalb des Beratungsprozesses daher häu-fig als latenter Wertekonflikt herausarbeiten und kann damit den Anstoß zu einer Überarbeitung des persönlichen Wertesystems geben.

56 Karl Marx hat diese Ansicht in seiner 6. Feuerbach-These noch weiter zugespitzt: Das menschliche Wesen sei „kein dem einzelnen Individuum innewohnendes Abs-

they also nicht als isolierte, atomisierte Subjekte, sondern, wie wir heute sagen würden, als sozialisatorisch vermittelte verstanden; d.h., dass sie in sozialen Einheiten wie Familien, Gruppen, Gesellschaft, Menschheit stehen. Einerseits werden sie durch diese in einer bestimmten sozio-historischen Situation geprägt; andererseits prägen die Individuen wiederum die sozialen Einheiten, denen sie angehören, in mehr oder minder großem Ausmaße.

Diese Einsicht in die grundsätzliche historische, soziale und kulturelle Verfasstheit und Bedingtheit des Menschen hat nun entscheidende Auswirkungen sowohl für Diltheys Grundlegung der Geisteswissenschaften im Allgemeinen als auch für die uns hier insbesondere interessierende Weltanschauungslehre. In unseren bisherigen Ausführungen zum psychischen Strukturzusammenhang, welcher der Ausbildung von Selbst- und Weltsichten zugrunde liegt, gingen wir nämlich von einem isoliertem Individuum aus; dadurch haben wir den Menschen als soziales und historisches Wesen bislang weites gehend ausgeblendet:

„Die Wissenschaft vom psychischen Geschehen entwickelte sich als Individualpsychologie; sie ging in toter Abstraktion dem Problem der anfänglichen Ausstattung eines von dem geschichtlichen Stamm der Gesellschaft und ihren Wechselwirkungen losgelösten Individuums nach" (ebd., 63, Anm.).

Wenn es bei Dilthey nun heißt, „der Mensch als eine der Geschichte und Gesellschaft vorausgehende Tatsache" sei „eine Fiktion der genetischen Erklärung, derjenige Mensch, den gesunde analytische Wissenschaft zum Objekt" habe, sei „das Individuum als ein Bestandteil der Gesellschaft" (ebd., I, 31f.), so kommt darin eine Verschränkung von psychischer und sozio-historischer Realität zum Ausdruck, die eine Ausweitung der Untersuchungen der Individualpsychologie des aus allen sozialen und historischen Bezügen gelösten, abstrakten Individuums dringend erforderlich macht. Dilthey ergänzt daher seine individualpsychologischen Überlegungen zur Entstehung menschlicher Selbst- und Weltsichten durch sozialpsychologische und soziologische Gedankengänge; die Analyse des psychischen Strukturzusammenhangs wird ausgedehnt auf eine Analyse sozio-historischer Prozesse. Der Mensch in seinen gesellschaftlich-geschichtlichen Zusammenhängen wird an diesem Punkt der Gegenstand der Diltheyschen Untersuchungen; es gilt soziale, historische, kulturelle Hintergründe und deren Einflüsse auf die Herausbildung von Selbst- und Weltsichten zu erforschen; es gilt die sozio-historische Bedingtheit des eigenen Denkens in den Blick zu nehmen (ebd., V, 362).

---

traktum", sondern das „Ensemble der gesellschaftlichen Verhältnisse" (Marx, 1964, 340).

2.1.2. Die Einbettung individueller Selbst- und Weltsichten in die sozio-historischen Strukturen des objektiven Geistes

Die Entwicklung menschlicher Selbst- und Weltsichten spielt sich nach Dilthey nicht in der isolierten Innerlichkeit, in einer isolierten Sphäre des Geistigen eines weltenthobenen Subjekts ab, sondern sie verdanken ihre Entstehung einer dauernden Interaktion zwischen dem Individuum und seinem sozialen, kulturellen und historischen Umfeld; die Entwicklung menschlicher Selbst- und Weltsichten ist also immer schon auf Mitmenschen, Kultur und Historie bezogen. Vor allem durch das intensive Studium von Hegels Jugendschriften ist Dilthey vollends klar geworden, dass individuelle Selbst- und Weltsichten in den übergreifenden Zusammenhang kultureller, kollektiver Sinndeutungen verwoben sind (ebd., IV, 171). Für diese, dem Individuum weitgehend unbewussten Verwebungen mit dem Kollektiven des Sozialen, der Kultur und der Historie – ganz im Sinne von Nietzsche: „Was alle wissen, wird von allen vergessen" (Nietzsche, 1882, 419) – prägte Dilthey in Anlehnung an Hegel den Ausdruck „objektiver Geist", allerdings mit der klaren Absicht diesen Begriff von allen metaphysischen Prämissen Hegels zu lösen: „Der Begriff des objektiven Geistes dient Dilthey zur Kennzeichnung des Strukturzusammenhangs, in dem sich menschliche Lebensvollzüge immer schon bewegen" (Jung, 1996a, 204).

„Objektiv ist der Geist nicht etwa deshalb, weil er den Individuen als etwas ihnen äußerliches gegenüberstünde; vielmehr besteht seine Objektivität darin, dass er als immer schon vorfindliches Produkt sozialer Interaktionen allen sinnhaften Vollzügen Einzelner voraus liegt und insofern zunächst einmal nicht zur Disposition steht" (ebd., 209).

Die sozio-historische, kulturelle Wirklichkeit des objektiven Geistes, in der wir uns immer schon vorfinden, prägt alle Aspekte unseres Menschseins – unsere Vorstellungen, Wahrnehmungsweise, Erfahrungsbildung, Gefühle, Willensbestrebungen. Sie bildet den Rahmen aller geistigen Aktivitäten – also auch den Rahmen der Herausbildung von Selbst- und Weltsichten – , die dann ihrerseits diese sozio-historische, kulturelle Wirklichkeit weiter bestimmen und zu einem späteren Zeitpunkt Teil des Rahmens für neue geistige Aktivitäten werden können. Da jedes individuelle Selbst- und Welterfassen untrennbar in diesen transindividuellen Wirkungszusammenhang des „objektiven Geistes" verflochten ist, kann auch das Verstehen dieser Zusammenhänge als eine Form von Selbsterkenntnis bezeichnet werden.

2.1.3. Die Bildung von Selbst- und Weltsichten zwischen gesellschaftlicher Determiniertheit durch kollektive kulturelle Muster des Denkens, Wahrnehmens, Fühlens und Wollens und subjektivem Eigensinn

Ein für unser Anliegen – der Herausarbeitung der Genese und Bildung menschlicher Selbst- und Weltsichten – besonders interessanter Bestandteil des objektiven Geistes sind die sog. kulturellen Muster des Denkens, Wahrnehmens, Fühlens und Wollens. Auch diese kulturellen Muster beruhen auf „direkten und indirekten Wechselwirkungen von Individuen in der Gesellschaft" (Dilthey, I, 50). Sie existieren nicht unabhängig von den Handlungen und sozialen Interaktionen der sie hervorbringenden Individuen; sie dürfen daher nicht hypostasiert, als subjektunabhängige Wirklichkeit betrachtet werden. Dennoch können sie sich in Form von Traditionen stabilisieren und dadurch eine die individuelle Lebensspanne überdauernde soziale Realität einnehmen, die für jeden Einzelnen den „Charakter von massiver Objektivität" (ebd., 51) hat.[57] Diese kulturellen Muster des Denkens, Wahrnehmens, Fühlens und Wollens, die dem Alltagsmenschen in seiner unmittelbarer Wahrnehmung der sozialen Realität als unhintergehbare, objektive Tatsachen begegnen (siehe III 1.5.), durchschaut der Sozialwissenschaftler allerdings als Ergebnis der geschichtlichen Stabilisierung sozialer Interaktionen.

Dies hat die Einsicht zur Folge, dass den kulturellen Mustern des Denkens, Wahrnehmens, Fühlens und Wollens auch nur eine relative Stabilität zukommt. Was nämlich einer historischen Entwicklung zu seiner Stabilisierung bedarf, ist auch offen für Veränderungen in der Zukunft und was, sozialen Interaktionen zu seiner Stabilisierung bedarf, ist von diesen abhängig und kann deshalb durch diese in der Zukunft auch verändert werden. Kulturelle Muster des Denkens, Wahrnehmens, Fühlens und Wollens sind daher aufgrund veränderter sozialer Interaktionen – u. a. bedingt durch neue Erfahrungen der Individuen – einer kontinuierlichen Entwicklung unterworfen.

Fragt man nun nach dem Verhältnis dieser kulturellen Muster des Denkens, Wahrnehmens, Fühlens und Wollens zu der individuellen Ausbildung von Selbst- und Weltsichten, so stößt man auf eine Dialektik von individuellen persönlichen und allgemein gesellschaftlichen Aspekten; von Subjekt und Struktur. Auf der einen Seite könnte sich nämlich ein isoliertes, singuläres Individuum keine Selbst- und Weltsichten bil-

---

57 Diltheys Schüler George Herbert Mead hat diese Denkfigur auch auf die Sprache angewandt. Auch sprachliche Strukturen und Bedeutungen liegen dem Verhalten konkreter Sprecher voraus, ohne doch deshalb von diesen unabhängig zu sein (Mead, 1968).

den, denn ihm würde die dazu notwendige Einbindung und Auseinandersetzung mit kulturellen Beständen wie Sprache, den erwähnten kulturellen Mustern des Denkens, Wahrnehmens, Fühlens und Wollens, sowie der soziale Kontakt zu seinen Mitmenschen fehlen. Auf der anderen Seite unterliegt ein Individuum nicht einfach blindlings bei der Bildung seiner Selbst- und Weltsichten den Vorgaben seiner kulturellen Umwelt. Es kann – zumindest ausschnittsweise – immer wieder in kritische Distanz zu bestehenden kollektiven Mustern treten und diese auch bewusst für sich selbst ablehnen: „Menschen können voraus laufende Erfahrungen reflexiv einholen und zu dem, wie sie geworden sind, zustimmend oder ablehnend Stellung nehmen" (Nunner-Winkler, 2004, 137). Individuelle Bestände von Selbst- und Weltsichten sind also nicht allein Ausdruck gesellschaftlicher Determiniertheit, sondern besitzen immer auch subjektiven Eigensinn und brechen somit die lebensweltliche Einflussnahme auf ihre je eigene Weise, ohne sich allerdings der sozialen Praxis gänzlich entziehen zu können. Der Selbst- und Weltsicht eines Individuums kommt daher auch ein kompromissbildender Doppelcharakter zu zwischen individuellem Eigensinn auf der einen Seite und sozialer Anpassung auf der anderen Seite.

2.2. Das Verhältnis von Selbst- und Weltsichten und soziohistorischem Hintergrund

2.2.1. Die Erkenntnis der sozio-historischen Hintergründe bei der Herausbildung der eigenen Selbst- und Weltsichten als wesentliches Element von Selbsterkenntnis

Die bislang im Anschluss an Dilthey vorgenommen Überlegungen zur Einbettung individueller Selbst- und Weltsichten in die soziohistorischen Strukturen des objektiven Geistes im Allgemeinen und zur Rolle kultureller Muster des Denkens, Wahrnehmens, Fühlens und Wollens bei der Ausbildung individueller Selbst- und Weltsichten im Besonderen können nun wiederum für die Selbsterkenntnis der Besucher im Rahmen Philosophischer Beratung praktisch nutzbar gemacht werden. Dies soll im Folgenden geschehen, wobei weitere Denker – insbesondere aus dem Bereich der Soziologie – miteinbezogen werden, die Dilthey in seinen Grundannahmen gefolgt sind und diese weiter ausgearbeitet haben.

So weist z. B. Alfred Schütz in der Nachfolge Diltheys daraufhin,

„dass diese Welt nicht meine private Welt ist, sondern eine intersubjektive Welt, das heißt, dass mein Wissen von der Welt nicht privat, sondern von vornherein intersubjektiv oder vergesellschaftet ist" (Schütz, 1971a, 12).

Aufgrund dieses Umstandes haben unsere individuellen Wissensbestände ihre soziale Geschichte; sind Teil eines sozialen Überlieferungszusammenhanges, welchen sich das Individuum im Laufe seiner Sozialisation durch Übernahme gesellschaftlicher Wissensbestände ausschnittsweise aneignet; Schütz spricht diesbezüglich auch vom sozialen Ursprung des individuellen Wissens:

„Nur ein sehr kleiner Teil meines Wissens von der Welt gründet in meiner persönlichen Erfahrung. Der größere Teil ist sozial abgeleitet, von meinen Freunden, Eltern, Lehrern und Lehrern meiner Lehrer auf mich übertragen" (ebd., 15).

Wir denken zwar gerne, dass wir unsere ganz eigenen Intentionen und Gedanken aussprechen, wenn wir reden – dies ist allerdings meist ein subjektivistischer Betrug. Den Selbst- und Weltsichten eines Individuums liegen nämlich vielmehr in der Regel verdeckte Orientierungsbezüge, eine zunächst nicht in Erscheinung tretende ausgeblendete soziale Welt zugrunde, sie können sich aus einem typischen Wissensbestand eines zunächst versteckten sozialen Milieus konstituieren oder sich aus gegensätzlichen Bezügen auf unterschiedliche, möglicherweise mit einander in Widerstreit liegende, kulturelle und soziale Rahmenstrukturen beziehen.

Karl Mannheim spricht in diesem Kontext auch von „Seinsverbundenheit des Wissens" und meint damit, dass das Denken in einem historischen und sozialen Raum verankert, auf einen sozio-historischen Standort verwiesen ist.[58] Es ist verwurzelt in Zugehörigkeiten zu einer Generation[59], einer sozialen Gruppe, einer Klasse, einer Schicht, einem Milieu, einer Nation, einer Religion, einem Geschlecht usw.. Verwurzelung meint jedoch nicht Determination; das Denken ist seinsverbunden, nicht aber seinsgebunden (Mannheim, 1959). In der ausschnittsweisen Entdeckung der Seinsverbundenheit liegt zugleich der erste Schritt zur Seinslösung (Mannheim, 1969, 259).

---

58 Im Kontext der Identitätsforschung wird parallel hierzu auch auf die soziohistorische Bedingtheit der Ausbildung von Identitäten verwiesen: „Ob und welche Identität ausgebildet werden kann, ist Ausdruck der soziohistorisch geprägten Lebensbedingungen; so werden Identitäten im Zeitalter der Postmoderne vielfach als polyzentrisch oder fraktal charakterisiert oder als patchwork-Identitäten beschrieben" (Lucius-Hoene/Deppermann, 2002, 49) (vgl. hierzu auch Keupp u. a., 1999).

59 „Eine Generation wird gemeinhin als ein soziales Aggregat von benachbarten Altersgruppen definiert, das sich in seinen spezifischen Handlungsformen, Einstellungen und Grundhaltungen von anderen Altersgruppen signifikant unterscheidet" (Nittel/Seitter, 2005, 520).

Ein im Anschluss an Mannheim wissenssoziologischer Zugang zu den Selbst- und Weltsichten von Individuen betont, dass diese immer in gesellschaftliche Wissensbestände eingebettet sind. Das Individuum als Theoretiker seiner Selbst und der Welt wird hier gesehen als Teilhaber und Nutzer kollektiver Theoriebestände, die dem Individuum ermöglichen seine Erfahrungen zu ordnen, zu strukturieren und zu erklären (Lucius-Hoene/Deppermann, 2002, 54f.). Mit der Nutzung kultureller Wissensbestände bindet sich das Individuum in die Denk-, Interpretations- und Bewertungstradition seines kulturellen Hintergrunds ein. In der Auswahl, die ein Individuum aus dem ihm zugänglichen Repertoire trifft, drückt sich aus, welche sozial etablierten Sichtweisen es in welcher Weise für die Konstruktion seines Selbst- und Weltbildes relevant macht (ebd., 66). Dabei erfolgt die Auswahl von kulturellen Wissensbeständen durch das Individuum teilweise bewusst, größtenteils jedoch unbewusst:

„Die Nutzung kulturell vorgeprägter Muster ist kaum als bewusste Auswahl zu unterstellen. Sie ist Ausdruck unserer kognitiven und emotionalen Einbindung in Deutungstraditionen und damit als Folge unserer Prägung durch die sprachlich-symbolischen Mittel unserer kulturellen Umgebung zu verstehen" (ebd., 67).

Die empirische Wissenssoziologie, die der Frage nachgeht, wann und wo in Wissensstrukturen historisch-soziale Strukturen hineinragen, und in welchem Sinne die letzteren die ersteren in concreto bestimmen können, liefert Hinweise zu den sozialen Quellen unserer Theoriebestände. Stehen in der individuellen Entwicklung zunächst noch die primären Bezugspersonen als Vermittler und Unterstützer beim Erwerb theoretischer Kompetenz im Vordergrund –

„Intergenerationalität stellt einen Lernmechanismus dar, der für die Weitergabe von Orientierungs- und Deutungsmustern im Prozess familiärer Interaktion und Reproduktion sorgt" (Nittel/Seitter, 2005, 521),

so treten im weiteren Verlauf unseres Lebens auch andere soziale Gruppierungen hinzu, durch die wir theoretische Muster kennen lernen. Schule und Ausbildungseinrichtungen, Vereine, Firmen, weltanschauliche Gruppierungen wie Kirchen und Parteien, Selbsthilfegruppen usw. bieten uns theoretische Schemata an, mit deren Hilfe wir unsere Erfahrungen reflektieren.

Populäre Aufarbeitungen wissenschaftlicher Wissensbestände liefern uns zudem theoretische Deutungsmuster, mit denen wir uns unser Gewordensein erklären können (siehe z. B. den starken Einfluss der Psychoanalyse auf das Alltagswissen im 20. Jahrhundert) (Meuser/ Sackmann, 1991; Lüders/Meuser, 1997). Gerade für die Bildung der Theorien über sich selbst greifen viele Individuen in westlichen Gesellschaften auf wissenschaftliche Deutungs- und Erklärungsmuster zurück, insbesondere der Psychologie:

„Besonders häufig finden sich in lebensgeschichtlichen Erzählungen Niederschläge psychologischer oder soziologischer Theorien ... Sie sind vor allem geeignet, erlebte eigene Fehlentwicklungen, persönliche Defizite, Erfahrungen des Scheiterns oder auch Reifungs- und Wandlungsprozesse durch den Rückgriff auf ein wissenschaftlich oder ideologisch begründetes Erklärungssystem in einen gesellschaftlichen akzeptierten Zusammenhang zu stellen" (Lucius-Hoene/Deppermann, 2002, 130f.).

Aus dem bisher Ausgeführten dürfte ersichtlich sein, dass die individuelle Auswahl kollektiver Theoriebestände für die Analyse der Selbst- und Weltsichten des Besuchers im Rahmen Philosophischer Beratung überaus bedeutsam ist. Von Relevanz ist jedoch nicht nur die Auswahl, sondern auch die Abwandlung kollektiver Theoriebestände durch das Individuum. Die kulturellen Wissensbestände werden in der individuellen Selbstdeutung nämlich meist nicht stereotypisch und schematisch übernommen, sondern ganz spezifisch und selektiv vom Individuum für seine Erfahrungen und Erlebnisse ausgedeutet, angepasst, abgewandelt und ausgestaltet (ebd., 67). Kulturelle Deutungsmuster erhalten also trotz ihrer grundsätzlichen Typizität von dem Individuum, welches sie auf seine Erfahrungen anwendet, eine persönliche Note (ebd., 132). Dies gilt insbesondere auch für die Übernahme wissenschaftlicher und professioneller Wissensbestände. Unter dem Begriff des „protoprofessionellen Wissens" werden all jene theoretischen Wissensbestände zusammengefasst, die infolge der gesamtgesellschaftlichen Durchsetzung funktionaler Teilsysteme und ihrer Professionen aus dem Bereich der disziplinären und professionellen Wissensbestände in den alltäglichen Kenntnis- und Verwendungszusammenhang diffundiert sind (Keupp u. a., 1989, 177). Diese Diffundierungsprozesse verlaufen zum einen über die direkte Kommunikation zwischen Professionellen und Klienten, zum anderen über indirekte Vermittlungsträger wie die Massenmedien[60] oder

---

60 Für die individuelle Ausbildung von Selbst- und Weltsichten spielen in modernen Medien- und Kommunikationsgesellschaften die Medien und Informationstechnologien generell eine wichtige Rolle; in ihnen werden die Informationen vermittelt, die Meinungen zum Ausdruck gebracht, die Diskussionen geführt und die Argumente genannt, mit deren Hilfe sich sehr viele Individuen ihre eigenen Selbst- und Weltsichten bilden. Im öffentlichen Raum der Medien werden Theorien und Sichtweisen auf die Welt und den Menschen vorgestellt und diskutiert, zum Teil aber auch äußerst subtil vermittelt. Der Diskurs der Massenmedien ringt um dominante Wirklichkeitsdeutungen, um „konsensuell akzeptierte Hintergrundüberzeugungen", um das „Dirigieren der Selbstbeobachtung des Gesellschaftssystems" (Luhmann, 1996, 176ff.). Diesbezügliche Wissensbestände der Medien- und Kommunikationswissenschaften erweisen sich somit auch als äußerst relevant für das Anliegen Philosophischer Beratung.

populärwissenschaftliche Veröffentlichungen[61]:

„Dabei muss beachtet werden, dass die ursprünglich wissenschaftlichen und/oder professionellen Wissensbestände in spezifischer Weise reduziert und vereinfacht (bzw. fragmentarisch) rezipiert werden, weil sie nicht auf einen entsprechend einschlägig, d.h. durch einen akademisch wissenschaftlichen Ausbildungsprozess vorgeformten kognitiven Hintergrund treffen, der ihnen eine systematische Zuordnung – nebst der Bestimmung von Möglichkeiten und Grenzen – gestattet" (Merten, 2002, 77).

Ein Aspekt Philosophischer Beratung könnte es daher auch sein, sich gemeinsam mit dem Besucher die wissenschaftlichen und professionellen Theorien differenzierter und umfassender anzueignen, die er für seine Selbst- und Weltsicht als bedeutsam einschätzt, denen er sich jedoch bislang in seinem Leben nur auf eine verkürzende Art und Weise bedient hat.

Insgesamt könnte darüber hinaus danach gefragt werden, inwieweit wissenschaftliche Theorien als Bereicherung für die Selbst- und Weltsicht des Besuchers bzw. als Unterstützung für seine Urteilsbildung in einer konkreten Entscheidungssituation genutzt werden können, denn

„was immer Wissenschaften zur Analyse und Beschreibung von Strukturen und Zusammenhängen beitragen können, kann auch wieder auf das Lebenswissen des Subjekts zurückbezogen werden".

Dabei gilt es jedoch Folgendes zu beachten:

„Allerdings ist eine hermeneutische Anstrengung hierfür erforderlich, denn das (wissenschaftliche) Wissen bedarf der Interpretation, um aufbereitet und auf die Fragestellung des Subjekts und seiner Lebensführung bezogen zu werden" (Schmid, 1998, 309).

Bei dieser „hermeneutischen Anstrengung" kann der Philosophische Berater seine Besucher unterstützen. Philosophische Beratung würde dadurch auch eine der Hauptaufgaben der Erwachsenenbildung erfüllen, die nach Dewe darin besteht, Hilfestellungen bei der Anverwandlung heterogener Wissensformen zu leisten, wobei er insbesondere die systematische Unterstützung bei der Aneignung und Verwandlung wissenschaftlicher Wissensbestände in alltägliche Deutungen im Blick hat (Dewe, 1988) (siehe III 1.6.).

Neben den wissenssoziologischen Überlegungen im Anschluss an Schütz und Mannheim erweist sich noch ein weiterer Soziologie als

---

61 „Fast jede wissenschaftliche Disziplin ist mittlerweile durch öffentlichkeitswirksame Magazine und Zeitschriften vertreten, und über das Internet kann man sich von einfachen lexikalischen Zugängen bis zu komplexen Darstellungen alles herunterladen" (Liessmann, 2009, 30).

relevant für unser Anliegen – Max Horkheimer. Wie wir gesehen haben, berücksichtigt Dilthey innerhalb seiner Weltanschauungslehre grundsätzlich gesellschaftliche Verhältnisse als bestimmende Faktoren für das Zustandekommen von Weltanschauungen. Eine geisteswissenschaftliche Beschränkung Diltheys ist allerdings eventuell darin zu sehen, dass er die Bedeutung ökonomischer und politischer Verhältnisse im Lebensprozess und deren Einfluss für die Entstehung und Entwicklung menschlicher Selbst- und Weltsichten nahezu völlig außer acht lässt. Auf diesen Umstand hat insbesondere Max Horkheimer bei seiner Dilthey-Rezeption hingewiesen. Er übt aus der Perspektive des Historischen Materialismus Kritik an Dilthey. Horkheimer übernimmt die ökonomische Geschichtsauffassung und mit ihr das Marx-Engelssche Überbau-Theorem, dass Denk- und Glaubenssysteme – wie z. B. Weltanschauungen – gegenüber den ökonomischen Verhältnissen einen abgeleiteten Status haben. Nicht geistige, sondern ökonomische Kategorien sind historisch grundlegend (Horkheimer, 1968a). Dieser Einschätzung folgend wirft Horkheimer Dilthey vor den Zusammenhang der Weltanschauungen mit den jeweils bestehenden ökonomisch-politischen Verhältnissen, mit den materiellen Produktions- und Reproduktionsprozessen der Gesellschaft nicht in angemessenem Umfang erkannt zu haben. Zudem berücksichtige Diltheys Weltanschauungslehre viel zu wenig den Zusammenhang der verschiedenen Weltanschauungen mit unterschiedlichen Machtverhältnissen und Herrschaftsinteressen, die vor allem der jeweiligen Klassenlage entsprechen und beachte zu wenig die enge Verflechtung zwischen Ökonomie, Naturwissenschaften und Technik[62], auf die Marx bereits in seiner Analyse des Kapitals hingewiesen hatte.[63]

Auch Lucius-Hoene und Deppermann verweisen im Kontext ihrer identitätstheoretischen Ausführungen auf den Einfluss vorhandener gesellschaftlicher Herrschaftsverhältnisse auf die Ausbildung einer Identität bzw. einer Selbst- und Weltsicht auf Seiten des Individuum. Unsere Kultur vermittelt uns nämlich Theoriebestände aller Art. Sie liefert uns dadurch Vorlagen wie Grenzen und Zwänge unserer möglichen Selbst-

---

62 Auch die Entwicklung der Technik hat entscheidende Auswirkungen auf die Selbst- und Weltsicht des Menschen. Schmid veranschaulicht diesbezüglich z. B. sehr schön, welche Auswirkungen die erweiterten Möglichkeiten der Raumfahrttechnik und der damit verbundene möglich gewordene Blick von Außen auf den Planeten auf das menschliche Selbst- und Weltverständnis haben (Schmid, 1998, 399ff.). Der Einfluss der Technik auf menschliche Selbst- und Weltsichten muss daher ebenfalls in einer modernen Weltanschauungslehre ihre Berücksichtigung finden.

63 Von diesen Analysen hatte Dilthey allerdings mit Sicherheit Kenntnis genommen schließlich verfasste er 1878 eine Rezension über „Das Kapital" von Marx (Dilthey, XVII, 186f.).

und Weltsichten. Das Reservoir akzeptierter und verfügbarer Theorien prägt das Selbstverhältnis der Individuen und unterwirft sie dadurch auch den gesellschaftlichen Regulations-, Herrschafts- und Machtbedingungen. Der Zugang zu verfügbaren Theoriebeständen innerhalb einer Gesellschaft ist nämlich immer auch eine Frage von Herrschafts- und Machtverhältnissen. Dementsprechend sind auch die Möglichkeiten individueller theoretischer Reflexion und Ausbildung von Selbst- und Weltsichten begrenzt, da diese immer durch soziale und gesellschaftlich-strukturelle Macht- und Abhängigkeitsverhältnisse mitgestaltet und begrenzt werden (Lucius-Hoene/Deppermann, 2002, 49f. u. 55). Zu den Ideen der Moderne zählt u. a. die Pluralisierung der Deutungsmacht. In demokratischen und pluralen Gesellschaft stehen daher dem Individuum in der Regel vielfältige Theoriebestände zur Verfügung:

„Eigene Erfahrung kann in eine Vielfalt von Formen und Semantiken gegossen und auf den unterschiedlichsten weltanschaulichen Folien interpretiert werden" (ebd., 132).

„Interpretationsschemata stehen uns in unserer Kultur als typischer Ausdruck unserer post-modernen Pluralität in großer Vielfalt zur Verfügung" (ebd., 131).

In offenen, pluralen Gesellschaften entsteht dadurch für das Individuum vor allem das Problem, dass sich die kulturell angebotenen Interpretationsschemata nicht immer gegenseitig ergänzen, sondern häufig widersprechen bzw. miteinander konkurrieren (siehe z. B. schul-medizinische versus naturheilkundliche Erklärungen einer Krankheit). Auch in demokratischen westlichen Gesellschaften ist es allerdings keineswegs auszuschließen, dass den Individuen bestimmte Informationen „von den Mächtigen als Wissensbestände vorenthalten" (Schütze, 1994, 196) werden, die die theoretischen Deutungsmuster der Individuen zum Teil entscheidend verändern könnten.[64]

Auch nach Pierre Bourdieu sind individuelle Bestände von Selbst- und Weltsichten ähnlich wie für die Wissenssoziologie im Anschluss an Schütz, Mannheim und Horkheimer immer auch trotz aller Einzigartigkeit sozial konstruiert. Das Soziale agiert hinter unserem Rücken, als

---

64 Aus dem eben Ausgeführten wird auch ersichtlich, welche Zielvorstellung berufliche Interessenvertretungen Philosophischer Beratung auf gesellschaftspolitischer Ebene verfolgen sollten – sie sollten durch ihr öffentliches Engagement an gesellschaftlichen Strukturen arbeiten, die eine möglichst freie Entfaltung der eigenen Selbst- und Weltsicht jedem einzelnen Individuum ermöglichen; Ziel ist eine offene und freie Gesellschaft, die der je individuellen Ausgestaltung der eigenen Selbst- und Weltsicht möglichst viel Raum gibt. Gesellschaftliche Strukturen können nämlich den Spielraum des Individuums für die Ausgestaltung der eigenen Selbst- und Weltsicht erheblich vergrößern bzw. verringern.

inkorporierte soziale Praxis, als habituell verankerte Wahrnehmungs-, Handlungs- und Deutungsdisposition. Hinter dem Konkreten und Einmaligem der individuellen Selbst- und Weltsicht, hinter dem zutiefst Persönlichen verbergen sich daher oftmals allgemeine soziale Strukturen, Konventionen, Normen und Moralvorstellungen (Bourdieu, 1997, 656). Die soziale Konstruierung individueller Selbst- und Weltsichten entzieht sich zumeist der reflexiven Verfügbarkeit des Einzelnen.[65] Bourdieu beschreibt in seinen Analysen zum Habitus sehr deutlich, wie in gesellschaftlicher Praxis strukturierende soziale Prozesse gerade dann determinierend wirken, wenn das Wissen eben über diese strukturierenden Prozesse verloren geht, wenn das gesellschaftlich Gewordene und historisch Gewachsene der eigenen Selbst- und Weltsicht der Selbstverständlichkeit und damit einer Selbstverborgenheit überantwortet wird (ders., 1987, Bourdieu/Wacquant, 1996).

Zur Aufklärungsarbeit im Rahmen Philosophischer Beratung kann es deshalb auch gehören den für das Subjekt zumeist nicht selbst unmittelbar sichtbaren sozio-historischen Bezugsrahmen der Bildung seiner Selbst- und Weltsichten aufzudecken. Selbsterkenntnis besteht in diesem Kontext darin, dass Berater und Besucher sich gemeinsam auf die Suche nach der sozialen Geschichte, nach dem sozialen Ursprung, nach der sozio-historischen Seinsverbundenheit bestimmter Wissensbestände des Besuchers begeben. Selbsterkenntnis bedeutet in diesem Zusammenhang vor allem Selbstvergewisserung und Orientierung des Individuums in den gesellschaftlichen Verhältnissen, in welchen es eingebettet ist (Marotzki, 1999, 59). Der Besucher soll das Wirken der verborgenen kulturellen Muster des Denkens, Wahrnehmens, Fühlens und Wollens und deren spezifischen Weltperspektiven in sich selbst erkennen.[66] Die Aufdeckung des gesellschaftlich Gewordenen und historisch Gewachsenen der eigenen Selbst- und Weltsicht wird von Wolfgang Stark als bedeutende Quelle für einen Empowermentprozess bewertet und stellt für ihn somit eine wichtige Ausgangsbasis für eine Wiederaneignung autonomer Lebenspraxis der Betroffenen dar (Stark, 1996, 49).

---

65 Auch nach Fritz Schütze ist die Einsicht eines Subjekts in die sozialen Prozesse, an denen es beteiligt ist, niemals erschöpfend. Die rekonstruierende Analyse muss deshalb über das explizit geäußerte Wissen des Befragten hinausgehen und auch jene Wissensbestände erfassen, die der Erzähler nur implizit äußert (Schütze, 1983, 286; ebd., 1987, 257).

66 Der Besucher soll das Wirken des heideggerischen „Mans" (Heidegger, 1986, §27), der Öffentlichkeit in sich selbst erkennen. Er soll herausfinden, inwieweit er handelt, urteilt und empfindet, wie „man" zu handeln, zu urteilen und zu empfinden pflegt. Gegebenenfalls kann die Philosophische Beratung den Besucher auch in gewisser Weise aus dem „Man" in die „Eigentlichkeit" herausführen (Stamer, 2006, 38).

Im Rahmen der Selbsterkenntnisprozesse innerhalb Philosophischer Beratung wird es deshalb u. a. auch darum gehen, gesellschaftliche Hintergründe, die zur Ausbildung der eigenen Selbst- und Weltsicht geführt haben, in reflexive und damit verfügbare Wissensbestände zu überführen, um die Determiniertheit des eigenen Selbst- und Welterfassens ein Stück weit auflösen zu können und alternative Sichtweisen zu ermöglichen.[67] Das Subjekt erlebt nämlich immer dann einen Moment der Freiheit, wenn es punktuelle Einsicht in die Bedingtheit seiner eigenen Selbst- und Weltsicht erlangt und sich aufgrund dessen reflexiv zu dieser Bedingtheit positionieren kann. Freiheit in diesem Sinne ist – so könnte man emphatisch mit Marotzki sagen – Freiheit von der Determination fremd auferlegter Selbst- und Weltsichten und Freiheit dazu, sich Selbst- und Weltsichten selbstbestimmt anzueignen (Marotzki, 1990, 48). Selbsterkenntnis fungiert somit auch hier wiederum als Bedingung der Möglichkeit von Selbstbemächtigung (siehe II 2.4.4.).

Diltheys These von der „Unausschöpfbarkeit des Individuellen" aufnehmend lässt sich jedoch festhalten, dass das nachträgliche begriffliche Denken nur bedingt dazu in der Lage ist, die Selbst- und Weltsichten eines Menschen in ihrem sozio-historischen Gewordensein zu erfassen, denn „ihre Verwebung im geschichtlichen Verlaufe ist ein Singuläres und für das Denken unausschöpfbar" (Dilthey, V, 341).

Diese Einschränkung gilt auch für den in diesem Zusammenhang als letztes zu erwähnenden Gesichtspunkt: Der Bestand der Selbst- und Weltsichten des Besuchers ist kein in sich geschlossenes System; er ist vielmehr eingebettet in umfassende gesellschaftliche Diskurse. Zur Analyse der Einbettung der eigenen Selbst- und Weltsicht in die sozio-historischen Gegebenheiten gehört deshalb auch das Reflektieren über den Zusammenhang zwischen eigenen Selbst- und Weltsichten und dem aktuellen Zeitgeschehen.[68] Ziel philosophischer Bildung ist es hierbei gemeinsam mit dem Besucher zu erforschen, inwiefern dessen Selbst-

---

67 Einen vergleichbaren Ansatz hat Frigga Haug im Kontext emanzipatorischer Arbeit mit Frauen entwickelt, bei dem es darum geht sich mit Hilfe gemeinsamer Analysen die gesellschaftlichen Verstrickungen des eigenen Denkens und Handelns zu vergegenwärtigen und damit neue Freiräume des Denkens und Handelns zu schaffen (Haug, 1990 u. 1999).

68 Es ist davon auszugehen, dass das Zeitgeschehen schon von dem Besucher in seine autobiografische Erzählung miteinbezogen wird und dessen Sichtweise auf dieses ausschnittsweise bereits zum Ausdruck kommt. Der individuelle Lebenslauf, der (in Auszügen) in der Philosophischen Praxis erzählt wird und aus dem sich die Selbst- und Weltsichten des Besuchers herausarbeiten lassen, kann nämlich nie ohne die Geschichte der Zeit erzählt werden, da individuelle Lebensgeschichten und allgemeines Zeitgeschehen immer aufs engste miteinander verquickt sind: „Menschen haben eine individuelle und kollektive Geschichte" (Marotzki, 1999, 63).

und Weltsichten unter dem Einfluss eines bestimmten Zeitgeistes stehen und Produkte bestimmter gegenwärtiger kultureller Bedingungen sind.[69] Der Besucher sollte hierbei die Fähigkeit erwerben, die Auswirkungen der gesellschaftlichen Gegenwartssituation auf das eigene individuelle Denken, Fühlen, Wollen und Handeln in den Blick zu bekommen. Anzustreben ist dabei auch die Ausbildung eines kritischen Bewusstseins auf Seiten des Besuchers, das Distanz zum Zeitgeist und seinen vorherrschenden Deutungsmächten und -konjunkturen ermöglicht und die Ausbildung der hermeneutischen Kompetenz die Wirklichkeit eigenständig zu deuten.

2.2.2. Der Fragekatalog zum Verhältnis von Selbst- und Weltsichten und sozio-historischem Hintergrund im Überblick

Aufgrund der zahlreichen Überlegungen, die nun im Anschluss an Dilthey und an die Fortführung seiner Gedanken insbesondere innerhalb der (Wissens-)Soziologie zur sozio-historischen Einbettung individueller Selbst- und Weltsichten ausgeführt wurden, ergeben sich für die Anregung der Selbsterkenntnis des Besuchers im Kontext Philosophischer Beratung zahlreiche Fragestellungen:

- Auf welcher historischen Denktradition gründet meine Selbst- oder Weltsicht xy?
- Wo lässt sich der soziale Ursprung meiner Selbst- oder Weltsicht xy verorten? Welche sozialen Orientierungsbezüge liegen meiner Selbst- oder Weltsicht xy zugrunde?
- Inwiefern verorte ich mich durch meine Selbst- und Weltsicht innerhalb der Gesellschaft? Inwieweit grenze ich mich durch die Verwendung bestimmter Theoriebestände von bestimmten Bereichen innerhalb der Gesellschaft ab?
- Inwiefern schließt mein sozio-historischer Standpunkt mögliche andere Deutungen meiner Selbst und der Welt aus?
- Lassen sich Widersprüche innerhalb meiner Selbst- und Weltsicht eventuell dadurch erklären, dass den widerstreitenden Sichtweisen unterschiedliche soziale Bezugsrahmen zugrunde liegen?
- Inwieweit sind meine Selbst- und Weltsichten geprägt von meiner Zugehörigkeit zu einer bestimmten sozialen Gruppe, Klasse,

---

69 Da zur Bewältigung dieser Aufgabe eine Art von Zeitgeist-Analyse erforderlich ist, kommt die Philosophische Beratung in diesem Zusammenhang auch der Aufgabe nach, die Hegel für die Philosophie insgesamt vorsah, nämlich ihre Zeit in Gedanken zu fassen.

Schicht, Millieu, zu einer Nation, Religion, Generation, zu einem Geschlecht usw.?

- Welchen Einfluss haben Soziale Gruppen auf meine Selbst- und Weltsichten? Welchen sozialen Gruppen fühle ich mich zugehörig? Inwiefern teile ich deren Weltsichten? Bezüglich der Weltsichten, die ich mit den sozialen Gruppen teile, denen ich mich zugehörig fühle, lässt sich weiter fragen – Vertrete ich diese Weltsichten aus eigener Überzeugung oder eher aus Solidarität zu meiner Gruppe?
- Welchen Einfluss haben kollektive Theoriebestände auf meine Selbst- und Weltsichten? Welche kulturellen Theoriebestände nutze ich für mein eigenes Selbst-und Weltbild? Aus welchen kulturellen Kontexten stammen diese Theorien?
- Welchen Einfluss haben meine primären Bezugspersonen auf meine Selbst- und Weltsicht ausgeübt?
- Welchen Einfluss hat meine Schul- und Berufsausbildung auf meine Selbst- und Weltsicht ausgeübt?
- Welchen Einfluss übt meine momentane berufliche Stellung auf meine Selbst- und Weltsicht aus?
- Welchen Einfluss übt meine Zugehörigkeit zu bestimmten weltanschauliche Gruppierungen (wie Kirchen und Parteien, usw.) auf meine Selbst- und Weltsicht aus?
- Welchen Einfluss üben soziale Kontakte in meiner Freizeit (wie Freundeskreis, Vereine, usw.) auf meine Selbst- und Weltsicht aus?
- Welchen Einfluss haben Erfahrungen mit Psychotherapie, Selbsthilfegruppen, usw. auf die Ausbildung meiner Selbst- und Weltsichten gehabt?
- Inwiefern beinhalten meine Selbst- und Weltsichten Wissensbestände aus dem Bereich der Wissenschaft und/oder der Professionen?
- Wie interpretiere und verstehe ich die von mir genutzten wissenschaftlichen und/oder professionellen Theorien?
- Habe ich die wissenschaftlichen und/oder professionellen Theorien in ihrer gänzlichen Komplexität zur Kenntnis genommen und übernommen oder eher in vereinfachter, selektiver Art und Weise?
- Habe ich bestimmte der von mir zum Teil übernommenen wissenschaftlichen und/oder professionellen Theorie bislang noch nicht beachtet?
- Ist mit der von mir vorgenommenen Selektion eine zu starke Verfälschung der eigentlichen Theorie verbunden oder sind die von mir ausgewählten Aspekte der komplexen Theorie für sich immer noch schlüssig und brauchbar für die Interpretation meiner eigenen Erfahrung?

- Auf welche Art und Weise wende ich die wissenschaftlichen und/oder professionellen Theoriebestände auf meine eigenen spezifischen, individuellen Erfahrungen an? Lässt sich die übernommene Theorie auf diesen Aspekt meiner Erfahrung / auf diesen Gegenstand anwenden? Kommt es bei der Anwendung zu Modifikationen der genutzten Theorien?
- Welche Möglichkeiten der Erklärung eröffnen die von mir genutzten wissenschaftlichen und/oder professionellen Theorien? Wo liegen deren Grenzen, wo endet deren Erklärungsreichweite?
- Welche wissenschaftlichen Theorien könnten meine Selbst- und Weltsicht erweitern bzw. mir bei der Urteilsbildung bezüglich einer konkreten Entscheidungssituation von Nutzen sein? Was muss ich bei der Aneignung und Anwendung dieser wissenschaftlichen Theorien auf mein Leben beachten?
- Welchen Einfluss haben die Medien auf meine Selbst- und Weltsichten?
- Welche Auswirkungen haben die momentan herrschenden politisch-ökonomischen Verhältnisse und der momentane naturwissenschaftlich-technische Entwicklungsstand auf meine gegenwärtigen Selbst- und Weltsichten?[70]
- Welche Auswirkungen haben momentan vorherrschende Macht- und Herrschaftsverhältnisse auf meine gegenwärtigen Selbst- und Weltsichten?
- Beinhaltet meine Selbst- und Weltsicht vermeintliche unhinterfragbare Selbstverständlichkeiten, die sich bei genauerer kritischer Betrachtung als verinnerlichte historisch bedingte, kulturelle Deutungsmuster herausstellen?
- Welchen Einfluss hat der gegenwärtige Zeitgeist auf meine Selbst- und Weltsichten?
- Inwieweit steht meine Selbst- oder Weltsicht xy im Kontext eines laufenden gesellschaftlichen Diskurses?

---

70 Um den Besucher bei der Beantwortung dieser Fragestellungen hilfreich zu Seite zu stehen, bietet es sich für den Philosophischen Berater u. a. auch an auf die zahlreichen wichtigen Wissensbestände und Theorieansätze der marxistischen Tradition zurückzugreifen und diese gezielt in der Beratungsprozess mit einfließen zu lassen.

2.3. Das Verhältnis von Selbst- und Weltsichten und sozialer Interaktion

2.3.1. Die Rolle der Intersubjektivität bei der Herausbildung individueller Selbst- und Weltsichten – Selbst- und Weltsichten als Resultat interaktiver, sozialer, sprachlicher Konstituierungs- und Aushandlungsprozesse zwischen Individuum und sozialer Umwelt

Aus der Weiterführung von Grundüberlegungen Diltheys zu der Eingebundenheit menschlichen Selbst- und Welterfassens in sozio-historische Zusammenhänge lassen sich noch weitere wichtige Einsichten für das Anliegen Philosophischer Beratung gewinnen. Im Folgenden soll dafür auf Erkenntnisse des Symbolischen Interaktionismus, deren bedeutende Gründerfigur u. a. der Dilthey-Schüler Georg H. Mead war, zurückgegriffen werden.

Eine der wesentlichen Grundannahmen des Symbolischen Interaktionismus besteht darin, dass Interaktionen in der sozialen Welt unseren Zugang zu uns selbst und zur Welt beeinflussen. Soziale Interaktionen fungieren somit bei der Herausbildung von Selbst- und Weltsichten als eine wesentliche Einflussgröße. Individuelle Selbst- und Weltsichten, wie sie im Kontext Philosophischer Praxis erschlossen werden sollen, sind nämlich von vornherein bei ihrer Herausbildung auf Intersubjektivität angewiesen. Selbst- und Weltsichten konstituieren sich nicht bereits im – vorsprachlichen – „Blick nach innen", im Gewahrwerden der eigenen Bewusstseinszustände, sondern erst in der Auseinandersetzung mit anderen Subjekten. Diese Auseinandersetzung vollzieht sich nicht unmittelbar zwischen dem Bewusstsein von Personen, sondern im Medium symbolischer, zumeist sprachlicher Artikulationen:

„Das Wechselspiel des einzelnen Menschen mit der Gesellschaft wird als interpretativer Prozess gesehen, der sich im Medium signifikanter Symbole (also z. B. Sprache) abspielt. Der Mensch lernt die Welt und sich grundsätzlich in interaktionsvermittelten und -gebundenen Deutungen kennen" (Marotzki, 1991a, 184).

Wichtiges Medium der individuellen Ausbildung einer Selbst- und Weltsicht sind also interaktiv vermittelte signifikante Symbole, wie insbesondere die Sprache. Die Sprache ist bevorzugtes Mittel der interpersonalen Verständigung und der Behauptung und Aushandlung unserer Selbst- und Weltsichten. Über sprachliche Kommunikation werden Selbst- und Weltsichten entworfen, dargestellt, ausgehandelt, zurückgewiesen, bestätigt. Die sprachliche Kommunikation ermöglicht uns zudem auch den Zugang zu den kulturellen Mustern des Denkens, Wahrnehmens, Fühlens und Wollens unserer Lebenswelt, die für die Herstellung unserer Selbst- und Weltsichten als Ressourcen dienen und mit denen wir unsere Erfahrungen von uns selbst und der Welt uns und anderen begreifbar machen können. Somit sind auch die Mittel, mit denen wir unsere Selbst- und Weltsichten konstruieren, unseren sprachlichen Interaktionen mit Anderen entlehnt (Lucius-Hoene/Deppermann, 2002, 49). Selbst- und Weltsichten sind also nicht einfach etwas Gegebenes, sondern werden erst über soziale Interaktionen im Medium signifikanter Symbole insbesondere der Sprache hergestellt, aufrecht erhalten und verändert (Marotzki, 1999, 59).[71]

Die Bildung und Entwicklung von Selbst- und Weltsichten erschließt sich deshalb erst weitergehend durch die ergänzende Analyse der sozialen Interaktionen von Individuen. Wie im interaktionistischen Paradigma ausformuliert (vgl. hierzu u. a. Mead, 1968), bilden und verändern sich Selbst- und Weltsichten (genauso wie Identitäten) von Individuen in der Wechselwirkung zwischen sozialen Erwartungen, Widerspiegelungen und sozialisatorischen Erfahrungen einerseits und der individuellen Antwort des Individuums andererseits. Selbst- und Weltsichten sind also wesentlich sozial konstituiert. Selbst- und Weltsichten stellen sich in der Auseinandersetzung des Individuums mit seinen Interaktionspartnern in den verschiedenen lebensweltlichen Bezügen als Spiegelungs- und Aushandlungsprozess her. Ihre Selbst- und Weltsicht kann eine Person nicht nur für sich selbst konstituieren; sie bedarf dazu der Anerkennung durch die Anderen. Ob unsere Sichtweisen auf uns selbst und die Welt erfolgreich und überdauernd sind, hängt nämlich u. a. von ihrer Akzeptanz ab, die sie in unserem sozialen Umfeld finden. Welche Aspekte unserer Selbst- und Weltsichtenpräsentation unsere Gesprächspartner aufgreifen, stillschweigend akzeptieren, modifizieren, in Frage stellen oder zurückweisen, bestimmt mit darüber, welches Selbst- und Weltverständnis wir langfristig entwickeln und zur Grundlage unseres weiteren Handelns machen (Lucius-Hoene/ Deppermann, 2002, 50ff. u. 61ff.). Die Berücksichtigung der sozialen, intersubjektiven Dimension bei der Ausbildung von individuellen Selbst- und

---

71 Intersubjektivität spielt für Dilthey in Bezug auf die subjektive Selbstverständigung auch insofern eine entscheidende Rolle, da erst durch den Vergleich der eigenen Selbst- und Weltsicht mit der Selbst- und Weltsicht Anderer und den dabei zwangsläufig immer wieder zum Teil auftretenden Abweichungen die Person den individuellen Charakter ihres Selbst- und Welterlebens erfährt: „Die innere Erfahrung, in welcher ich meiner eigenen Zustände inne werde, kann mir doch für sich nie meine eigene Individualität zum Bewusstsein bringen. Erst in der Vergleichung meiner selbst mit anderen mache ich die Erfahrung des Individuellen in mir" (Dilthey, V, 318). Intersubjektivität fungiert somit auch als Voraussetzung der Erkenntnis der eigenen Individualität.

Weltsichten führt daher zu der Einsicht, dass die Individuen bei der Ausbildung ihrer Selbst- und Weltsicht auf die Herstellung und Präsentation von Selbst- und Weltsichten angewiesen sind, die das Gefühl gewährleisten, sozial anerkannt und gestützt zu werden und dadurch Selbstachtung ermöglichen.[72]

Aus den Überlegungen zu den interaktiven, sozialen Konstituierungs- und Aushandlungsprozessen bei der Bildung individueller Selbst- und Weltsichten ergeben sich bezüglich der zu fördernden Selbsterkenntnis des Besuchers für den Kontext Philosophische Beratung folgende Fragestellungen:

- Welchen Einfluss hatten soziale Interaktionen auf die Ausbildung meiner Selbst- oder Weltsicht xy?
- Inwiefern wurde die Ausbildung meiner Selbst- oder Weltsicht xy von sozialen Aushandlungsprozesses mit beeinflusst?
- Inwiefern wurde die Ausbildung meiner Selbst- oder Weltsicht xy von sozialen Erwartungen und meinem Bedürfnis nach sozialer Anerkennung mit beeinflusst?
- Habe ich Selbst- und/oder Weltsichten im Verlauf meines Lebens abgelegt, weil sie auf mangelnde Zustimmung innerhalb meiner sozialen Umwelt stießen? Hat meine soziale Umwelt bezüglich der Ablehnung dieser Sichtweise recht oder nicht?
- Welche Erfahrungen in sozialen Interaktionen habe ich bislang gemacht, wenn ich meine Selbst- oder Weltsicht xy Anderen dargelegt habe?
- Inwiefern habe ich mich bislang bei der Darlegung meiner Selbst- und Weltsicht von der Anwesenheit des Philosophischen Beraters beeinflussen lassen? Gibt es Aspekte meiner Selbst- und Weltsicht, die ich bislang aus Angst vor Zurückweisung vor ihm nicht offenbart habe?

---

72 Zu beachten ist auch, dass dieser Gesichtspunkt vermutlich Auswirkungen auf das Darstellen und Erzählen des Besuchers im Kontext Philosophischer Beratung haben dürfte. Der Besucher ist in der Regel mit zahlreichen privaten oder institutionellen Situationen vertraut, in denen er ebenfalls von sich erzählen durfte oder sollte; er hat bereits vor der Philosophischen Beratung im Alltag Erfahrungen mit dem Erzählen eigener Erfahrungen und Erlebnisse gemacht. Jeder Besucher hatte daher schon im Vorfeld der Philosophischen Beratung Gelegenheiten seine Sichtweisen über sich selbst und die Welt in Interaktionen zu erproben und zu testen, ob sie angenommen und bestätigt oder eher abgelehnt werden. Diese gemachten Erfahrungen dürften sein Erzählen im Kontext Philosophischer Praxis sicherlich beeinflussen (vgl. hierzu auch für den Kontext der Biografieforschung: Fuchs-Heinritz, 2000, 19; Lehmann, 1978, 119).

- Inwiefern habe ich den individuellen Charakter bestimmter Ausschnitte meiner Selbst- und Weltsicht durch die Interaktion mit Anderen erfahren?

2.3.2. Die Bedeutung des Anderen für die Erkenntnis der eigenen Selbst- und Weltsicht

Im Zentrum Philosophischer Beratung steht – so wie sie hier verstanden wird – die Selbsterkenntnis eines Individuums. Der Besucher wendet sich intensiv seiner individuellen Selbst- und Weltsicht zu. Diese Selbstreflexion des Selbst bringt die Gefahr einer Fixierung des Selbst auf sich mit sich; dieser Gefahr gilt es auch im Kontext Philosophischer Praxis zu begegnen. Daher muss den Besuchern vermittelt werden, dass die Arbeit an sich selbst nichts mit Selbstbezogenheit und Egozentrizität zu tun hat. Ganz im Gegenteil stellt eine ausschließliche Ich-Bezogenheit ein wesentliches Hindernis jeglicher Selbsterkenntnis dar, da den Mitmenschen bei der Selbsterkenntnis des Individuums eine wesentliche Rolle zukommt. Aufgabe dieses Abschnitts ist es daher die Bedeutung der Anderen für die Selbsterkenntnis des Subjekts herauszuarbeiten. Dabei sei zunächst auf einige Grundüberlegungen von Wilhelm von Humboldt zurückgegriffen.

Humboldt zufolge würde ein Mensch allein weder die Welt noch sich selbst erkennen. Er könnte sich nämlich nicht im Denken orientieren und kein Selbstbewusstsein bilden, denn ein Individuum für sich allein könnte nicht sprechen lernen und damit auch die notwendige Bedingung des Denkens nicht erfüllen. Das natürliche Individuum würde darüber hinaus ohne die Obhut und Pflege Anderer zugrunde gehen, bevor es zu einem geistigen Individuum geworden wäre. Daher kann Humboldt formulieren:

„Im Menschen aber ist das Denken wesentlich an gesellschaftliches Dasein gebunden, und der Mensch bedarf ... zum bloßen Denken eines dem Ich entsprechenden Du" (Humboldt, 1903-1936, VI, 160).

Dieses „Du" ist zudem nach Humboldt Bedingung der Möglichkeit des Ich-Bewusstseins eines Individuums. Erst dem Du gegenüber bildet sich das Ich. Das Individuum begreift sich als das „sich in diesem Augenblick einem Andren im Bewusstsein, als ein Subjekt Gegenüberstellende" (ebd., 162). Das Subjekt bestimmt sich nämlich nach Humboldt nicht primär an Objekten, sondern gegenüber anderen Subjekten. Nur in ihnen kann es sich – als ein anderes – selbst erkennen und ein Selbstbewusstsein entwickeln. Allein auf sich selbst gestellt, wäre das Individuum nicht in der Lage, einen Begriff von sich als Ich zu bilden und eine Einsicht in seine eigenen Selbst- und Weltsichten zu erlangen. Erst wenn sich ihm ein anderes Subjekt entgegenstellt und durch Worte seinem unmittelbaren, selbstverständlichen Umgang mit den Objekten Einhalt gebietet, erfährt das Individuum, dass die Dinge nicht immer so sein müssen, wie sie ihm erscheinen, dass seine Sichtweise der Dinge mit den Dingen selbst nicht immer übereinstimmen muss.[73] Durch die Konfrontation mit Selbst- und Weltsichten anderer, die von den eigenen Selbst- und Weltsichten abweichen, wird für das Individuum der selbstverständliche Umgang mit den Objekten fraglich. Durch den Kontakt mit anderen Sichtweisen ist die unmittelbare Gewissheit im Umgang mit den Dingen unwiederbringlich zerstört. Die Welt erscheint dadurch einerseits dem Individuum nur noch mittelbar, nämlich als das, worüber verschiedene Subjekte unterschiedliche Ansichten haben; andererseits eröffnet sich dadurch für das Individuum aber auch die Chance sich aus der Beschränktheit der eigenen Perspektive zu befreien.

Viel grundlegender ist zudem noch der Umstand, dass durch die Konfrontation mit Selbst- und Weltsichten Anderer, das Ich des Individuums angesprochen wird; es wird sich erst dadurch seiner eigenen Selbst- und Weltsicht überhaupt bewusst. Indem das Individuum erfährt, dass Andere andere Sichtweisen haben und diese für sie von großer Bedeutung sind, entdeckt das Individuum sich erst selbst als Individuum, als Ich und Subjekt, dass bestimmte Selbst- und Weltsichten hat. Erst wenn das Individuum mit der Selbst- und Weltsicht eines Anderen konfrontiert wird, welche von seiner eigenen Selbst- und Weltsicht an einigen Punkten abweicht, wird sich das Individuum seiner eigenen Selbst- und Weltsichten an diesen Punkten bewusst. Auf diese Weise kann ein Individuum den „verborgenen Charakter" seiner selbst durch die Begegnung mit einem Anderen „erspähen" (ebd., I, 313). Somit kann die Selbsterkenntnis nach Humboldt – ein Theorem, das schon die antike Theorie der Freundschaft konzipiert[74] – nur durch bzw. über den anderen Menschen vermittelt werden. Für uns Menschen gilt,

---

73 Diesen Gedanken formuliert auch Schmid: „So sehr wird die jeweils eigene Weltsicht zur Welt selbst, dass die Perspektive als Perspektive allenfalls erfahrbar wird bei der Begegnung mit Anderen, die die Welt anders sehen ... Die Erfahrung anderer Perspektiven lässt unvermittelt die zur Selbstverständlichkeit gewordene eigene Welt als eine andere erscheinen" (Schmid, 1998, 293).

74 Der unvollkommene Mensch braucht nach Aristoteles einen Freund, in dem er sich spiegeln kann, um sich selber zu erkennen, die vollkommene Gottheit dagegen hat als Gegenstand ihrer glückseligen Betrachtung nur sich selber und erkennt sich vollkommen (Aristoteles, Nikomachische Ethik, 1213a14).

„dass wir uns nicht unmittelbar durch und an uns selbst, sondern nur in einem Entgegensetzen eines andren erkennen können ... Des Menschen Wesen aber ist es, sich erkennen in einem andern" (ebd., 1800, 208).

Diese Einsicht Humboldts, dass wir den Anderen für unsere eigene Selbsterkenntnis benötigen, dass wir die Konfrontation mit abweichenden Selbst- und Weltsichten Anderer benötigen, um ein Bewusstsein unserer eigenen Selbst- und Weltsichten zu erlangen, ist von großer Bedeutung für den Kontext Philosophischer Beratung.[75] Der Philosophische Praktiker hat sich nämlich aufgrund seines absolvierten Philosophiestudiums mit sehr vielen verschiedenen menschlichen Selbst- und Weltsichten auseinander gesetzt. Aufgrund dieses Erfahrungsschatzes an unterschiedlichen Selbst- und Weltsichten ist er deshalb in der Lage die Selbst- und Weltsichten des Besuchers als Selbst- und Weltsichten wahrzunehmen und sie diesem bewusst zu machen. Diese Bewusstmachung kann u. a. auch dadurch geschehen, dass der Praktiker dem Besucher menschliche Selbst- und Weltsichten aus der Philosophiegeschichte, die von seinen eigenen abweichen, als Kontrastfolie aufzeigt, um so die Einsicht auf Seiten des Besuchers in seine eigenen Selbst- und Weltsichten zu fördern.

Im Rahmen Philosophischer Praxis kann sich zudem das wesentliche Moment von „Bildung", so wie Humboldt sie versteht, umfassend realisieren. Um nämlich die oben angesprochene unmittelbare Gewissheit im Umgang mit den Dingen, die durch die Konfrontation mit abweichenden Selbst- und Weltsichten Anderer empfindlich gestört worden ist, wieder herzustellen, strebt das Subjekt Humboldt zufolge nach Allgemeinheit seiner Selbst- und Weltsichten, nach einer objektiven Sichtweise auf die Welt und sich selbst. Deshalb tauscht sich das Subjekt immer wieder mit anderen Subjekten über die Welt aus. Dieses Bestreben nach Allgemeinheit und objektiver Gültigkeit der eigenen Weltsicht bleibt letztendlich aufgrund der grundsätzlichen unterschiedlichen Perspektiven der Individuen auf die Welt allerdings in gewisser Weise erfolglos. Der Austausch baut „wohl Brücken von einer Individualität zur andren" und vermittelt „das gegenseitige Verständnis", er vergrößert

---

75 Ganz ähnliche Äußerungen finden sich bei unterschiedlichen Philosophischen Praktikern. So ist z. B. auch nach Achenbach ein weises Leben jenseits „der Anmaßungen des Subjekts" und statt dessen eines, „das im anderen sich selber findet" (Achenbach, 1991a, 236). Nach Nickl bedarf die Selbsterkenntnis ebenfalls „eines Partners, eines Geburtshelfers – allein käme man nicht dazu" (Nickl, 2006, 64) und auch Dill bemerkt, dass wir bei der Philosophischen Beratung dem Paradox begegnen, dass die Selbstfindung maßgeblich über das Du verläuft und „plädoyiert für die Akzeptanz des Paradoxes, das ja möglicherweise der zentrale Kern Philosophischer Praxis ist" (Dill, 1990, 8).

allerdings auch „den Unterschied selbst aber" (ebd., 1903-1936, VII, 169), indem er den Beteiligten die gegenseitige Andersheit zum Bewusstsein bringt.[76]

Das vergebliche Unterfangen umfassende allgemeine Gültigkeit hinsichtlich der Weltsicht zu erreichen hat jedoch einen bedeutsamen Nebeneffekt: Durch die damit verbundene Auseinandersetzung mit den Selbst- und Weltsichten der anderen Subjekte differenziert sich nach und nach immer deutlicher der eigene Standpunkt des einzelnen Subjekts heraus, seine geistige Individualität:

> „Tief innerlich nach jener Einheit und Allheit ringend, möchte der Mensch über die trennenden Schranken seiner Individualität hinaus, muss aber gerade ... seine Individualität in diesem höheren Ringen erhöhen. Er macht also immer zunehmend Fortschritte in einem in sich unmöglichen Streben" (ebd., VI, 125).

Das Subjekt „bildet" also sich und seine Selbst- und Weltsicht, indem es seine Selbst- und Weltsichten gegenüber Anderen äußert, sich mit diesen über unterschiedliche mögliche Selbst- und Weltsichten auseinander setzt und dadurch einen eigenen Standpunkt der Selbst- und Weltansicht entwickelt; das sich Auseinandersetzen mit einer Pluralität von unterschiedlichen Selbst- und Weltsichten fungiert somit als Motor der eigenen Bildung. Je intensiver und häufiger es sich in weltanschauliche Auseinandersetzungen begibt, um so stärker wird das Individuum seinen eigenen Selbst- und Weltsichten bewusst und differenziert diese aus. Insofern der Kontext Philosophischer Beratung einen Raum schafft sich umfassend mit einem Gegenüber über mögliche Selbst- und Weltsichten auseinander zusetzen und sich über die Pluralität menschlicher Selbst- und Weltsichten zu informieren, ermöglicht dies für den Besucher eine so im Alltag kaum gegebene Möglichkeit seine eigene „geistige Individualität" im Sinne Humboldts – als dem Denker der „Individualität" schlechthin – zu bilden. Wichtig ist dabei insbesondere auch, dass es dem philosophischen Praktiker gelingt seinen Besuchern die Lust zu vermitteln ihre eigene individuelle Selbst- und Weltsicht auszubilden, dass er ihnen die Lust vermitteln kann ein einzigartiges Individuum zu sein.

Anhand der eben unter Rückgriff auf Humboldt vorgenommenen Ausführungen ist bereits ersichtlich geworden, inwieweit der Andere eine notwendige Voraussetzung für die eigene Selbsterkenntnis, für die Erkenntnis und Veränderung der eigenen Selbst- und Weltsichten bildet. Um im Verlauf seines Lebens immer wieder selbst sein implizites

---

76 In ganz anderem Kontext kommt Habermas zu einer ähnlichen Einschätzung: „Je mehr Diskurs, um so mehr Widerspruch und Differenz" (Habermas, 1988, 180).

Selbst- und Weltbild zu entdecken und bloßzulegen sind „die analytischen Leistungen eines (außenstehenden) Betrachters"(Aebli, 1981, 274) – z. B. in Person eines Freundes – enorm hilfreich und nahezu unentbehrlich. Insbesondere auch zur Entdeckung und Veränderung unangemessener, rigider Selbst- und Weltkonzepte liefern vor allem kommunikative Situationen, die hier notwendigen Anstöße und Impulse. Deshalb ist es wichtig, auf dem Weg hin zu Reifung, Entwicklung und Bildung den Austausch und die Begleitung von Menschen zu haben. Das an seiner Selbsterkenntnis interessierte Individuum sollte sich daher nicht in sich selbst zurückziehen, sondern vielmehr die Vernetzung mit Anderen suchen, denn „Menschen finden sich selbst überhaupt erst in der Auseinandersetzung mit Anderen" (Schmid, 1998, 84).

Zum Abschluss dieses Abschnitts soll noch auf ein weiteres Element von Selbsterkenntnis eingegangen werden bei dem auch wiederum dem Anderen eine entscheidende Rolle zukommt – Selbsterkenntnis als Versuch sich selbst mit den Augen der Anderen zu sehen:

„Es ist die kluge Selbstsorge, die das Selbstverständnis des Subjekts immer wieder über sich hinaustreibt und dafür sorgt, dass der Blick von Außen auf das Selbst zum Bestandteil seiner Kohärenz wird und seine Selbstreflexion befördert" (ebd., 256).

Ernst Oldemeyer betont, dass Selbstreflexion kein nur privater Vorgang, sondern auch Bestandteil der kommunikativen Auseinandersetzung mit der Umwelt ist bei der „der Einzelne als Kommunikationspartner immer wieder dazu bewegt wird, sich mit den Augen von Anderen zu sehen" (Oldemeyer, 1979, 750). Auch Schumacher hat auf diesen Aspekt der Selbsterkenntnis hingewiesen:

„Selbsterkenntnis muss, soll sie gesund und vollständig sein, aus zweierlei bestehen – Kenntnis der eigenen Innenwelt und Kenntnis meiner selbst, wie andere mich kennen. Ohne das letztere kann das erste tatsächlich zu den schlimmsten und zerstörerischsten Illusionen führen ... Was sähe ich, könnte ich mich so sehen, wie man mich sieht? Das ist eine sehr schwere Aufgabe. Ohne ihre Erfüllung sind harmonische Beziehungen zu anderen Menschen unmöglich" (Schumacher, 1977, 131f.).

Ruschmann bemerkt zudem, dass Selbst- und Fremdwahrnehmung ein dynamisches Interaktionsfeld bilden,

„in dem die Wahrnehmung meiner selbst durch mich und durch andere sowie die Wahrnehmung anderer durch mich in komplexer, dialektischer Weise aufeinander bezogen sind" (Ruschmann, 1999, 347).

Das Ausmaß der Diskrepanz bzw. Ähnlichkeit von Selbst- und Fremdwahrnehmung bildet einen Indikator für den Selbstreflexionsgrad einer Person. Durch die Möglichkeit sich bis zu einem gewissen Punkt mit den Augen anderer zu sehen kann dieser Reflexionsgrad erhöht, die

Selbstwahrnehmung „objektiver" werden und dadurch Selbsttäuschungen (illusionäre Selbstwahrnehmungen und Selbsteinschätzungen) abnehmen.[77] Bei diesem Prozess wachsender Selbstreflexivität und der dabei zunehmenden „Objektivität" der Selbstwahrnehmung kann auch der Philosophische Berater durch Anleitung zu Reflexion und Bewusstheit wie auch durch gelegentliche Mitteilung eigener Wahrnehmungen beitragen.

Aus den Ausführungen zur Bedeutung des Anderen für die eigene Selbsterkenntnis, insbesondere die Erkenntnis der eigenen Selbst- und Weltsichten, ergeben sich insgesamt für den Besucher der Philosophischen Beratung folgende Fragestellungen:

- Inwiefern sind andere Menschen (z. B. Freunde) für meine Selbsterkenntnis hilfreich, inwieweit ist ihre Unterstützung zwingend erforderlich?
- Inwieweit bin ich bislang mit den Selbst- und Weltsichten Anderer konfrontiert worden, die an einigen Punkten von meiner Selbst- und Weltsicht abweichen? Inwiefern verhilft mir diese Konfrontation zu der Einsicht in meine eigenen Selbst- und Weltsichten? Inwiefern differenziert sich durch diese Auseinandersetzungen meine eigene Selbst- und Weltsicht immer weiter aus? Inwiefern lassen sich solche Auseinandersetzungen dazu nutzen die eigene Selbst- und Weltsicht zu erweitern?
- Inwieweit finden sich innerhalb der Philosophiegeschichte Selbst- und Weltsichten, die von meiner eigenen Selbst- und Weltsicht abweichen? Inwiefern verhilft mir diese Konfrontation zu der Einsicht in meine eigenen Selbst- und Weltsichten? Inwiefern differenziert sich durch diese Auseinandersetzungen meine Selbst- und Weltsicht immer weiter aus? Inwiefern lassen sich solche Auseinandersetzungen dazu nutzen die eigene Selbst- und Weltsicht zu erweitern?
- Wie nehmen mich Andere als Person wahr?

---

77 Mark Aurel verweist in seinen „Selbstbetrachtungen" diesbezüglich allerdings daraufhin, dass es bei der Angleichung von Selbst- und Fremdwahrnehmung auch nicht ausschließlich darum gehen kann, sich den Einschätzungen der eigenen Person durch Andere blind zu unterwerfen. Besonders töricht findet er es nämlich, wenn der Alltagsmensch eher die Ansichten anderer über ihn für wichtig hält, als sich danach zu richten, was ihm seine Selbsterkenntnis über ihn selbst mitteilt (Aurel, 1992, XII, 4). Diese Unabhängigkeit von den Ansichten Anderer setzt allerdings voraus, dass man sich bereits redlich und umfassend, um die Erkenntnis seiner selbst bemüht hat. Aurel bemitleidet deshalb die Mehrzahl der Menschen, die wie Eintagsfliegen dahin leben und sich selbst nicht erkennen (ebd., III, 10 + VI, 21).

- Stimmt ihre Fremdwahrnehmung meiner Person mit meiner Selbstwahrnehmung überein? An welchen Punkten weicht ihre Fremdwahrnehmung von meiner Selbstwahrnehmung ab und warum?
- Inwieweit ist die Wahrnehmung meiner selbst durch die Wahrnehmung meiner Person durch Andere beeinflusst?
- Inwieweit beeinflussen meine Selbsteinschätzungen die Mitteilungen Anderer, wenn sie sich gegenüber mir zur Einschätzung meiner Person aus ihrer Sicht äußern?
- Wie beurteilen Andere mein Handeln?
- Stimmen meine Erinnerungen vergangener Erfahrungen mit den Erinnerungen Anderer überein? An welchen Punkten weichen ihre Erinnerungen von meinen eigenen ab und warum?

3. Die sprachtheoretische Grundlegung Philosophischer Beratung

3.1. Das Verhältnis von Selbst- und Weltsichten und Sprache

3.1.1. Die Erkenntnis der eigenen Sprache als wesentliches Element von Selbsterkenntnis

Nach Ansicht von Witzany sollte die Philosophische Beratung auch Ansetzen beim „zureichenden Bedenken des Phänomens Sprache", besonders bei der Beziehung der Sprache zum Sprechenden (Witzany, 1989, 16). Nach Gutknecht soll es im Rahmen Philosophischer Praxis darum gehen, über die Sprache, das begrifflich organisierte Selbstverständnis des Besuchers, dass der Grund dafür ist, wie er die Phänomene in der Welt sieht und mit ihnen umgeht, gemeinsam mit ihm zu reflektieren (Gutknecht, 2006a, 29f.); er liefert hierfür selbst folgende Begründung:

„Sprache – weil sie es ist, mit der wir unsere Selbstverständigung zustande bringen, dadurch stützt sich unser Versuch, mit dem Leben zurechtzukommen, auf Begriffe" (ebd., 23).

Konzepte, die unser Denken strukturieren, sind nicht nur reflektierte Wissensbestände, sondern über Sozialisation, Erfahrung und Lernen entwickelte Vorgaben dafür, was wir wie wahrnehmen, welche Gefühle in uns ausgelöst werden, wie wir handeln und wie wir ganz allgemein uns selbst und die Welt anschauen. Wesentliche Teilbereiche dieser Konzepte werden der kognitiven Linguistik und der Sprachphilosophie zufolge in der Sprache sichtbar, womit die Sprache eine wesentliche Erkenntnisbasis für menschliches Denken – aber auch Fühlen und Handeln – ist und wodurch die Sprache ebenfalls zum zentralen Gegenstand erkenntnistheoretischer Betrachtungen wird. Aus dieser Einsicht in den engen Zusammenhang zwischen Sprache und Denken, die sich bereits bei Platon findet – schließlich spricht die Seele nach Platon beim Denken mit sich selbst -, zogen die Sprachphilosophen und Sprachwissenschaftler die Schlussfolgerung, dass wir unser Denken besser verstehen, wenn wir zunächst einmal unserer Sprache differenziert betrachten.

Diese Überlegung lässt sich auch auf den Kontext der Philosophischer Beratung übertragen. Wenn der Besucher im Rahmen der Beratung seine eigene Sprache besser versteht, versteht er auch sein eigenes Denken besser und damit letztendlich sich Selbst besser. Im Anschluss an Bieri, für den die Analyse von Wörtern der „Dreh- und Angelpunkt für eine gedankliche Einsicht" (Bieri, 2003, 369) bildet, lässt sich daher sagen, dass die Analyse der Worte des Besuchers im Kontext Philosophischer Beratung einen wichtigen Dreh- und Angelpunkt für seine Selbsterkenntnis ist. Die eigene Sprache zu verstehen fungiert nämlich als wichtiges Mittel der eigenen Selbsterkenntnis. Da sich in der Sprache menschliche Selbst- und Weltsichten manifestieren führt das Verstehen der eigenen Sprache auch zu der Erkenntnis der eigenen Selbst- und Weltsicht. Somit erweist sich auch die Sprachphilosophie als relevant für die erkenntnistheoretische Grundlegung der Philosophische Beratung, zudem Erkenntnisse aus dem Bereich der Linguistik und der Sprachpsychologie. Erste Vorüberlegungen diesbezüglich sollen im Folgenden unternommen werden:

Bei diesem Aspekt der Selbsterkenntnis können wir nicht ausführlich auf die Arbeiten Diltheys zurückgreifen. Dilthey hat nämlich zwar die Bedeutung der Sprache für das Denken (Dilthey, XIX, 252ff.) und als „Mittel der Gemeinschaft zwischen psychischen Individuen" (ders., XVIII, 15) vor allem in den Schriften aus dem Nachlass ausdrücklich anerkannt, er hat allerdings seinen lebensphilosophischen Ansatz nicht in einem umfassenden Sinne systematisch sprachphilosophisch ausgearbeitet; die Sprache bleibt im Kontext seines bewusstseinsphänomenologischen Ansatzes von eher untergeordneter Bedeutung.[78] Dies liegt eventuell aber auch daran, dass der von Dilthey hoch geschätzte Wilhelm von Humboldt bereits zu Beginn des 19. Jahrhunderts die Sprache in den Mittelpunkt seines Denkens gestellt hatte.

---

[78] Eine sprachphilosophische Weiterentwicklung von Diltheys Ansatz unternimmt dann allerdings sein Schüler und Verwalter seines Nachlasses Georg Misch (Makkreel, 1999-2000).

Humboldt war der erste, der die sprachphilosophische Annahme, dass ein enger Zusammenhang zwischen Sprache und Denken besteht systematisch ausgearbeitet hat. Nach Humboldt denken wir in Sprache, denn „die Sprache ist das bildende Medium des Gedanken" (Humboldt, 1903-1936, VI, 151; VII, 53).[79] Auf der Grundlage seiner umfassend angelegten empirischen Sprachforschungen ging es Humboldt darum die Natur der Sprache selbst zu begreifen, die nicht unabhängig vom Denken des Menschen, seinem Selbst- und Welterfassen zu erschließen ist: „Die wahre Wichtigkeit des Sprachstudiums liegt in dem Anteil der Sprache an der Bildung der Vorstellungen", wobei Humboldt unter dem Inbegriff aller Vorstellungen eines Individuums dessen Weltansicht versteht (ebd., VI, 119).[80] Die Sprache ist „das Mittel, durch welches der Mensch zugleich sich selbst und die Welt bildet" (ebd., II, 206f.); die Subjekte bestimmen und verändern das Verhältnis zu sich selbst und zur Welt im Medium der Sprache. Thema der Sprachphilosophie im Geiste Humboldts ist daher unser sprachlich, d.h. historisch, d.h. individuell vermitteltes Denken von uns selbst und der Welt.

Welche Einsichten Humboldts sind heutzutage noch aktuell und relevant für den Kontext Philosophischer Beratung? Da wäre zunächst einmal die Erkenntnis Humboldts zu nennen, dass das einzelne Wort, der einzelne Begriff nicht mehr als etwas von der jeweiligen besonderen Sprache Abgetrenntes verstanden werden kann, sondern jeder Begriff vielmehr an die Eigentümlichkeit der jeweiligen besonderen Sprache gebunden ist; jedes Wort hat nur aufgrund des durchgehenden Zusammenhangs aller Teile einer Sprache seine Bedeutung.[81] Diesen Grundsatz fasst Humboldt mit dem Gesetz, „dass in der Sprache Alles durch Jedes und Jedes durch Alles bestimmt wird" (ebd., V, 394). Von diesem Zusammenhang lässt sich einiges ausschnittsweise immer wieder „sogar faktisch nachweisen", das meiste jedoch bleibt dunkel und undeutlich. Das vergleichende Sprachstudium macht Humboldt zufolge deutlich, dass der Zusammenhang aller Wörter in jeder Sprache ein anderer ist. Diese Tatsache ist Grund dafür, dass es keine strenge Synonymie zwi-

---

79 „Bildend" ist die Sprache, weil sie dem Sprechenden die Ausdrucksmöglichkeiten vorzeichnet, „Medium des Gedankens" aber, weil sie nur in konkreten Artikulationen da ist – als Ausdruck und nicht als Abbild der spezifischen Erfahrungen des Sprechers.

80 Insgesamt begreift Humboldt – ganz ähnlich wie Dilthey – „jede menschliche Individualität als einen eignen Standpunkt der Weltansicht" (Humboldt, 1903-1936, V, 387; VI, 179; VII, 60).

81 Auch in diesem Kontext ist wiederum von „Zusammenhang" die Rede, was noch einmal unterstreicht, dass Dilthey wohl richtig lag, wenn er diesem Begriff eine herausgehobene Stellung innerhalb seines Werkes zukommen ließ (s. V 1.1.3. u. 1.1.5.).

schen „gleichbedeutenden" Wörtern verschiedener Sprachen geben kann (ebd., V 420; IV, 248). Der Zusammenhang aller Worte unterscheidet sich jedoch nicht nur zwischen unterschiedlichen Sprachgemeinschaften, sondern auch von Individuum zu Individuum innerhalb ein und derselben Sprachgemeinschaft: „Wenn man genau hinsieht, sagt Humboldt sogar, dass jeder einzelne Sprecher sich auf seine individuelle Weise artikuliere" (Simon, 1986, 131f.). Seines Erachtens ist das die Bedeutung tragende und bestimmende Sprachgefühl, die dunkle Empfindung des Zusammenhangs eines jeden Wortes mit dem unendlichen Gewebe einer Sprache im Ganzen wie jede Empfindung subjektiv, mithin individuell verschieden. In jedem Subjekt klingen bei demselben Wort andere Vorstellungen an, in jedem geht die Analogiebildung andere Wege (Humboldt, 1903-1936, V, 436). Oder mit den Worten Borsches ausgedrückt: „Jedes Subjekt versteht dasselbe Wort als Teil eines anderen Gewebes" (Borsche, 1990, 155). Humboldt gelangt dadurch zu der Schlussfolgerung, dass Sprache zwar einerseits etwas Allgemeines ist – die Bedeutungen der Wörter und die Formen ihrer Verknüpfungen sind lexikalisch und grammatisch fixiert und für alle Mitglieder einer Sprachgemeinschaft verbindlich – andererseits allerdings Menschen Sprache verwenden, um sich – ihre Wünsche, Bedürfnisse, Überzeugungen – in konkreten, einmaligen Situationen zu artikulieren und dabei auf ihr individuelles, zusammenhängendes Gewebe ihrer Sprache zurückgreifen. Dadurch erzeugen die Subjekte individuelle Sinngebilde, die den Stempel persönlichen Ausdrucks deutlich tragen. Sprache repräsentiert daher immer auch individuelle Weltansichten. Jeder Rede haftet etwas Individuelles an. Daraus folgt, dass beim Menschen „aller objektiven Wahrnehmung unvermeidlich Subjektivität beigemischt ist", wenn er sich darum bemüht seine Wahrnehmung der Welt in Worte zu fassen (Humboldt, 1903-1936 V, 387; VI, 179; VII, 60). Zustimmung erfährt Humboldt hinsichtlich seiner Ausführungen zur Abhängigkeit der Worte und Begriffe vom jeweils vorliegenden individuellen Zusammenhang bzw. Kontext auch von der modernen Sprachphilosophie und Sprachwissenschaft. Heute hat sich nämlich innerhalb der Sprachphilosophie und den Sprachwissenschaften weites gehend die Tendenz durchgesetzt, Begriffe qua Bedeutungen als Regeln der Verwendung und Anwendung von sprachlichen Zeichen zu explizieren und damit ihre Abhängigkeit vom Kontext eines sprachlichen Systems, einer Theorie, eines Paradigmas, einer Selbst- und Weltsicht usw. zu berücksichtigen. Daraus folgt, dass die exakte Definition von Begriffen ein sehr vielschichtiges und komplexes Problem ist; darauf weist u. a. auch Luhmann hin: „Sprache ist nicht nur ein Problem der Worte; sie ist vor allem ein Problem der Übermittlung von Selektionszusammenhängen" (Luhmann, 1993, 172).

Luhmann spricht hier das Problem an, dass sich die Bedeutung von Begriffen erst aus ihrer Stellung innerhalb eines Zusammenhanges – z. B. innerhalb einer Theorie oder einer Selbst- und Weltsicht – ergibt, innerhalb dessen Begriffsdefinitionen gewissermaßen erst einen vollständigen Bedeutungsgehalt erlangen. Dieser von Luhmann als wissenssoziologisches Problem vorgestellte Sachverhalt hat auch innerhalb der Wissenschaftstheorie und analytischen Sprachphilosophie eine hohe Beachtung und Bearbeitung gefunden (vgl. u. a. Gähde, 1983). Auch hier entstand ein Problembewusstsein dafür, dass Begriffe nicht allein durch Nominaldefinitionen, in denen gewissermaßen in abstracto und damit zusammenhanglos bestimmt würde, was unter den Begriffen zu verstehen sei, festgelegt werden können, sondern immer nur innerhalb eines theoretischen Zusammenhangs ihren vollen Bedeutungsgehalt gewinnen.[82] Eine Eindeutigkeit von Begriffen gibt es also nicht jenseits jeglichen Zusammenhanges; sie sind eindeutig nur innerhalb eines bestimmten theoretischen Zusammenhanges. So hat z. B. der Begriff „Schuld" innerhalb der Theologie eine andere Bedeutung als innerhalb der Jurisprudenz, derselbe Begriff hat wiederum in der Psychoanalyse einen nochmals anderen Bedeutungsgehalt. Begriffe können also nur innerhalb eines Theorierahmens, eines Begriffsnetzwerkes präzise fixiert werden.

Was bedeutet dies nun für den Kontext Philosophischer Beratung?

Auch das Gesamtnetzwerk der Begriffe des Besuchers lässt sich als ein solcher Theorierahmen verstehen. Das Netzwerk der Begriffe des Besuchers unterscheidet sich von demjenigen des Philosophischen Beraters. Daher kann dieser nicht ohne weiteres davon ausgehen, dass er selbst unter bestimmten Begriffen das Gleiche versteht wie sein Gegenüber. Wenn jede Aussage, jede Erzählung einmalig und individuell ist, weil jeder Mensch die Sprache auf „eigenthümliche Weise" verwendet (Schleiermacher, 1810, 1273), ergibt sich der Sinn einer Aussage, einer Erzählung keineswegs von selbst, eben weil er durch die Individualität des Sprechers (Rieger, 1988, 302), insbesondere – wie oben ausgeführt wurde – durch sein individuelles begriffliches Gesamtnetzwerk mitbestimmt ist. Um einen anderen Menschen wahrhaft zu verstehen, muss daher die Sprache des Gegenüber erst in das eigene Sprachsystem transformiert werden. Es kommt beim Verstehen darauf an, den „Zusammenhang" zu verstehen, in dem die Begriffe im Sprachgebrauch eines ande-

---

82   In der Antike ist dieser Gedanke ebenfalls bereits geläufig. So ergibt sich auch nach platonischem Verständnis die Bestimmung eines Begriffs erst aus seiner Position, Stellung im Logos, welcher u. a. als Gesamtnetzwerk der Begriffe verstanden werden kann (Pleger, 1998, 184).

ren ihre Bedeutung erlangen.[83] Dies hat für den Kontext Philosophischer Praxis die Konsequenz, dass nicht davon ausgegangen werden kann, dass der Berater die Sprache des Besuchers immer angemessen versteht. Praktiker und Besucher müssen sich deshalb gemeinsam bestimmten sprachlichen Äußerungen des Besuchers, die innerhalb seiner Selbst- und Weltsicht von größerer Bedeutung zu sein scheinen, genauer zuwenden.[84] Diese gemeinsamen Rekonstruktionsbemühungen bezwecken zum einen ein besseres Verständnis des Besuchers von Seiten des Beraters, zum anderen erlangt der Besucher durch diese gemeinsame Reflexion allerdings auch ein besseres Verständnis seiner eigenen Sprache, was wiederum bereits ein Element von Selbsterkenntnis für diesen darstellt. Dies gilt es nun näher auszuführen.

Die Biografieforschung belehrt uns darüber, dass vieles, was für das korrekte Verständnis der Selbst- und Weltsicht von Menschen entscheidend ist, von diesen innerhalb ihrer auto-biografischen Erzählungen nicht explizit mit ihren Worten zum Ausdruck gebracht wird. So sind z. B. viele von den Erzählern benutzte Ausdrücke vage oder mehrdeutig (Lucius-Hoene/Deppermann, 2002, 179), so dass ihre spezifische Bedeutung für den Sprecher zunächst einmal rekonstruiert und präzisiert werden muss, damit Missverständnisse ausgeschlossen werden, auf denen folgenreiche Fehlinterpretationen aufbauen können.

Der Philosophische Praktiker hat daher die Aufgabe solche vagen oder mehrdeutigen Ausdrücke in der Rede seines Besuchers aufzugreifen, um sie gemeinsam mit dem Besucher genauer zu klären. Durch dieses Unterfangen wird der Besucher auch in die Lage versetzt, Vagheit und Zweideutigkeiten in der eigenen Sprache zu entdecken (Raabe, 2001, 154). Außer diesem Ziel der Präzisierung von Ausdrücken und Formulierungen kann es bei der gemeinsamen Analyse sprachlicher Äußerungen des Besuchers auch um die Präzisierung von Referenzen gehen – worauf genau bezieht sich ein Ausdruck? – um die Entfaltung von Andeutungen, abstrakten Formulierungen und den wörtlichen Bedeutungskern nicht-wörtlicher Äußerungen (wie Metaphern, Ironie, Sprichwörter). Bezüglich der gemeinsamen Reflexion der Sprache des

---

83 Nun lässt sich nach Humboldt von diesem Zusammenhang zwar einiges „faktisch nachweisen, unendlich Vieles" (Humboldt, 1903-1936, V, 394) bleibt dabei allerdings immer im Dunkeln. Den Sprachgebrauch eines anderen Menschen zu verstehen kann daher immer nur ausschnittsweise gelingen und hat dadurch im Einzelnen immer nur hypothetischen Charakter.

84 Dass hiermit eine grundsätzliche Verstehensproblematik einhergeht, liegt auf der Hand. Zwei Menschen können sich nämlich miteinander über die unsichere Verwendung eines bestimmten Begriffs nur mit Hilfe der Nutzung weiterer anderer potentiell immer auch unsicherer Begriffe verständigen.

Besuchers im Kontext Philosophischer Beratung können darüber hinaus insbesondere die Analyse bestimmter „Schlüsselbegriffe", seiner dabei angewandten Prinzipien der Bedeutungsverleihung und die ausschnittsweise Betrachtung des sie umgebenden Begriffs-Netzwerkes als wesentliche Aspekte von Selbsterkenntnis betrachtet werden. Gemeinsam mit dem Besucher können bestimmte Schlüsselbegriffe genauer untersucht werden, um klarer zu sehen, was sie an Bedeutungen für den Besucher beinhalten und wie sie innerhalb seines Begriffs-Netzwerkes verankert sind, denn auch die Untersuchung ihres Zusammenhanges ist – wie oben begründet – ein weiterer wesentlicher Aspekt einer philosophischen Analyse von Begriffen (Bieri, 2003, 154).[85]

Diese vorgenommene intensive Reflexion über die eigene Sprache, insbesondere die eigene Begriffsverwendung und Bedeutungsverleihung soll außer bloßer Selbsterkenntnis beim Besucher Sensibilität gegenüber seinem eigenen Sprechen wecken und auch die Deckungsgleichheit zwischen seinem Denken, Fühlen und Wollen auf der einen Seite und seinem Sprechen auf der anderen Seite fördern. Durch die Analyse bestimmter seiner sprachlichen Äußerungen wird dieser nämlich herausgefordert zu prüfen, ob er wirklich das sprachlich zum Ausdruck bringt, was er denkt, fühlt bzw. zum Ausdruck bringen will.[86]

Die mit dem Besucher gemeinsam vorgenommenen Begriffsanalysen können außerdem die Beziehung des jeweils analysierten Begriffes zur Erfahrung des Besuchers beinhalten. Begriffe sind nämlich etwas, dass wir erschaffen haben, um uns in der erfahrbaren Welt gedanklich besser zurechtzufinden und um uns über unsere Erfahrungen mit uns selbst und mit anderen austauschen zu können:

„Alle Begriffe sind etwas, das wir gemacht oder erfunden haben, um unsere Erfahrung von der Welt und von uns selbst zu artikulieren. Wenn wir sie analysieren und besser verstehen wollen, müssen wir uns deshalb mit dem Beitrag beschäftigen, den sie zur Artikulation unserer Erfahrung leisten" (ebd., 153).

---

85 Lindseth liefert in seinem Aufsatz „Was der Andere sagt – und wovon er spricht" konkrete Beispielsfälle aus der Praxis bei denen die Analyse bestimmter Schlüsselbegriffe des Besuchers für dessen Selbsterkenntnisprozess von entscheidender Bedeutung gewesen ist (Lindseth, 2005, 44-52).

86 Dass diese Fähigkeit – möglichst gut versprachlichen zu können, was man sprachlich zum Ausdruck bringen möchte – gerade im zwischenmenschlichen Bereich von größter Bedeutung ist, dürfte unbestritten sein. Kaum ein Anderer hat so eindrücklich wie Watzlawick vor Augen geführt, inwiefern insbesondere partnerschaftliche und familiäre Konflikte u. a. dadurch bedingt sind, dass dasjenige, was wir mit unseren Worten beim Gegenüber bewirken möchten, nicht bei diesem ankommt und unsere Worte bei ihm etwas völlig anderes auslösen (vgl. Watzlawick u. a., 2000).

Eine philosophische Analyse eines einschlägigen Begriffes des Besuchers innerhalb Philosophischer Beratung zeichnet sich deshalb u. a. dadurch aus, dass sie die Frage nach diesem Beitrag stellt:

„Begriffe können sich (nämlich) als unpassend, überholt oder irreführend herausstellen – als Begriffe also, die Erfahrung mehr verstellen, als dass sie sie durchsichtig machen" (ebd., 155).

Des weiteren stellt sich in diesem Kontext die Frage, über welche Begriffe der Besucher verfügen muss, damit er seine Erfahrungen mit der Welt und sich selbst, damit er seine Selbst- und Weltsichten möglichst umfassend artikulieren kann (ebd., 154). Die Besucher müssen darin unterstützt werden, ihren Gedanken, Gefühlen, Wünschen und Erfahrungen Ausdruck zu verleihen; sie auf eine möglichst umfassende Weise artikulieren zu können. Bei den sprachphilosophischen Überlegungen im Rahmen Philosophischer Beratung geht es also nicht nur darum, dass der Besucher ein Verständnis für seine eigene Sprache entwickelt, sondern auch um die Frage, inwiefern sich die sprachlichen, begrifflichen Ausdrucksmöglichkeiten des Besuchers weiterentwickeln und erweitern lassen, so dass er seinem Leben besser Ausdruck verleihen kann, seinen verstehenden Umgang mit den Mitmenschen verbessern kann und damit letztendlich auch den Zugang zu sich selbst und zur Welt vergrößern kann, denn

„wichtig ist, dass auch schon mit unscheinbaren sprachlichen Veränderungen weitreichende Modifikationen in der Haltung sich selbst und anderen gegenüber einhergehen können" (Riemann, 2000, 218f.).

Dieser Letzt genannte Aspekt ergibt sich aus einer sprachphilosophischen Einsicht: „Philosophie sensibilisiert dafür, dass die Möglichkeiten unserer Weltsicht von der Reichweite und Erklärungskraft unserer Vokabulare abhängt" (Frischmann, 2005, 16). Gemäß dieser Annahme erfolgt bereits nach Humboldt die Entwicklung des menschlichen Geistes ganz wesentlich über die Sprache. Nur über die Sprache kann der Mensch nach Humboldt ein (reflektiertes) Verhältnis zu sich und zur Welt entwickeln. Der Grad dieser Reflexivität ist in Humboldts Sicht sehr stark an die Entwicklung der Sprache gebunden: „Der Mensch lebt mit den Gegenständen ... so, wie die Sprache sie ihm zuführt" (Humboldt, 1830-1835/1980, 434).

Die Sprache ist für Humboldt deshalb auch das „Nadelöhr der Bildung". Bildung besteht für ihn nämlich dementsprechend insbesondere in einer möglichst umfassenden Entwicklung des menschlichen Sprachvermögens; diese schließt einen differenzierten Wortschatz genauso mit ein wie begriffliche Klarheit und das Erlernen von Fremdsprachen, denn

„das Einüben und Ausarbeiten einer reichhaltigen eigenen Sprache, das Erlernen verschiedener Sprachen steigert die Möglichkeiten, Welt zu „haben" und sich in ihr zurechtzufinden" (Schmid, 1998, 288).[87]

Für den Kontext Philosophischer Praxis ist neben des Bemühens um begriffliche Klarheit[88] vor allem die zunehmende Ausdifferenzierung des begrifflichen Ausdrucksvermögens bzw. die Erweiterung des begrifflichen Repertoires des Besuchers für seine Selbst- und Weltbeschreibung eine wesentliche Zielbestimmung, da zwischen unseren Begriffsrepertoire und unserem Erleben unserer Selbst und der Welt ein enger Zusammenhang besteht.

Ein differenziertes und erweitertes sprachliches Vermögen ermöglicht ein differenzierteres und erweitertes Erleben. Wie die Welt aussieht, die wir als „Außenwelt" und als „Innenwelt" wahrnehmen, hängt nämlich auch davon ab, als was wir sie wahrnehmen, mit anderen Worten, von welchem begrifflichen bzw. kategorialen Bezugsrahmen aus wir sie betrachten: „Die Art und Weise, wie wir über Gegenstände sprechen, bedingt, was diese Gegenstände für uns überhaupt sein können" (Böhme, 1978, 101). Erst wenn ich etwas begrifflich identifizieren kann, wenn ich etwas benennen kann, dann kann ich es auch wahrnehmen und somit erleben. Die Aneignung einer differenzierteren und erweiterten sprachlichen Ausdrucksweise wirkt sich somit auch auf mein Erleben aus.

3.1.2. Der Fragekatalog zum Verhältnis von Selbst- und Weltsichten und Sprache im Überblick

Folgende Fragestellungen erweisen sich aufgrund der vorgenommenen Ausführungen zur Bedeutung der Sprache für das menschliche Selbst- und Welterfassen als relevant für den Kontext Philosophischer Beratung:

---

87 An anderer Stelle heißt es auch ganz im Sinne Humboldts bei Schmid: „Insbesondere durch die Formung des Materials der Sprache formt das Individuum sich selbst" (Schmid, 1998, 313).

88 Ran Lahav bemerkt, dass aufgrund dieser Zielorientierung seines Erachtens vor allem auch die Analytische Philosophie von großer Bedeutung für die Philosophische Beratung ist (Lahav, 1993). Insbesondere für die Tradition der Analytischen Philosophie sind philosophische Bemühungen nämlich in erster Linie Bemühungen um begriffliche Klarheit die den Versuch unternehmen Begriffe, Worte, Sprache zu analysieren und zu explizieren. Philosophieren bedeutet sich darum zu bemühen, sich präziser und exakter auszudrücken. Dementsprechend versteht Wittgenstein auch die Philosophie in gewisser Weise als eine intellektuelle Therapie, durch die der Mensch aus seinen begrifflichen Verwirrungen befreit wird. Wittgenstein glaubt, dass die Philosophie eine „therapeutische" Aufgabe hat: Missverständnisse und Ungenauigkeiten der Sprache zu klären, die ihrerseits Probleme entstehen lassen (Wittgenstein, 1977).

- Weist der von mir verwendete Begriff xy Vagheiten oder Mehrdeutigkeiten auf?
- Inwiefern kann ich das von mir Gemeinte präziser, exakter und klarer formulieren?
- Welche persönliche Bedeutungsverleihung unterlege ich dem Begriff xy?
- Ist der Begriff xy für mich eher negativ oder eher positiv besetzt? Warum?
- Welche Emotionen löst der Begriffe xy bei mir aus?
- Welche Bedeutungsverleihung unterlegen andere Menschen dem Begriff xy?
- Welche Missverständnisse können eventuell aus meiner Verwendung des Begriffs xy entstehen?
- Aufgrund welcher Umstände hat der Begriff xy meine momentane Bedeutungsverleihung erhalten?
- Mit welchen anderen Begriffen ist für mich der Begriff xy eng verbunden?
- Welchen Standort nimmt der Begriff xy innerhalb meines Begriffsnetzwerkes ein und welche Auswirkungen hat seine Verwebung in mein bestehendes Begriffsnetzwerk für die ihm von mir zugeschriebene Bedeutung?
- Bringe ich mit dem Begriff xy wirklich das sprachlich zum Ausdruck, was ich denke, fühle bzw. ausdrücken will?
- Lösen die von mir verwendeten Begriffe wirklich das bei meinem Gegenüber aus, was ich bei ihm mit meinen Worten bewirken möchte?
- Welchen Beitrag leistet der von mir verwendete Begriff xy für die Artikulation meiner Erfahrung?
- Eignet sich der Begriff xy zur Artikulation meiner Erfahrung xy?
- Ist der von mir verwendete Begriff xy mit Erfahrung gesättigt? Wenn ja, welche konkreten Erfahrungen liegen diesem zugrunde?
- Gibt es von mir verwendete Begriffe, die keinen Bezug zu meiner eigenen Erfahrung aufweisen?
- Repräsentieren meine Begriffe in angemessener Weise meine bisherigen Erfahrungen? (Erfassungs-Adäquatheit)
- Gibt es eigene Erfahrungen, Aspekte meines Erlebens, die ich bislang nur sehr schwer mit Worten formulieren konnte, auszudrücken vermag; die ich bislang nur sehr schwer auf den Begriff bringen konnte? Welche Begriffe könnten mir hierbei behilflich sein?
- Mit welchen Begriffen kann ich das Phänomen xy am besten umschreiben?

- Was kennzeichnet die Differenz von Begriffen die ähnliche Phänomene bezeichnen?
- Welche Begriffe zur Beschreibung von Phänomen xy gibt es, die ich
bislang noch nicht oder kaum benutzte? Helfen Sie mir das Phänomen xy differenzierter zu erfassen?
- Hat die Aneignung der neuen Selbst- oder Weltsicht xy Auswirkungen auf mein bestehendes Begriffsnetzwerk, ist eine ausschnittsweise Neuordnung erforderlich? Treten mir bereits bekannte Begriffe in
ein neues Verhältnis zueinander? Muss ich neue Begriffe in mein
bestehendes Begriffsnetzwerk integrieren?

3.2. Das Verhältnis von Selbst- und Weltsichten und Metaphern

3.2.1. Die Erkenntnis der eigenen Metaphern als wesentliches Element von Selbsterkenntnis

Im voran gegangenen Abschnitt wurde dem erst im Anschluss an das
Schaffen von Dilthey erfolgtem linguistik turn in der ersten Hälfte des
20. Jahrhunderts Rechnung getragen und der Versuch unternommen,
dessen möglichen Ertrag für die Philosophische Beratung anzudenken.
In jüngster Vergangenheit wird nun innerhalb der Kulturwissenschaften
die These diskutiert, dass ein weiterer „Paradigmenwechsel" anstehe
oder bereits erfolgt ist – der sog. iconic-turn (Bingöl, 2007; Maar, 2004
u. 2006; Mitterbauer/Tragatschnig, 2007). Dieser bestehe insbesondere
darin nach der Sprache nun die Bedeutung von Bildern in das Zentrum
mannigfaltiger Betrachtungen zu stellen. Auch diese Entwicklung soll
im Hinblick auf die hier vorgenommene Konzipierung Philosophischer
Beratung ihre Berücksichtigung finden und auf ihren möglichen Beitrag
hin befragt werden. Dadurch rückt die Bedeutung von Metaphern – im
Sinne von Bildern in der Sprache – für das menschliche Selbst- und
Welterfassen in den Fokus; diesem Thema ist dieser Abschnitt gewid-
met.[89]

Bilder in Form von Metaphern sind ein elementares Medium des
menschlichen Selbst- und Welterfassens, in Metaphern repräsentieren

---

89 Damit folgt die Philosophische Praxis auch einem allgemeinen Trend innerhalb der
Beratungsszene. Aufgrund der zunehmenden Untersuchung von Sprache als Medium
der Herstellung von (sozialer) Wirklichkeit und im Anschluss an die zunehmende
Bedeutung der Narration wird Metaphern in Beratungssettings nämlich momentan
ein eigener Stellenwert zugemessen, der sich durchaus schon als lohnend und ertrag-
reich erweist (Engel/Sickendiek, 2007). Diesbezügliche Überlegungen sind auch für
den Kontext der Philosophischen Beratung höchst relevant.

sich menschliche Selbst- und Weltsichten. Dilthey betonte bereits innerhalb seiner Weltanschauungslehre die Bedeutung von Metaphern für die Bildung von Selbst- und Weltsichten (Dilthey, VIII, 82) und definiert die Metapher folgendermaßen:

„Die Metapher ist die Übertragung einer sinnlich lebendigen Anschauung, welche verständlich erscheint, auf Vorgänge, welche so verständlich gemacht werden sollen" (ebd., 145).

Dilthey selbst hat die Bedeutung von Metaphern innerhalb menschlicher Selbst- und Weltsichten allerdings keiner weitergehenden umfassenden Untersuchung unterzogen. Metaphern wurden erst viel später, in den 80er Jahren des letzten Jahrhunderts vor allem Gegenstand der kognitiven Linguistik, die sich teils aus der Sprachwissenschaft, teils aus der kognitiven Psychologie kommend mit den Zusammenhängen von Sprache und Denken beschäftigt. Aus diesem wissenschaftlichen Bereich stammen insbesondere von George Lakoff und Mark Johnson wegweisende Überlegungen (Lakoff/Johnson, 2003). Für sie zeigt sich bei näherem Hinsehen, dass unsere Sprache von Grund auf metaphorisch angelegt ist. Aufgrund der engen Verbindung von Sprache und Denken, sind Metaphern für sie nicht nur ein Element der Sprache, sondern auch ein Element des menschlichen Denkens; eine Metapher ist nicht eine bloße Ersetzung eines Wortes durch ein anderes metaphorisches Wort, die Verwendung einer Metapher ist vielmehr die Projektion eines metaphorischen kognitiven Konzepts über einen Gegenstand auf einen anderen Gegenstand. Daraus schließen Lakoff und Johnson, dass Metaphern unser Denken, unser Alltagsleben und Handeln weit stärker durchsetzen, als uns dies selber explizit bewusst sei. Metaphern fungieren ihres Erachtens als Konzepte, die unser Denken fundamental und weitreichend strukturieren und leiten. Sie gehen sogar so weit, festzustellen, dass eine jeweilige kulturelle Tradition im Kern wesentlich von Metaphern bestimmt ist und, dass „der größte Teil unseres alltäglich wirksamen Konzeptsystems im Kern metaphorisch angelegt ist" (ebd., 12).

Lakoff und Johnson haben über Jahre hin verbreitete Metaphern gesammelt und in eine Systematik gebracht, in der sie zeigen, wie bestimmte Metaphern basale Denkmuster unserer Selbst- und Weltsicht repräsentieren. Ein mehr oder weniger kohärentes System metaphorischer Konzepte gibt uns Leitmotive für unser Wahrnehmen, unser (zumeist unbewusstes) Deuten oder für das Planen von Handlungsweisen vor. In unserer Wahrnehmung der Welt „beleuchten und verbergen" Metaphern wesentlich, was und wie wir wahrnehmen. Indem ein metaphorisches Konzept einen bestimmten Charakter einer Situation oder Geschichte „beleuchtet", konzentrieren wir uns unbewusst auf die dazu passenden Aspekte und übersehen oder vernachlässigen vielfach Dimensionen, die inkonsistent mit dem metaphorischen Konzept sind.[90] Für unser Selbst- und Welterfassen sind Metaphern also von grundlegender Bedeutung. Lakoff und Johnson zufolge greifen wir sowohl auf Metaphern zurück, um andere Menschen besser verstehen zu können und Gemeinsamkeiten in bestimmten Weltsichten zu entdecken, wie wir uns auch über Metaphern mit uns selbst befassen. Unsere Lebensgeschichten, unsere Aktivitäten, unsere Befürchtungen und Enttäuschungen, aber auch unsere Wünsche, Hoffnungen und Ziele formulieren wir für uns selbst oftmals in Metaphern. Wir suchen nach „passenden persönlichen Metaphern", die uns helfen, unseren Erfahrungen einen kohärenten Sinn zu geben (ebd.).

Aus den Arbeiten von Lakoff und Johnson lässt sich schlussfolgern, dass Metaphern bei der Erschließung und Auslegung seiner selbst und der Welt für den Menschen von enormer Bedeutung sind. In Metaphern manifestieren sich Selbst- und Weltbilder. Dies wiederum begründet die Hinwendung zu Metaphern im Kontext Philosophischer Beratung. Bei den Bemühungen um Selbsterkenntnis des Besuchers im Sinne der Reflexion über seine Selbst- und Weltsichten kann nämlich den von ihm verwendeten Metaphern gegebenenfalls eine besondere Bedeutung zukommen. Während wir im Alltagsleben nämlich wenig Aufmerksamkeit auf die Metaphern legen, die unser Denken und Handeln (mit) beeinflussen – Metaphern gehören in der Regel dem Bereich des impliziten Wissens an (Polanyi, 1985) –, können sie innerhalb des philosophischen Beratungsprozesses zum Gegenstand bewusster Reflexion und zum Ansatzpunkt für Veränderungen der Selbst- und Weltsichten des Besuchers werden. Für zuletzt Genanntes bedarf es neben der Auseinandersetzung mit vom Besucher verwendeten Metaphern ebenso das Angebot neuer Metaphern durch den Philosophischen Berater.[91] Inwiefern Meta-

---

90 Lakoff und Johnson belegen ihre Ausführungen an zahlreichen Beispielen; eine Metapher, die als weit verbreitetes gesellschaftliches Denkmodell fungiert, sei hier zur Veranschaulichung aufgeführt: Die Autoren zeigen z. B., wie substanziell unser Zeitgefühl in der kapitalistischen, westlichen Welt von der Metapher „Zeit ist Geld" geprägt ist. Man kann Zeit „verlieren", „vergeuden" oder „sparen". Eine Tätigkeit „kostet uns soundsoviel Stunden". Wir „investieren" Zeit, wobei Zeit „ein knappes Gut" ist und wir mit ihr „Haushalten sollen". Manchmal „schenken" wir jemandem Zeit. Die Metapher, der Gleichsetzung von Zeit und Geld, führt dazu, dass wir Zeit wie Geld messen und als wertvolles, ablaufendes Gut betrachten. Dies wirkt sich wiederum gravierend auf unser Lebensgefühl und unsere Lebensführung aus. Es entsteht das kognitive Bild einer linear ablaufenden Zeit, die wir effizient nutzen müssen. Andere Kulturen mit eher zirkulären Zeitbegriffen und dementsprechenden Metaphern nehmen Zeit völlig divergent wahr (ebd., 16f.).

91 Im Rahmen seiner Nietzsche-Interpretation verweist Richard Rorty auf den engen

phern als Gegenstand gemeinsamer Reflexion im Kontext Philosophischer Beratung fungieren können soll im Folgenden noch genauer ausgeführt werden.

Den wiedergegebenen Ausführungen von Lakoff und Johnson konnten wir entnehmen, dass der Mensch seine Anliegen, Erfahrungen, Gefühle und Gedanken häufig mit Rückgriff auf Metaphern darstellt. Über die Metaphern, die eine Person benutzt, lassen sich daher häufig Rückschlüsse ziehen auf Perspektiven, Haltungen, Ziele und Konflikte der Person; auf ihre Gefühle und kognitiven Annahmen. Auf der emotionalen Ebene verbergen sich dabei innerhalb von Metaphern häufig unbestimmte und unterschwellige Gefühle; auf der kognitiven Ebene unbewusste Annahmen und Vorstellungen. Diese gilt es durch das gemeinsame Reflektieren über die Metapher im Kontext Philosophischer Praxis explizit zu machen. Der Philosophische Berater sollte dafür einschlägige Metaphern aufgreifen, die der Besucher selbst verwendet, um über die Reflexion der damit verbundenen Denkkonzepte implizite Wahrnehmungsweisen, Gefühle, Vorstellungen, usw. zu explizieren. Bei der Auseinandersetzung mit Metaphern innerhalb Philosophischer Beratung besteht also der erste Schritt zunächst einmal darin, dass sich der Besucher seinen zentralen unreflektierten Metaphern, die seine eigene Selbst- und Weltsicht und damit eng verbunden seine Lebensführung (mit-) bestimmen und leiten und seinen damit verbundenen Wahrnehmungsweisen, Gefühlen und kognitiven Annahmen bewusst wird. Philosophischer Praktiker und Besucher können sich dann anfangs für eine gewisse Zeit gemeinsam innerhalb der Metapher bewegen, um den Interpretationsrahmen, den diese eröffnet, auszuschöpfen. Im darauf folgenden Schritt kann die Metapher selbst in Frage gestellt werden, im Hinblick auf ihre Angemessenheit und insbesondere bezüglich gedanklicher Eingrenzungen und Beschränkungen, die mit ihr verbunden sind. Hier geht es um die kritische Aufdeckung hinderlicher „blinder Flecken" (Buchholz, 2003). Metaphern repräsentieren nämlich keine Tatsachen, bilden keine einzig gültigen Wahrheiten ab oder besitzen absoluten Erklärungswert, sondern sind vielmehr menschliche Versuche der Deutung von Phänomenen in der Welt. Aufgrund dieses Umstandes sind Metaphern auch durchaus austauschbar, wenn sie ihren Zweck – die Erhellung eines Sachverhaltes in der Welt – nicht ausreichend erfüllen. Im Anschluss an die Kritik der bestehenden Metapher können sich Berater

---

Bezug zwischen Selbsterkenntnis und dem Wandel von Metaphern beim Metaphern-Freund Nietzsche: „Der Prozess der Selbsterkenntnis ... ist für ihn (=Nietzsche) identisch mit dem Prozess der Erfindung einer neuen Sprache – also neuer Metaphern" (Rorty, 1989, 59).

und Besucher deshalb auch gemeinsam auf die Suche nach anderen Metaphern machen, die einen alternativen Deutungsspielraum eröffnen und dazu anregen neu über den Sachverhalt nachzudenken. Der Wechsel von einer Metapher zu einer anderen ermöglicht nämlich – ähnlich wie das Reframing in der systemischen Beratung und Therapie – eine Veränderung des Rahmens (auch wieder eine Metapher)[92], in dem wir uns selbst oder einen Ausschnitt der Welt sehen. Dadurch werden Sachverhalte dekontexualisiert und gleichzeitig ein neuer Bezugsrahmen konstruiert, wodurch es oftmals möglich wird zuvor unreflektierte Selbstverständlichkeiten oder auch scheinbare Eindeutigkeiten aufzudecken. Zudem können neue, alternative Metaphern helfen, andere Zusammenhänge zwischen verschiedenen Aspekten des eigenen Selbst oder der Welt zu sehen. Alten Erfahrungen kann durch die Verwendung einer anderen Metapher neue Bedeutung zugeschrieben werden; durch das Betrachten alter Erfahrungen mit Hilfe neuer Metaphern erlangen wir neue Perspektiven auf unsere Erfahrungen und mehr Flexibilität bezüglich deren Verarbeitung. All dies kann letztendlich zu einer positiven Veränderung der Selbst- und Weltsicht führen (Lakoff/Johnson, 2003, 266).

3.2.2. Der Fragekatalog zum Verhältnis von Selbst- und Weltsichten und Metaphern im Überblick

Folgende Fragestellungen zur Anleitung der Selbsterkenntnis des Besuchers ergeben sich aufgrund der vorgenommenen Überlegungen für den Kontext Philosophischer Beratung:
- Welche wesentlichen zentralen Metaphern beinhaltet meine Selbst- und Weltsicht?
- Wie bin ich zu der Metapher für das Phänomen xy gelangt?
- Welche sozio-historischen Umstände könnten dazu beigetragen haben, dass die Metapher xy eine Bedeutung für mich erlangt hat?
- Welche Stimmungen meinerseits könnten der Verwendung der Metapher xy zugrunde liegen?

---

92 Auch Marotzki benutzt bei seiner Schilderung von Bildungsprozessen im Kontext von Therapie die Metapher des Rahmens in einem sehr ähnlichen Verständnis: „Therapeuten als professionelle Lernprozessoren müssen ihr Klientel oftmals in einen solchen Prozess einfädeln, indem sie in die Lage versetzt werden, aktuelle Erfahrungen innerhalb eines anderen Rahmens zu verarbeiten als innerhalb des alten, restriktiven. Dieser alte, restriktive Rahmen verursacht oftmals gerade die Erfahrungsblockade ... Der Klient muss dann lernen, die Welt anders zu sehen, sie anders wahrzunehmen, also den Strom seiner Erfahrungen anders zu interpunktieren; kurz: er muss sich in einen Bildungsprozess hineinbegeben, aus dem er selbst als ein anderer herauskommen wird, als er hineingegangen ist"(Marotzki, 1990, 42f.).

- Welche Gefühle sind für mich mit der Metapher xy verbunden?
- Welche kognitiven Perspektiven, Haltungen, Vorstellungen, Annahmen meinerseits könnten der Verwendung der Metapher xy zugrunde liegen?
- Welche Handlungsimpulse legt die Metapher xy nahe; welche schließt sie eher aus?
- Bringt die Metapher xy eigene Handlungsspielräume zum Ausdruck oder eher nicht? Entspricht die Weite des Handlungsspielraumes der Metapher dem tatsächlich vorhandenen Handlungsspielraum? (siehe diesbezüglich auch die exemplarisch angeführte „Gleis-Metapher")
- Inwiefern leitet die von mir verwendete Metapher meine Wahrnehmung des Phänomens xy? Welche Wahrnehmungsweise des Phänomens xy legt die von mir verwendete Metapher nahe?
- Was veranschaulicht die von mir benutzte Metapher für das Phänomen xy für mich an diesem? Welchen Interpretationsspielraum eröffnet die von mir benutzte Metapher?
- Wo liegen die Grenzen der verwendeten Metapher? An welchen Punkten wird sie dem Phänomen nicht gerecht? An welchen Punkten verzerrt sie sogar das Phänomen?
- Inwiefern suggeriert die von mir verwendete Metapher Selbstverständlichkeiten in der Betrachtung des Phänomens, die einer genaueren Analyse des Phänomens nicht standhalten?
- Lässt sich das Phänomen xy auch noch mit Hilfe anderer Metaphern für mich angemessen fassen, beschreiben?
- Welche Metaphern lassen sich innerhalb der Philosophiegesichte (aber auch in den Bereichen Kunst und Religion) finden, welche alternative Deutungsmöglichkeiten bezüglich des zugrunde liegenden Phänomens eröffnen?
- Was ändert sich an meiner Sichtweise auf das Phänomen xy, wenn ich eine andere Metapher für dieses verwende?
- Ist mein System an Metaphern über mich selbst und die Welt kohärent?

VI Die teleologische Grundlegung Philosophischer Beratung

Eine Theorie von Beratungs- und Bildungsprozessen sollte klar Ziele derselbigen benennen, denn nur anhand überprüfbarer Zielfestlegungen lässt sich eine Evaluation dieser Beratungs- und Bildungsform durchführen.[1] Daher stellt sich nun auch in Bezug auf den Gegenstand der Philosophischen Beratung – die Selbst- und Weltsichten der Besucher – die Frage, welche Zielvorstellungen verfolgt werden sollen. Dieser Frage soll in diesem Kapitel zur teleologischen Grundlegung Philosophischer Beratung nachgegangen werden.

1. Die Kritik an den Selbst- und Weltsichten des Besuchers als wesentliches Element der Weiterentwicklung derselbigen

Der Berater sollte nun beim Umgang mit den Selbst- und Weltsichten seiner Besucher sowohl den Pol des dogmatischen Beurteilens aus der eigenen Selbst- und Weltsicht als auch eine orientierungslose Laissez-faire-Haltung vermeiden. Vielmehr muss er sich zum einen die Selbst- und Weltsicht seines Gegenüber erst einmal erschließen, zum anderen muss er diese dann gemeinsam mit dem Besucher einer kritischen Prüfung unterziehen gemäß des berühmten sokratischen Diktums nach dem ein ungeprüftes Leben nicht lebenswert sei. Der philosophische Berater muss zum einen Respekt haben vor der Unterschiedlichkeit von Selbst- und Weltsichten; dieser grundsätzliche Respekt muss sich jedoch verbinden mit der Fähigkeit einer genauen kritischen Prüfung der einzelnen Selbst- und Weltsichten, etwa auf Stimmigkeit und Kohärenz der einzelnen konzeptuellen Elemente im Gesamt der Selbst- und Weltsicht und auf Adäquatheit der Erfassung von Erfahrungen. Beim Umgehen mit philosophischen Texten ist nach dem Prozess des verstehenden Erfassens die eigene kritische Auseinandersetzung mit den rekonstruierten

---

1   Die in diesem Kapitel genannten Zielvorgaben lassen sich auch als Kriterien durchzuführender Evaluationen verwenden; sie ermöglichen es über den eingetretenen Erfolg oder Misserfolg eines Bildungsprozesses innerhalb Philosophischer Beratung zu urteilen.

Sichtweisen von großer Bedeutung. Schleiermacher hat dies in seiner Unterscheidung von Hermeneutik und Kritik grundlegend ausgearbeitet (Schleiermacher, 1977). Dieser Sachverhalt lässt sich auch auf den Kontext Philosophischer Beratung übertragen. Auch hier gilt es nach der Rekonstruktion der Weltanschauung des Besuchers diese einer gemeinsamen Kritik zu unterziehen. Das kritische Umgehen mit dem Verstandenen stellt einen weiteren wesentlichen Aspekt des Beratungsprozesses dar. Der Besucher erhält dabei ausführlichst Gelegenheit seine Sichtweisen über sich selbst und die Welt vernünftig argumentativ zu verteidigen. Im Dialog werden also auf Seiten des Besuchers Erklärungen nötig zur Rechtfertigung des eigenen Standpunktes; in diesen Erklärungen werden eventuell Unstimmigkeiten sichtbar.[2] Die Änderung der Ansicht aufgrund solcher Unstimmigkeiten, sofern sie sich überhaupt einstellt, wird durch selbstständiges Nachdenken beim Argumentieren mit dem Berater hervorgerufen. Dabei wird der Besucher zum Kritiker seiner Selbst; er nimmt eine kritische Stellung gegenüber seiner eigenen gegenwärtigen Weltanschauung ein, um diese weiter zu entwickeln.[3] Paden stimmt mit dieser Zielvorstellung Philosophischer Praxis überein. Er kommt dabei zu einer bescheidenen Einschätzung, was die Möglichkeiten Philosophischer Beratung angeht und ist zugleich von ihrem potentiellen Wert überzeugt:

„Das Ziel philosophischer Beratung ist nicht einfach, ihre Klienten glücklich oder zufrieden zu machen. Statt dessen ist das Ziel, die Vorstellungen und Weltsichten des Klienten durch einen Prozess kritischer Reflexion zu klären und zu verbessern. Es wird angenommen – aber nicht garantiert – dass diese Reflexion häufig zu einer Lösung der bestehenden Probleme des Klienten führen kann, so dass vielleicht sogar Zufriedenheit oder Glück entsteht, aber philosophische Berater müssen sich auf die

---

2 Was Marc Sautet über das von ihm begründete sog. „Philosophische Café" – eine freie und unstrukturierte Form der philosophischen Gruppenarbeit – geäußert hat, lässt sich auch auf die philosophische Einzelberatung übertragen:
„Die Gesprächsteilnehmer im Café haben im allgemeinen den Wunsch, einen Standpunkt darzulegen, und sie wollen wissen, was er taugt. Meine Anwesenheit ist für sie eine Gelegenheit, ihre Meinung dem Feuer einer Kritik auszusetzen, die über die Hilfsmittel der philosophischen Tradition verfügt. Man traut mir zu, Überzeugungen zu testen, und ich tue mein Möglichstes, meiner Aufgabe gerecht zu werden. Diese Debatte stellt also ein Verfahren dar, durch das die Philosophie ihre ursprüngliche Funktion wiedererlangt: sie trägt dazu bei, die Widersprüche in der öffentlichen Meinung aufzudecken" (Sautet, 1997, 53).
3 Auch Karl Popper verweist auf die Notwendigkeit unsere Weltanschauungen stetig zu verbessern:
„Wir haben alle unsere Philosophien, ob wir dessen gewahr werden oder nicht, und die taugen nicht viel. Aber ihre Auswirkungen auf unser Handeln und unser Leben sind oft verheerend. Deshalb ist der Versuch notwendig, unsere Philosophien durch Kritik zu verbessern (Popper, 1984, 33).

Analyse der Weltsichten konzentrieren, die mit den Lebensproblemen des Klienten assoziert sind, nicht auf die Lebensprobleme selbst. Diese Vorstellungen und Weltsichten zu klären und zu verbessern ist oft in sich befriedigend" (Paden, 1997, 20).

Nun setzt jedes kritische Umgehen mit Formen des Selbst- und Welterfassens die Konzeption eines angemessenen idealen oder optimalen Selbst- und Welterfassens voraus. Auch diese Konzeption ist darum ein wesentlicher Aspekt der theoretischen Fundierung Philosophischer Beratung. Dabei stoßen wir jedoch auf eine grundsätzliche Problematik.

2. Die Konzeption einer angemessenen und optimalen Form menschlicher Selbst- und Weltsichten für die Ableitung allgemeiner Zielvorstellungen und Kriterien der Kritik für den Kontext Philosophischer Beratung

2.1. Die Grundsätzliche Ausgangsproblematik – jede Konzeption einer angemessenen und optimalen Form menschlicher Selbst- und Weltsichten ist selbst Teil einer bestimmten Selbst- und Weltsicht

Allgemeine Zielvorstellungen für eine wünschenswerte anzustrebende Selbst- und Weltsicht bzw. Kriterien für die kritische Überprüfung von Selbst- und Weltsichten anzugeben ist ein höchst problematisches Unterfangen.[4] Mit der Vorgabe von Zielvorstellungen kommt es nämlich zur Auszeichnung einer bestimmten Form von Selbst- und Weltsicht, andere Formen der Selbst- und Weltsicht werden in Misskredit gebracht. Möchte man Kritik an Selbst- und Weltsichten üben, so bedarf man leitender Kriterien an denen man seine kritischen Untersuchungen auszurichten vermag. Diese leitenden Kriterien gründen nun allerdings selbst wiederum auf einer bestimmten Selbst- und Weltsicht. Durch die Vorgabe von

---

4   Arnold thematisiert dieses problematische Unterfangen für den Kontext der Erwachsenenpädagogik:
„Mit welchem Recht darf der professionelle Erwachsenenpädagoge die Deutungsmuster anderer Erwachsener „differenzieren", „öffnen", o.ä.? Woher nimmt der Pädagoge die Gewissheit, dass die Deutungen, die er den Teilnehmern anzubieten hat, wirklich höherwertige, persönlich befriedigendere oder wie auch immer geartete Handlungs- und Lebensperspektiven eröffnen? Führen seine Interventionen nicht lediglich zur Verunsicherung bewährter Deutungsmuster?" (Arnold, 1985, 49).

allgemeinen Zielvorstellungen und Kriterien für die kritische Überprüfung der Selbst- und Weltsichten des Besuchers unterliegt die Philosophische Beratung daher der Gefahr ihren grundsätzlichen neutralen Umgang mit menschlichen Selbst- und Weltsichten einzubüßen. An dieser Stelle soll daher ausdrücklich vorab betont werden, dass die letzte Entscheidung darüber, was als „angemessenes Selbst- und Welterfassen" gelten kann, selbst nicht außerhalb einer bestimmten Selbst- und Weltsicht gefällt werden kann und damit letztendlich nicht wertneutral sein kann. Wertmaßstäbe und Verfahren, die angeben wie eine gelungene Selbst- und Weltsicht aussieht und wie man zu einem angemessenen Selbst- und Welterfassen gelangt, müssten ihrerseits wiederum verfahrensmäßig begründet werden, womit der Weg geradewegs in einen unendlichen Regress führt.[5] Daher basiert auch der hier vorliegende Ansatz der theoretischen Fundierung Philosophischer Beratung auf bestimmten weltanschaulichen Grundannahmen. So z. B. auf der Prämisse, dass eine vollständig rational durchkonstruierte Selbst- und Weltsicht die Vorzugswürdige sei. Diese weltanschaulichen Grundannahmen, auf die die Zielvorstellungen Philosophischer Beratung aufbauen, werden im Folgenden weiter offen gelegt und benannt.

Da eine weltanschaulich neutrale Festlegung von Kriterien optimalen Selbst- und Welterfassens nicht möglich erscheint, muss auch die letztendliche Entscheidung über die Angemessenheit und Funktionalität seiner Selbst- und Weltsicht und über die Richtigkeit der hier vorgestellten Zielvorstellungen dem Besucher überlassen bleiben; er muss diese Entscheidung selbst treffen, da diese Teil seiner eigenen Selbst- und Weltsicht ist. Der Philosophische Praktiker kann dem Besucher beispielsweise Widersprüche, Inkonsistenzen in seiner Selbst- und Weltsicht aufzeigen – ob er mit diesen gut leben kann oder sie beseitigen möchte, entscheidet der Besucher selbst. Ein Desinteresse an Kohärenz, logischer Stringenz, Stimmigkeit, begrifflicher Klarheit, Differenziertheit usw. ist im alltäglichen Leben vermutlich weit aus verbreiteter, als es sich der Philosoph wünscht. Der Philosophische Praktiker muss dies grundsätzlich akzeptieren; er kann sich jedoch bei der Beratung eventuell an den hier vorgenommenen Überlegungen orientieren, um postmoderne Beliebigkeit zu vermeiden und den Besucher von den Zielvorstellungen Philosophischer Beratung argumentativ zu überzeugen. Gelingt

---

5   Siehe hierzu auch die ganz ähnlichen Ausführungen Mertons hinsichtlich der Wertmaßstäbe und Verfahrensprinzipien, die festlegen, was als „wissenschaftlich" gelten kann (Merten, 2002, 36). Auch das wissenschaftliche Verfahrensprinzip der Logik kann beispielsweise nicht selbst logisch begründet werden ohne bereits die Geltung des zu begründenden Verfahrensprinzip der Logik voraus zusetzen.

dies, ist der Besucher der gemeinsamen Erkundung und Weiterentwicklung der eigenen Selbst- und Weltsicht im Kontext Philosophischer Praxis sicherlich zugeneigt. Halten wir also fest: Weil die Autonomie und Selbstverantwortung des Besuchers bezüglich der Ausgestaltung seiner Selbst- und Weltsicht unbedingt zu respektieren ist, kann es bei der Benennung von Kriterien einer angemessenen Selbst- und Weltsicht im Kontext Philosophischer Beratung deshalb nicht darum gehen, Regeln vorzuschreiben, an die sich der Besucher strikt zu halten hat, sondern allenfalls Vorschläge zu formulieren, die im besten Fall Plausibilität für sich beanspruchen können. Diese Vorschläge können im Sinne des Prinzips des kommunikativen Handelns selbst zum Gegenstand des Gesprächs zwischen Berater und Besucher werden; was ein angemessenes Selbst- und Welterfassen auszeichnet kann somit also auch zum Gegenstand des verständigungsorientierten Handelns zwischen Berater und Besucher werden. Kommunikatives Handeln erscheint hier – so wie generell im Kontext Philosophischer Beratung – dringend geboten, um der Gefahr zu entgehen, dass der Berater seine eigenen Vorstellung eines angemessenen Selbst- und Welterfassen seiner beratenden Tätigkeit zu Grunde legt und dadurch gleichzeitig den Besucher manipulativ beeinflusst (siehe III 4.1. u. 4.2.).

2.2. Die Konzeption einer angemessenen und optimalen Form menschlicher Selbst- und Weltsichten abgeleitet aus Diltheys Theorie der formalen Bildung

Wollen wir bei der teleologischen Grundlegung Philosophischer Beratung und der dabei im Zentrum stehenden Frage nach Zielvorstellungen möglichst optimalen menschlichen Selbst und Welterfassens wiederum zunächst einmal auf Dilthey zurückgreifen, sind wir vor allem auf dessen Bildungstheorie verwiesen. Herrmann zufolge steht Diltheys Weltanschauungslehre – welche ja den Hintergrund für die erkenntnistheoretische Grundlegung gebildet hat (siehe V) – im Zusammenhang mit seiner Bildungstheorie, denn „die Analyse der Weltanschauungen in pädagogischer Absicht klärt die Bedingungen und Ziele für die pädagogische Einwirkung auf die sich formende und bildende Seele" (Herrmann, 1971, 228). Dilthey steht dabei der Möglichkeit allgemein gültige inhaltliche Normen und Ziele der Erziehung und Bildung aufgrund der Weltanschauungslehre aufweisen zu können eher skeptisch gegenüber; seines Erachtens „hat sich jede inhaltliche Formel über den letzten Zweck des Menschenlebens als historisch bedingt erwiesen" (ebd., IX, 173) (Herrmann, 1971, 225). Es handelt sich bei Diltheys Bildungstheorie daher eher um eine Theorie der formalen Bildung (ebd., 228) (vgl. auch VIII, 38).[6]

Somit ist zunächst einmal also zu betonen, dass die Konzeption eines angemessenen Selbst- und Welterfassens innerhalb der Bildungstheorie Diltheys, die hier für die Zielbestimmungen von Bildungsprozessen innerhalb Philosophischer Praxis zu Grunde gelegt wird, keinerlei inhaltliche Vorgaben beinhalten darf. Die Zielorientierungen sind ausschließlich strukturell formal konzipiert.

Wie oben bereits angedeutet, bleibt jedoch dabei die Frage kritisch anzumerken, ob die Annahme, mit der Beschränkung auf eine bloß formale Bestimmung einer anzustrebenden Selbst- und Weltsicht belasse man den Individuen ihren inhaltlichen Spielraum und verhalte sich insofern neutral zu verschiedenen weltanschaulichen Inhalten wie z. B. Konzeptionen des guten Lebens, wirklich aufrecht zu erhalten ist. Scheitert diese Annahme nicht daran, dass auch in der anzustrebenden formalen Struktur selbst eine nicht-neutrale normative Festlegung vorgenommen wird? Lassen sich die Zielbestimmungen wie hohes Reflexionsniveau, Widerspruchsfreiheit, Kohärenz, Einheitsstreben usw. anthropologisch begründen, als Telos menschlichen Lebens ausweisen und kann man für sie daher einen universalistischen Geltungsanspruch erheben oder entsprechen sie eher lediglich (kulturbedingten) normativen Setzungen? Im Anschluss an Diltheys Ansichten zum Telos des Lebens soll ersteres im Folgenden ansatzweise versucht werden, wobei letzteres nicht völlig ausgeschlossen werden kann, denn der Zusammenhang von Seiendem und Sollendem bzw. die Frage, wie „aus der Erkenntnis dessen was ist, die Regel über das, was sein soll" (VI, 162) entspringt, bleibt ein strittiger Punkt; Diltheys Argumentation überzeugt nicht durchgehend (Herrmann, 1971, 156f.).[7] Jedoch auch wenn die Zielvorgaben für die Bildungsprozesse im Kontext Philosophischer Beratung eher normativen Setzungen entsprechen, ist dies nicht ein allzu großer Mangel, da pädagogisches Handeln – Philosophische Beratung lässt sich als Form von Erwachsenenbildung als pädagogisches Handeln definieren (siehe III 1.)

---

6   Hier zeigen sich Parallelen zwischen Diltheys Weltanschauungslehre bzw. Bildungstheorie und Marotzkis Bildungsbegriff. Auch Marotzki verzichtet auf die traditionelle inhaltliche Bestimmung des Bildungsbegriffs und vertritt eine strukturtheoretische Auffassung von Bildungsprozessen: „Es gibt keine Definition, mit der festgelegt werden könnte, was Bildung ein für allemal inhaltlich bedeutet, so dass jedermann einer solchen Bestimmung beipflichten müsste. Lediglich eine formale Kennzeichnung ist möglich" (Marotzki, 1990, 42).

7   Siehe zu der Problematik, inwieweit es insgesamt überhaupt gerechtfertigt ist aus dem Sein Rückschlüsse auf das Sollen zu ziehen, auch die Debatte um den sog. „naturalistischen Fehlschluss" (vgl. u. a. Frankena, 1974)

– sowieso immer von normativen Vorstellungen geprägt ist (Brumlik, 2004a, 8). Wichtig ist es allerdings dann diese normativen Zielvorstellungen transparent zu machen, was durch die Auflistung der Zielvorstellungen im Folgenden geschehen soll.

Vorab sei noch betont, dass es sich bei diesen Zielvorstellungen menschlichen Selbst- und Welterfassens keineswegs um spezifische philosophische Vorstellungen handelt, sie beschreiben vielmehr wesentliche Charakteristika menschlicher Reife, die sich auch in anderen – z. B. pädagogischen oder psychologischen Persönlichkeitstheorien wiederfinden. Aus pädagogischer Sicht sind diese Zielvorstellungen insbesondere deshalb wünschenswert, weil sie eine grundlegende Einstellung und Haltung der Person bezwecken, die für diese die Fähigkeit des lebenslangen Lernens und Bildens ermöglicht und fördert.

Mit der Ausformulierung der folgenden – möglichst allgemein gültigen – Zielorientierungen Philosophischer Beratung ist zudem die Hoffnung verbunden, dass diesen die Vertreter der unterschiedlichen Positionen im Felde Philosophischer Praxis zustimmen können, wodurch den Zielvorgaben der Charakter einer allgemeinen teleologischen Grundlegung Philosophischer Beratung zukommen würde.

In den bisher getätigten Ausführungen waren natürlich schon viele Zielvorstellungen Philosophischer Beratung enthalten. Diese lassen sich noch einmal auf einen Nenner bringen:

Der Besucher sollte durch den Besuch einer Philosophischen Praxis eine Haltung habitualisieren, die es ihm ermöglicht, möglichst mannigfaltige Erfahrungen, Wahrnehmungen, Gefühle und Willensbestrebungen und somit möglichst viele unterschiedliche Aspekte des menschlichen Lebens zu erfassen, auf den Begriff bringen, d.h. artikulieren zu können, zu verstehen und in seine Selbst- und Weltsicht möglichst umfassend integrieren zu können. Diese Zielvorstellung dürfte auch Dilthey entsprechen, schließlich kann man seine Lebensphilosophie auch als höchsten theoretischen Ausdruck einer umfassenden Lebensbejahung verstehen und als „kategorischer Imperativ" dieser Lebensphilosophie lässt sich formulieren: „Jedes Erlebnis für die Bildung der Persönlichkeit nutzbar zu machen" (VIII, 199).

Außer den bereits genannten Zielvorgaben sollen nun noch ergänzend folgende mögliche Zielorientierungen eines angemessenen Selbst- und Welterfassens, welche als Voraussetzung der Ausbildung einer optimalen Selbst- und Weltsicht fungieren, vorgestellt werden:

- Das Bewusstsein der Eigentümerschaft der eigenen Selbst- und Weltsichten
- Die Stiftung von Zusammenhang, Stimmigkeit, Kohärenz und logischer Stringenz der eigenen Selbst- und Weltsichten – die Vermeidung von Widersprüchlichkeiten
- Das Bewusstsein des erkenntnistheoretischen Status und der stetigen Entwicklung der eigenen Selbst- und Weltsichten
- Die Haltung der Offenheit, Beweglichkeit und Flexibilität bezüglich den eigenen Selbst- und Weltsichten statt Rigidität und Starrheit
- Die Bemühung um zunehmende Differenzierung, Detaillierung, Präzisierung und Erweiterung der eigenen Selbst- und Weltsichten bei gleichzeitiger Integration der weiterentwickelten Elemente

2.2.1. Das Bewusstsein der Eigentümerschaft der eigenen Selbst- und Weltsichten

Ein wichtiges Ziel Philosophischer Beratung ist es dem Besucher überhaupt erst einmal ein Bewusstsein davon zu vermitteln, dass er über eine eigene Selbst- und Weltsicht verfügt, dass seinen Vorstellungen und Überzeugungen über sich selbst und die Welt in gewisser Weise „Theoriecharakter" zukommt und, dass zwischen seiner Selbst- und Weltsicht und ihm selbst bzw. der Welt eine grundsätzliche Differenz besteht. Seine Sichtweise auf die Welt und die Welt an sich fallen für den Alltagsmenschen nämlich häufig zusammen, die Grenzen zwischen eigener Weltsicht und Welt verwischen, so dass er sich in der Regel überhaupt nicht bewusst ist, dass er über eine spezifische Sichtweise auf die Welt verfügt, die von der Existenz der Welt grundsätzlich zu unterscheiden ist. Alfred Schütz spricht in diesem Zusammenhang auch von der sog. „Epoché der natürlichen Einstellung". Der Alltagsmensch blendet bzw. klammert aus, „dass die Welt und ihre Gegenstände anders sein könnten, als sie ihm erscheinen" (Schütz, 1971b, 263). Das Bewusstsein über eine eigene Selbst- und Weltsicht zu verfügen ist also für den Alltagsmenschen keine Selbstverständlichkeit, da nicht zuletzt gerade die Alltagssprache die Erlangung dieses Bewusstseins erschwert. Die Alltagssprache ist nämlich oft sehr ungenau; wir neigen im Alltag dazu, unseren Aussagen – die eigentlich unsere Selbst- und Weltsicht ausdrücken – dadurch mehr Gewicht und weniger „persönliche Färbung" zu geben, dass wir sie vermeintlich „objektivieren". So wird aus einem Haus, das mir gefällt, ein wunderschönes Haus; aus einem Apfel, dessen Geschmack ich mag, wird ein wohlschmeckender Apfel oder aus einem „ich nehme an dir wahr ..." wird sehr schnell ein „du bist...". Hieraus können Schwierigkeiten in vielfacher Hinsicht entstehen, zum einen bezüglich des reflexiven Selbstbezugs als Selbst-Verständnis, zum anderen in den kommunikativen Bezügen des Verstehens anderer Menschen und des Verstandenwerdens durch andere. Dann – so die Annahme u. a. von Ruschmann – kann der Bezug auf die basalen Prozesse des menschlichen Selbst- und Welterfassen im Rahmen Philosophischer Beratung zu einer Klärung beitragen. Zum Beispiel „darum zu wissen, dass es sich um meine Wahrnehmung des anderen handelt, dass also der andere nicht so ist, sondern dass ich ihn so wahrnehme" (Ruschmann, 1999, 226) kann für ein besseres gegenseitiges Miteinanderauskommen von entscheidender Bedeutung sein. In Anlehnung an Kant ließe sich als Ziel Philosophischer Beratung in diesem Zusammenhang daher nennen, den Besucher das Bewusstsein zu vermitteln, dass das „ich nehme wahr" all seine Wahrnehmungen begleitet. Analog dazu sollte auch ein „Ich denke" all seine kognitiven Prozesse begleiten; ein „Ich fühle" all seine emotionalen Prozesse und ein „Ich will" all seine voluntativen Prozesse. Ruschmann spricht in diesem Zusammenhang davon, die Kompetenz des Besuchers zu stärken „Eigentümerschaft für die eigene Wahrnehmung" (ebd.) bzw. „Eigentümerschaft für das gesamte eigene Erkennen zu übernehmen" (ebd. 332). Der Besucher soll sich selbst als aktiver Gestalter und Mittelpunkt seiner Weltsicht und damit eng verbunden seiner Welt erkennen. Ziel Philosophischer Beratung ist es also beim Besucher ein Bewusstsein zu wecken, dass er es ist, der in einer konkreten Situation das Geschehen wahrnimmt, dass er es ist, der in einer konkreten Situation bestimmte Gefühle hat, dass er es ist, der im Verlauf seines bisherigen Lebens Vorstellungen und Überzeugungen über sich selbst und die Welt gebildet hat und, dass er es ist, der bestimmte Motivationen, Willensimpulse und Werte hat, die für ihn handlungsleitend wirken.[8] Der Besucher sollte im Kontext Philosophischer Praxis lernen Verantwortung für seine Selbst- und Weltsichten zu übernehmen und sich nicht hinter vermeintlichen objektiven Gegebenheiten zu verstecken. Innerhalb Philosophischer Beratung wird somit eine erkenntniskritische Haltung an die Besucher weiter vermittelt, welche die Philosophie

---

8 Brumlik verweist darauf, dass diese Haltung auch ethische Implikationen enthält. Das Bewusstsein der Eigentümerschaft des eigenen Welterfassens ist nämlich eng verknüpft mit der Tugend der Bescheidenheit bzw. Demut, verstanden als „eine selbstkritische, kognitive, ja intellektuelle Einstellung". Schließlich beinhaltet Bescheidenheit bzw. Demut wesentlich „eine Dezentrierung"; es geht darum, „die eigenen Bedürfnisse, Interessen, Wünsche und Perspektiven als die je eigenen zu verstehen, also als einige unter sehr vielen möglichen Welthaltungen, die nicht schon dadurch wahr oder richtig sind, dass sie die je meinen sind". Außerdem „lässt sich unter nachmetaphysischen Bedingungen ... „Demut" ... postulieren: nämlich als eine grundsätzlich vorbehaltliche, hypothetische Einstellung gegenüber theoretischen sowie moralischen Einsichten" (Brumlik, 2004, 231f.)

insgesamt auszeichnet: „Philosophie dient der Relativierung des eigenen begrenzten Standpunkts und der Einsicht in die Reichweite und die Grenzen der Erkenntnis" (Berges, 2006, 62). Zdrenka deutet die Folgen dieser Haltung an und formuliert diese Zielvorstellung Philosophischer Beratung mit folgenden Worten: „Das Gesetzte soll als gesetzt erkannt und anerkannt werden und damit eben nicht als selbstverständlich, als nicht sicher und gesichert, als durchaus hinterfragbar" (Zdrenka, 1997, 21).[9][10]

Das Bewusstsein der Eigentümerschaft des eigenen Welterfassens geht in konkreten Alltagssituationen selbst häufig verloren; es sollte jedoch zumindest für den Besucher in Zukunft bei seinem jeweiligen nachfolgenden Reflektieren über konkrete Alltagssituationen immer wieder erreichbar sein.

Diese hier zuerst genannte Zielvorgabe Philosophischer Beratung erweist sich als grundlegend für alles weitere. Denn erst wenn ich mir überhaupt einmal bewusst werde, dass ich über eine Selbst- und Weltsicht verfüge, wenn ich mir diese ausschnittsweise vergegenwärtige und über deren Konstituierungsmechanismen Kenntnis erlange, habe ich die Voraussetzung dafür geschaffen meine Selbst- und Weltsicht kritisch zu überprüfen, zu verändern und produktiv weiter zu entwickeln.

2.2.2. Die Stiftung von Zusammenhang, Stimmigkeit, Kohärenz und logischer Stringenz der eigenen Selbst- und Weltsichten – die Vermeidung von Widersprüchlichkeiten

Wie wir bereits ausgeführt haben ist „Zusammenhang des Lebens" einer der Grundbegriffe von Dilthey (siehe V 1.1.3.). Der Begriff des „Zusammenhangs" spielt nun auch wieder im Hinblick auf die möglichst optimale Ausbildung einer Selbst- und Weltsicht eine wesentliche Rolle.

---

9 Die Philosophische Beratung könnte somit auch einen Beitrag leisten zur Überwindung dessen, was Adorno als „verdinglichtes Bewusstsein" bezeichnete und für eine Geisteshaltung hielt, die aufs schärfte zu kritisieren sei: „Es gehört zu dem unheilvollen Bewusstseins- und Unbewusstseinszustand, dass man sein So-Sein – dass man so und nicht anders ist – fälschlich für Natur, für ein unabänderlich Gegebenes hält und nicht für ein Gewordenes ... Das (=verdinglichte Bewusstsein) ist aber vor allem eines, das gegen alles Geworden-Sein, gegen alle Einsicht in die eigene Bedingtheit sich abblendet und das, was so ist, absolut setzt. Würde dieser Zwangsmechanismus einmal durchbrochen, wäre doch einiges gewonnen" (Adorno, 1971, 99) (siehe III 1.5.).

10 Ruschmann verweist in diesem Kontext noch auf eine mögliche positive Folge dieser Einsicht. Denn gerade ungünstige Theorien über sich selbst und die Welt verlieren durch die Einsicht in ihren Theoriecharakter häufig enorm an ihren negativen Wirkungen, die sie zuvor aufgrund ihres scheinbaren Realitätscharakters ausgelöst haben (Ruschmann, 1999, 332f.).

An der Bildungstheorie von Humboldt anknüpfend zeichnet sich nämlich die Weiterentwicklung der eigenen Selbst- und Weltsicht für Dilthey vor allem dadurch aus, dass das Individuum die mannigfaltigen einzelnen Selbst- und Weltsichten zu einem einheitlichen Zusammenhang miteinander verbindet:

„Der philosophische Geist lässt kein Streben, kein Wertgefühl in seiner Unmittelbarkeit. Er lässt kein Wissen und keine Vorschrift in der Vereinzelung" (VIII, 209).

„Was irgend ungeordnet oder feindlich ringend im Innern ... eines Menschen auftritt, soll durch das Denken versöhnt, was dunkel ist, soll aufgeklärt, was unvermittelt unmittelbar dasteht, eines neben dem anderen, soll vermittelt und in einheitlichen Zusammenhang gesetzt werden" (V, 419).[11]

Menschliches Erkennen strebt Dilthey zufolge also nach Herstellung von Zusammenhängen; die Herstellung von Partialität und Unverbundenheit kann nicht das Ziel menschlicher Denktätigkeit sein. Isolierte Elemente der eigenen Selbst- und Weltsicht werden nämlich häufig als fremd erlebt. Gelingt es nicht diese in den Zusammenhang der eigenen Selbst- und Weltsicht einzubinden, kommt es zu Momenten der Selbstentfremdung. Dementsprechend versteht auch Dilthey menschliche Entwicklung, menschlichen Fortschritt als Synthesis-Leistung, als Vervollkommnung eines Zusammenhangs.[12]

Überträgt man diese Ansichten von Dilthey auf den Kontext Philosophischer Praxis[13], so ergibt sich für den Praktiker die Aufgabe den Besucher beratend dabei zu unterstützen mehr Einsicht in den Zusammenhang seiner Selbst- und Weltsichten und in die Zusammenhänge, die zwischen seinen Selbst- und Weltsichten und anderen Aspekten seines Seelenlebens bestehen zu erlangen. Es gilt das Wissen des Besuchers um die Zusammenhänge zwischen den unterschiedlichen Grundprozessen und Elementen seines eigenen Selbst- und Welterfassens stetig zu erweitern (siehe V 1.). Des weiteren soll der Besucher den Zusammenhang

---

11 Auch bezüglich dieser anthropologischen Grundannahme nähert sich das Menschenbild Diltheys stark desjenigen von Rogers an. Das menschliche Vermögen zur Zusammenhangsstiftung und Synthese spielt auch für Rogers eine große Rolle. Er beschreibt einen positiven menschlichen Entwicklungsprozess zusammenfassend so: Dieser „bewegt sich von einem Punkt der Starrheit, an dem alle Elemente und Fäden getrennt feststellbar und getrennt verstehbar sind, hin zu den wechselnden Höhepunkten, in denen alle diese Fäden untrennbar ineinander verwoben werden" (Rogers, 1961, 161f.).

12 Aus dem Gesagten ist ersichtlich, dass eine auf Steigerungs- und Vervollkommnungsfähigkeit vertrauende Sichtweise in der Anthropologie Diltheys dominierend ist.

13 Ganz im Sinne von Dilthey formuliert der Philosophische Praktiker Gutknecht: „Im Geist der Philosophie grenzt man nicht aus, sondern integriert durch Ordnung" (Gutknecht, 2005, 187).

zwischen seinem eigenen Selbst- und Welterfassen und dessen Einbindung in sozio-historische Strukturzusammenhänge (siehe V 2.) und den Zusammenhang zwischen seiner eigenen Selbst- und Weltsicht und seiner Sprache (siehe V 3.) in zunehmendem Maße durchschauen. Ziel der beratenden Tätigkeit ist es zudem gemeinsam mit dem Besucher Zusammenhänge herzustellen zwischen einzelnen seiner Sichtweisen über sich selbst und die Welt; Berater und Besucher erforschen gemeinsam die Verbindungen, die zwischen einzelnen Sichtweisen des Besuchers bestehen.

„Niemand hat (nämlich) eine Überzeugung gänzlich unabhängig von anderen Überzeugungen. Überzeugungen treten stets in Gruppen und Zusammenhängen auf. Sie treten niemals isoliert auf" (Marinoff, 2002, 209).

Nach Dilthey strebt menschliches Denken, wie eben ausgeführt, also nach Zusammenhangsstiftung. Das von ihm angesprochene menschliche Bedürfnis lässt sich auch mit dem heute geläufigen Begriff der „Kohärenz" fassen. Der Begriff der „Kohärenz" thematisiert das Streben einer Person nach Einheit, nach innerer Stimmigkeit (Linde, 1993). Die Herstellung und Aufrechterhaltung von Kohärenz wird als wesentliche Aufgabe des Individuums betrachtet, mit der es dem sozialen Anspruch nach Anerkennung und seinem eigenen Bedürfnis nach Authentizität und Einheitlichkeit seiner Person nachkommt. Die Kompetenz zur Kohärenzherstellung wird erst im Lauf der Adoleszenz erworben und entwickelt, da sie komplexe Reflexionsprozesse voraussetzt (Habermas/Paha, 2001). Bei vielen Autoren wird diese Fähigkeit zur Kohärenzherstellung zum Prüfstein für eine gelungene Identitätsbildung (Keupp, 2007, 480); Kohärenzmängel gelten als Symptome einer defizitären Identitätsbildung. Durch Kohärenzherstellung wirkt das Individuum der Identitätsdiffusion oder -spaltung entgegen, also Zuständen, die in pathologische Bereiche führen und Beziehungs- wie Handlungsfähigkeit und Emotionalität beeinträchtigen (Keupp u. a., 1999, 12).

Nach Heiner Keupp „besteht die Identitätsarbeit vor allem in einer permanenten Verknüpfungsarbeit, die dem Subjekt hilft, sich im Strom der eigenen Erfahrungen selbst zu begreifen" Demgemäß zielt Identitätsarbeit insbesondere darauf „eine innere Lebenskohärenz zu schaffen" (Keupp, 2007, 479); sie verfolgt das „Ideal der Stimmigkeit" (ebd., 481).

Kohärenzherstellung als wesentlicher Bestandteil gelungener Identitätsarbeit ist auch für den Kontext Philosophischer Beratung von Bedeutsamkeit. Die Bemühungen um Kohärenz erfolgen hierbei auf zwei unterschiedlichen Ebenen: Zum einen geht es darum gemeinsam mit dem Besucher Kohärenz innerhalb seiner Selbst- und Weltsichten anzustreben (a), zum anderen Kohärenz zwischen seinen Selbst- und Weltsichten und den anderen Bereichen seines Seelenlebens (b).

a) Die Stiftung von Kohärenz innerhalb der Selbst- und Weltsichten

Marinoff nennt als typischen Anlass für den Besuch einer Philosophischen Praxis, dass Menschen mit sich selbst in Konflikt geraten sind, dass bei ihnen eine „kognitive Dissonanz" vorliegt.[14] Er beschreibt dies mit folgenden Worten:

> „Unser gesamtes System von Überzeugungen setzt sich aus vielen kleineren Subsystemen in verschiedenen Kategorien zusammen: Religion, Politik, Ästhetik, die Ansichten der Eltern, die Ansichten von unseren Freunden und so weiter. Jedes Subsystem ist eine Ansammlung von Annahmen, die wir für richtig, und Argumenten, die wir für stimmig halten ... Diese Subsysteme vertragen sich oft nicht miteinander, und es kann zu Gewissenskonflikten kommen, wenn eine Annahme, die in einem System für wahr gehalten wird, einer Annahme widerspricht, die in einem anderen System für wahr gehalten wird" (Marinoff, 2002, 208).

In solchen Fällen geht es darum, dass der philosophische Berater seinem Besucher vermittelt, dass dieser Zustand kein Anlass für Panik ist, sondern als Ansporn dazu dienen könnte, seine eigene Selbst- und Weltsicht zu vertiefen und zu verfeinern. Diese Vertiefung und Verfeinerung erfolgt u. a. durch eine „Kohärenzprüfung", also die Prüfung, inwieweit die einzelnen Elemente der subjektiven Selbst- und Weltsicht in ihrer Bezogenheit aufeinander stimmig sind. Angestrebt wird dabei „Kohärenzstiftung", also die sinnhafte, widerspruchsfreie Relationierung der einzelnen Elemente der Selbst- und Weltsicht des Besuchers zu einen zusammenhängenden Ganzen.[15] Diese Kohärenzstiftung ist für den Besucher erstrebenswert, da nur ein fundiertes Selbst- und Weltbild, das einem selbst wie auch Andere zu überzeugen vermag, weil es begründet, widerspruchsfrei und stimmig ist, auch die Funktion einer Orientierungshilfe für das Handeln übernehmen kann (siehe V 1.4.).[16]

---

14 Kognitive Dissonanzen, fehlende Stimmigkeit in der Gegenwart kann nach Thomä auch gerade eine Retrospektive, eine intensive Hinwendung zur eigenen Lebensgeschichte anstiften (Thomä, 2007, 263).

15 Mit der Zielvorstellung der Kohärenzstiftung hinsichtlich der eigenen Selbst und Weltsichten knüpft die Philosophische Beratung an eine lange philosophische Tradition an. So plädiert z. B. auch Kant für eine logifizierte Einheit der Person, wenn er die Maxime aufstellt, „jederzeit mit sich selbst einstimmig (zu) denken" (Kant, KdU, B 159).
Es sei jedoch nicht verschwiegen, dass auch bezüglich dieser Zielvorstellung innerhalb der Philosophiegeschichte keine hundert prozentige Einigkeit besteht: „Der weiseste Mensch wäre der reichste an Widersprüchen" (Nietzsche, 1997, III, 441 – aus dem Nachlass).

16 In der modernen Gesundheitsforschung wird in Anlehnung an Anton Antonovskys

Im Rahmen des Rekonstruktionsprozesses im Kontext Philosophischer Beratung sind daher auch Lücken, Brüche, Inkonsistenzen und Widerstreitendes in der Selbst- und Weltsicht des Besuchers herauszuarbeiten; im anschließenden Beratungsprozess geht es um das Suchen nach Möglichkeiten diese Lücken, Brüche, Inkonsistenzen und Widersprüche zu überwinden, um somit dem Besucher zu einem zunehmend kohärenten Selbst- und Weltbild zu verhelfen.[17] [18]

Zudem ist noch wichtig zu betonen, dass Kohärenz nicht mit statischer Unveränderlichkeit gleichgesetzt werden darf. Das Streben nach einer einheitlichen stimmigen Selbst- und Weltsicht ist sehr wohl mit der Entwicklung und Veränderung dieser Selbst- und Weltsicht vereinbar. Macht eine Person aufgrund veränderter Umweltbedingungen neue Erfahrungen so beinhaltet Kohärenzherstellung gerade in diesem Fall eine Weiterentwicklung des Selbst- und Weltbildes um die neuen Erfahrungen angemessen zu integrieren.

b) Die Stiftung von Kohärenz zwischen den Selbst- und Weltsichten und den anderen Bereichen des Seelenlebens

In einem einheitlichen Selbst, das nach Diltheys Auffassung auch der gesunde Mensch sein will, gipfelt für ihn die Teleologie des Lebens. Ziel menschlichen Lebens ist es „alle Züge des eigenen Wesens zu einheitlicher Gestalt" (Misch, 1960, 117) auszubilden. Die angestrebte Einheit bezieht sich nun zum einen, wie eben ausgeführt, auf den Zusammenhang zwischen den einzelnen Selbst- und Weltsichten untereinander, zum anderen aber auch auf den Zusammenhang der Selbst- und Weltsichten zu den anderen Bereichen des menschlichen Seelenlebens. Die Selbst- und Weltsichten, die dem kognitiven Element des menschlichen Selbst- und Welterfassens zuzuordnen sind – also dem Denken – müssen

---

Ansatz der Salutogenese, die Frage nach jenen Ressourcen, die Gesundheit erhalten und fördern, in den Mittelpunkt gestellt. Zu diesen Ressourcen gehört nach Antonovsky – neben Verstehbarkeit und Handhabbarkeit neuer Situationen – auch Kohärenz hinsichtlich der Sichtweise auf sich selbst und die Welt (Antonovsky, 1987 u. 1997). Die Herstellung von Kohärenz ist somit kein Selbstzweck, sondern steht im Dienste der Zufriedenheit der Person mit sich selbst, im Dienste des Wohlbefinden.

17 Für Bernd Dewe ist diese Bemühung charakteristisches Merkmal professionellen Handelns im Bereich der Erwachsenenbildung schlechthin: „Fortschritte im Erkenntnisprozess können nur durch die Aufdeckung der Inkonsistenzen der lebensweltlichen Deutungen mittels stellvertretender Deutung ... erreicht werden" (Dewe, 1999, 50).

18 Sind Inkonsistenzen und Widersprüche auch mit dem besten Willen einmal nicht aufzulösen, empfiehlt Schmid die Kunst der Ironie: „Der Kunst des Lebens mit Widersprüchen sind die verschiedenen Formen der Ironie förderlich" (Schmid, 1998, 375ff.), welche auch im Kontext Philosophischer Beratung eventuell Anwendung finden könnten.

ebenfalls wiederum in einer kohärenten Beziehung zu den anderen Grundelementen menschlichen Selbst- und Welterfassens – also Fühlen und Wollen – stehen. Der Lebenszusammenhang zeigt sich nämlich in der Beschreibung und Analyse von Dilthey als die beständige Vermittlung von Denken, Fühlen und Wollen, ohne die die Bewältigung des Lebens nicht möglich wäre; versagt diese Vermittlung, treten psychische Deformationen auf bis zur völligen Destruktion des Bewusstseins der Selbigkeit der Person. Der „Typus des vollkommenen Menschen" ist nach Dilthey dementsprechend auch charakterisiert durch ein stimmiges Ineinandergreifen seines Denkens, Fühlens und Wollens:

„So gilt es die Erhebung aller Arten von Gefühl, Streben oder Glaube in das Bewusstsein. Es soll gleichsam ein einheitliches Selbstbewusstsein des Geistes und seines gesamten Inhaltes entstehen" (VIII, 209).

Denken, Fühlen und Wollen sollten in der Regel eine Einheit bilden und in die gleiche Richtung streben. Diese harmonischen Vereinigung ist für ihn wesentlich für die Gewinnung von Einheitlichkeit des Ich, für das, was er „Souveränität" oder „Charakterstärke" der Person nennt und für die Handlungsfähigkeit des Ich (IX, 186f. u. 197; XXI, 331). Handlungsfähig ist der Mensch nach Dilthey nämlich nur, wenn die Integration von Denken, Gefühl und Wollen zu einem einheitlichen Zweck gelingt. Zudem hängt nach Dilthey Glück und Unglück des Menschen vom Einklang des Seelenlebens ab: Die Integration von Denken, Fühlen und Wollen zur Einheit wird vom Menschen „als Befriedigung oder Glück empfunden und ersehnt" (VI, 64f.).

Aufgrund der enormen Bedeutung, die Dilthey dem stimmigen Ineinandergreifen der einzelnen Bestandteile des Seelenlebens bei gleichzeitiger Integration aller Bestandteile für die Gesundheit, Handlungsfähigkeit und das Glück des Menschen zuschreibt, ist deren Ermöglichung für Dilthey auch das Grundprinzip jeglichen pädagogischen Handelns. Die pädagogische Aufgabe besteht darin, die in der psychischen Struktur vorhandenen psychischen Phänomene Denken, Fühlen und Wollen, die im Seelenleben des Kindes zunächst „einzeln, partikular" auftreten, in einen kohärenten Zusammenhang zu bringen, denn „alle Entwicklung ist nun freies und produktives zunehmendes Ins-Spiel-Treten dieser Mannigfaltigkeit, Herstellung von Beziehungen in ihr"(IX, 83).

Dilthey selbst äußerst jedoch auch starke Skepsis daran, dass das menschliche Streben nach Einheit und Kohärenz letztendlich zu verwirklichen ist: „Das Leben ... ist ein Chaos voll Harmonien, Dissonanzen – aber die Dissonanzen lösen sich nicht auf in Harmonien" (VII,

236).[19] Derartige Aussagen lassen trotz der Annahme einer immanent-teleologischen, zur Vervollkommnung tendierenden „Natur" des Menschen eine gewisse Skepsis gegenüber einer allzu optimistischen Anthropologie durchblicken. Diese Skepsis wurde u. a. von der Psychoanalyse nach Freud aufgenommen, ausgearbeitet und dadurch weiter verschärft. Die Psychoanalyse nach Freud ist nämlich zutiefst eine Konfliktpsychologie, in der innere und äußere Spannungen, krisenhafte Entwicklungen und Fehlanpassungen thematisiert werden; im Zentrum steht die innere Zerrissenheit, die Bedrohungen der seelischen Gesundheit des Subjekts durch kulturelle Zwänge und die daraus resultierenden Ängste und Konflikte. Bei Dilthey liegt dagegen insgesamt – trotz der angesprochenen skeptischen Bedenken – eher eine harmonisierende Betrachtungsweise vor sowohl in Bezug auf die Vereinbarkeit der verschiedenen inneren Instanzen im Menschen als auch in Bezug auf die Vereinbarkeit äußerer kultureller Anforderung und innerer Antriebe, im Zentrum stehen bei ihm Begriffe wie Einheit, Ordnung und Harmonie (Johach, 1994-1995, 45ff.). Auch wenn man Dilthey aufgrund heutiger psychoanalytischer Wissensbestände sicherlich die Vernachlässigung intrapsychischer und kulturell bedingter Konflikte zurecht vorwerfen kann, so ändert dies jedoch nichts an der Richtigkeit der hier behandelten Zielvorstellung, denn auch wenn der Mensch sich durch Konflikte und Spannungen auszeichnet kann das Erstreben von Einheit und Harmonie dennoch die Zielvorstellung sein, bei gleichzeitig grundsätzlichem Misstrauen gegenüber falschen, oberflächlichen Harmoniezuständen.[20]

Diltheys Grundgedanke besteht also darin, dass ein kohärentes und konsistentes Selbst- und Weltverhältnis eine psychische Integrationsleistung benötigt, die die einzelnen Grundelemente des menschlichen Selbst- und Welterfassens aufeinander bezieht; menschliches Leben strebt nach Kohärenz zwischen Denken, Fühlen und Wollen[21]. Pädago-

---

19 Vgl. hierzu auch die Ansicht Diltheys, dass sich die Dissonanzen zwischen den unterschiedlichen Weltanschauungen für den Menschen nicht völlig auflösen.

20 Dass diese Spannung zwischen eigener Zielvorstellung und eigener Ausgangslage den Menschen auch zu einem tragischen Helden macht, betont Camus. Camus sieht nämlich eine große Spannung zwischen dem menschlichen Bedürfnis und Drang nach Einheit, Klarheit und innerer Stimmigkeit auf der einen Seite und dem eigentlichen menschlichen Wesen auf der anderen Seite, welches seines Erachtens geprägt ist von Gegensätzen, Zerrissenheit, Widersprüchen und Entzweiung. In diesem Spannungsverhältnis sieht Camus einen wesentlichen Grund für das seines Erachtens absurde Dasein des Menschen (Camus, 2002, 50 u. 69).

21 In Bezug auf das Wollen als eines der Grundelemente menschlichen Selbst- und Welterfassens sind noch weitere Aspekte von Kohärenzherstellungen geboten, nämlich zum einen die Kohärenz zwischen eigenen Willensbestrebungen / Werten und ei-

gisches Handeln soll diese psychische Integrationsleistung unterstützen. Weil dieser Integrationsprozess lebenslang andauert, ist es auch für den Kontext Philosophischer Praxis als Erwachsenenpädagogischer Bereich sinnvoll, sich darum zu bemühen diese Integrationsleistung zu vollbringen. Einzelne Selbst- und Weltsichten sollten nicht in einem eklatanten Widerspruch zu Gefühlen oder Willensbestrebungen des Individuums stehen, zudem sollten dessen Gefühle mit seinen Willensbestrebungen und Werten in wesentlichen Punkten übereinstimmen. Werden im Beratungsprozess Widersprüchlichkeiten zwischen dem Denken, Fühlen und Wollen des Besuchers als solche einsichtig, gilt es dementsprechend sich darum zu bemühen diese Widersprüchlichkeiten aufzulösen.

2.2.3. Das Bewusstsein des erkenntnistheoretischen Status und der stetigen Entwicklung der eigenen Selbst- und Weltsichten

Ein wichtiges Thema innerhalb des philosophischen Beratungsprozesses ist die Verständigung über den erkenntnistheoretischen Status der menschlichen Selbst- und Weltsicht. Im Zentrum steht hier die Frage, inwieweit unseren eigenen Selbst- und Weltsichten Gewissheit zukommt bzw. wie sicher und unbezweifelbar mein Wissen über mich selbst und die Welt ist. Aus dem Bereich der Biografieforschung wissen wir, dass Alltagsmenschen diesbezüglich sehr unterschiedliche Einschätzungen zum Ausdruck bringen:

„Große Unterschiede gibt es in der Gewissheit ... Während die einen Erzähler sehr vorsichtig sind und ihre Aussagen stets als bloße Vermutungen kennzeichnen, stellen die anderen diese rhetorisch als gesicherte und plausibel in die Erzählung eingebaute Fakten her, so dass der Hörerin ihr spekulativer Charakter völlig entgehen kann" (Lucius-Hoene/Deppermann, 2002, 138).

Welchen Standpunkt bezüglich des erkenntnistheoretischen Status der menschlichen Weltanschauungen vertritt Dilthey? Nach Dilthey unterliegt das Leben einer ihm innewohnenden Tendenz zur Veränderlichkeit und Unruhe[22]; das Leben ist nicht, es verläuft; es hat den unhintergehba-

---

genem Handeln, zum anderen die Kohärenz zwischen eigenem Sprechen und Handeln. Die erste Kohärenzherstellung ist insbesondere von Bedeutsamkeit für die Selbstachtung; die Kohärenz zwischen Sprechen und Handeln macht die Person zu einem verlässlichen, berechenbaren und verantwortlich agierenden Interaktionspartner und ist daher ein wesentliches Moment für die Herstellung und Aufrechterhaltung vertrauensvoller Beziehungen zu den Mitmenschen.

22 In besonders gesteigertem Maße gilt dies zudem für die moderne Gesellschaft; Schmid spricht diesbezüglich von einer beschleunigten „Kultur der Veränderlichkeit", welche in der Moderne die alltägliche Erfahrung des Subjekts wesentlich bestimmt (Schmid, 1998, 293).

ren Charakter der Zeitlichkeit (VII, 157). Dieser stetig sich im Fluss befindende Lebensprozess stellt immerfort sich wandelnde Anforderungen an das Individuum.[23] Diesen Anforderungen muss das Individuum durch eine kontinuierliche Weiterentwicklung seiner Selbst- und Weltsichten begegnen.

Eine starre Weltanschauung, eine starre Ideologie, gleich welcher Grundorientierung, kann der Dynamik des Lebens nicht gerecht werden. Sie muss vielmehr zu ihrem eigenen Erhalt einige Aspekte des Lebens ausblenden; sie kann aufgrund ihrer Starrheit die im Wandel sich zeigenden mannigfaltigen Aspekte des Lebens nicht angemessen verstehen, nicht integrieren oder nur verzerrt gelten lassen. Der Preis für die angebliche Sicherheit einer starren Weltanschauung ist die Abwehr vieler Informationen.

Das Leben unterliegt also Dilthey zufolge einem ständigen Wandel; er sieht jedoch auch, dass der Mensch sich nach etwas Sicherem, Festem, Beständigem sehnt. Dieses Beständige sollte allerdings weniger eine starre Weltanschauung sein, sondern vielmehr eine Haltung, die den Menschen befähigt, mit dem stetigen Wandel, mit der Fülle des Lebens und mit der Mannigfaltigkeit an menschlichen Selbst- und Weltsichten angemessen zurecht zu kommen. In Diltheys pädagogischen Schriften tritt daher auch das, was oft als besonders wichtig für Erziehungs- und Bildungsprogramme wahrgenommen wird – der Erwerb von Kenntnissen und Wissen – in den Hintergrund. Im Vordergrund tritt vielmehr die Ausbildung einer Haltung durch die gezielte Förderung der menschlichen seelischen Kräfte, so dass sich das immer wieder neue Aneignen von Kenntnissen und Wissen quasi von selbst ergibt (XXI, 349ff.).

Die Auffassung, welche der theoretischen Fundierung Philosophischer Beratung hier im Anschluss an Dilthey zugrunde gelegt wird, vertritt den Standpunkt, dass menschliche Selbst- und Weltbilder grundsätzlich der ständigen Entwicklung unterliegen und das ihnen somit niemals hundertprozentige Gewissheit zukommt; menschlichen Selbst- und Weltsichten sollte daher auch nicht der Status von Dogmen zugeschrieben werden.[24] Der philosophische Praktiker Alexander Dill meint

---

23 Insbesondere auch im Kontext humanistischer Beratungstheorien wird häufig der Lebenslauf mit einem Fluss verglichen und die Aufgabe des Beraters dementsprechend darin gesehen, die Wahrnehmung und Persönlichkeitsbildung seines Klienten „in Fluss zu bringen", während andererseits rigide Stabilität nicht selten als Kernproblem psychischer Fehlanpassung betrachtet wird (Steinebach, 2006, 37).

24 Auch dies ist eine typisch philosophische Position; Philosophie wird häufig als Gegenspieler des Dogmatismus bezeichnet bzw. Philosophie soll häufig dazu dienen dogmatische Verkrustungen aufzuweichen: „Ohne Philosophie wird jede Theorie zum Dogma" (Gutknecht, 2005, 187).

dieser Ansicht ebenfalls folgend dementsprechend, dass gefundene Selbst- und Weltsichten bzw. eine gefundene Lebenseinstellung Setzungen, Pausen in der stetigen menschlichen Bemühung sind, Positionen zu den sich stets verändernden Umständen zu beziehen. Das Denken kann in Form selbst gesetzter Selbst- und Weltsichten vorläufig zur Ruhe kommen.[25] Allerdings müssen diese einmal gefundenen Selbst- und Weltsichten wandelbar sein, da sich die Lebensumstände immer wieder ändern (Dill, 1990, 23). Das persönliche Umgehen mit sich selbst und der Welt, den persönlichen Erfahrungen und den darauf aufbauenden Konzepten ist also ein prinzipiell flexibler und wandlungsfähiger Vorgang, der sich fast zu jedem Zeitpunkt umstrukturieren lässt und so zu einer Veränderung auch grundlegender Lebenseinstellungen führen kann. Der Besucher einer Philosophischen Praxis sollte sich selbst und seine Selbst- und Weltsicht im dynamischen Fluss des Lebens befindlich begreifen und wenn möglich diesen dynamischen Fluss des Lebens und die damit verbundene stetige Weiterentwicklung seiner Selbst- und Weltsicht als Ausdruck von Lebendigkeit bejahen. Diese Einsicht gilt es jedem Besucher zu vermitteln, denn die Einstellungen des Subjekts bezüglich des Status der eigenen Selbst- und Weltsichten „bringen eine bestimmte Erkenntnishaltung mit sich und gehen deshalb mitkonstitutiv in den Erkenntnisprozess ein" (Ruschmann, 1999, 335).

Um den grundsätzlich unsicheren Status menschlicher Selbst- und Weltsichten dem Besucher nahe zu bringen, hilft ein Verweis auf seine eigene Lebensgeschichte. Jede Lebensgeschichte ist nämlich immer auch eine Geschichte der Entwicklung menschlichen Selbst- und Welterfassens. Innerhalb dieser Entwicklung lösen sich unterschiedliche theoretische Überzeugungen gegenseitig ab. Reflektiert der Besucher sein vergangenes Leben, so wird er sicherlich häufig auf Annahmen über sich selbst oder die Welt stoßen, die er in einem früheren Lebensabschnitt vertreten hat, die allerdings nun für ihn überholt erscheinen. Die Selbst- und Weltsichten des Besuchers haben sich also im Verlauf seiner Lebensgeschichte entwickelt; diese Entwicklungsprozesse gilt es im Kontext Philosophischer Beratung ausschnittsweise zu rekonstruieren und offen zu legen. Der Besucher bekommt dadurch nämlich Einsicht in die

---

25 Diese Denkpausen in Form von theoretischen Setzungen sind für den Menschen im Alltag dringend notwendig, um seine Handlungsfähigkeit aufrecht zu erhalten. Insofern muss der Mensch in seiner Alltagsbewältigung in gewisser Weise oberflächlich sein im Sinne des berühmten Ausspruchs von Nietzsche in der „Fröhlichen Wissenschaft", für den eine gewisse Form von Oberflächlichkeit für unsere Lebensfähigkeit und Alltagstauglichkeit unabdingbar ist: „Oh diese Griechen! Sie verstanden sich darauf zu leben ... Diese Griechen waren oberflächlich – aus Tiefe!" (Nietzsche, 1997, II, 289).

Wandlungsfähigkeit seiner Selbst- und Weltsichten, was die Erkenntnis zur Folge hat, dass auch die gegenwärtig bestehenden Sichtweisen vor dieser Wandlung in Zukunft nicht kategorisch ausgeschlossen sind. Dieses durch die Einsicht in den Wandel der eigenen Selbst- und Weltsichten erlangte historische Bewusstsein, welches einen grundsätzlichen Zweifel an den bestehenden Selbst- und Weltsichten impliziert, ist eine wichtige Voraussetzung dafür, um offen zu sein für neue Erfahrungen; historisches Bewusstsein und Skepsis gegenüber den eigenen Selbst- und Weltsichten fungiert somit als Antrieb für die stetige eigene Weiterentwicklung und Bildung.[26] Dieser Erkenntnisprozess kann allerdings durch eine Tendenz menschlichen Verhaltens erschwert werden. Der Mensch neigt nämlich dazu seine heutige Sichtweise der Dinge auch in die Vergangenheit zu projizieren und davon auszugehen, dass seine damalige Sichtweise im großen und ganzen seiner gegenwärtigen entspricht, obwohl diese zum Teil damals völlig anders gewesen ist und sich in der Zwischenzeit entwickelt hat (Lucius-Hoene/Deppermann, 2002, 239). Daher ist eine gründliche, aufrichtige Selbstüberprüfung auf Seiten des Besuchers an dieser Stelle immer angebracht. Er muss sich selbst kritisch fragen: Habe ich in der Vergangenheit über das Phänomen xy wirklich so gedacht, wie ich heute über das Phänomen xy denke?

2.2.4. Die Haltung der Offenheit, Beweglichkeit und Flexibilität bezüglich den eigenen Selbst- und Weltsichten statt Rigidität und Starrheit

Die Erlangung des Bewusstseins der stetigen Entwicklung der eigenen Selbst- und Weltsichten hat, wie eben bereits angedeutet, eine Konsequenz zur Folge, die ebenfalls als anzustrebende Zielvorstellung Philosophischer Beratung gelten kann – die Erreichung einer möglichst umfassenden Offenheit für neue Erfahrungen auf Seiten des Besuchers; die Erreichung einer möglichst umfassenden Beweglichkeit und Flexibilität des Denkens, um die neuen Erfahrungen angemessen in das bestehende Selbst- und Weltbild integrieren zu können. Wenn nämlich die Philoso-

---

26 Der Besucher berichtet eventuell selber innerhalb seiner autobiografischen Erzählung direkt oder indirekt von damaligen Selbst- und Weltsichten, die er zu einem bestimmten vergangenen Zeitpunkt vertreten hat, und seinen aktuellen Sichtweisen. Teilweise setzt er vielleicht auch sehr stark vergangene gegenüber gegenwärtige Sichtweisen in Kontrast zueinander: „Darüber denke ich heute ganz anders!" „Ja ja so hab ich halt damals die Dinge gesehen!" (Glinka, 2003, 173f.). Dadurch deutet der Besucher innerhalb seiner autobiografischen Erzählung selber Entwicklungslinien im Rahmen seiner Selbst- und Weltsicht an. Solche Selbstaussagen des Besuchers sind der ideale Ausgangspunkt zur Veranschaulichung der grundsätzlichen Wandlungsfähigkeit individueller Selbst- und Weltsichten.

phische Beratung dazu beitragen kann, Menschen von dogmatischem Denken zu befreien und ihnen die Idee ständiger Reinterpretation ihrer Überzeugungen, Werte, Haltungen und Wünsche nahe bringen kann, dann impliziert dies beim Besucher die Verinnerlichung einer bestimmten Haltung, die sich vor allem dadurch auszeichnet, offen zu sein für neue Erfahrungen, die zu einer Weiterentwicklung der eigenen Selbst- und Weltsichten beitragen können. Viele philosophische Praktiker nennen dementsprechend auch „Offenheit" bzw. „Beweglichkeit innerhalb des eigenen Denkens" als zentrale, primäre Zielorientierungen Philosophischer Beratung und warnen vor der möglichen Einengung durch festgefahrene, starre Selbst- und Weltsichten.[27] Z. B. Achenbachs häufig zitiertes Motto Philosophischer Praxis, welches er sich von Novalis ausgeborgt hat, – „Philosophistisiren ist dephlegmatisiren – vivificiren"[28] – beinhaltet Offenheit und Belebung, die Aufhebung von Bewegungslosigkeit und Starrheit als Ziel Philosophischer Beratung (Achenbach, 1987, 32); zum Feind des philosophischen Dialogs erklärt Achenbach dagegen die „voreilige Überzeugung" (ebd., 33). Achenbach formuliert diesen Zielvorgaben entsprechend als eine wesentliche Leitlinie Philosophischer Beratung:

„In das festgefahrene, zirkuläre oder sich in ständiger Wiederholung erschöpfende Denken (und Empfinden) mitdenkend einzusteigen, weiterzudenken, Bewegung in das Problemknäuel hineinzubringen, analytisch zu entwirren, synthetisch zu verbinden, zu überraschen und herauszufordern, um andere Einschätzungen Aufmerksamkeit zu verschaffen usw." (ebd., 7).

Auch Ruschmann betont die Bedeutung der Zielvorstellungen „Offenheit" bzw. „Beweglichkeit innerhalb des eigenen Denkens" für die Philosophische Praxis. Die Philosophische Beratung soll seines Erachtens den Besucher bei der Neuordnung seiner Selbst- und Weltsicht unterstützen. Dieser Reflexionsprozess soll vor allem zur Folge haben, dass die gesamten Strukturen des Selbst- und Welterfassen beim Besucher quasi aufgelockert werden. Denn so Ruschmann:

---

27 Bezeichnender Weise stand auch das Kolloquium der IGPP 2006 in Hannover unter dem Motto „Wie Philosophische Praxis Menschen in Bewegung bringt" (Gutknecht, 2006, 10).
28 Novalis, Logologische Fragmente, Nr. 15. In: Novalis: Schriften – Die Werke Friedrich von Hardenbergs. Herausgegeben von Paul Kluckhohn und Richard Samuel. 3. erweiterte Aufl.. Darmstadt 1981. Band II. S. 526

„es sind ja gerade festgefahrene, starre Konzepte und Theorien über die Welt und den Menschen, die Erfahrungen nach den gängigen, Stereotypen, gelernten Interpretationsmustern einebnen, so dass ein kreatives Umgehen mit neuen Situationen, eine offene, schöpferische Weltbegegnung, kaum noch möglich ist" (Ruschmann, 1999, 43).

An anderen Stellen formuliert er gemäß dem hier bereits im Anschluss an Dilthey Ausgeführtem:

„Aus prozeß- und zielorientierter Perspektive ist das größte ‚Übel' Rigidität, die sich als Starrheit der Muster im Denken, Gefühl manifestiert. Dieses ‚Gehäuse' ... bietet scheinbare Sicherheit, zu einem hohen Preis. Es gibt dann keine Offenheit für Erfahrungen, denn die starren Konzepte dienen vornehmlich der Abwehr von Wahrnehmungsaspekten und dem entsprechenden Erleben" (Ruschmann, 1999, 357).

„Eine Strukturtheorie menschlichen In-derWelt-seins könnte so ein Kontinuum von Möglichkeiten beschreiben, mit dem einen Pol von Rigidität und Befangenheit in den eigenen Konzepten, Theorien, ‚Vor-Urteilen' usw., während am anderen Pol dieses Kontinuums die Weisheit einer flexiblen und offenen Haltung zu finden wäre, die sich bewusst ist, dass die eigenen Konzepte Konzepte sind und nicht ‚die Realität', wie ‚es wirklich ist', sondern eben mein – theoriegeleitetes – Erfassen der Wirklichkeit wiedergeben" (ebd., 325)[29].

Es findet sich also ein breiter Konsens unter den Philosophischen Praktikern, dass „Offenheit" bzw. „Beweglichkeit innerhalb des eigenen Denkens" für den Ratsuchenden ebenso wie für den Berater (siehe I 6.) Ausrichtung und Ziel zugleich sind. Für Besucher und Berater gilt dabei gleichermaßen, dass „Offenheit für Erfahrung" bzw. „Beweglichkeit innerhalb des eigenen Denkens" keine Zustände sind, die man einmal erreicht und dann ein für allemal praktiziert. Gerade wegen ihres meist impliziten Charakters sind die Selbst- und Weltsichten des Alltagswissens nämlich häufig eher unbeweglich (Aebli, 1981, 274). Die Zielvorgaben stellen deshalb stattdessen vielmehr eine lebenslange stets zu erneuernde Daueraufgabe dar, die eine gewisse Form der Wachsamkeit, Achtsamkeit und Reflexion erfordert.

Zwei wesentliche Einschränkungen bzw. Ergänzungen müssen zu der Zielvorstellung der Offenheit und Beweglichkeit allerdings noch angeführt werden. Diese relativieren diese Zielvorstellung ein wenig; dennoch soll an dieser grundsätzlich festgehalten werden: Zum einen müssen in der Praxis Reflexionsprozesse und Interpretationen trotz aller

---

29   Als weiterer Beleg für die Zustimmung, die diese Zielorientierungen haben, seien noch zwei weitere Philosophische Praktiker genannt: Für James A. Tuedio, der zudem Professor für Philosophie an der kalifornischen Universität Stanislaus ist, ist das „lebendige Fließen" die orientierende Unterscheidung dysfunktionaler von angemessenen Weltkonzepten (Tuedio, 1997). Hans Georg Greber nennt als Ziel Philosophischer Beratung die „Belebung stagnierenden Denkens" (Anonymus, 1990, 118).

prinzipiellen Offenheit immer irgendwann ein vorübergehendes Ende finden, insbesondere dann wenn Handlungsdruck besteht:

„Die grundsätzliche Offenheit und Unabschließbarkeit der Interpretationsprozesse ist zusammenzudenken mit der Notwendigkeit, unter pragmatischen und praktischen Gesichtspunkten die Interpretationsketten auch abbrechen und entscheiden zu müssen" (Abel, 2004, 112f.).

Zum anderen hat der Mensch auch ein Bedürfnis nach Sicherheit, Beständigkeit und Ruhe; er kann nicht ständig nur in Bewegung sein. Dies gilt sowohl für den menschlichen Körper als auch für den menschlichen Geist. Menschliches Leben ist auf beiden Ebenen geprägt von einer Dialektik zwischen Ruhe und Bewegung, zwischen Erholung und Tätig sein. Beide Pole sind für das menschliche Wohlbefinden jeweils wichtig. Daher lässt sich auch in Bezug auf das Reflektieren über die eigenen Selbst- und Weltsichten von einer Dialektik zwischen den menschlichen Bedürfnissen nach Ruhe und Bewegung, Stabilität und Offenheit, Beständigkeit und Wandel, Vertrautheit[30] und Einlassen auf Neues, Sicherheit und Bereicherung[31] sprechen:

„Die Aufgabe also ist eine Vermittlung zwischen Offenheit und Beständigkeit, die Vermittlung zwischen Grenzen der Reflexivität auf der einen Seite und Offenheit zur Reflexivität auf der anderen" (Thiersch, 1995, 227);

eine Vermittlung zwischen Begrenzung der Reflexion für die Wiedergewinnung von Sicherheit und Vertrautheit und einer Ausweitung der Reflexion für die eigene Weiterentwicklung und Bildung.

Geboten erscheint daher auch im Kontext Philosophischer Beratung ein Rückgriff auf die Tugend der Klugheit (phrónēsis), wie sie im Buch 6 der „Nikomachischen Ethik" von Aristoteles erstmals ausführlich dargelegt worden ist (Aristoteles, 1991), schließlich bemüht sich gerade die Klugheit darum die pragmatischen Erfordernisse des Lebens zu berücksichtigen und sorgt in vielerlei Hinsicht dafür das richtige Maß zu finden, daher gilt für sie auch: „Die Klugheit findet das richtige Maß

---

30 Eine eher eingefahrene, starre Perspektive – „ihre wesentliche Leistung ist es, für Vertrautheit inmitten der befremdlichen Mannigfaltigkeit der Welt zu sorgen." Diese Vertrautheit ist existentiell; „die Vertrautheit zu verlieren, verursacht einen strukturellen Schmerz" (Schmid, 1998, 293).

31 Bezüglich Selbstsicherheit und Selbstbereicherung formuliert Martens sehr schön: „Wer sich für Faszinierendes und Unerklärliches, für Schönes und Entsetzliches, für Unerwartetes und Neues öffnet, gibt seine Selbstsicherheit preis ... Wer andererseits nichts und niemanden an sich herankommen lässt, vertut die Chance, seine scheinbare Selbstsicherheit für eine mögliche Selbstbereicherung aufzugeben" (Martens, 2003, 121). Um sich möglichst vielfältige Möglichkeiten der Selbstbereicherung offen zu halten empfiehlt Martens zudem eine „Haltung der Gelassenheit als Bereitschaft, die eigene Selbstsicherheit aufzugeben" (ebd., 129).

zwischen einem Zuviel und einem Zuwenig an Reflexion" (Schmid, 1998, 227).

> „Das richtige Maß der Mitte (mesótes) aber, das es zu finden gilt, ist nicht von vornherein festgelegt, und erst recht liegt es nicht in der arithmetischen Mitte, vielmehr ist es von einem eigentümlichen Schwanken gekennzeichnet" (ebd., 334)

und nur vom Individuum und seiner individuellen Lebenssituation her bestimmbar. Das richtige Maß kann daher auch nicht hier innerhalb einer theoretischen Grundlegung allgemein festgelegt werden, „es kommt vielmehr auf die Abwägung im Einzelfall an" ... ; „die Einschätzung der je besonderen Situation ... gibt jeweils den Ausschlag" (ebd., 429). Aufgrund dieser Einsichten empfiehlt sich für die Philosophische Beratung ein flexibler, jeweils auf den individuellen Einzelfall abgestimmter Umgang mit den Besuchern. Bei einem völlig orientierungslosen Besucher, sollte das Ziel des Beratungsprozesses die Entwicklung einer persönlichen Selbst- und Weltsicht sein, die diesem einen gewissen Halt gibt. Sollte im Gegensatz dazu ein Besucher völlig starre Selbst- und Weltsichten haben, die ihm die Verarbeitung bestimmter Erfahrungen verunmöglichen, wäre das Ziel des Beratungsprozesses die Wiederherstellung des weiteren Entwicklungspotentials seiner bisherigen Selbst- und Weltsichten.

Zum Abschluss dieses Gliederungspunktes soll noch darauf eingegangen werden, dass gerade kritische Lebensereignisse, sog. Krisen – die häufig auch den Hintergrund für das Aufsuchen einer Beratungsstelle bilden – einen Anstoß zur Erlangung von „Offenheit" bzw. „Beweglichkeit innerhalb des eigenen Denkens" geben und starre Strukturen lockern und verändern können (und damit flexibler werden lassen). Freya Dittmann-Kohli weist in ihrer Beschreibung von kognitiver Reorgansisation im Erwachsenenalter darauf hin, dass eine Entwicklung der persönlichen Selbst- und Weltkonzepte nicht unbedingt kontinuierlich vor sich geht, sondern dass sich auch „Sprünge" erwarten lassen:

> „Sprünge würden zustande kommen, wenn eine kritische Menge von Einzelkorrekturen in elementaren Wissenselementen oder ein intensiver Stoß durch kritische Lebensereignisse erfolgt, die den Veränderungsdruck intensivieren" (Dittmann-Kohli, 1995, 85).

Krisen bringen also häufig den Zwang zur Veränderung mit sich: „Bezogen auf Routinen bedeuten Krisen deren Scheitern und damit ein manifestes Wieder-Öffnen der Zukunft" (Oevermann, 1996, 75). Krisensituationen zeichnen sich u. a. dadurch aus, dass Erfahrungen emotional und/oder rational nicht in ausreichendem Maße verarbeitet werden können.[32] Gerade bei schwierigen Lebensereignissen und Krisensituationen ist daher eine bewusste tätige Verarbeitung des Erlebten gefordert. Krisen entstehen zudem beim Auftreten einer Kluft zwischen eigenem Erleben und Denken (Selbst- und Weltsichten) (siehe V 1.2.6.), bei einer Spannung zwischen einzelnen Selbst- und/oder Weltsichten (siehe VI 2.2.2. a) Kohärenz innerhalb der Selbst- und Weltsichten) oder bei Spannungen zwischen eigenem Denken, Fühlen und Wollen (siehe VI 2.2.2. b) Kohärenz zwischen den Selbst- und Weltsichten und den anderen Bereichen des Seelenlebens). Das Auftreten solcher Klüfte oder Spannungen wird als innere Zerrissenheit erlebt und löst häufig Selbsterkenntnisbestrebungen aus. Das betroffene Individuum möchte die Kluft oder Spannung in ihrer Logik und in ihrer Entstehungsgeschichte verstehen. Wesentliche Aspekte unserer Selbsterkenntnis und damit wesentliche Aspekte unserer Selbst- und Weltsicht „erringen" wir dadurch gerade in Lebenskrisen; Krisen bzw. „Grenzsituationen" eröffnen die Chance sich seiner selbst stärker bewusst zu werden, eröffnen die Chance der „Selbsterhellung" (Jaspers, 1986, 41).[33] Aufgrund dieses durchaus positiv zu bewertenden Aspektes den Krisen mit sich bringen können, kann es im (philosophischen) Beratungsprozess auch zu einer Neuinterpretation der Lebenskrise in eine zu meisternde „Herausforderung" oder „sich öffnende Chance" kommen; diese positive Umdeutung muss allerdings von Seiten des philosophischen Praktikers äußerst vorsichtig und sensibel erfolgen, da eine zu starke unangemessene positive Umdeutung von Seiten des Besuchers auch sehr schnell als mangelndes Verständnis seiner momentan problematischen Lebenssituation ausgelegt werden kann.

---

32 Vgl. hierzu auch die psychoanalytische Definition des Begriffes „Trauma": „Ökonomisch ausgedrückt, ist das Trauma gekennzeichnet durch ein Anfluten von Reizen, die im Vergleich mit der Toleranz des Subjekts und seiner Fähigkeit, diese Reize psychisch zu meistern und zu bearbeiten, exzessiv sind" (Brumlik, 2006, 150).

33 Auch innerhalb der Psychologie wird dieser Zusammenhang zwischen Krise und Weiterentwicklung des Individuums betont. In der gegenwärtigen Psychologie wird, aufbauend auf den Arbeiten von Gebsattel zu den sog. „Werdens-Krisen" (von Gebsattel, 1959, 562ff.) und im Anschluss an Eriksons (Erikson, 1964 u. 1970), die „Krise" häufig in den natürlichen Entwicklungsverlauf menschlichen Lebens eingebettet und gilt unter Umständen sogar als unentbehrlich für einen positiven Entwicklungsverlauf, für das Reifen eines Menschen – im Kontext der Entwicklungspsychologie spricht man daher von sog. „Reifungs-Krisen".

2.2.5. Die Bemühung um zunehmende Differenzierung, Detaillierung,
Präzisierung und Erweiterung der eigenen Selbst- und Weltsichten
bei gleichzeitiger Integration der weiterentwickelten Elemente

Wir haben bereits bei der Ableitung der anderen Zielvorgaben Philosophischer Beratung aus der Bildungstheorie von Dilthey darauf hingewiesen, dass Diltheys Ansicht zufolge dem Verlauf des geistigen menschlichen Lebens eine „immanente Teleologie" zugrunde liegt. Dilthey führt
bezüglich der Teleologie des Lebens weiter aus: „und zwar vollzieht sich
diese Vervollkommnung in den Formen der Differenzierung und der
Herstellung von höheren Verbindungen" (V, 215). Ziel menschlicher
Entwicklung und Bildung ist also Dilthey zufolge eine fortschreitende
Differenzierung unseres inneren Seelenlebens, insbesondere unserer
Selbst- und Weltsichten bei gleichzeitiger Integration und Verbindung
der zunehmend differenzierteren Elemente. Groothoff bringt dies nochmals auf den Punkt: „Das Gesetz der Differenzierung des Seelenlebens
in der Auseinandersetzung mit seiner Lebenswelt und seiner Integration
zur lebensvollen Identität ist die Teleologie des Seelenlebens"
(Groothoff, 1966, 89).[34] Menschliche Entwicklung – sowohl jene einzelner Individuen als auch jene menschlicher Kulturen – vollzieht sich
nach Dilthey also aufgrund einer Dialektik zwischen Ausdifferenzierung
auf der einen Seite und Vereinheitlichung des Ausdifferenzierten auf der
anderen Seite. Optimale Förderung muss deshalb dieses Wechselspiel
von Ausdifferenzierung und Integration unterstützen, weil sie damit der
Steigerung von Individuen und Kulturen entgegenkommt, insofern
durch das Zusammenwirken der gegenläufigen Momente von Ausdiffe-
renzierungs- und Integrationsprozessen gleichzeitig Höherentwick-
lungsprozesse angeregt werden. Insbesondere pädagogische Konzepte
haben daher nach Dilthey sowohl das Angelegtsein des Lebens und
damit auch des psychischen Lebens auf zunehmende Komplexität durch
Ausdifferenzierungsprozesse zu unterstützen als auch das Ineinandergreifen, das Zusammenwirken des ausdifferenzierten Mannigfaltigen (V,

---

34 Was hier Dilthey als Ziel menschlicher Entwicklung insgesamt beschreibt, lässt sich
insbesondere auch auf den Bereich der Wissenschaft anwenden. Gerade die Wissenschaft fördert nämlich einen zunehmend differenzierten Blick des Menschen auf sich
selbst und die Welt. Dies beschreibt u. a. der Wissenschaftstheoretiker Popper mit einer anschaulichen Metapher: Unsere Theorien von der Welt sind „das Netz, das wir
auswerfen, um die Welt einzufangen – sie zu rationalisieren, zu erklären und zu be-
herrschen. Wir arbeiten daran, die Maschen des Netzes immer enger zu machen"
(Popper, 1982, 31). Da es vor allem wissenschaftliche Theoriebestände sind die ein
differenziertes Selbst- und Welterfassen ermöglichen, scheint es auch geboten, wann
immer möglich, wissenschaftliche Wissensbestände in den Beratungsprozess im Kontext Philosophischer Praxis mit einfließen zu lassen (siehe V 2.2.1.).

220; IX, 14 u. 185).

Diesen Prozess gerade auch in pädagogischen Kontexten zu fördern empfiehlt sich, da es Dilthey zufolge einen Zusammenhang zwischen der zunehmenden Ausdifferenzierung der eigenen Weltanschauung und dem eigenen Wohlbefinden gibt: Je differenzierter sich die Selbst- und Weltsichten eines Subjekts entfaltet haben, um so souveräner steht es dem Leben und seinen wechselnden Verhältnissen gegenüber, um so reicher ist seine Persönlichkeit, denn um so mehr hat es von der Fülle und Bedeutung des Lebens in sich aufgenommen (VI, 278). Zunehmende Differenzierung seiner Selbst- und Weltsichten bei gleichzeitiger voranschreitender Integration ermöglichen dem Subjekt immer mehr Erleben von der Fülle des Lebens, von dem Reichtum der Lebenswirklichkeit (V, 216 u. 219): „Die Erweiterung des Selbst ... gibt dem Individuum auch eine Erweiterung seiner ganzen Lebendigkeit" (VIII, 31).

Die Zielvorgabe der stetigen Differenzierung bei gleichzeitiger Integration von Dilthey lässt sich nun wiederum auf den Kontext Philosophischer Beratung übertragen. Auch bei den gemeinsamen Erkenntnisbemühungen mit dem Besucher ist nämlich eine dialektische Bewegung zwischen Ausdifferenzierung seiner Selbst- und Weltsichten und einer Integration seiner Selbst- und Weltsichten in ein umfassendes kohärentes Selbst- und Weltbild zu vollziehen. Einige Praktiker haben dementsprechend diese Zielvorgaben auch bereits aufgegriffen. So benennt z. B. Ruschmann den Prozess zunehmender Differenzierung als Zielorientierung menschlicher Entwicklung generell, den es insbesondere durch Philosophische Beratung zu fördern gilt:

„Der Mensch ist – potentiell – in ständiger Entwicklung begriffen; Lernvorgänge, Reifung und Differenzierung sind bei mentalen (kognitiven, emotionalen und volitionalen) Prozessen bis ins hohe Alter möglich und – entsprechend der jeweiligen Entwicklungsphase – erstrebenswert" (Ruschmann, 1999, 354).

Raabe beschreibt die Zielorientierung der zunehmenden differenzierteren und genaueren Sichtweise auf sich selbst und die Welt mit poetischen Worten: Die Besucher sollen vielfältige, bunte Farben sehen, wo sie vorher nur in dichotomem Schwarzweiß sahen (Raabe, 2001).

Um diese Zielvorstellung zu erreichen gilt es innerhalb der Philosophischen Beratung möglichst viele neue mannigfaltige plausible Interpretationen eines vermeintlich schon längst verstandenen Phänomens gemeinsam mit dem Besucher zu finden.[35] Dies führt zu einer Erweiterung der Selbst- und Weltsichten des Besuchers. Dabei haben die Inter-

---

35 Ganz im Sinne von Figal: „Interpretieren heißt ja: etwas Gesagtes anders sagen, derart, dass es sich im jeweiligen Anders-Sagen auf immer wieder andere Weise als verständlich erweist" (Figal, 2004, 131).

pretationen von Verhaltensweisen oder Phänomenen, die der philosophische Berater im Laufe der Gespräche äußert, lediglich Angebotscharakter. Der Berater sollte daher seine Interpretationen möglichst ausführlich begründen, um so den Besucher zu überzeugen. Die Entscheidung darüber ob die Interpretationen aus der Sicht des Besuchers richtig oder falsch sind und daher in seine bestehende Selbst- und Weltsicht zu integrieren sind oder nicht kann letztendlich allerdings nur beim Besucher liegen.

VII Die curriculare und didaktische Grundlegung Philosophischer Beratung

1. Die Notwendigkeit der Konzipierung und Institutionalisierung von Ausbildungsgängen „Philosophische Beratung" als wesentliches Element ihrer zunehmenden Professionalisierung

Auch wenn manche Philosophische Praktiker den Begriff der „Professionalität" gegenüber eher negativ eingestellt sind, scheint es dringend geboten Philosophische Beratung als eine Form professioneller Beratung (neben anderen) zu etablieren. Spricht man allerdings derzeit von Philosophischer Beratung als Profession muss bedacht werden, dass es weniger um die Deskription eines empirisch gegebenen Zustandes, denn um die Erörterung von Entwicklungsmöglichkeiten und -wünschbarkeiten geht. Faktisch ist der Entwicklungsstand der Philosophischen Beratung nicht als Profession zu bezeichnen.[1] Dies u. a. auch deshalb nicht, weil bislang keine Konzipierung und Institutionalisierung einer Ausbildung zum Philosophischen Berater vorhanden ist.

Philosophische Beratung kann im Beratungsfeld einen wichtigen Platz einnehmen und durch ihre spezifische theoretische Fundierung eine ganz eigenständige Kompetenz und Qualität bekommen.

Die zunehmende theoretische Fundierung ist allerdings eine notwendige, jedoch keine hinreichende Bedingung der Professionalisierung Philosophischer Beratung; zusätzlich müssen entsprechende Ausbil-

---

[1] Um die Professionalisierung Philosophischer Beratung zu befördern, lohnt sich vermutlich auch ein vergleichender Blick auf andere Beratungsansätze, insbesondere im Bereich der (Sozial-) Pädagogik und Psychologie. Beide haben schließlich bereits einen Prozess der zunehmenden Professionalisierung durchlaufen und verfügen dementsprechend im Gegensatz zur Philosophie schon seit langem neben der wissenschaftlichen Disziplin auch über eine praxisbezogene Profession und sog. Professionalisierungsdiskurse. Es liegen zudem hier in Bezug auf das Verhältnis von Disziplin und Profession reichhaltige Erfahrungen und Überlegungen vor, die für die Philosophische Beratung als in der Entstehung befindliche Profession neben der Akademischen Philosophie als wissenschaftlicher Disziplin relevant sein könnten. Diese Vorarbeiten anderer Beratungsansätze sind somit eventuell zum Teil – nach entsprechenden Transformationen auf den speziellen Gegenstand Philosophische Beratung – für die momentane Entwicklung im Bereich der Philosophie von großem Gewinn.

dungsgänge konzipiert werden.[2] Erst die Institutionalisierung von Ausbildungsgängen verschafft der Philosophischen Beratung eine angemessene und von Einzelpersonen unabhängige Geltung:

„Wenn Philosophische Praxis als Institution zwar in der Person des Praktikers gründet, doch zugleich nicht auf dessen Subjektivität in negativer Form beschränkt bleiben soll, braucht es kollegiale, dialogische, unterstützende Formen für die kritische Weiterentwicklung ihrer praktischen Verwirklichung" (Gutknecht, 2005, 197).

Der Begründer der Bewegung Achenbach hat sich demgemäß in seinem jüngst erschienenen Aufsatz „Grundzüge eines Curriculums für die Philosophische Praxis" aufgrund der großen Verantwortung, die ein philosophischer Berater gegenüber seinen Besuchern hat, klar für die Einrichtung von Ausbildungsgängen und der Erstellung eines diesbezüglichen Curriculums ausgesprochen (Achenbach, 2006, 111f.). Auch Ruschmann verweist auf die seines Erachtens klar gegebene Notwendigkeit der Institutionalisierung eines entsprechenden Ausbildungsganges:

„Die Qualität künftiger Fort- und Weiterbildungsgänge für Philosophische Berater wird wesentlich darüber entscheiden, ob sich diese Form „Angewandter Philosophie" eine gewisse Anerkennung verschaffen wird, so dass sie als Grundlage einer praktischen Berufstätigkeit von Philosophen dienen kann" (Ruschmann, 1999, 368).

Eine fundierte Ausbildung zukünftiger philosophischer Berater ist also hinsichtlich einer zunehmenden Professionalisierung Philosophischer Beratung ein unverzichtbarer Bestandteil. Schließlich sichern Professionen „den Klienten und der Gesellschaft Fachkompetenz und Integrität zu und verweisen auf Ausbildung und sorgfältige Auswahl ihrer Mitglieder" (Merten, 2002, 49).

---

2   Auf den engen Bezug von fundierter Ausbildung und Professionalität verweist auch Ruschmann: „Die Professionalität des Philosophischen Beraters ergibt sich einmal durch dessen philosophische Qualifikation (in der Regel ein Studium der Philosophie mit entsprechendem Abschluss) sowie durch zusätzlichen Erwerb praktisch-beraterischer Fähigkeiten, z. B. durch eine Weiterbildung im Kontext Philosophischer Beratung" (Ruschmann, 1999, 23).

2. Der bisheriger Stand der Konzipierung und Institutionalisierung von Ausbildungsgängen „Philosophische Beratung"

Wie ist der bisherige Stand bezüglich der Kompetenz- und Qualitätssicherung angehender philosophischer Berater durch entsprechende Ausbildungsgänge? Zur Zeit gibt es noch keine Kriterien dafür, ob und wann sich jemand „Philosophischer Berater" oder „Praktiker" nennen darf. Es gibt hier noch keine gesetzliche Regelung, der Begriff des Philosophischen Beraters ist nicht juristisch geschützt, so dass ihn jeder in Anspruch nehmen kann. Wenn jemand eine Philosophische Praxis aufmachen möchte, bedarf dies daher keinerlei nennenswerter Formalitäten noch nicht einmal ein abgeschlossenes allgemeines Philosophiestudium, geschweige den das Durchlaufen eines spezifischen Ausbildungsganges zum Philosophischen Berater, eine Sachlage, die Achenbach mit polemischen Worten problematisiert:

„Jeder Analphabet ist juristisch ebenso berechtigt, unter Inanspruchnahme des Titels „Philosophie" tätig zu werden und seine Beratungsdienste anzubieten, wie etwa ein ordentlicher Professor des Fachs mit gediegenem öffentlichen Ruf" (Achenbach, 1991, 5).

Achenbach hat selbst versucht diesen Missstand zu beheben, indem er selbst als Lehrpraktiker fungiert und eine gewisse Form von Ausbildung anbietet[3]; dieses und andere ähnliche Angebote sind allerdings bislang die einzigen Möglichkeiten für einen angehenden Philosophischen Berater sich entsprechende Kompetenzen anzueignen:

„Bislang haben sich so genannte Lehrpraktiker oder Ausbilder selbst autorisiert und in ihrer Position gehalten durch die Anerkennung, die ihnen ihre Arbeit einbrachte" (Gutknecht, 2006b, 138).

Weitere ausgearbeitete Konzeptionen einer Aus- und Fortbildung zum Philosophischen Berater im außeruniversitären Bereich und insbesondere derlei Angebote an Universitäten gibt es bislang noch nicht.[4] All diejenigen Philosophischen Praktiker, die verantwortungsvoll gegenüber ihren Besuchern agieren wollen, müssen sich daher bisher, aufgrund bislang weites gehend fehlender Qualitätsstandards und Ausbildungsmöglichkeiten, ihre Beratungskompetenz eigenverantwortlich selbst

---

3   Siehe: http://www.achenbach-pp.de/cont/ausbildungallgemein.asp
4   Allerdings gibt es in Holland Einführungseminare zur Philosophischen Praxis und Beratung, die kontinuierlich angeboten werden, so dass hier erste (didaktische) Erfahrungen vorliegen und Konzepte erarbeitet wurden (Prins, 1997).

erarbeiten bzw. an Qualifikationsmaßnahmen, Fortbildungen, Trainings oder Schulungen anderer beraterischer Ansätze und Disziplinen (z. B. Ausbildung in einer Gesprächstechnik) teilnehmen, da praxisorientierte Elemente mit Bezug auf eine künftige beraterische Tätigkeit derzeit im universitären Studiengang Philosophie nahezu völlig fehlen. Vor allem eignen sie sich jedoch ihr Wissen und ihre Kompetenz durch learning by doing an. Dieser Prozess ist allerdings langwierig und mühsam und gelingt nur dann, wenn bereits bestimmte Ausgangsqualitäten vorliegen. Qualifizierte Ausbildungsverfahren können diesen Prozess wesentlich abkürzen und erleichtern. Zur Institutionalisierung dieser ist es allerdings bislang noch nicht gekommen. Im Rahmen der bereits 1982 begründeten „Gesellschaft für Philosophische Praxis" (GPP), deren 1. Vorsitzender Gerd Achenbach lange Zeit war, wurden die Fragen von Richtlinien oder Orientierungen zwar immer wieder vielfach (und kontrovers) diskutiert, es kam aber – trotz Ausarbeitung von Vorlagen (so z. B. von Thomas H. Macho in Zusammenarbeit mit Ekkehard Martens) – nicht zur Verabschiedung inhaltlich definierter Kriterien für die Ausbildung und Anerkennung Philosophischer Berater.[5] Den Grund dafür benennt Gutknecht: „Jedes Curriculum ist ein Politikum" (ebd., 2006a, 20).[6] Dass die Konzipierung und Institutionalisierung von Ausbildungsgängen die Gefahr eines Definitionsmonopols, das einseitig festlegt, wer denn nun berechtigt sein soll, sich „Philosophischer Berater" zu nennen und was „Philosophische Praxis" beinhaltet, mit sich bringt, ist Teil dieser umfassenden Diskussion unter Philosophischen Praktikern und der Hauptgrund für die Ablehnung verbindlicher Ausbildungsstandards von Seiten einiger Praktiker. Genauso wie die Ablehnung der theoretischen Fundierung Philosophischer Beratung ist allerdings auch die Ablehnung verbindlicher Qualität- und Ausbildungsstandards für das Über-

---

5   Auch in den USA gibt es Versuche einer Institutionalisierung und Anerkennung als „licensed counselor"; wobei auch hier zum Teil diese Bestrebungen auf Widerstand in den eigenen Reihen stoßen. In England gibt es eine aktive Gruppe von Praktikern, welche auch die Zeitschrift „Practical Philosophy" herausgeben, die sich derzeit ebenfalls um die Erarbeitung von Qualitätsmerkmalen und Standards für eine Ausbildung zum Philosophischen Berater bemühen (Siehe www.society-for-philosophy-in-practice.org).

6   Gutknecht selber scheint eine Art von Lösung vorzuschweben, die sich durch das hölzerne Eisen „freie Verbundenheit" auszeichnet: „Wenn aber Institutionalisierung unumgänglich ist, selbst in der Philosophie (auch wenn man das nicht wahrhaben will und leugnet), dann bedarf es einer freien Verbundenheit im Bewusstsein vom „Philosophischen" und im gemeinsamen Bewusstsein der nötigen Individualität". Es bedarf „gegenseitiger Anerkennung der unterschiedlichen Weisen, Philosophische Praxis als Philosophische auszugestalten" und es bedarf „Institutionen, die Freiraum und Hilfe zugleich geben" (Gutknecht, 2005, 197).

leben Philosophischer Beratung mehr als kontraproduktiv. Daher im Folgenden hierzu ein paar grundlegende Überlegungen: Volker Gerhart, ehemaliger Vorstand der

„Allgemeinen Gesellschaft für Philosophie in Deutschland", hat angeregt, dass in Zukunft schon „im Lehrangebot der Universität ein Zugang zu den Fragen der Philosophischen Praxis eröffnet"[werden solle] (Achenbach, 1997, 23).

Auch Urs Thurnherr kann sich als Fernziel die Einrichtung entsprechender Ausbildungsgänge an Universitäten vorstellen:

„Die Utopie muss hier darin bestehen, dass es an der Universität eine geregelte Berufsausbildung zum Philosophischen Praktiker geben wird, damit die Philosophen jene Aufgaben in der Gesellschaft lösen helfen, die ohne ihre Mitarbeit wohl kaum gelöst werden können" (Thurnherr, 1997, 178f.).

Die Ausbildung zum Philosophischen Berater innerhalb der Institution Universität kann dabei neben Veränderungen innerhalb des allgemeinen Philosophiestudiums[7] insbesondere in Form von spezielle Aufbaustudiumsgängen erfolgen. Die im Zuge des sog. Bologna-Prozesses vorgenommene und derzeit noch laufende Umstellung nach amerikanischem Vorbild auf BA- und MA-Studiengänge bietet für die universitäre Institutionalisierung entsprechender Ausbildungsgänge dabei eine einmalige historische Chance; sie steigert daher allerdings auch den temporären Druck, um diesen erheblichen Wandlungsprozess an den Universitäten nicht ungenutzt zu verpassen (Gutknecht, 2006c, 189). Die Universitäten sind nämlich derzeit insbesondere in Deutschland damit beschäftigt neben den grundständigen Bachelorstudiengängen auch auf diese aufbauende Masterstudiengänge zu konzipieren, die innerhalb der Disziplin eine Spezialisierung vorsehen. Hier entsteht in den nächsten Jahren auch bezüglich der Philosophie ein mannigfaltiges, plurales Angebot von verschiedenen Masterstudiengängen an den unterschiedlichen Universitäten. Insbesondere an dieser Stelle gilt es die Ausbildung zum Philosophischen Berater innerhalb der Universität zu verorten.[8] Die gestellten

---

7 Carl Friedrich Gethmann stellte bereits Ende der 70er die Forderung auf, dass das allgemeine Philosophiestudium in seinem Kern in einem „Beratungstraining" bestehen müsse. Er formulierte hinsichtlich der Lernziele des Philosophiestudiums: „Sie betreffen Umsicht, Ausgewogenheit, Unparteilichkeit, Angemessenheit usw. in Beratungskontexten" (Gethmann, 1978, 311). Ob die akademische Philosophie diese Lernziele bislang wirklich verwirklicht, ist allerdings äußerst fraglich. Man könnte in Anlehnung an Jürgen Mittelstraß „Versuch über den Sokratischen Dialog" vielmehr die These aufstellen, dass mit dem weites gehenden Verschwinden des philosophischen Dialogs aus den Akademien in der Neuzeit auch ein Verschwinden der beraterischen Kompetenzen innerhalb der universitären Philosophie einher ging (Mittelstraß, 1982a, 159).

8 Erste Anläufe diesbezüglich sind schon erfolgt, so beriet z. B. Achenbach bereits die

Anforderungen an einen Philosophischen Berater sind nämlich so vielfältig, dass allein ein grundständiges Philosophiestudium in Form eines
Bachelorabschlusses diesen nur sehr ungenügend auf seine späteren
beruflichen Anforderungen vorbereitet. Geboten erscheint daher ein
zweistufiges Ausbildungssystem bestehend aus einem grundständigen
allgemeinen Philosophiestudium (=Bachelor) und einem darauf aufbauenden speziellem Studiengang zum Philosophischen Berater (=Master).

3. Konzeptionelle Vorschläge für die curriculare und didaktische Ausgestaltung eines institutionellen Ausbildungsganges „Philosophische Beratung"

Im Folgenden sollen einzelne mögliche curriculare und didaktische
Bausteine eines solchen Masterstudienganges „Philosophische Beratung" skizziert werden, wobei natürlich offensichtlich ist, dass gerade
die Aneignung von unterschiedlichen Theorien Philosophischer Beratung – wie z. B. die hier vorgelegte – ein wesentliches Element dementsprechender Curricula bilden sollte.

Voraussetzung für das Durchlaufen eines Masterstudienganges zum
Philosophischen Berater sollte auf jeden Fall, wie bereits erwähnt, ein
absolviertes akademisches Bachelor-Philosophiestudium sein, so dass
die Teilnehmer bereits über ein umfangreiches inhaltliches Wissen bezüglich der Geschichte der Philosophie und ihrer Hauptströmungen und
über Fertigkeiten im Umgang mit philosophischen Texten und Themen
verfügen. Auf diese bereits vorhandenen Kenntnissen und Fähigkeiten
kann dann im Verlauf des Masterstudiums aufgebaut werden, wenn den
Absolventen die spezifische Umgangsweise der Philosophischen Praxis
mit der historischen und systematischen Philosophie vermittelt wird. Die
Teilnehmer sollten sich z. B. anhand ausgewählter Beispiele damit vertraut machen, Philosophen bzw. philosophische Schulen als Repräsen-
tanten einer persönlichen Weltsicht zu betrachten.

Des weiteren ist – ähnlich wie bei der theoretischen Fundierung –
auch bei Konzeptionen zur Ausbildung Philosophischer Berater ein
interdisziplinäres Vorgehen dringend geboten. Zum theoretischen Teil
eines zu entwerfenden Masterstudienganges sollten dementsprechend
auch ausgewählte Wissensbestände relevanter empirischer Bezugsdis-

---

italienischen Universitäten Pisa und Cagliari hinsichtlich eines Masterstudienganges
„Philosophische Praxis" (Achenbach, 2006, 122 u. 209).

ziplinen, wie der Pädagogik, Psychologie, Sozialwissenschaft, Weisheitsforschung usw. gehören. Den Teilnehmern müssen z. B. Kenntnisse über unterschiedliche Therapieschulen und insbesondere über psychische Störungen vermittelt werden, damit sie diese Auffälligkeiten bei ihren Besuchern erkennen und sie dann gegebenenfalls an Psychotherapeuten weiter vermitteln können. Für die spätere beratende Tätigkeit sind zudem psychoanalytische Kenntnisse über Widerstand, Übertragung und Projektion von besonderem Interesse und sollten daher Gegenstand der Ausbildung zum Philosophischen Berater sein.[9]

Wie innerhalb dieses Theorieentwurfs Philosophischer Beratung ausgeführt (siehe IV) erscheint neben psychologischen Kenntnissen insbesondere auch die Einübung in sozialwissenschaftliche Methoden als höchst relevant für angehende Philosophische Praktiker. Soll die hier vorgenommene theoretische Fundierung der späteren Beratungsarbeit zugrunde gelegt werden, so müssen sich Absolventen eines Masterstudienganges zum Philosophischen Berater innerhalb diesem u. a. die Gesprächsführung eines narrativen Interviews, Fertigkeiten der Erstellung und Auswertung von Transkriptionen und eine ethnografische Fremdheitshaltung, welche grundlegend ist für jede Form des hermeneutischen Fallverstehens, aneignen.

Neben den Wissensbestände der relevanten empirischen Bezugswissenschaften sollten auch ökonomische und juristische Kenntnisse, welche für die Gründung einer eigenen Praxis einschlägig sind Inhalt eines entsprechenden Curriculum sein. Was gilt es zu beachten, wenn man sich selbstständig macht, welche Förderungsmöglichkeiten gibt es eventuell? usw. (Achenbach, 2006, 129).

Eine Vermittlung all dieser theoretischen Grundlagen ist für die Ausbildung zukünftiger Philosophischer Berater zwar notwendig aber nicht hinreichend – neben das theoretische Wissen tritt nämlich noch das Anwendungswissen. Anwendungswissen ist jedoch nur auf der Basis konkreter Beratungserfahrung zu gewinnen, und deshalb ist eine praxis-

---

9 Die Einbeziehung relevanter Wissensbestände der Bezugswissenschaften - insbesondere der Psychologie - findet unter gegenwärtigen Anhängern der Philosophischen Beratung große Zustimmung: „Künftige Curricula für die Fortbildung zum Philosophischen Berater werden sicherlich solche (im Philosophiestudium gewöhnlich nicht berücksichtigte) Elemente enthalten, wie z. B. Einübung basaler Kommunikations-Kompetenzen, Beachtung konstruktiver Grundhaltungen, Kenntnis der wichtigsten Erscheinungsformen psychischer Störungen und entsprechender psychotherapeutischer Therapie-Ansätze zur klaren Kompetenzabklärung usw." (Ruschmann, 1999, 91 f.). „Die Philosophische Beratungspraxis wird sich in demselben Maße als plausibel darstellen, je mehr sie darzutun versteht, dass ihr die übrigen Beratungsweisen bekannt und womöglich durch praktizierende Beratungsarbeit vertraut sind, dass sie aber nichtsdestoweniger Neues und Anderes anzubieten hat" (Krämer, 1992, 364).

bezogene Fortbildung und Supervision durch erfahrene Berater ein wesentliches Element für jede Ausbildung zum Berater. Dies muss auch bei jeglicher Konzipierung eines Masterstudienganges „Philosophische Beratung" beachtet werden. Für die Philosophische Beratung gilt nämlich, was für die Berufsausbildung aller Professionen richtig ist:

„Man eignet sich den professionellen Habitus nicht durch ein Buchwissen über die Professionalisierungstheorie an, vielmehr muss man schon in der Ausbildung in einem kollegialen Noviziat exemplarisch in die Kunstlehre professionalisierter Praxis eingeführt werden durch erprobenden Vollzug" (Oevermann, 2000, 75).[10]

Ein weiteres wesentliches Element der Konzeption eines Aufbaustudienganges zum Philosophischen Berater lässt sich daher mit dem Stichwort „Selbsterfahrung" fassen. Bevor sich der angehende Berater den Selbst- und Weltsichten seiner Besucher zuwendet, sollte er sich ausführlich mit seiner eigenen Selbst- und Weltsicht beschäftigen. Auch er sollte sich zunächst einmal – wie dies dann während seiner Beratungstätigkeit in Bezug auf die Selbst- und Weltsicht des Besuchers erfolgt – seine aktuellen Sichtweisen über sich selbst und die Welt und deren Genese so weit wie möglich vergegenwärtigen:

„Schließlich wird Selbsterfahrung als Wissen um die eigene Lebensphilosophie und Kenntnis der persönlichen kognitiven und emotionalen Inhalte, Abläufe und Muster einen wichtigen Beitrag für eine künftige Beratungstätgkeit leisten. „Erkenne dich selbst", so ließe sich formulieren, damit du imstande bist, dich in einer offenen, nicht defensiven Haltung einem anderen Menschen zuzuwenden und dessen Perspektive, seine Lebensphilosophie und Weltsicht, zu erfassen, ohne ständig durch eigene (unerkannte) kognitive und emotionale Reaktionen und Muster in den Möglichkeiten des Verstehens und konsiliarischen Begleitens eingeschränkt zu werden" (Ruschmann, 1999, 368f.).

Das Postulat der Selbstanwendung, welches zu Beginn der Arbeit als wichtiges Prinzip vorgestellt wurde (siehe I 6.), gilt somit nicht nur für die Erstellung einer Theorie Philosophischer Beratung, sondern ist eben-

---

10   Ein bewährtes didaktisches Mittel innerhalb von Ausbildungsgängen die Kluft zwischen Theorie und Praxis zu überbrücken und in die Kunstlehre professionalisierter Praxis einzuführen sind auch sog. Kasuistiken: „Alle klassischen Professionen, die des Arztes, des Juristen, des Theologen haben „Kasuistiken" ausgebildet. Kasuistiken sind Fall-Lehren und Fall-Modelle, um die Novizen der Profession zu unterweisen und anzuleiten, damit sie für die praktische Arbeit der Profession gerüstet sind ... Kasuistiken spielen eine wichtige Rolle im beruflichen Sozialisationsprozess" (Fischer, 2007, 23f.). „Kasuistiken belegen (zudem) alleine durch ihre Existenz, dass eine hermeneutische Herangehensweise in allen Professionen notwendig ist" (ebd., 26) und lassen sich dadurch mit der hier vorgeschlagenen hermeneutischen Grundausrichtung Philosophischer Beratung gut vereinbaren. Daher ist zu überlegen, inwieweit sich entsprechende Kasuistiken auch im Kontext Philosophischer Beratung als hilfreich erweisen.

falls im Rahmen der Ausbildung zum Philosophischen Berater umzusetzen, insbesondere auch durch die didaktische Ausgestaltung bestimmter
Ausbildungseinheiten. Das Postulat der Selbstanwendung hat den Anspruch zur Folge, dass die Methoden und Vorgehensweisen, die man im
Umgang mit Beratungsklienten anwendet, auch in wesentlichen Aspekten zuvor selbst erfahren worden sind. Dries Boele betont aufgrund
seiner persönlichen Erfahrungen, wie viel man bei solchen Selbstan-
wendungsverfahren in der Rolle des zu Beratenden lernt und dass Philosophen, die ohne ein solches professionelles Training eine Beratertätig-
keit aufnehmen, ein großes Risiko eingingen (Boele, 1995, 37). Die
Anwendung der Beratungstheorien und -vorgehensweisen auf die eigene
Person kann dabei sowohl in der Gruppe wie auch einzeln, als „philosophisches Lehrgespräch" bzw. „Lehrberatung" erfolgen.[11] Zum Aspekt
der „Selbsterfahrung" gehört zudem das praktische Einüben dialogischer, beraterischer Gesprächskompetenz im Rahmen einer Weiterbildung zum Philosophischen Berater. Beratungskompetenz lässt sich nämlich nicht rein theoretisch vermitteln, deshalb können wesentliche Aspekte der Beratungskompetenz nur durch praktische Übungen angeeignet werden. Inhalt solcher Rollenspiele können z. B. besondere Gesprächssituationen sein, wie etwa Erstgespräch, häufiger auftretende
schwierige Situationen, Abschluss einer Beratung usw.. Im weiteren
Verlauf der Ausbildung wird die präzise Supervision von gespielten oder
realen Beratungsgesprächen einen Schwerpunkt der praktischen Ausbil-
dungsmodule darstellen. In Form von Interaktionsanalysen können hierbei Kommunikations- und Interaktionsprozesse zwischen Beratern und
Besuchern hinsichtlich ihres Gelingens und Misslingens ausführlich
analysiert werden. Als Standardmaterial für solche Interaktionsanalysen
fungiert die Videoaufzeichnung. Ähnlich wie für die Rekonstruktion der
Selbst- und Weltsicht der Besucher stehen auch für die methodisch kontrollierte Auswertung solcher Videosequenzen von Interaktionen zwischen Besucher und Berater ein fundiertes sozialwissenschaftliches
Methodenrepertoire zur Verfügung; Fischer verweist hier auf Verfahren

---

11 Achenbach bietet als zusätzliche Vorbereitung für den Beruf des Philosophischen
    Beraters nach absolviertem Philosophiestudium eine sog. „Lehrpraxis" an (Achen-
    bach, 1991). Als Vorbild der Lehrpraxis kann die Lehranalyse auf dem Gebiet der
    Psychoanalyse angesehen werden, die den zukünftigen Analytiker zwingt, sich zual-
    lererst in die Position des Ratsuchenden zu begeben und sich dem, was er später aus-
    üben will, zunächst selbst auszusetzen. Künftige Psychoanalytiker eignen sich zudem
    im Rahmen ihrer Lehranalyse die notwendige Fähigkeit zur Abstraktion von eigenen
    Interessen und Neigungen und die Fähigkeit zu deren systematischen Reflexion an -
    eine Fähigkeit, die auch für den Philosophischen Berater von grundlegender Bedeu-
    tung ist, - was zusätzlich dafür spricht eine der Lehranalyse vergleichbare Ausbil-
    dungspraxis zu etablieren.

der objektiven Hermeneutik, der Wissenssoziologie und der Konversationsanalyse (Fischer, 2004, 77). Solche Methoden der Praxisreflexion müssen den angehenden Philosophischen Beratern auch in ihrer Ausbildung vermittelt werden, damit diese selbst ihre eigene Arbeit im Verlauf ihrer späteren Berufstätigkeit kontinuierlich überprüfen und evaluieren können.

Der Umsetzung wert erscheint außerdem der Vorschlag von Gutknecht, dass philosophische Praktiker nach absolvierter Ausbildung während den ersten Jahren ihres Berufseinstieges intensiv von erfahrenen Kollegen unterstützt werden:

„Wünschenswert wäre, dass durch Supervision von mindestens je zwei praktizierenden Mitgliedern die Anwärter („Lernlinge") über einen Zeitraum von mindestens zwei Jahren begleitet werden" (Gutknecht, 2006c, 190).

VIII Metatheoretische Abschlussüberlegungen zum Verhältnis von Theorie und Praxis

Zum Abschluss seien noch einige Bemerkungen zum allgemeinen Verhältnis zwischen Theorie und Praxis angeführt, denen auch für das Verhältnis des hier vorgelegten Theorieentwurfes zur Praxis Philosophischer Beratung Geltung zukommt.

1. Das symmetrische Verhältnis von Theorie und Praxis

Pädagogische Theorien haben nach Dilthey das Ziel durch wissenschaftliche Fundierung zu einer verbessernden Praxis beizutragen (IX, 171). Diese Zielvorstellung verfolgt auch der hier unternommene Theorieentwurf, der beabsichtigt darzulegen, inwieweit die Philosophische Beratung ein sinnvolles und bereicherndes Angebot innerhalb des Sektors der Erwachsenenbildung sein kann. Theorie für die Praxis bedeutet aber auch und vor allem, dass die bildungstheoretischen Aussagen sich in der Bildungs-Praxis bewähren müssen: „Die Brauchbarkeit von (Theorien und) Methoden ergibt sich aus ihrem Gebrauch, wie ein Messer versucht sein will, ob es schneide" (VII, 392). Dies gilt natürlich nun auch für den in dieser Arbeit vorgelegten Entwurf des Beratungs- und Bildungsgeschehens innerhalb der Philosophischen Praxis. Auch die erkenntnistheoretischen und anthropologischen Grundannahmen, die dieser Konzeption zugrunde liegen und die Konzeption selbst, müssen sich in der konkreten Beratungs- und Verstehenspraxis bewähren:[1]

---

1 Der Nutzen der hier vorliegenden Theorie lässt sich gegebenenfalls auch durch Forschungsvorhaben überprüfen, welche die hier vorgenommene theoretische Grundlegung ergänzen und weiterentwickeln. So könnten beispielsweise die Beratungs- und Bildungsprozesse in Philosophischen Praxen – z. B. durch Befragungen von Besuchern und Beratern - evaluiert werden, welche versuchen Grundüberlegungen des hier vorliegenden theoretischen Entwurfes in der alltäglichen Arbeit mit den Besuchern umzusetzen.

„Solche Grundannahmen und Modelle müssen sich beweisen in der Konkurrenz mit anderen Konzeptionen, und sie erweisen sich dadurch als brauchbare Modellannahmen, dass sie zu einer vertieften Form des Verstehens bzw. sich Verstandenfühlens führen, also zur Verbesserung der dialogischen Kompetenz beitragen können" (Ruschmann, 1999, 42).

Für Krämer ist der Bezug von (philosophischer) Theorie und Beratungspraxis allerdings keineswegs nur einseitig, im Sinne einer Bewährung, Anwendung und Nutzbarmachung theoretischer Ansätze und Ergebnisse in der Praxis. Er hält es vielmehr auch für möglich,

„dass die Erfahrungen der Beratungspraxis mehr oder weniger und in verschiedener Weise im Sinne einer dynamischen Induktion auf die Theorieebene zurückwirken, dass also die Relation von Theorie und Anwendung keine asymmetrische, sondern grundsätzlich eine symmetrische ist" (Krämer, 1992, 334).

„Zwischen Theoriebildung und Beratungspraxis besteht ein Verhältnis der Anwendung und Bewährung, aber auch der Korrektur und Erweiterung" (ders., 1990, 310).

Durch die Nutzbarmachung einer Theorie in der Praxis kann also letztendlich – wenn es sich um eine fruchtbare Theorie handelt – nicht nur die Praxis profitieren, sondern auch die Theorie selbst, da sich aus ihrer praktischen Anwendung vermutlich zahlreiche Anregungen für ihre stetige Verbesserung ergeben. Ein positives Verhältnis von Theorie und Praxis lässt sich daher als eines der wechselseitigen Durchdringung und gegenseitigen Befruchtung charakterisieren, welches sich auch dadurch auszeichnet, dass Erfahrungen der Praktiker für die theoretische Reflexion und Weiterentwicklung nutzbar gemacht werden.[2]

---

2   Schmid verweist bezüglich der Anwendung philosophischer Theorien in der Praxis auf eine Gefahr hin, die dieser Chance der Weiterentwicklung der Theorien durch Korrekturen aus der Praxis allerdings entgegenwirken kann und die es daher gilt stets zu beachten, um ihr zu entgehen: „Die Praxis ist für Philosophen ein Ärgernis. In der Praxis kann die Philosophie scheitern, denn sie tut den Begriffen, die man sich von ihr gebildet hat, selten Genüge, und Philosophen neigen dazu, die Schuld dafür nicht so sehr bei den Begriffen zu suchen, sondern bei der Praxis, die eben selbst daran Schuld ist, wenn sie den Begriffen nicht entsprechen will" (Schmid, 2005, 160).

2. Die Autonomie der Praxis bei der Verwendung von Theorien

Das praktische Handeln in der professionellen Beratungspraxis steht nur in bedingtem Zusammenhang mit der dem Handeln zugrunde liegenden Theorie. Das Handlungsgeschehen in der Praxis ist deshalb nicht völlig durch die entwickelte Theorie abgedeckt. Theorien sind nämlich nicht einfach mit Werkzeugen gleichzusetzen, die es gilt in der professionellen Praxis einzusetzen. Die Anwendung einer Theorie garantiert nicht eine Art technische Entlastung des Handelnden (Luhmann, 1993a, 321). Theorien können nämlich nicht das praktische Handeln in Gänze anleiten. Jede einzelne Theorie – sei sie noch so gut ausgearbeitet – muss der spezifischen Handlungssituation angepasst und dabei auch variiert werden. Theorien befinden sich nämlich immer auf einer allgemeinen Ebene; der für den professionellen Praktiker vorliegende Fall zeichnet sich stattdessen durch seine einmalige Individualität aus. Daraus ergibt sich ein Spannungsfeld, denn in ihrer Abstraktheit und Allgemeinheit „verfehlen" Theorien systematisch den Einzelfall (siehe I 2.). Merten betont deswegen, dass zur Anwendung von Theorien auf die Spezifik des Einzelfalls im professionellen Berufsalltag auf Seiten des Praktikers „Urteilskraft" von Nöten ist; Urteilskraft verstanden im Kantischen Sinne für den die Urteilskraft in erster Linie in der Fähigkeit besteht das Allgemeine mit dem Besonderen zu vermitteln (Kant, Kritik der Urteilskraft, Bd. XXVI). Diese Urteilskraft kann nicht theoretisch gelehrt, sondern nur praktisch geübt werden – sie macht einen wesentlichen Aspekt des Professionswissen der Praxis im Gegensatz zum theoretischen Wissen der wissenschaftlichen Disziplin aus (Merten, 2002).

Das technokratische Modell der Instrumentalität von Theorien impliziert zudem unterschwellig eine Geringschätzung der Professionellen; diese werden ausschließlich als ausführende Organe betrachtet. Dabei werden die produktiven Kompetenzen der Professionellen unterschätzt.

Der Sichtweise, die das Theorie-Praxis Verhältnis auf ein bloßes „Sender-Empfänger-Modell" bzw. „Regel-Anwendungs"-Schema verkürzt, liegt zudem ein naives, weil statisches Theorieverständnis zugrunde. Theorien sind jedoch dynamische Produkte, die gerade durch ihre Anwendung in der Praxis vielerlei Anregungen zur Veränderung erhalten (ebd., 67). Demgemäß ist mit Stehr darauf hinzuweisen, dass die Anwendung von Wissen ein aktiver Vorgang ist: „Bei der Reproduktion von Wissen handelt es sich fast immer auch um Produktion von Wissen" (Stehr, 1995, 43).

Die professionelle Praxis zeichnet sich also nicht durch ein bloß technisches Anwenden von wissenschaftlichen Theorien aus; wissenschaftliche Theorien alleine werden der Komplexität der professionellen Praxis nämlich nicht gerecht. Berater und Therapeuten sind deshalb außer ihren Theorien sehr stark auf ihre berufliche Erfahrung und Intuition angewiesen, von denen sie sich maßgeblich leiten lassen.

Da wissenschaftliche Theorien alleine unzureichend sind professionelle Praxis auszufüllen, der Wissenschaftler in der Person des Professionellen einem Menschen gegenübersteht, der zwar nicht über die gleichen, jedoch über andere als gleichberechtigt einzuschätzende Kompetenzen verfügt und sich zudem wissenschaftliche Disziplin und berufspraktische Profession in ihren Strukturprinzipien und Handlungslogiken voneinander unterscheiden, ergibt sich daraus das Postulat, dass die Wissenschaft die Autonomie der Praxis zu wahren hat und umgekehrt die Praxis die Autonomie der Wissenschaft (Bourdieu, 1979, 159ff.; 1987, 75ff.; Dewe/Otto, 2001b). Diese wechselseitige Respektierung von Autonomie im Verhältnis von Wissenschaft und Praxis hat zwingend zur Voraussetzung und zur Folge,

„dass es die Wissenschaft der Praxis vollständig selbst überlassen muss, welchen Gebrauch sie von den Forschungsergebnissen ... in ihren je konkreten Entscheidungen macht" (Oevermann, 1996, 104).

Die Wissenschaft hat zudem gegenüber den Professionen einzugestehen, dass nicht sie selbst, sondern „Professionalisiertes Handeln wesentlich der gesellschaftliche Ort der Vermittlung von Theorie und Praxis" ist (ebd., 80).[3]

Diese Überlegungen zur Autonomie der Praxis bei der Verwendung von Theorien gegenüber der Wissenschaft lassen sich zum einen als Postulat formulieren; zum anderen kommt die empirische Verwendungsforschung jedoch auch zu dem Ergebnis, dass die Autonomie der Praxis

---

3 Nittel weist daraufhin, dass sich weder auf Seiten der Wissenschaft noch auf Seiten der professionellen Praxis diese Form der gegenseitigen Autonomie Respektierung mit all den damit verbundenen Konsequenzen durchgesetzt hat. Professionelle erwarten zum Teil von der Wissenschaft immer noch Theorien in Form von technischem Handwerkszeug; Wissenschaftler glauben zum Teil immer noch daran dieses liefern zu können: „Leider wird diese Tendenz zur Zurückhaltung nur sehr selten als positives Indiz dafür gesehen, dass die relative Autonomie der Praxis konsequent respektiert wird. Vorgefertigte Interventionsstrategien oder eindeutige Handlungsrezepte würden eine expertokratische und technizistische Haltung propagieren, die mit Professionalität im eigentlichen Sinne wenig zu tun hat" (Nittel, 1994, 174). Jakob übt in diesem Kontext auch Kritik an der sog. „Praxisforschung": „Der Begriff der „Praxisforschung" und ihr Anspruch einer „Praxisnähe" suggeriert die direkte Umsetzbarkeit von Forschungsergebnissen in ein verändertes berufliches Handeln. Die Praxis der Projekte zeigt allerdings, dass ein derartiges Versprechen nicht eingelöst werden kann" (Jakob, 2002, 110).

gegenüber der Wissenschaft in gewisser Weise längst ein vorhandenes empirisches Faktum darstellt (Beck/Bonß, 1989; Lüders, 1993; Lüders/Santen, 1996). Es kann nämlich inzwischen als empirisch gut belegt gelten, dass wissenschaftliche Theoriebestände in professionellen Handlungskontexten zwar ihren Niederschlag finden. Fragt man nun allerdings nach dem wie der Verwendung wissenschaftlichen Wissens in berufspraktischen Vollzügen, so lautet die Antwort nach den eigenen Relevanzkriterien der Praxis:

„Alle bislang vorliegenden Ergebnisse stimmen darin überein, dass die Praxis sozialwissenschaftliches Wissen autonom nutzt" (Lüders/Santen, 1996, 73).

Die Ergebnisse der Verwendungsforschung zeigen also, dass die Praxis zwar Theorieangebote der Disziplinen nutzt, dass dabei allerdings die praktische Relevanz von Theorien nicht durch den Wissenschaftler definiert wird, sondern durch den – aus der Sicht der Wissenschaft nicht selten eigenwilligen – Umgang der Praktiker mit den Ergebnissen der Wissenschaft:

„(Wissenschafts-) Theorie muss zur Kenntnis nehmen, dass die Transformationsprozesse ... jeweils die Professionellen selbst ... situativ und bisweilen hochselektiv erbringen. Keine Theorie und kein Wissenschaftler kann ihnen diese Aufgabe abnehmen" (Dewe/Otto, 2001b, 1971).

Ergibt sich die Verwendung wissenschaftlicher Theorien in der Praxis anhand der Eigenlogik der Praxis, folgt daraus zudem, dass dieser Verwendungsprozess von Seiten der Wissenschaft kaum zu beeinflussen ist:

„Praxisrelevanz ergibt sich, wenn situativ eine Passung zwischen dem vorliegenden wissenschaftlichen Wissen und den Interessen der Praxis zustande kommt" (Lüders/Santen, 1996, 75).

Wann eine solche Passung vorliegt kann jedoch nur aus der Perspektive der Praxis entschieden werden. Das bedeutet, dass diejenigen, die die „Transformation" des wissenschaftlichen Wissens in die Praxis leisten, nicht mehr auf der Wissenschaftsseite, sondern auf der Seite der Praktiker zu suchen sind:

„Ob und wie theoretische Konstruktionen „praxisgerecht" sind bzw. werden, ist nicht „innerwissenschaftlich entscheidbar", sondern allemal Ergebnis außerwissenschaftlicher, genuin professioneller Praxis" (Dewe/Otto, 2001b, 1971).

All diese Überlegungen zur Autonomie der Praxis bei der Verwendung wissenschaftlicher Theorien gelten nun auch bezüglich des hier vorliegenden Versuches einer theoretischen Fundierung Philosophischer Beratung. Ob und wenn ja auf welche Art und Weise die Philosophische Praxis Gebrauch von diesem macht, liegt nicht mehr in der Hand des Theoretikers. Er hat lediglich die Plausibilität seiner Ausführungen zu verantworten, welche die Voraussetzung dafür ist, dass die Praxis überhaupt Interesse an seinem Theorieentwurf bekundet.

Die hier vorgenommene Ausarbeitung theoretischer Überlegungen eignet sich aufgrund ihrer Fülle ohnehin nicht dazu, diese Schritt für Schritt, eins zu eins in der Praxis umzusetzen. Die hier zusammengestellten Überlegungen beabsichtigen vielmehr einen möglichst breiten Horizont zu eröffnen, welche Möglichkeiten der Selbsterkenntnis und Bildung der Kontext Philosophische Beratung bieten könnte. Der Theoretiker kann daher dem Praktiker nicht die in jedem Einzelfall neu zu lösende Frage abnehmen, welche der hier vorgestellten allgemeinen Aspekte und Fragestellungen für den individuellen Bildungs- und Beratungsprozess seines konkreten Besuchers und dessen Anliegen die relevanten und optimalen sind – diese Entscheidung obliegt der „Urteilskraft" des Praktikers und diese Zurückhaltung gebietet das Gebot die Autonomie der Praxis bei der Theorieverwendung zu wahren. Es ist jeweils ein autonomer Akt der philosophischen Praktiker die durch die vorliegende Theorie bereitgestellten Wissensbestände kontextspezifisch zu verwenden. Sie werden dabei diese – dem Einzelfall angemessen – kombinieren, situativ variieren und collagenhaft zusammensetzen.

Es bleibt deshalb abzuwarten, inwieweit sich der erstellte theoretische Entwurf auf die Praxis auswirkt und inwiefern er dabei von der Praxis modifiziert wird. Nutzt die Praxis das hier vorgestellte Theorieangebot, ist sie bei dieser Benutzung autonom; genauso wie der Besucher wiederum bei der Nutzung der Angebote des Praktikers autonom ist.[4]

---

4 Jegliche Form eines psychosozialen Technologie-Verständnisses ist nicht nur bezüglich des Verhältnisses von Theorie und Praxis, sondern natürlich auch für die Interaktionsebene Berater-Besucher strikt abzulehnen. Auch auf dieser Ebene muss stattdessen davon ausgegangen werden, dass die Besucher aus den Ausführungen des Beraters etwas Eigenes machen, indem sie diese auf eine spezifische Art und Weise in ihr individuelles Selbst- und Weltbild integrieren.

Literatur

Abel, Günter (2004): Interpretationsethik. In: Schönherr-Mann, Hans-Martin (Hg.): Hermeneutik als Ethik. München. Wilhelm Fink. S. 91-116

Acham, Karl (1985): Diltheys Beitrag zur Theorie der Kultur- und Sozialwissenschaften. In: Rodi, Frithjof (Hg.): Dilthey Jahrbuch für Philosophie und Geschichte der Geisteswissenschaften. Band 3. Göttingen. Vandenhoeck und Ruprecht. S. 9-51

Achenbach, Gerd B. (1985a): Der verführte Ödipus – Psychoanalyse und Philosophische Praxis. In: Achenbach, Gerd B./Macho, Thomas H. (Hg.): Das Prinzip Heilung – Medizin, Psychoanalyse, Philosophische Praxis. Köln. Dinter. S. 86-126

Achenbach, Gerd B. (1987): Philosophische Praxis – Vorträge und Aufsätze. 2. Aufl. Köln. Dinter

Achenbach, Gerd. B. (1991): Auskunft über die Möglichkeit für Philosophen in der Philosophischen Praxis einen Lebensberuf zu finden. In: Agora/ZPP, 10/11. S. 4-7

Achenbach, Gerd B. (1991a): Lebenskunst – Sieben Annäherungen an ein vergessenes Wissen. In: Assmann, Aleida (Hg.): Weisheit, Archäologie der literarischen Kommunikation. München. Fink. S. 231-238

Achenbach, Gerd B./Winkler-Calaminus, Martina (1992): Die professionelle Struktur des Beratungsgesprächs. In: Dewe, Bernd/Ferchhoff, Wifried/Radtke, Frank-Olaf (Hg.): Erziehen als Profession – Zur Logik professionellen Handelns in pädagogischen Feldern. Opladen. Leske&Budrich. S. 92-102

Achenbach, Gerd B. (1993): Philosophische Praxis. In: Agora/ZPP, 14/15. S. 37-41

Achenbach, Gerd B. (1995): Kleine Chronik der Philosophischen Praxis – 1981-1995. Privatdruck

Achenbach, Gerd B. (1996): Zur Mitte der Philosophischen Praxis – Vortrag zur Eröffnung des Second International Congress on Philosophical Practice am 25.08.1996 in Amersfoort/Leusden, Niederlande. Privatdruck

Achenbach, Gerd B. (1997): Der Philosoph ist Menschenwissenschaftler – Ein Interview mit Gerd B. Achenbach über das Elend akademische Philosophie und die Chancen praktischen Philosophierens. In: Berliner Debatte INITIAL-Zeitschrift für sozialwissenschaftlichen Diskurs, Heft 3/1997, S. 11-23

Achenbach, Gerd B. (2006): Grundzüge eines Curriculums für die Philosophische Praxis. In: Gutknecht, Thomas/Himmelmann, Beatrix/Stamer, Gerhard (Hg.): Beratung und Bildung – Jahrbuch der Internationalen Gesellschaft für Philosophische Praxis (IGPP) 2006. Berlin. LIT-Verlag. S. 111-130

Adorno, Theodor W. (1963): Philosophie und Lehrer. In: Eingriffe – Neun kritische Modelle. Frankfurt. Suhrkamp

Adorno, Theodor W. (1971): Erziehung nach Auschwitz. In: (ders.): Erziehung zur Mündigkeit. Frankfurt. Suhrkamp

Adorno, Theodor W. (1975): Aufklärung ohne Phrasen. In: Becker, Hellmut: Weiterbildung. Aufklärung – Praxis – Theorie. Stuttgart. Klett. S. 15-18

Adorno, Theodor W. (2006): Theorie der Halbbildung. Frankfurt a. M.. Suhrkamp

Aebli, Hans (1981): Denken – Das Ordnen des Tuns. Bd. II – Denkprozesse. Stuttgart. Klett-Cotta

Ainsworth, Marget D. S. u. a. (1978): Patterns of attachment – A psychological study of the strange situation. Hillsdale. Erlbaum

Albert, Hans (1991): Traktat über kritische Vernunft. 5. Aufl. Tübingen. Mohr

Alheit, Peter (1995): „Biographizität" als Lernpotential – Konzeptionelle Überlegungen zum biographischen Ansatz in der Erwachsenenbildung. In: Krüger, Heinz-Hermann/Marotzki, Winfried (Hg.): Erziehungswissenschaftliche Biografieforschung. Opladen. Leske&Budrich. S. 276-307

Anonymus (1982): Hart an der Grenze – Ein rheinischer Doktor der Philosophie hat eine „Philosophische Praxis" eröffnet, wie bei Sokrates. In: Der Spiegel vom 27.09.1982. S. 114

Anonymus (1990): Praxis Hans-Georg Greber. In: Information Philosophie. 4/90. S. 117f.

Antonovsky, Anton (1987): Unraveling the Mytery of Health – How People Manage Stress and Stay Well. San Francisco. Jossey-Bass Publishers

Antonovsky, Anton (1997): Salutogenese – Zur Entmystifizierung der Gesundheit. Tübingen. DGVT-Verlag

Arendt, Hannah (2007): Vita activa oder Vom tätigen Leben. 6. Aufl.. München. Piper

Aristoteles (1991): Die Nikomachische Ethik. Übersetzt von Olof Gigon. München. dtv

Arnold, Rolf (1985): Deutungsmuster und pädagogisches Handeln in der Erwachsenenbildung. Bad Heilbrunn. Klinkhardt

Aurel, Marc (1992): Selbstbetrachtungen – aus dem Griechischen von Otto Kiefer. Frankfurt a. M.. Insel

Axmacher, Dirk (1986): Grenzenlos – Über die wachsende Schwierigkeit von „Erwachsenbildung" zu sprechen. In: Päd. Extra – Magazin für Erziehung, Wissenschaft und Politik. 10. S. 19-21

Baacke, Dieter/Schulze, Theodor (Hg.) (1979): Aus Geschichten lernen – Zur Einübung pädagogischen Verstehens. München. Juventa

Ballauff, Theodor (1981): Zur curricularen Maßgabe der Erwachsenenbildung. In: Kürzdörfer, Klaus (Hg.): Grundpositionen und Perspektiven in der Erwachsenenbildung. Bad Heilbrunn. Klinkhardt. S. 52-61

Balzac, Honoré de (1926): Vater Goriot. Berlin. Rowohlt

Beck, Aaron T. (1979): Cognitive Therapy of Depression. New York. Wiley

Beck, Ulrich (1986): Die Risikogesellschaft – Auf dem Weg in eine andere Moderne. Frankfurt. Suhrkamp

Beck, Ulrich/Bonß, Wolfgang (1989): Verwissenschaftlichung ohne Aufklärung? In: diess. (Hg.): Weder Sozialtechnologie noch Aufklärung? – Analysen zur Verwendung sozialwissenschaftlichen Wissens. Frankfurt a. M.. Suhrkamp. S. 7-45

Beck, Ulrich/Beck-Gernsheim, Elisabeth (Hg.) (1994): Riskante Freiheiten – Individualisierung in modernen Gesellschaften. Frankfurt a. M.. Suhrkamp

Beck, Ulrich/Giddens, Anthony/Lash, Scott (1995): Reflexive Modernisierung – Eine Kontroverse. Frankfurt a. M.. Suhrkamp

Belardi, Nando/u. a. (1996): Beratung – Eine sozialpädagogische Einführung. Basel. Beltz

Bender, Walter (1991): Subjekt und Erkenntnis – Über den Zusammenhang von Bildung und Lernen in der Erwachsenenbildung. Weinheim. Deutscher Studien Verlag

Bennent-Vahle, Heidemarie/Freimann, Heike (2006): Dialog zum Thema Bildung und Beratung. In: Gutknecht, Thomas/Himmelmann, Beatrix/Stamer, Gerhard (Hg.): Beratung und Bildung – Jahrbuch der Internationalen Gesellschaft für Philosophische Praxis (IGPP) 2006. Berlin. LIT-Verlag. S. 101-106

Bennent-Vahle, Heidemarie (2006a): Philosophie des Alters. In: Gutknecht, Thomas/Himmelmann, Beatrix/Stamer, Gerhard (Hg.): Beratung und Bildung – Jahrbuch der Internationalen Gesellschaft für Philosophische Praxis (IGPP) 2006. Berlin. LIT-Verlag. S. 148-181

Berg, Melanie (1992): Philosophische Praxen im deutschsprachigen Raum – Eine kritische Bestandsaufnahme. Essen. Die Blaue Eule

Berges, Brigitte (2006): Boethius – Warum die Welt doch in Ordnung ist. In: Gutknecht, Thomas/Himmelmann, Beatrix/Stamer, Gerhard (Hg.): Beratung und Bildung – Jahrbuch der Internationalen Gesellschaft für Philosophische Praxis (IGPP) 2006. Berlin. LIT-Verlag. S. 44-62

Bergs-Winkels, Dagmar (1998): Weiterbildung in Zeiten organisationskultureller Revolution. Hamburg. Kovač

Bieri, Peter (2003): Das Handwerk der Freiheit – Über die Entdeckung des eigenen Willens. Frankfurt a. M.. Fischer

Bingöl, Özgür (2007): Das Bild als kulturelles Medium – ein kunstethnologischer Beitrag zur iconic-turn-Debatte. Berlin. wvb. Wiss. Verl.

Böhme, Gernot (1978): Wissenschaftssprachen und die Verwissenschaftlichung der Erfahrung. In: Zimmermann, Jörg (Hg.): Sprache und Welterfahrung. München. Fink. S. 89-109

Boele, Dries (1995): The Training of a Philosophical Counselor. In: Lahav, Ran/Tillmanns, Maria da Venza (Hg.): Essays on Philosophical Counseling. New York. Univ. Press of America. S. 35-47

Borsche, Tilman (1990): Wilhelm von Humboldt. München. C.H. Beck

Bourdieu, Pierre (1979): Entwurf einer Theorie der Praxis auf der ethnologischen Grundlage der kabylischen Gesellschaft. Frankfurt a. M.. Suhrkamp

Bourdieu, Pierre (1987): Sozialer Sinn – Kritik der theoretischen Vernunft. Frankfurt a. M.. Suhrkamp

Bourdieu, Pierre/Wacquant, Loic J.D. (1996): Reflexive Anthropologie. Frankfurt a. M. Suhrkamp

Bourdieu, Pierre (1997): Widersprüche des Erbes. In: ders. (Hg.): Das Elend der Welt – Zeugnisse und Diagnosen alltäglichen Leidens an der Gesellschaft. Konstanz. Univ.-Verl.Konstanz. S. 651-659

Bowlby, John (1986a): Bindung – Eine Analyse der Mutter-Kind-Beziehung. Frankfurt a. M.. Fischer

Bowlby, John (1986b): Trennung – Psychische Schäden als Folge der Trennung von Mutter und Kind. Frankfurt a. M.. Fischer

Brem-Gräser, Luitgard (1993): Handbuch der Beratung für helfende Berufe. Bd.1-3. München. Reinhardt

Brentano, Franz (1874): Psychologie vom empirischen Standpunkte. Bd. 1. Leipzig. Dunker&Humblot

Brumlik, Micha (2002): Bildung und Glück – Versuch einer Theorie der Tugenden. Berlin. Philo

Brumlik, Micha (2004): Zurückhaltung und Fügung ins Beschiedene – Zur Tugend der Bescheidenheit. In: ZDF-Nachtstudio (Hg.): Tugenden und Laster – Gradmesser der Menschlichkeit. Frankfurt a. M.. Suhrkamp. S. 223-234

Brumlik, Micha (2004a): Advokatorische Ethik – Zur Legitimation pädagogischer Eingriffe. 2. Aufl. Berlin.

Brumlik, Micha (2006): Sigmund Freud – Der Denker des 20. Jahrhunderts. Weinheim. Beltz.

Buchholz, Michael (2003): Metaphern und ihre Analyse im therapeutischen Dialog. In: Familiendynamik. 28, 1. S. 64-94

Camus, Albert (2002): Der Mythos des Sisyphos. 4. Aufl.. Reinbek. Rowohlt

Carrier, Martin/Mittelstraß, Jürgen (1989): Geist, Gehirn, Verhalten – Das Leib-Seele-Problem und die Philosophie der Psychologie. Berlin. de Gruyter

Cassirer, Ernst (1929): Philosophie der symbolischen Formen 3 – Phänomenologie der Erkenntnis. Darmstadt. Wissenschaftliche Buchgesellschaft

Cassirer, Ernst (1944): Versuch über den Menschen – Einführung in eine Philosophie der Kultur. Franfurt a. M.. Fischer

Cicero, Marcus Tullius (1966): De legibus. herausgegeben von Ronconi, Alessandro. Florenz. LeMonnier

Damasio, Antonio R. (1994): Descartes' Irrtum – Fühlen, Denken und das menschliche Gehirn. München. List

Dewe, Bernd (1988): Wissensverwendung in der Fort- und Weiterbildung – Transformation wissenschaftlicher Informationen in Praxisdeutungen. Studien zum Umgang mit Wissen. Band 6. Baden-Baden. Nomos

Dewe, Bernd (1999): Lernen zwischen Vergewisserung und Ungewissheit – Reflexives Handeln in der Erwachsenenbildung. Opladen. Leske&Budrich

Dewe, Bernd (1999a): Bildungsarbeit mit Erwachsenen – „Grenzfall Pädagogik" oder „zentrales Medium" einer zukünftigen Lerngesellschaft. In: Neue Praxis, Heft 4, S. 394-408

Dewe, Bernd (2001): Theorien der Erwachsenenbildung – ein Handbuch. München. Hueber

Dewe, Bernd (2001a): Erwachsenenbildung. In: Otto, Hans-Uwe/Thiersch, Hans (Hg.): Handbuch Sozialarbeit – Sozialpädagogik. 2. Aufl.. Neuwied. Luchterhand. S. 411-437

Dewe, Bernd/Otto, Hans-Uwe (2001b): Wissenschaftstheorie. In: Otto, Hans-Uwe/Thiersch, Hans (Hg.): Handbuch Sozialarbeit – Sozialpädagogik. 2. Aufl.. Neuwied. Luchterhand. S. 1966-1979

Dill, Alexander (1990): Philosophische Praxis – Eine Einführung. Frankfurt a. M.. Fischer

Dill, Alexander: Werbeprospekt für seine Philosophische Praxis

Dilthey, Wilhelm: Gesammelte Schriften – herausgegeben von Bernhard Groethuysen. Göttingen. Vandenhoeck&Ruprecht

Band I: Einleitung in die Geisteswissenschaften – Versuch einer Grundlegung für das Studium der Gesellschaft und der Geschichte. Herausgegeben von Bernhard Groethuysen. 8. Aufl.. 1977

Band II: Weltanschauung und Analyse des Menschen seit Renaissance und Reformation. Herausgegeben von Georg Misch. 10. Aufl.. 1977

Band III: Studien zur Geschichte des deutsches Geistes. Leibniz und sein Zeitalter. Friedrich der Große und die deutsche Aufklärung. Das achtzehnte Jahrhundert und die geschichtliche Welt. Herausgegeben von Paul Ritter. 5. Aufl.. 1977

Band IV: Die Jugendgeschichte Hegels und andere Abhandlungen zur Geschichte des deutschen Idealismus. Herausgegeben von Herman Nohl. 5. Aufl.. 1975

Band V: Erste Hälfte – Abhandlungen zur Grundlegung der Geisteswissenschaften. Herausgegeben von Georg Misch. 7. Aufl.. 1982. Enthält u. a.: Ideen über eine beschreibende und zergliedernde Psychologie, Die Entstehung der Hermeneutik, Das Wesen der Philosophie.

Band VI: Zweite Hälfte – Abhandlungen zur Poetik, Ethik und Pädagogik. Herausgegeben von Georg Misch. 6. Aufl.. 1978

Band VII: Der Aufbau der geschichtlichen Welt in den Geisteswissenschaften. Herausgegeben von Bernhard Groethuysen. 8. Aufl.. 1992

Band VIII: Weltanschauungslehre – Abhandlungen zur Philosophie der Philosophie. Herausgegeben von Bernhard Groethuysen. 5. Aufl.. 1977. Enthält u. a.: Das geschichtliche Bewusstsein und die Weltanschauungen, Die Typen der Weltanschauung und ihre Ausbildung in den metaphysischen Systemen

Band IX: Pädagogik – Geschichte und Grundlinien des Systems. Herausgegeben von Otto F. Bollnow. 4. Aufl.. 1974

Band X: System der Ethik. Herausgegeben von Herman Nohl. 4. Aufl.. 1981

Band XVII: Zur Geistesgeschichte des 19. Jahrhunderts – Aus „Westermanns Monatshefte": Literaturbriefe, Berichte zur Kunstgeschichte, verstreute Rezensionen 1867-1884. Herausgegeben von Ulrich Herrmann. 2. Aufl.. 1988

Band XVIII: Die Wissenschaften vom Menschen, der Gesellschaft und der Geschichte – Vorarbeiten zur Einleitung in die Geisteswissenschaften 1865-1880. Herausgegeben von Helmut Johach und Frithjof Rodi. 1977

Band XIX: Grundlegung der Wissenschaft vom Menschen, der Gesellschaft und der Geschichte – Ausarbeitungen und Entwürfe zum zweiten Band der Einleitung in die Geisteswissenschaften ca. 1870-1895. Herausgegeben von Helmut Johach und Frithjof Rodi. 1982

Band XXI: Psychologie als Erfahrungswissenschaft – Vorlesungen zur Psychologie und Anthropologie ca.1875-1894. Herausgegeben von Guy van Kerckhoven und Hans-Ulrich Lessing. 1997

Dittmann-Kohli, Freya (1995): Das persönliche Sinnsystem – Ein Vergleich zwischen frühem und spätem Erwachsenenalter. Göttingen. Hogrefe

Dörpinghaus, Andreas (2006): Einführung in die Theorie der Bildung. Darmstadt. Wissenschaftliche Buchgesellschaft

Düsing, Klaus (1997): Selbstbewusstseinsmodelle – Moderne Kritiken und systematische Entwürfe zur konkreten Subjektivität. München. Fink

Ecarius, Jutta (1998): Was will die jüngere mit der älteren Generation – Generationsbeziehungen und Generationsverhältnisse in der Erziehungswissenschaft. Opladen. Leske&Budrich

Eckensberger, Lutz H./Plath, Ingrid (2006): Beratung und Kultur. In: Steinebach, Christoph (Hg.): Handbuch Psychologische Beratung. Stuttgart. Klett-Cotta. S. 70-95

Eco, Umberto (2000): Kant und das Schnabeltier. München. Hanser

Elias, Norbert (1978): Zum Begriff des Alltags. In: Materialien zur Soziologie des Alltags – Kölner Zeitschrift für Soziologie und Sozialpsychologie. Sonderheft 20. Opladen. S. 22-29

Engel, Frank (2007): Allgemeine Pädagogik, Erziehungswissenschaft und Beratung. In: Nestmann, Frank/Engel, Frank/Sickendiek, Ursel (Hg.): Das Handbuch der Beratung. Bd.1 Disziplinen und Zugänge. Tübingen. dgvt-Verlag. S. 103-114

Engel, Frank/Sickendiek, Ursel (2007): Narrative Beratung – Sprache, Erzählungen und Metaphern in der Beratung. In: Nestmann, Frank/Engel, Frank/Sickendiek, Ursel (Hg.): Das Handbuch der Beratung. Bd.2 Ansätze, Methoden und Felder. Tübingen. dgvt-Verlag. S. 749-763

Epiktet (1992a): Wege zum glücklichen Handeln. Übers. und hrsg. von Wilhelm Capelle. Frankfurt a. M.. Insel

Epikur (1980): Briefe, Sprüche, Werkfragmente. Übers. und hrsg. von Hans Wolfgang Krautz. Stuttgart. Reclam

Epstein, Seymour (1973): The self-concept revisited or a theory of a theory. In: American Psychologist. 28. S. 404-416

Erikson, Erik H. (1964): Wachstum und Krise der gesunden Persönlichkeit. Stuttgart. Psyche

Erikson, Erik H. (1968): Identität und Lebenszyklus. Frankfurt a. M. Suhrkamp

Erikson, Erik H. (1970): Jugend und Krise. Stuttgart. Klett

Fellmann, Ferdinand (1995): Hermeneutik und Psychologie – Diltheys Verstehenslehre jenseits von Logismus und Psychologismus. In: Dilthey-Jahrbuch. 9. Göttingen. Vandenhoeck&Ruprecht. S. 13-31

Fenner, Dagmar (2005): Philosophie contra Psychologie – zur Verhältnisbestimmung von philosophischer Praxis und Psychotherapie. Tübingen. Francke

Feuerbach, Ludwig (1846): Grundsätze der Philosophie der Zukunft. Kritische Ausgabe mit Einleitung und Anmerkungen von Gerhart Schmidt. Frankfurt a. M.. Klostermann 1967 (Dieser Text entspricht der Werkausgabe von 1846)

Fetz, Reto Luzius/Oser, Fritz (1986): Weltbildentwicklung, moralisches und religiöses Urteil. In: Edelstein, Wolfgang/Nunner-Winkler, Gertrud (Hg.): Zur Bestimmung der Moral – Philosophische und sozialwissenschaftliche Beiträge zur Moralforschung. Frankfurt a. M.. Suhrkamp. S. 442-469

Figal, Günter (2004): Ethik und Hermeneutik. In: Schönherr-Mann, Hans-Martin (Hg.): Hermeneutik als Ethik. München. Wilhelm Fink. S. 117-133

Fischer, Hans Rudi (Hg.) (1992): Das Ende der großen Entwürfe. Frankfurt a. M. Suhrkamp

Fischer, Wolfram (2004): Fallrekonstruktion im professionellen Kontext – Biografische Diagnostik, Interaktionsanalyse und Intervention. In: Hanses, Andreas (Hg.): Biografie und Soziale Arbeit. Baltmannsweiler. Schneider Verlag Hohengehren. S. 62-86

Fischer, Wolfram (2007): Fallrekonstruktion und Intervention. In: Giebeler, Cornelia; u. a. (Hg.): Fallverstehen und Fallstudien – Interdisziplinäre Beiträge zur rekonstruktiven Sozialarbeitsforschung. Opladen. Budrich. S. 23-34

Fischer-Rosenthal, Wolfram/Rosenthal, Gabriele (1997): Warum Biographieanalyse und wie man sie macht. In: Zeitschrift für Sozialisationsforschung und Erziehungssoziologie, Heft 17, Seite 405-427

Fleck, Ludwik (1980): Entstehung und Entwicklung einer wissenschaftlichen Tatsache. Frankfurt a. M.. Suhrkamp

Flick, Uwe (1996): Qualitative Forschung – Theorie, Methoden, Anwendung in Psychologie und Sozialwissenschaften. 2. Aufl. Reinbek. Rowohlt

Flick, Uwe (2000): Design und Prozess qualitativer Forschung. In: Flick, Uwe/Kardorff, Ernst von/Steinke, Ines (Hg.): Qualitative Forschung – Ein Handbuch. Reinbek. Rowohlt. S. 252-265

Fonagy, Peter (2004): Affektregulierung, Neutralisierung und die Entwicklung des Selbst. Stuttgart. Klett-Cotta

Forneck, Hermann-Josef (1987): Alltagsbewusstsein in der Erwachsenenbildung. Bad Heilbrunn. Klinkhardt

Forum Beratung in der DGVT (Deutsche Gesellschaft für Verhaltenstherapie) (2007): Frankfurter Erklärung zur Beratung – Aufruf zu einem Neuen Diskurs. In: Nestmann, Frank/Engel, Frank/Sickendiek, Ursel (Hg.): Das Handbuch der Beratung. Bd.1 Disziplinen und Zugänge. Tübingen. dgvt-Verlag. S. 1271-1274

Foucault, Michel (1974): Die Ordnung der Dinge – Eine Archäologie der Humanwissenschaften. Frankfurt a. M.. Suhrkamp

Foucault, Michel (1992): Was ist Kritik?. Berlin. Merve

Frankena, William K. (1974): Der naturalistische Fehlschluss. In: Grewendorf, Günther (Hg.): Seminar – Sprache und Ethik. Frankfurt a. M. Suhrkamp. S. 83-99

Freud, Sigmund (1939): Abriss der Psychoanalyse. In: Freud, Anna u. a. (Hg.) (1940-68): Gesammelte Werke. Frankfurt a. M.. Fischer

Frischmann, Bärbel (2005): Die Bedeutung der Philosophie für die Bildung. In: Burckhart, Holger/Sikora, Jürgen (Hg.): Praktische Philosophie – Philosophische Praxis. Darmstadt. Wissenschaftliche Buchgesellschaft. S. 13-20

Fröbel, Friedrich W. A. (1837): Über das Wesen der Bildung überhaupt und im besonderen der Volksbildung. In: Programm der Zürcherischen Kantonschule. Zürich. Literatur-Agentur Danowski

Fuchs-Heinritz, Werner (2000): Biographische Forschung – eine Einführung in Praxis und Methoden. 2. Auflage. Opladen. Westdeutscher Verlag

Fuß, Holger (1989): Wie mieten uns einen Sokrates. In: Cosmopolitan. 1/89. S. 85-89

Gadamer, Hans-Georg (1990): Hermeneutik I – Wahrheit und Methode – Grundzüge einer philosophischen Hermeneutik. 6. Aufl. Tübingen. Mohr

Gadamer, Hans-Georg (1993): Über die politische Inkompetenz der Philosophie. In: Sinn und Form. 45. S. 5-12

Gähde, Ulrich (1983): T-Theoretizität und Holismus. Frankfurt a. M.. Lang

Gebsattel, Victor E. von (1959): Gedanken zu einer anthropologischen Psychotherapie. In: Frankl, Viktor E. (Hg.): Handbuch der Neurosenlehre und Psychotherapie. München. Urban&Schwarzenberg. S. 531-567

Gerhardt, Volker (2005): Lebensführung – Die Individualität des Menschen. In: Burckhart, Holger/Sikora, Jürgen (Hg.): Praktische Philosophie – Philosophische Praxis. Darmstadt. Wissenschaftliche Buchgesellschaft. S. 135-157

Gethmann, Carl Friedrich (1978): Ist Philosophie als Institution nötig? In: Lübbe, Hermann (Hg.): Wozu Philosophie? – Stellungnahmen eines Arbeitskreises. Berlin. de Gruyter. S. 287-312

Giammusso, Salvatore (1990-1991): Der ganze Mensch – Das Problem einer philosophischen Lehre vom Menschen bei Dilthey und Plessner. In: Rodi, Frithjof (Hg.): Dilthey Jahrbuch für Philosophie und Geschichte der Geisteswissenschaften. Band 7. Göttingen. Vandenhoeck und Ruprecht. S. 112-138

Gildemeister, Regine/Robert, Günther (2001): Therapie und Soziale Arbeit. In: Otto, Hans Uwe (Hg.): Handbuch Sozialarbeit/Sozialpädagogik. Neuwied. Luchterhand. S. 1901-1909

Glinka, Hans-Jürgen (2003): Das narrative Interview – Eine Einführung für Sozialpädagogen. 2. Aufl.. Weinheim: Juventa

Gloger-Tippelt, Gabriele (2003): Die Bedeutung der Bindung für die Persönlichkeitsentwicklung. In: Schneider, Wolfgang (Hg.): Entwicklung, Lehren und Lernen. Göttingen. Hogrefe. S. 53-74

Goethe, Johann Wolfgang von (1821): Wilhelm Meisters Wanderjahre. Hamburger Ausgabe Bd. 8. 11. Aufl. (1982). Hamburg. Wegner

Goethe, Johann Wolfgang von (1833): Maximen und Reflexionen. Stuttgart. Cotta

Goleman, Daniel (1996): Emotionale Intelligenz. München. Hanser

Graefe, Steffen (1989a): Werbeprospekt für seine Philosophische Praxis – Programmkalender Mai, Juni, Juli '89 des Kleinen Ateliers für Philosophische Praxis

Graefe, Steffen (1991): Philosophische Selbstverwirklichung – Vom Ethos einer philosophischen Praxis. In: Witzany, Günther (Hg.): Zur Theorie der Philosophischen Praxis. Essen. Die Blaue Eule. S. 41-65

Groeben, Norbert/Scheele, Brigitte (1977): Argumente für eine Psychologie des reflexiven Subjekts – Paradigmawechsel vom behavioralen zum epistemologischen Menschenbild. Darmstadt. Steinkopff

Groeben, Norbert (1986): Handeln, Tun, Verhalten als Einheiten einer verstehend-erklärenden Psychologie – Wissenschaftstheoretischer Überblick und Programmentwurf zur Integration von Hermeneutik und Empirismus. Tübingen. Francke

Groothoff, Hans-Hermann (1966): Über Diltheys Entwurf einer „wissenschaftlichen Pädagogik". In: Vierteljahresschrift für wissenschaftliche Pädagogik – Neue Folgen der Ergänzungshefte. Heft 4 – Pädagogik als Wissenschaft – eine kritische Auseinandersetzung über wissenschaftstheoretische Grundfragen der Pädagogik. Bochum. S. 80-91

Gross, Peter (1994): Die Multioptionsgesellschaft. Frankfurt. Suhrkamp

Gutknecht, Thomas (2005): Das Philosophische Philosophischer Praxis – Über Freiheitsbegegnung und Freiheitsbewegung. In: Burckhart, Holger/Sikora, Jürgen (Hg.): Praktische Philosophie – Philosophische Praxis. Darmstadt. Wissenschaftliche Buchgesellschaft. S. 185-206

Gutknecht, Thomas (2006): Editorial. In: Gutknecht, Thomas/Himmelmann, Beatrix/Stamer, Gerhard (Hg.): Beratung und Bildung – Jahrbuch der Internationalen Gesellschaft für Philosophische Praxis (IGPP) 2006. Berlin. LIT-Verlag. S. 7-11

Gutknecht, Thomas (2006a): Es sind nur wenig, die den Sinn haben und zugleich zur Tat fähig sind – Über Philosophische Praxis als philosophische Praxis. In: Gutknecht, Thomas/Himmelmann, Beatrix/Stamer, Gerhard (Hg.): Beratung und Bildung – Jahrbuch der Internationalen Gesellschaft für Philosophische Praxis (IGPP) 2006. Berlin. LIT-Verlag. S. 12-31

Gutknecht, Thomas (2006b): Eine unendliche Geschichte – Fragen aus aktuellem Anlass, was denn der Sinn einer Ausbildung zu philosophischem Praktizieren sein könnte. In: Gutknecht, Thomas/Himmelmann, Beatrix/Stamer, Gerhard (Hg.): Beratung und Bildung – Jahrbuch der Internationalen Gesellschaft für Philosophische Praxis (IGPP) 2006. Berlin. LIT-Verlag. S. 131-139

Gutknecht, Thomas (2006c): Auf dem Weg zur Philosophie Philosophischer Praxis – Eine Einladung, den Wettbewerb der Kolleginnen und Kollegen auf der Ebene des philosophischen Gesprächs auszutragen. In: Gutknecht, Thomas/Himmelmann, Beatrix/Stamer, Gerhard (Hg.): Beratung und Bildung – Jahrbuch der Internationalen Gesellschaft für Philosophische Praxis (IGPP) 2006. Berlin. LIT-Verlag. S. 184-195

Habermas, Jürgen (1979): Erkenntnis und Interesse. 5. Aufl. Frankfurt a. M.. Suhrkamp

Habermas, Jürgen (1981): Theorie des kommunikativen Handelns. 2 Bände. Frankfurt a. M.. Suhrkamp

Habermas, Jürgen (1984b): Erläuterungen zum Begriff des kommunikativen Handelns. In: ders.: Vorstudien und Ergänzungen zur Theorie des kommunikativen Handeln. Frankfurt a. M.. Suhrkamp. S. 571-606

Habermas, Jürgen (1988): Nachmetaphysisches Denken – Philosophische Aufsätze. Frankfurt a. M.. Suhrkamp

Habermas, Jürgen (1996): Die Einbeziehung des Anderen – Studien zur politischen Theorie. Frankfurt a. M.. Suhrkamp

Habermas, Tilmann/Paha, Christine (2001): The development of coherence in adolescents' life narratives. In: Narrative Inquiry. 11 (1). S. 35-54

Hahlweg, Kurt (1982): Partnerschaftsprobleme: Diagnosen und Therapie – Handbuch für den Therapeuten. Berlin. Springer

Hanke, Michael (1986): Der maieutische Dialog. Aachen. Rader

Hanses, Andreas (2000): Biographische Diagnostik in der Sozialen Arbeit – über die Notwendigkeit und Möglichkeit eines hermeneutischen Fallverstehens im institutionellen Kontext. In: neue praxis – Zeitschrift für Sozialarbeit, Sozialpädagogik und Sozialpolitik. 30 (2000). S. 357-379

Hanses, Andreas (2003): Angewandte Biografieforschung in der Sozialen Arbeit. In: Otto, Hans-Uwe; u. a. (Hg.): Empirische Forschung und Soziale Arbeit. Neuwied. Luchterhand. S. 259-277

Hanson, Norwood Russell (1965): Patterns of discovery. Cambridge. Univ.Press.

Haug, Frigga (1990): Erinnerungsarbeit. Hamburg. Argument

Haug, Frigga (1999): Vorlesungen zur Einführung in die Erinnerungsarbeit. Hamburg. Argument

Heckmann, Gustav (1981): Das sokratische Gespräch – Erfahrungen in philosophischen Hochschulseminaren. Hannover. Schroedel

Heidegger, Martin (1986): Sein und Zeit. 15. Aufl. Tübingen. Niemeyer (zuerst erschienen 1927)

Heidegger, Martin (1996): Einleitung in die Philosophie – Vorlesung aus dem WS 1928/29. In: ders.: Gesamtausgabe. Bd. 2. Frankfurt a. M.. Klostermann

Heintel, Peter/Macho, Thomas H. (1991): Praxis – Philosophische. In: Witzany, Günther (Hg.): Zur Theorie der Philosophischen Praxis. Essen. Die Blaue Eule. S. 67-82

Henningsen, Jürgen (1981): Autobiographie und Erziehungswissenschaft. Essen. Neue dt. Schule

Henrich, Dieter (1995): Bewusstes Leben und Metaphysik – Gespräch mit Dieter Henrich. In: ZPP. 1995/1. S. 4-9

Hermanns, Harry (1991): Narratives Interview. In: Flick, Uwe/von Kardorff, Ernst (Hg.): Handbuch Qualitative Sozialforschung. München. Psychologie Verlags Union. S. 182-185

Hermanns, Harry (2000): Interviewen als Tätigkeit. In: Flick, Uwe/von Kardorff, Ernst/Steinke, Ines (Hg.): Qualitative Forschung – Ein Handbuch. Reinbek. Rowohlt. S. 360-368

Herrmann, Ulrich (1971): Die Pädagogik Wilhelm Diltheys – Ihr wissenschaftstheoretischer Ansatz in Diltheys Theorie der Geisteswissenschaft. Göttingen. Vandenhoeck&Ruprecht

Hersh, Seymon (1980): The counseling philosopher – Facing change in one's life is often difficult. In: The Humanist. Nr.3

Hitzler, Ronald/Honer, Anne (1997): Einleitung – Hermeneutik in der deutschsprachigen Soziologie heute. In: dies. (Hg.): Sozialwissenschaftliche Hermeneutik – Eine Einführung. Opladen. Leske&Budrich. S. 7-30

Hochschild, Arlie Russell (1992): Das gekaufte Herz – Zur Kommerzialisierung der Gefühle. Frankfurt a. M.. Campus

Holmes, Jeremy (2006): John Bowlby und die Bindungstheorie. 2. Aufl.. München. Reinhardt

Hoogendijk, Ad (1988): Spreekuur bij een Filosoof (Sprechstunde bei einem Philosophen). Utrecht. Privatdruck

Hopf, Christel (1978): Die Pseudo-Exploration – Überlegungen zur Technik qualitativer Interviews in der Sozialforschung. In: Zeitschrift für Soziologie. 7. S. 97-115

Hopf, Christel (2000): Qualitative Interviews – ein Überblick. In: Flick, Uwe/von Kardorff, Ernst/Steinke, Ines (Hg.): Qualitative Forschung – Ein Handbuch. Reinbek. Rowohlt. S. 349-360

Horkheimer, Max (1968a): Geschichte und Psychologie In: ders.: Kritische Theorie – Eine Dokumentation – herausgegeben von A. Schmidt. Bd. I. Frankfurt a. M.. Fischer. S. 9-30

Humboldt, Wilhelm von (1830-1835/1980): Über die Verschiedenheit des menschlichen Sprachbaues und ihren Einfluss auf die geistige Entwicklung des Menschengeschlechts. In: ders.: Werke in fünf Bänden herausgegeben von Andreas Flitner. Band 3. 3. Aufl.. Darmstadt. Wissenschaftliche Buchgesellschaft. S. 368-756

Humboldt, Wilhelm von (1903-1936): Gesammelte Schriften – im Auftrag der Preußischen Akademie der Wissenschaften. Herausgegeben von Albert Leitzmann u. a.. 17 Bände. Berlin 1903-1936. Behr

Jakob, Gisela/Wensierski, Hans-Jürgen von (Hg.) (1997): Rekonstruktive Sozialpädagogik – Konzepte und Methoden sozialpädagogischen Verstehens in Forschung und Praxis. Weinheim. Juventa

Jakob, Gisela (2002): Fallverstehen und Deutungsprozesse in der sozialpädagogischen Praxis. In: Peters, Friedhelm (Hg.) (2002): Diagnosen – Gutachten – hermeneutisches Fallverstehen – Rekonstruktive Verfahren zur Qualifizierung individueller Hilfeplanung. 2. Aufl.. Frankfurt a. M.. IGFH. S. 99-125

Jaspers, Karl (1986): Was ist Philosophie? Ein Lesebuch. 4. Aufl.. München. Dtv

Johach, Helmut (1994-1995): Dilthey, Freud und die Humanistische Psychologie. In: Rodi, Frithjof (Hg.): Dilthey Jahrbuch für Philosophie und Geschichte der Geisteswissenschaften. Band 9. Göttingen. Vandenhoeck und Ruprecht S. 32-65

Jongsma, Ida (1995): Philosophical Conseling in Holland – History and Open Issuses. In: Lahav, Ran/Tillmanns, Maria da Venza (Hg.): Essays on Philosophical Counseling. New York. Univ. Press of America. S. 25-34

Jung, Matthias (1996a): Objektiver Geist und Erfahrung – Zur Bedeutung Wilhelm Diltheys für die neuere Religionsphilosophie. In: Rodi, Frithjof (Hg.): Dilthey Jahrbuch für Philosophie und Geschichte der Geisteswissenschaften. Band 10. Göttingen. Vandenhoeck und Ruprecht. S. 190-223

Jung, Matthias (2002): Hermeneutik – Zur Einführung. 2. Aufl.. Hamburg. Junius

Kade, Jochen/Seitter, Wolfgang (1996): Lebenslanges Lernen – Mögliche Bildungswelten. Opladen. Leske&Budrich

Kant, Immanuel (1781): Kritik der reinen Vernunft (KrV). Akademie-Ausgabe. Band 3. Berlin. Reimer

Kant, Immanuel (1788): Kritik der praktischen Vernunft (KpV). Akademie-Ausgabe. Band 5. Berlin. Reimer

Kant, Immanuel (1790): Kritik der Urteilskraft (KdU). Akademie-Ausgabe. Band 5. Berlin. Reimer

Kant, Immanuel (1793): Über den Gemeinspruch: Das mag in der Theorie richtig sein, taugt aber nicht für die Praxis. Akademie-Ausgabe. Band 8. Berlin. Reimer

Kant, Immanuel (1800): Anthropologie in pragmatischer Hinsicht. 2. Aufl.. Akademie-Ausgabe Band 7. Berlin. Reimer

Kant, Immanuel (1800a): Logik – Ein Handbuch zu Vorlesungen. In: Kant, Immanuel: Schriften zur Metaphysik und Logik 2. Werkausgabe Band 6. herausgegeben von Wilhelm von Weischedel (1977). Frankfurt a. M.. Suhrkamp

Kaulbach, Friedrich (1990): Philosophie des Perspektivismus. 1. Teil: Wahrheit und Perspektive bei Kant, Hegel und Nietzsche. Tübingen. Mohr

Keßler, Bernd H. (1983): Rational-emotive Therapie. In: Corsini, Raymond J. (Hg.): Handbuch der Psychotherapie. Bd. 2. Weinheim. Beltz. S. 1105-1126

Keupp, Heiner/Straus, Florian/Gmür, Wolfgang (1989): Verwissenschaftlichung und Professionalisierung – Zum Verhältnis von technokratischer und reflexiver Verwendung am Beispiel psychosozialer Praxis. In: Beck, Ulrich/Bonß, Wolfgang (Hg.): Weder Sozialtechnologie noch Aufklärung? – Analysen zur Verwendung sozialwissenschaftlichen Wissens. Frankfurt a M.. Suhrkamp. S. 149-195

Keupp, Heiner/Ahbe, Thomas u. a. (1999): Identitätskonstruktionen – Das Patchwork der Identitäten in der Spätmoderne. Reinbek. Rowohlt.

Keupp, Heiner (2007): Beratung als Förderung von Identitätsarbeit in der Spätmoderne. In: Nestmann, Frank/Engel, Frank/Sickendiek, Ursel (Hg.): Das Handbuch der Beratung. Bd.1 Disziplinen und Zugänge. Tübingen. dgvt-Verlag. S. 469-485

Kierkegaard, Soren (1849): Die Krankheit zum Tode. Gesammelte Werke 24/25, herausgegeben von E. Hirsch 1957, Düsseldorf. Diederichs

Klafki, Wolfgang (1975): Studien zur Bildungstheorie und Didaktik. Weinheim. Beltz

Koltko-Rivera, Mark-Edward (2004): The psychology of worldviews. In: Review of General Psychology 8 (1). S. 3-58

Krais, Beate (1994): Erziehungs- und Bildungssoziologie. In: Kerber, Harald/Schmieder, Arnold (Hg.): Spezielle Soziologien. Reinbek. Rowohlt. S. 556-576

Krämer, Hans (1990): Was ist Philosophische Praxis? – Kurze Beantwortung der Frage, was das philosophische Interesse der Philosophie an der Philosophischen Praxis ist. In: Einheit und Vielheit – 14. Dt. Kongress für Philosophie in Gießen 1987. Hamburg. Meiner. S. 309-310

Krämer, Hans (1992): Integrative Ethik. Frankfurt a. M.. Suhrkamp

Kramer, Deirdre A. (1990): Conceptualizing wisdom – the primacy of affect-cognition relations. In: Sternberg, Robert J. (Ed.): Wisdom. Its Nature, Origins and Development. New York. Cambridge Univ. Press. S. 279-313

Krausser, Peter (1968): Kritik der endlichen Vernunft – Diltheys Revolution der allgemeinen Wissenschafts- und Handlungstheorie. Frankfurt. Suhrkamp (Habilitationsschrift der FU Berlin)

Kuhn, Thomas S. (1976): Die Struktur wissenschaftlicher Revolutionen. 2. Aufl.. Frankfurt. Suhrkamp

Küsters, Ivonne (2006): Narrative Interviews – Grundlagen und Anwendungen. Wiesbaden. Verlag für Sozialwissenschaften

Lahav, Ran (1993): Using Analytic Philosophy in Philosophical Counseling. In: Journal of Applied Philosophy, 109. S. 243-251

Lahav, Ran (1994): Is Philosophical Practice that different from Psychotherapy? In: Zeitschrift für Philosophische Praxis, 1994/1, S. 32-36

Lahav, Ran (1995): A Conceptual Framework for Philosophical Counseling – Worldview Interpretation. In: Lahav, Ran/Tillmanns, Maria da Venza (Hg.): Essays on Philosophical Counseling. New York. Univ. Press of America. S. 3-24

Lahav, Ran (1995a): We have hardly the beginning if anything at all – Gespräch mit Ran Lahav in den Colli Liguri, geführt von Michael Schefcyk. In: ZPP (1995, 2). S. 4-7

Lakoff, George/Johnson, Mark (2003): Leben in Metaphern. Heidelberg. Carl-Auer-Verlag

Langeveld, Martinus J. (1978): Einführung in die theoretische Pädagogik. 9. Aufl. Stuttgart. Klett-Cotta

Lehmann, Albrecht (1978): Erzählen eigener Erlebnisse im Alltag – Tatbestände, Situationen, Funktionen. In: Zeitschrift für Volkskunde Heft 74, Seite 198-215

Levi, Anthony (1964): French Moralists – The theory of the passions 1585 to 1649. Oxford. Clarendon Press

Lichtenberg, Georg Christoph (1994): Sudelbücher. In: Promies, Wolfgang (Hg.): Schriften und Briefe von G. Ch. Lichtenberg. 4. Aufl.. Reinbek. Rowohlt

Liebig, Justus von (1863): Über F. Bacon von Verulam und die Methode der Naturforschung. München. Cotta

Liessmann, Konrad Paul (2009): Theorie der Unbildung – Die Irrtümer der Wissensgesellschaft. 2. Aufl.. München. Piper

Linde, Charlotte (1993): Life stories – The creation of coherence. New York. Oxford University Press.

Lindseth, Anders (2005): Zur Sache der Philosophischen Praxis – Philosophieren in Gesprächen mit ratsuchenden Menschen. Freiburg. Karl Alber

Litt, Theodor (1938): Die Selbsterkenntnis des Menschen. Leipzig. Meiner

Loch, Wolfgang (1986): Perspektiven der Psychoanalyse. Stuttgart. Hirzel

Lucius-Hoene, Gabriele/Deppermann, Arnulf (2002): Rekonstruktion narrativer Identität. Ein Arbeitsbuch zur Analyse narrativer Interviews. Opladen. Leske&Budrich

Luckmann, Thomas/Strondel, Walter-Michael (1972): Berufssoziologie. Köln. Kiepenheuer&Witsch

Lüders, Christian (1993): Spurensuche – Ein Literaturbericht zur Verwendungsforschung. In: Oelkers, Jürgen/Tenorth, Heinz-Elmar (Hg.): Pädagogisches Wissen. Weinheim. Beltz. S. 415-437

Lüders, Christian/Santen, Eric van (1996): Praxisrelevanz sozialwissenschaftlichen Wissens – ein Literaturbericht. In: Diskurs. 6. Jg.. Heft 1. S. 71-78

Lüders, Christian/Meuser, Michael (1997): Deutungsmusteranalyse. In: Hitzler, Ronald/Honer, Anne (Hg.): Sozialwissenschaftliche Hermeneutik – Eine Einführung. Opladen. Leske&Budrich. S. 57-79

Luhmann, Niklas (1992): Die Wissenschaft der Gesellschaft. Frankfurt a. M.. Suhrkamp

Luhmann, Niklas (1993): Unverständliche Wissenschaft – Probleme einer theorieeigenen Sprache. In: ders. (Hg.): Soziologische Aufklärung 3. Soziales System, Gesellschaft, Organisation. 3. Aufl.. Opladen. Westdeutscher Verlag. S. 170-177

Luhmann, Niklas (1993a): Theoretische und praktische Probleme der anwendungsbezogenen Wissenschaften. In: ders. (Hg.): Soziologische Aufklärung 3. Soziales System, Gesellschaft, Organisation. 3. Aufl.. Opladen. Westdeutscher Verlag. S. 321-334

Luhmann, Niklas (1996): Die Realität der Massenmedien. Opladen. Westdeutscher Verlag

Maar, Christa (2004) (Hg.): Iconic Turn – die neue Macht der Bilder. Köln. DuMont

Maar, Christa (2006) (Hg.): Iconic worlds – neue Bilderwelten und Wissensräume. Köln. DuMont

Macho, Thomas H. (1985): Arbeit am Widerstand – Überlegungen zu einer zentralen Kategorie der psychoanalytischen Praxis. In: Achenbach, Gerd B./Macho, Thomas H. (Hg.): Das Prinzip Heilung – Medizin, Psychoanalyse, Philosophische Praxis. Köln. Dinter. S. 157-196

Machovec, Milan (1988): Die Rückkehr zur Weisheit – Philosophie angesichts des Abgrunds. Stuttgart. Kreuz

MacIntyre, Alasdair (1987): Der Verlust der Tugend – Zur moralischen Krise der Gegenwart. Frankfurt a. M.. Campus

Makkreel, Rudolf A. (1999-2000): Georg Misch und die Neuformulierung der sprachphilosophischen Ansätze Diltheys. In: Rodi, Frithjof (Hg.): Dilthey Jahrbuch für Philosophie und Geschichte der Geisteswissenschaften. Band 12. Göttingen. Vandenhoeck und Ruprecht. S. 90-99

Mannheim, Karl (1921-1922): Beiträge zur Theorie der Weltanschauungs-Interpretation. In: ders. (1964): Wissenssoziologie – Auswahl aus dem Werk. Neuwied-Berlin. Luchterhand. S. 90-154

Mannheim, Karl (1959): Wissenssoziologie. In: Vierkandt, Alfred (Hg.): Handwörterbuch der Soziologie. Stuttgart. Enke. S. 659-680

Mannheim, Karl (1969): Ideologie und Utopie. 5. Aufl. Frankfurt a. M.. Schulte-Bulmke

Marinoff, Lou (1995): On the Emergence of Ethical Counseling. In: Lahav, Ran/Tillmanns, Maria da Venza (Hg.): Essays on Philosophical Counseling. New York. Univ. Press of America. S. 171-191

Marinoff, Lou (2002): Bei Sokrates auf der Couch – Philosophie als Medizin für die Seele. München. Dtv

Marotzki, Winfried (1990): Entwurf einer strukturalen Bildungstheorie – Biografietheoretische Auslegung von Bildungsprozessen in hochkomplexen Gesellschaften. Weinheim. Deutscher Studien Verlag

Marotzki, Winfried (1991a): Bildungsprozesse in lebensgeschichtlichen Horizonten. In: Hoerning, Erika M., u. a. (Hg.): Biografieforschung und Erwachsenenbildung. Bad Heilbrunn. Julius Klinkhardt. S. 182-205

Marotzki, Winfried (1991b): Aspekte einer bildungstheoretisch orientierten Biografieforschung. In: Hoffman, Dietrich; Heid, Helmut (Hg.): Bilanzierungen erziehungswissenschaftlicher Theorieentwicklung – Erfolgskontrolle durch Wissenschaftsforschung. Weinheim Deutscher Studien Verlag S. 119-134

Marotzki, Winfried (Hg.) (1996): Magdeburger Bibliographie zur Biografieforschung. Magdeburg. Otto-von-Guericke-Universität

Marotzki, Winfried (1999): Bildungstheorie und Allgemeine Biografieforschung. In: Krüger, Heinz-Hermann/Marotzki, Winfried (Hg.): Handbuch erziehungswissenschaftlicher Biografieforschung. Opladen. Leske&Budrich S. 57-68

Marotzki, Winfried/Nohl, Arnd-Michael/Ortlepp, Wolfgang (2006): Einführung in die Erziehungswissenschaft. 2. Aufl.. Opladen. Barbara Budrich

Marquard Odo (1979): Identität – Autobiografie – Verantwortung (ein Annäherungsversuch). In: Marquard, Odo/Stierle, Karlheinz (Hg.): Identität, Poetik und Hermeneutik. Bd. VIII. München. Fink. S. 690-699

Marquard, Odo (1987): Zeitalter der Weltfremdheit? – Beitrag zur Analyse der Gegenwart. In: ders.: Apologie des Zufälligen – Philosophische Studien. Stuttgart. Reclam. S. 76-97

Marquard, Odo (1989): Praxis, Philosophische. In: Ritter, Joachim (Hg.): Historisches Wörterbuch der Philosophie, Bd. 7, Basel. Schwabe. S. 1307-1308.

Martens, Ekkehard (1987): Sokrates als philosophischer Praktiker. In: Achenbach, Gerd B. (Hg.): Philosophische Praxis – Vorträge und Aufsätze. 2. Aufl. Köln. Dinter. S. 131-143

Martens, Ekkehard (2003): Vom Staunen oder die Rückkehr der Neugier. Leipzig. Reclam

Marx, Karl (1964): Die deutsche Ideologie (1845/46). In: ders.: Frühschriften – herausgegeben von Siegfried Landshut. Stuttgart. Kroener

McLeod, John (2003): An introduction to counselling. 3rd. edition. Buckingham-Philadelphia. Open University Press

Mead, Georg H. (1968): Geist, Identität und Gesellschaft aus der Sicht des Sozialbehaviorismus. Frankfurt a. M.. Suhrkamp

Meichenbaum, Donald (1979): Kognitive Verhaltensmodifikation. München. Urban&Schwarzenberg

Merten, Roland (2002): Sozialarbeit/Sozialpädagogik als Disziplin und Profession. In: Schulze-Krüdener, Jörgen (Hg.): Mehr Wissen – mehr Können? – Soziale Arbeit als Disziplin und Profession. Baltensweiler. Schneider-Verl.-Hohengehren. S. 29-87

Metzger, Arnold (1968): Zum Problem der Entdeckung des Menschen. In: ders.: Existenzialismus und Sozialismus – Der Dialog des Zeitalters. Pfullingen. Neske. S. 180-281

Meuser, Michael/Sackmann, Reinhold (1991): Analyse sozialer Deutungsmuster – Beiträge zur empirischen Wissenssoziologie. Pfaffenweiler. Centaurus

Misch, Georg/Misch (geb. Dilthey), Clara (Hg.) (1960): Der junge Dilthey – Ein Lebensbild in Briefen und Tagebüchern 1852-1870. 2. Aufl.. Stuttgart. Teubner

Mittelstraß, Jürgen (1982a): Versuch über den Sokratischen Dialog. In: Mittelstraß, Jürgen: Wissenschaft als Lebensform – Reden über philosophische Orientierungen in Wissenschaft und Universität. Frankfurt a. M.. Suhrkamp. S. 138-161

Mittelstraß, Jürgen (1989): Glanz und Elend der Geisteswissenschaften. Oldenburger Universitätsreden, Nr. 27.Oldenburg. Bibliothek und Informationssystem der Universität

Mitterbauer, Helga/Tragatschnig, Ulrich (2007) (Hg.): Themenschwerpunkt – Iconic Turn?. Innsbruck. Studien-Verl.

Mollenhauer, Klaus (1965): Das pädagogische Phänomen „Beratung". In: Mollenhauer, Klaus/Müller, C. Wolfgang (Hg.): „Führung" und „Beratung" in pädagogischer Sicht. Heidelberg. Quelle&Meyer. S. 25-41

Mollenhauer, Klaus/Uhlendorff, Uwe (1995): Sozialpädagogische Diagnosen – Über Jugendliche in schwierigen Lebenslagen. 2. Aufl.. Weinheim. Juventa

Mollenhauer, Klaus (1996): Erziehungswissenschaft. In: Kreft, Dieter/Mielenz, Ingrid (Hg.): Wörterbuch Soziale Arbeit. 4 Aufl.. Weinheim. Beltz. S. 181-184

Nelson, Leonard (1987): Die sokratische Methode. Kassel. Weber, Zucht und Co.

Nestmann, Frank (1997) (Hg.): Beratung – Bausteine für eine interdisziplinäre Wissenschaft und Praxis. Tübingen. Dgvt-Verlag.

Nestmann, Frank/Engel, Frank/Sickendiek, Ursel (2007) (Hg.): Das Handbuch der Beratung. Bd.1 Disziplinen und Zugänge. Tübingen. Dgvt-Verlag.

Neubauer, Patrick (2000): Schicksal und Charakter – Lebensberatung in der Philosophischen Praxis. Hamburg. Kovač

Nickl, Peter (2006): Petrarca – Über den geheimen Widerstreit meiner Sorgen. In: Gutknecht, Thomas/Himmelmann, Beatrix/Stamer, Gerhard (Hg.): Beratung und Bildung – Jahrbuch der Internationalen Gesellschaft für Philosophische Praxis (IGPP) 2006. Berlin. LIT-Verlag. S. 63-72

Nietzsche, Friedrich (1997): Werke in drei Bänden – herausgegeben von Karl Schlechta. Darmstadt. Wissenschaftliche Buchgesellschaft

Nietzsche, Friedrich (1874): Unzeitgemäße Betrachtungen II – Vom Nutzen und Nachteil der Historie für das Leben. In: Colli, Giorgio/Montinari, Mazzino (Hg.) (1967ff.): Kritische Gesamtausgabe. Band 1. Berlin. De Gruyter

Nietzsche, Friedrich (1882): Die Fröhliche Wissenschaft. In: Colli, Giorgio/Montinari, Mazzino (Hg.) (1967ff.): Kritische Gesamtausgabe. Band 3. Berlin. De Gruyter

Nittel, Dieter/Völzke, Reinhard (1993): Professionell angeleitete biografische Kommunikation – ein Konzept pädagogischen Fremdverstehens. In: Derichs-Kunstmann, Karin/Schiersmann, Christiane/Tippelt, Rudolf (Hg.): Die Fremde – Das Fremde – Der Fremde – Dokumentation der Jahrestagung 1992 der Kommission Erwachsenenbildung in der DGfE. Frankfurt a. M.. Pädagogische Arbeitsstelle des DVV. S. 123-135

Nittel, Dieter (1994): Biographische Forschung – ihre historische Entwicklung und praktische Relevanz in der Sozialen Arbeit. In: Groddeck, Norbert/Schumann, Michael (Hg.): Modernisierung Sozialer Arbeit durch Methodenentwicklung und -reflexion. Freiburg. Lambertus. S. 147-188

Nittel, Dieter (1994a): Zur Relevanz des autobiographischen Erzählens in der Altersbildung. In: Kade, Sylvia (Hg.): Individualisierung und Älterwerden. Bad Heilbrunn. Klinkhardt. S. 115-138

Nittel, Dieter/Völzke, Reinhard (2002) (Hg.): Jongleure der Wissensgesellschaft – Das Berufsfeld der Erwachsenenpädagogik Portraits und Fakten. Neuwied. Luchterhand

Nittel, Dieter (2003): Rezension von Gabriele Lucius-Hoene/Arnulf Deppermann – Rekonstruktion narrativer Identität – Ein Arbeitsbuch zur Analyse narrativer Interviews. In: Sozialer Sinn. Heft 2. S. 331-335

Nittel, Dieter/Seitter, Wolfgang (2005): Biografieanalysen in der Erwachsenenbildungsforschung – Orte der Verschränkung von Theorie und Empirie. In: Zeitschrift für Pädagogik. Heft 3. S. 513-527

Nittel, Dieter (2007): Die widersprüchliche Einheit von „Systemstärkung" und „Systemschwächung" – Anmerkung zur gegenwärtigen Lage der Erwachsenenbildung. In: Hessische Blätter für Volksbildung. Heft 2. S. 117-125

Nittel, Dieter (2008): Über den Realitätsgehalt autobiographischer Stegreiferzählungen – Methodologische Standortbestimmung eines pädagogischen Zeit-
zeugenprojektes. In: Felden, Heide von (Hg.): Perspektiven erziehungswissenschaftlicher Biographieforschung. Wiesbaden. VS Verlag für Sozialwissenschaften. S. 69-108

Nittel, Dieter (2009b): Die Erwachsenenbildner. In: Fuhr, Thomas/Gonon, Phi-
lipp/Hof, Christiane (Hg.): Handbuch der Erziehungswissenschaft. Band
II/2. Erwachsenenbildung/Weiterbildung. Paderborn. Schöningh. S. 1227-
1244

Novalis (1981): Schriften – Die Werke Friedrich von Hardenbergs. Herausgegeben von Paul Kluckhohn und Richard Samuel. 3. erweiterte Aufl.. Darmstadt. Wissenschaftliche Buchgesellschaft

Nunner-Winkler, Gertrud (2004): Sozialisation und Lernprozesse am Beispiel
der moralischen Entwicklung. In: Geulen, Dieter (Hg.): Sozialisationstheo-
rie interdisziplinär. Stuttgart. Lucius und Lucius. S. 131-154

Oevermann, Ulrich u. a.(1979): Die Methodologie einer objektiven Hermeneutik
und ihre allgemeine forschungslogische Bedeutung in den Sozialwissenschaften. In: Soeffner, Hans-Georg (Hg.): Interpretative Verfahren in den
Sozial- und Textwissenschaften. Stuttgart. Metzler. S. 352-434

Oevermann, Ulrich (1996): Theoretische Skizze einer revidierten Theorie pro-
fessionalisierten Handelns. In: Combe, Arno/Helsper, Werner (Hg.): Pädagogische Professionalität – Untersuchungen zum Typus pädagogischen
Handelns. Frankfurt a. M.. Suhrkamp. S. 70-182

Oevermann, Ulrich (2000): Dienstleistung der Sozialbürokratie aus professions-
theoretischer Sicht. In: Harrach, Eva-Marie von/Loer, Thomas/Schmidtke,
Oliver (Hg.): Verwaltung des Sozialen – Formen der subjektiven Bewältigung eines Strukturkonflikts. Konstanz. UVK (Universitätsverlag Konstanz). S. 57-77

Oldemeyer, Ernst (1979): Handeln und Bewusstsein – Anthropologische Überlegungen zu ihrem Verhältnis. In: Lenk, Hans (Hg.): Handlungstheorien interdisziplinär II – Handlungserklärungen und philosophische Handlungsin-
terpretation. Zweiter Halbband. München. Fink. S. 729-764

Paden, Roger (1997): Defining Philosophical Counseling (Vortrag bei der Third
International Conference on Philosophical Practice. New York. Manuskript

Pieper, Marianne (1988): „Gebrauchsfertiges" Wissen? – Von den Schwierigkei-
ten, Wissenschaft in der Praxis sozialer Arbeit zu nutzen. In: Ulke, Karl-
Dieter (Hg.): Ist Sozialarbeit lehrbar? Zum wechselseitigen Nutzen von
Wissenschaft und Praxis. Freiburg. Lambertus. S. 166-188

Platon: Sämtliche Dialoge – herausgegeben von Kurt Hildebrandt/Ritter, Cons-
tantin/Schneider, Gustav (2004). Hamburg. Meiner

Pleger, Wolfgang H. (1998): Sokrates – der Beginn des philosophischen Dialogs. Reinbek. Rowohlt

Plessner, Helmut (1970): Philosophische Anthropologie. Frankfurt a. M.. Fischer

Plessner, Helmut (1975): Die Stufen des Organischen und der Mensch – Einleitung in die philosophische Anthropologie. 3. Aufl.. Berlin. De Gruyter

Plutarch (1926): Adversus Colotes. In: (ders.): Moralische Schriften – herausgegeben von Otto Appelt. Band 1. Leipzig. Meiner. S. 1-55

Pöggeler, Franz (1961): Im Dienste der Erwachsenenbildung. Osnabrück. Fromm

Polanyi, Michael (1958): Personal Knowledge – Towards a Post-Critical Philosophy. London. Routledge&Kegan Paul

Polanyi, Michael (1985): Implizites Wissen. Frankfurt a. M.. Suhrkamp

Polednitschek, Thomas (2006): Beratung, Bildung und Immanenz. In: Gutknecht, Thomas/Himmelmann, Beatrix/Stamer, Gerhard (Hg.): Beratung und Bildung – Jahrbuch der Internationalen Gesellschaft für Philosophische Praxis (IGPP) 2006. Berlin. LIT-Verlag. S. 88-100

Popper, Karl R. (1982): Logik der Forschung. 7. Aufl.. Tübingen. J.C.B. Mohr (Paul Siebeck)

Popper, Karl R. (1984): Objektive Erkenntnis – Ein evolutionärer Entwurf. 4. Aufl.. Hamburg. Hoffmann und Campe.

Prins, Anette (1997): Towards a Companion to Philosophical Counseling. In: Vlist, Wim van der (Hg.): Perspectives in Philosophical Practice. Groningen. Verenigung voor Filosofische Praktijk. S. 87-90

Quine, Willard van Orman (1995): Unterwegs zur Wahrheit – Konzise Einleitung in die theoretische Philosophie. Paderborn. Schöningh

Raabe, Peter B. (2001): Philosophical Counseling – Theory and Practise. Westport. Praeger

Rauschenbach, Thomas/Züchner, Ivo (2002): Theorie der Sozialen Arbeit. In: Thole, Werner (Hg.): Grundriss Soziale Arbeit – Ein einführendes Handbuch. Opladen. Leske&Budrich. S. 139-160

Rehbein, Jochen (1980): Sequentielles Erzählen – Erzählstrukturen von Immigranten bei Sozialberatungen in England. In: Ehlich, Konrad (Hg.): Erzählen im Alltag. Frankfurt a. M.. Suhrkamp. S. 64-108

Ricoeur, Paul (1996): Das Selbst als ein Anderer. München. Fink

Rieger, Reinhold (1988): Interpretation und Wissen – Zur philosophischen Begründung der Hermeneutik bei Friedrich Schleiermacher und ihrem geschichtlichen Hintergrund. Berlin. De Gruyter

Riemann, Gerhard (2000): Die Arbeit in der sozialpädagogischen Familienberatung – Interaktionsprozesse in einem Handlungsfeld der sozialen Arbeit. Weinheim. Juventa

Rogers, Carl R. (1951): Client-centered Therapy. Boston. Houghton Mifflin

Rogers, Carl R. (1959): A Theory of Therapy, Personality and Interpersonal Relationship, as developed in the Client-Centered Framework. In: Koch, Sigmund (Ed.): Psychology. Vol. III. New York. MacGraw-Hill

Rogers, Carl R. (1961): On Becoming a Person – A Therapist's View of Psychotherapie. Boston. Houghton Mifflin

Rorty, Richard (1989): Kontingenz, Ironie und Solidarität. Frankfurt a. M.. Suhrkamp

Rosenthal, Gabriele (1995): Erlebte und erzählte Lebensgeschichte – Gestalt und Struktur biographischer Selbstbeschreibungen. Frankfurt a. M.. Campus

Rosenthal, Gabriele (2005): Interpretative Sozialforschung – Eine Einführung. Weinheim. Juventa

Rousseau, Jean-Jacques (1996): Die Bekenntnisse. München. Winkler

Ruschmann, Eckart (1999): Philosophische Beratung. Stuttgart. Kohlhammer

Ruschmann, Eckart (2007): Philosophie und Beratung. In: Nestmann, Frank/Engel, Frank/Sickendiek, Ursel (Hg.): Das Handbuch der Beratung. Bd.1 Disziplinen und Zugänge. Tübingen. Dgvt-Verlag. S. 141-153

Sachse, Rainer (1997): Persönlichkeitsstörungen – Psychotherapie dysfunktionaler Interaktionsstile. Göttingen. Hogrefe

Sautet, Marc (1997): Ein Café für Sokrates – Philosophie für jedermann. Düsseldorf. Artemis&Winkler

Schäfer, Alfred (2004): Theodor W. Adorno – Ein pädagogisches Portrait. Weinheim. Beltz

Scheler, Max (1927): Die Stellung des Menschen im Kosmos. In: ders.: Gesammelte Werke – herausgegeben von Maria Scheler. Band 9 (1976). Bonn. Bouvier

Schleiermacher, Friedrich Daniel Ernst (1810): Allgemeine Hermeneutik von 1809/10. herausgegeben von Wolfgang Virmond. In: Schleiermacher Archiv, Bd.1,2 herausgegeben von Hermann Fischer. Berlin. de Gruyter, S. 1271-1310

Schleiermacher, Friedrich Daniel Ernst (1977): Hermeneutik und Kritik. herausgegeben und eingeleitet von Manfred Frank. Frankfurt a. M.. Suhrkamp

Schmid, Wilhelm (1998): Philosophie der Lebenskunst – Eine Grundlegung. Frankfurt a. M. Suhrkamp

Schmid, Wilhelm (2005): Philosophische Lebenskunst in der Praxis. In: Burckhart, Holger/Sikora, Jürgen (Hg.): Praktische Philosophie – Philosophische Praxis. Darmstadt. Wissenschaftliche Buchgesellschaft. S. 159-167

Scholz, Oliver (1999): Verstehen und Rationalität. Frankfurt a. M.. Klostermann

Schopenhauer, Arthur (1851): Parerga und Paralipomena 1. In: Hübscher, Arthur (Hg.) (1937-1941): Sämtliche Werke. Band 5. Wiesbaden. Brockhaus

Schrapper, Christian (2005): Diagnostik, sozialpädagogische und Fallverstehen. In: Kreft, Dieter/Mielenz, Ingrid (Hg.): Wörterbuch Soziale Arbeit – Aufgaben, Praxisfelder, Begriffe und Methoden der Sozialarbeit und Sozialpädagogik. 5. Aufl.. Weinheim. Juventa. S. 189-197

Schulze, Gerhard (1994): Gehen ohne Grund – eine Skizze zur Kulturgeschichte des Denkens. In: Kuhlmann, Andreas (Hg.): Philosophische Ansichten der Kultur der Moderne. Frankfurt a. M.. Fischer. S. 79-130

Schütz, Alfred (1971a): Wissenschaftliche Interpretation und Alltagsverständnis menschlichen Handelns. In: Schütz, Alfred: Gesammelte Aufsätze I – Das Problem der sozialen Wirklichkeit. Den Haag. Martinus Nijhoff. S. 3-54

Schütz, Alfred (1971b): Über die Mannigfaltigen Wirklichkeiten. In: Schütz, Alfred: Gesammelte Aufsätze I – Das Problem der sozialen Wirklichkeit. Den Haag. Martinus Nijhoff. S. 237-298

Schütze, Fritz (1983): Biografieforschung und narratives Interview. In: Neue Praxis. 3. S. 283-294

Schütze, Fritz (1987): Das narrative Interview in Interaktionsfeldstudien I. Studienbrief der Fernuniversität Hagen

Schütze, Fritz (1992): Sozialarbeit als „bescheidene" Profession. In: Dewe, Bernd/Ferchhoff, Wifried/Radtke, Frank-Olaf (Hg.): Erziehen als Profession – Zur Logik professionellen Handelns in pädagogischen Feldern. Opladen. Leske&Budrich. S. 132-170

Schütze, Fritz (1994): Ethnographie und sozialwissenschaftliche Methoden der Feldforschung – Eine mögliche methodische Orientierung in der Ausbildung und Praxis der Sozialen Arbeit? In: Groddeck, Norbert/Schumann, Michael (Hg.): Modernisierung Sozialer Arbeit durch Methodenentwicklung und -reflexion. Freiburg. Lambertus. S. 189-297

Schütze, Fritz (1997): Kognitive Anforderungen an das Adressatendilemma in der professionellen Fallanalyse der Sozialarbeit. In: Jakob, Gisela/Wensierski, Hans-Jürgen von (Hg.): Rekonstruktive Sozialpädagogik – Konzepte und Methoden sozialpädagogischen Verstehens in Forschung und Praxis. Weinheim. Juventa. S. 39-60

Schütze, Fritz (1999): Verlaufskurven des Erleidens als Forschungsgegenstand der interpretativen Soziologie. In: Krüger, Heinz-Hermann/Marotzki, Winfried (Hg.): Handbuch erziehungswissenschaftliche Biografieforschung. Opladen. VS Verlag für Sozialwissenschaften. S. 191-223

Schütze, Fritz (2000): Schwierigkeiten bei der Arbeit und Paradoxien des professionellen Handelns – ein grundlagentheoretischer Aufriß. In: ZBBS – Zeitschrift für qualitative Bildungs-, Beratungs- und Sozialforschung. 1/2000. S. 49-96

Schumacher, Ernst F. (1977): A Guide for the Perplexed. London. Cape

Schumann, Michael (1994): Methoden als Mittel professioneller Stil- und Identitätsbildung. In: Groddeck, Norbert/Schumann, Michael (Hg.): Modernisierung Sozialer Arbeit durch Methodenentwicklung und -reflexion. Freiburg. Lambertus. S. 41-67

Schuster, Shlomit (1999): Philosophy Practise – An Alternative to Counseling and Psychotherapy. Westport. Praeger

Schwarz, Gerhard (1988): Stimmung als Information. In: Psychologische Rundschau. 38. S. 148-159

Seel, Norbert M. (1991): Weltwissen und mentale Modelle. Göttingen. Hogrefe

Semprún, Jorge (1995): Schreiben oder Leben. Frankfurt a. M.. Suhrkamp

Seneca, Lucius Annaeus (1931): Epistulae morales ad Lucilium. Rom. Typis regiae

Simon, Josef (1986): Wilhelm von Humboldts Bedeutung für die Philosophie. In: Schlerath, Bernfried (Hg.): Wilhelm von Humboldt – Vortagszyklus zum 150. Todestag. Berlin. de Gruyter. S. 128-143

Staab, Gerhard (1989): Die Philosophische Praxis. In: Dill, Alexander (Hg.): Reader zur Philosophischen Praxis. Berlin. S. 18-21

Stamer, Gerhard (2006): Grundkategorien Philosophischer Praxis als Bildung am Beispiel von REFLEX. In: Gutknecht, Thomas/Himmelmann, Beatrix/Stamer, Gerhard (Hg.): Beratung und Bildung – Jahrbuch der Internationalen Gesellschaft für Philosophische Praxis (IGPP) 2006. Berlin. LIT-Verlag. S. 32-43

Stark, Wolfgang (1996): Empowerment – Neue Handlungskompetenz in der psychosozialen Praxis. Freiburg. Lambertus

Stehr, Nico (1995): Wissensberufe. In: Vorgänge. 34. Jg.. Heft 3. S. 38-49

Steinebach, Christoph (2006): Beratung und Entwicklung. In: ders. (Hg.): Handbuch Psychologische Beratung. Stuttgart. Klett-Cotta. S. 37-56

Taylor, Charles (1994): Quellen des Selbst – Die Entstehung der neuzeitlichen Identität. Frankfurt a. M.. Suhrkamp

Teischel, Otto (1991): Traktat über Notwendigkeit und Paradox Philosophischer Praxis – Zeitgemäße Betrachtungen über einen unzeitgemäßen Beruf. In: Witzany, Günther (Hg.): Zur Theorie der Philosophischen Praxis. Essen. Die Blaue Eule. S. 107ff.

Thiersch, Hans (1995): Soziale Arbeit im Umbruch – Desiderate, Provokationen und Perspektiven der lebensweltorientierten Sozialen Arbeit. In: ders. (Hg.): Lebenswelt und Moral – Beiträge zur moralischen Orientierung sozialer Arbeit. Weinheim. Juventa. S. 211-252

Thiersch, Hans (2005): Theorie der Sozialarbeit/Sozialpädagogik. In: Kreft, Dieter/Mielenz, Ingrid (Hg.): Wörterbuch Soziale Arbeit. 5. Aufl.. Weinheim. Beltz. S. 965-970

Thiersch, Hans (2007): Sozialarbeit/Sozialpädagogik und Beratung. In: Nestmann, Frank/Engel, Frank/Sickendiek, Ursel (Hg.): Das Handbuch der Beratung. Bd.1 Disziplinen und Zugänge. Tübingen. Dgvt-Verlag. S. 115-124

Thomä, Dieter (2007): Erzähle dich selbst – Lebensgeschichte als philosophisches Problem. Frankfurt a. M.. Suhrkamp

Thurnherr, Urs (1997): Was ist Philosophische Praxis? In: Studia Philosophica, 56. S. 157-181

Thurnherr, Urs (1999): Der Philosophische Praktiker – Sokrates von Beruf. In: Pestalozzi, Karl (Hg.): Der Fragende Sokrates – Vorträge des 6. Colloquium Rauricum. Stuttgart. Teubner. S. 208-225

Tietgens, Hans (1999): Anthropologische und bildungstheoretische Implikationen lebenslangen Lernens. In: Arnold, Rolf/Gieseke, Wiltrud (Hg.): Die Weiterbildungsgesellschaft. Bd. 1 Bildungstheoretische Grundlagen und Perspektiven. Neuwied. Luchterhand. S. 132-143

Toulmin, Stephen (1990): Cosmopolis – The Hidden Agenda of Modernity. New York. Free Press

Tuedio, James A. (1997): Postmodern Perspectives in Philosophical Practice – Reconstruction Life-Narratives on the Frontiers of Human Development. In: Vlist, Wim van der (Hg.): Perspectives in Philosophical Practice. Groningen. Verenigung voor Filosofische Praktijk. S. 182-188

Wagner, Rudolph F. (2007): Integrative Beratungsansätze. In: Nestmann, Frank/Engel, Frank/Sickendiek, Ursel (Hg.): Das Handbuch der Beratung. Bd.2 Ansätze, Methoden und Felder. Tübingen. Dgvt-Verlag. S. 663-674

Watzlawick, Paul/Beavin, Janet H./Jackson, Don D. (2000): Menschliche Kommunikation – Formen, Störungen, Paradoxien. 10 unveränderte Auflage. Bern. Hans Huber

Watzlawick, Paul (2002): Anleitung zum Unglücklichsein. 3. Aufl.. München. Piper

White, Michael/Epston, David (1990): Narrative Means to Therapeutic Ends. New York. Norton

Willke, Helmut (1994): Systemtheorie II – Interventionstheorie – Grundzüge der Intervention in komplexe Systeme. Stuttgart. Fischer

Wittgenstein, Ludwig (1977): Tractatus logico-philosophicus – Logisch-philosophische Abhandlung. 12. Aufl.. Frankfurt a. M.. Suhrkamp

Wittgenstein, Ludwig (1984): Vermischte Bemerkungen. In: ders.: Werkausgabe. Band 8. Frankfurt a. M.. Suhrkamp

Witzany, Günther (1989): Philosophieren in einer bedrohten Welt – Vorträge und Essays wider die technokratische Vernunft. Essen. Die Blaue Eule

Witzany, Günther (1991) (Hg.): Zur Theorie der Philosophischen Praxis. Essen. Die Blaue Eule

Wolf, Ursula (1993): Gefühle im Leben und in der Philosophie. In: Fink-Eitel, Hinrich/Lohmann, Georg (Hg.): Zur Philosophie der Gefühle. Frankfurt a. M.. Suhrkamp. S. 112-135

Zdrenka, Michael (1997): Konzeptionen und Probleme der Philosophischen Praxis. Köln. Dinter

Zeller, Maren (2006): Die Perspektiven von AdressatInnen als Ausgangspunkt für die Weiterentwicklung flexibler, integrierter und sozialraumorientierter Erziehungshilfen. In: Bitzan, Maria/Bolay, Eberhard/Thiersch, Hans (Hg.): Die Stimme der Adressaten – empirische Forschung über Erfahrungen von Mädchen und Jungen mit der Jugendhilfe. Weinheim. Juventa. S. 57-71

Zijlstra, Bauke (1994): De Filosofische Praktijk – filosofie als praktijk. Leuuwarden. Privatdruck

Frankfurter Beiträge zur Erziehungswissenschaft

Fachbereich Erziehungswissenschaften der
Goethe-Universität Frankfurt am Main

Reihe Monographien:

Matthias Proske
Pädagogik und Dritte Welt
Eine Fallstudie zur Pädagogisierung sozialer Probleme
Frankfurt am Main 2001

Thomas Höhne
Schulbuchwissen
Umrisse einer Wissens- und Medientheorie des Schulbuchs
Frankfurt am Main 2003

Thomas Höhne/Thomas Kunz/Frank-Olaf Radtke
Bilder von Fremden
Was unsere Kinder aus Schulbüchern über Migranten lernen sollen
Frankfurt am Main 2005

Wolfgang Meseth
Aus der Geschichte lernen
Über die Rolle der Erziehung in der bundesdeutschen
Erinnerungskultur
Frankfurt am Main 2005

Elke Wehrs
Verstehen an der Grenze
Erinnerungsverlust und Selbsterhaltung von Menschen mit
dementiellen Veränderungen
Frankfurt am Main 2006

Matthias Herrle
Selektive Kontextvariation
Die Rekonstruktion von Interaktionen in Kursen der
Erwachsenenbildung auf der Basis audiovisueller Daten
Frankfurt am Main 2007

Iris Clemens
Bildung – Semantik – Kultur
Zum Wandel der Bedeutung von Bildung und Erziehung in Indien
Frankfurt am Main 2007

Nils Köbel
Jugend – Identität – Kirche
Eine erziehungswissenschaftliche Rekonstruktion kirchlicher
Orientierungen im Jugendalter
Frankfurt am Main 2009

Marianne Weber
Anfänge und Übergänge
Bildungsentscheidungen der Grundschule
Frankfurt am Main 2010

Meron Mendel
Jüdische Jugendliche in Deutschland
Eine biographisch-narrative Analyse zur Identitätsfindung
Frankfurt am Main 2010

Jens Rosch
Das Problem des Verstehens im Unterricht
Frankfurt am Main 2011

Reihe Kolloquien:

Frank-Olaf Radtke (Hrsg.)
Die Organisation von Homogenität
Jahrgangsklassen in der Grundschule
Kolloquium anläßlich der 60. Geburtstage von Gertrud Beck und
Richard Meier, Frankfurt am Main 1998

Frank-Olaf Radtke (Hrsg.)
Lehrerbildung an der Universität
Zur Wissensbasis pädagogischer Professionalität
Dokumentation des Tages der Lehrerbildung an der
Johann Wolfgang Goethe-Universität, Frankfurt am Main 1999
(vergriffen)

Heiner Barz (Hrsg.)
Pädagogische Dramatisierungsgewinne
Jugendgewalt. Analphabetismus. Sektengefahr
Frankfurt am Main 2000

Gertrud Beck, Marcus Rauterberg, Gerold Scholz, Kristin Westphal
(Hrsg.)
Sachen des Sachunterrichts
Dokumentation einer Tagungsreihe 1997–2000
Frankfurt am Main 2001
Korrigierte Neuauflage 2002

Brita Rang und Anja May (Hrsg.)
Das Geschlecht der Jugend
Dokumentation der Vorlesungsreihe Adoleszenz: weiblich/männlich?
im Wintersemester 1999/2000
Frankfurt am Main 2001

Dagmar Beinzger und Isabell Diehm (Hrsg.)
Frühe Kindheit und Geschlechterverhältnisse
Konjunkturen in der Sozialpädagogik
Frankfurt am Main 2003

Vera Moser (Hrsg.)
Behinderung – Selektionsmechanismen und
Integrationsaspirationen
Frankfurt am Main 2003

Gisela Zenz (Hrsg.)
Traumatische Kindheiten
Beiträge zum Kinderschutz und zur Kindesschutzpolitik aus
erziehungswissenschaftlicher und rechtswissenschaftlicher
Perspektive
Frankfurt am Main 2004

Tanja Wieners (Hrsg.)
Familienbilder und Kinderwelten
Kinderliteratur als Medium der Familien- und Kindheitsforschung
Frankfurt am Main 2005

Micha Brumlik und Benjamin Ortmeyer (Hrsg.)
Erziehungswissenschaft und Pädagogik in Frankfurt –
eine Geschichte in Portraits
Frankfurt am Main 2006

Argyro Panagiotopoulou und Monika Wintermeyer (Hrsg.)
Schriftlichkeit – Interdisziplinär – Voraussetzungen,
Hindernisse und Fördermöglichkeiten
Frankfurt am Main 2006

Dieter Katzenbach
Vielfalt braucht Struktur – Heterogenität als Herausforderung für
die Unterrichts- und Schulentwicklung
Frankfurt am Main 2007

Reihe Forschungsberichte:

Thomas Höhne/Thomas Kunz/Frank-Olaf Radtke
Bilder von Fremden – Formen der Migrantendarstellung als der „anderen Kultur" in deutschen Schulbüchern von 1981–1997
Frankfurt am Main 1999 (vergriffen)
http://www.uni-frankfurt.de/fb/fb04/personen/radtke/Publikationen/Bilder
_von_Fremden.pdf

Uwe E. Kemmesies
Umgang mit illegalen Drogen im 'bürgerlichen' Milieu (UMID)
Bericht zur Pilotphase
Frankfurt am Main 2000 (vergriffen)

Oliver Hollstein/Wolfgang Meseth/Christine Müller-Mahnkopp/
Matthias Proske/Frank-Olaf Radtke
Nationalsozialismus im Geschichtsunterricht
Beobachtungen unterrichtlicher Kommunikation
Bericht zu einer Pilotstudie
Frankfurt am Main 2002 (vergriffen)
http://www.uni-frankfurt.de/fb/fb04/personen/radtke/Publikationen/
Forschungsbericht_3_Nationalsozialismus_im_Geschichtsunterricht.pdf

Andreas Gruschka/Martin Heinrich/Nicole Köck/Ellen Martin/
Marion Pollmanns/Michael Tiedtke
Innere Schulreform durch Kriseninduktion?
Fallrekonstruktionen und Strukturanalysen zu den Wirkungen administeriell verordneter Schulprogrammarbeit
Frankfurt am Main 2003

Andreas Gruschka
Auf dem Weg zu einer Theorie des Unterrichtens
Die widersprüchliche Einheit von Erziehung, Didaktik und Bildung in der allgemeinbildenden Schule
Vorstudie
Frankfurt am Main 2005

377

Frank-Olaf Radtke/Maren Hullen/Kerstin Rathgeb
Lokales Bildungs- und Integrationsmanagement
Bericht der wissenschaftlichen Begleitforschung im Rahmen der Hessi-
schen Gemeinschaftsinitiative Soziale Stadt (HEGISS)
Frankfurt am Main 2005

Benjamin Ortmeyer
Die geisteswissenschaftliche Pädagogik und die NS-Zeit
(Vier Teilbände im Schuber)
Teil 1: Eduard Spranger und die NS-Zeit
Teil 2: Herman Nohl und die NS-Zeit
Teil 3: Erich Weniger und die NS-Zeit
Teil 4: Peter Petersen und die NS-Zeit
Frankfurt am Main 2008

www.ingramcontent.com/pod-product-compliance
Lightning Source LLC
Chambersburg PA
CBHW071830270326
41929CB00013B/1950